HOLISTIC INTEGRATIVE MEDICINE
THEORY & PRACTICE

整合医学
——理论与实践⑨

主　　编　樊代明

副 主 编　袁天峰　黄良田

编　　委　樊代明　袁天峰　黄良田　杨志平

　　　　　王　旁　吴　涛　刘佳倩　崔　悦

　　　　　黄启科　吴小叶　郑奇军　袁益欣

　　　　　谢巧丽　沈诗华　蒋术一

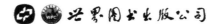 世界图书出版公司

西安 北京 上海 广州

图书在版编目(CIP)数据

整合医学:理论与实践.⑨/樊代明主编.—西安:世界图书出版西安有限公司,2021.4
ISBN 978-7-5192-8484-8

I.①整… II.①樊… III.①医学—研究 IV.①R

中国版本图书馆 CIP 数据核字(2021)第 057385 号

书　　名	整合医学——理论与实践⑨	
	Zhenghe Yixue　Lilun Yu Shijian	
主　　编	樊代明	
责任编辑	杨　莉	
装帧设计	新纪元文化传播	
出版发行	世界图书出版西安有限公司	
地　　址	西安市锦业路1号都市之门C座	
邮　　编	710065	
电　　话	029-87214941　029-87233647(市场营销部)	
	029-87234767(总编室)	
网　　址	http://www.wpcxa.com	
邮　　箱	xast@wpcxa.com	
经　　销	全国各地新华书店	
印　　刷	西安雁展印务有限公司	
开　　本	787mm×1092mm　1/16	
印　　张	31	
字　　数	600千字	
版次印次	2021年4月第1版　2021年4月第1次印刷	
国际书号	ISBN 978-7-5192-8484-8	
定　　价	158.00元	

医学投稿　xastyx@163.com ‖ 029-87279745　029-87284035

　　历史车轮滚滚向前,医学发展日新月异。纵观人类历史,从农业革命到工业革命,再到信息革命,人类始终在物质世界和精神世界中寻求生存法则,藉慰心灵神光,追逐福寿安康。随着生物科技和医学革命的到来,健康已然成为了人类追求长寿和幸福的最高愿望与终极目标。那么,如何让医学更好地服务于人类健康,实现更高层次的发展? 针对这一问题,从古至今从医者们都在进行广泛的探索和实践,对其研究也从未停息过。从古代医学到经验医学,再从现代医学进入到整合医学时代,都是一次质的飞跃。2012 年,中国工程院院士樊代明倡导并推行整体整合医学(简称整合医学;holistic integrative medicine,HIM)理念,并从必然方向、必由之路和必定选择三个方面,回答了医学发展的时代要求,系统阐释了整合医学的内涵和外延,受到了社会的广泛关注,得到了医学界的积极响应,为医学划时代发展插上了腾飞的翅膀。

　　特别是 2019 年突发的、目前仍在全球范围恣意传播和流行的新型冠状病毒肺炎(coronavirus disease,COVID-19)疫情,给人类的生产、生活和生存带来了严峻的挑战,产生了重大而深远的影响。在这一重大灾难面前,人们休戚与共,命运紧密相连,共同抵疾抗疫,谱写人间大爱。然而,白衣执甲,逆行出征,满宇翘望,凯歌江城,并再次把医学推向了最前沿。医者怎样才能在疫情中大显身手? 疫情过后医学发展将何去何从? 人类若再次面临突发公共卫生事件和重大医学难题又将如何应对和解决? 当这一系列问题摆在面前时，我们将义无反顾、勇往直前，但更多的时候有些力不从心。"勇气诚可贵，智慧价更高。"在疫情面前，广大医务工作者理所当然应该冲锋在前、堪当重任，但在平常工作中，更应该去思谋如何应对人类"天敌"给社会留下的课题。这就要求我们在医学实践中加强防控措施和积极救治患者的同时，不断探索先进的医学理论，掌握高超的医学技术和本领，以此去应对人类前所未见、前所未闻、前所未知、前所未有的挑战。那么，在人类未找到可行之策之时，应运而生的整合医学将更加显得重要和迫切。

整合医学是将医学各领域最先进的理论知识和各专科最有效的临床实践加以有机整合，以人体全身状况为根本，并根据社会、环境、心理的现实进行整合，使之成为更加符合人体健康和疾病诊疗的新的医学体系。2012 年 4 月，樊代明院士高屋建瓴，以《整合医学初探》为题抛砖引玉，在《医学争鸣》杂志首次公开发表。随后，《整合医学再探》《整合医学纵论》相继问世，由此掀开了整合医学研究的新篇章。自樊代明院士提出整合医学理念以来，全国医学工作者陆续进行了深入探索与实践，形成了许多重要的、具有价值的整合医学研究成果，而这些研究成果主要以学术论文形式发表于期刊杂志。有幸的是，《医学争鸣》杂志刊载了其中大部分研究成果。

《医学争鸣》杂志是一本反映发明与创新、否定与假说、探索与发现等前沿医学思想，传播医学领域新思想、新理论、新观点和新方法的医学学术期刊，其"永远向前走、否定到最后"的办刊理念与樊代明院士提出的"整合医学新理念"不谋而合。作为国内惟一的争鸣性医学学术期刊和医学专业学术平台，《医学争鸣》杂志把传播新思想、新理念、新方法作为己任，组织整合医学研究特稿专论予以刊发，实现了优稿快发、争时提速的重要宣传职责。自 2010 年创刊以来，《医学争鸣》杂志首发了大量高质量、原创性论文，仅发表院士论文就达 51 篇，发表整合医学研究相关论文达110 余篇。可以说，《医学争鸣》杂志是伴随着诸多新理念、新观点和新方法不断发展而发展的。

2021年,《医学争鸣》杂志迎来了十二岁生日。一纪一轮回,相约十二年。十二年春华秋实,十二年砥砺前行。十二年来,《医学争鸣》杂志带着希望,坚守梦想,从学报改刊后的从头越,到乘风破浪远航,一直在明辨医学是非的道路上前行。一路走来,期刊先后赢得了全军医学期刊创新奖、中国高校特色科技期刊奖、陕西省科技期刊精品奖、陕西省高校优秀期刊奖等众多荣誉;2019年和2020年,《医学争鸣》杂志连续两年分别入选北京国际图书博览会"庆祝中华人民共和国成立70周年"和以"防疫抗疫"为主题期刊的"中国精品期刊展"。以上成绩的取得,离不开广大编委和审稿专家的无私帮助,也离不开广大读者和期刊同仁的热情鼓励,更离不开本刊作者的高度认可和鼎力支持。作为办刊人,我们深表崇敬之情和感激之恩,同时一种幸福之感也油然而生。

为了回馈广大学者和临床工作者对《医学争鸣》杂志的关心厚爱和长期支持,让大家全面系统地了解和掌握整合医学研究现状,我们对发表在《医学争鸣》杂志有关整合医学研究相关的论文进行了收集和整理,遴选出了80篇相关论文汇编成集,并作为《整合医学——理论与实践⑨》予以出版,旨在为整合医学后续研究提供参考。全书共分为理论研究、教学实践、临床应用、争鸣与假说四个部分,内容涵盖医学管理、医学教育、医学基础、药学、心理学、中医及中西医结合、康复医学、急诊医学、临床内科学、肿瘤医学、老年病学、妇产科学、眼科学、口腔医学、护理学、健康学等各个方面。各篇文章主题突出,既有基础理论研究,又有临床病例讨论,还有医学管理、医学教学方面的经验总结,可谓是医学全方位的整合。董尔丹院士撰写的《整合医学与医学研究》一文(收录于《整合医学——理论与实践②》)探讨了我国医学研究及其管理过程中的整合模式;付小兵院士等作者在《基于整合医学理念的医学教育改革》一文中对基础医学与临床医学整合改革提出对策及建议;王莉教授在《从临床指南在实践中的困境看整合医学理念的重要性》一文中指出,临床指南的制订与推行、医生的执行与评估、患者的理解与选择,都要考虑到医学的复杂性,必须用整合医学理念来指导;蒋宏岩主任医师在《是"心心说",还是"肺心说"?——整合医学理论对哈维血液循环理论的修正》一文中,以整合医学理论为基础,对血液成分的运动和存在方式进行了一定的研究和分析,从而对经典的哈维血液循环理论提出了修正,表达了自己的观点和假说。张洪雷教授在《健康中国视域下整合医学的哲学思考》一文中强调指出,整合医学模式的产生顺应了疾病谱的变化和时代健康需求,是中华民族为促进人类健康、改善全球卫生治理贡献的中国智慧和提供的中国方案。还有众多专家就整合在急诊医学、康复医学、口腔医学以及肿瘤治疗中的应用进行了探讨,形成了许多优秀的经验,值得同行学习和借鉴。

一个新理念从提出到成熟,是一个不断发展和完善的过程。整合医学的提出已经有 9 年的时间。9 年来,在樊代明院士的倡议和推动下,中国工程院与空军军医大学联合成立了中国整合医学发展战略研究院,以此为基础全国各地成立了 20 多个整合医学研究院和 25 个医学与其他学科联合的跨界联盟,同时还相继成立了以地市级医院为主体的 200 多个临床整合医学中心。我们相信,作为整合医学系列成果之一的《整合医学——理论与实践⑨》将为上述单位开展整合医学研究提供参考,有所帮助。我们编辑出版该书,也希望大家对整合医学研究进一步展开讨论,包括对整合型的医学研究体系、医疗服务体系、医学教育体系、医学预防体系、医学管理体系和健康服务体系等展开全方位的研究,不断完善和发展整合医学,形成更多高质量的整合医学研究成果,以此推动整合医学研究不断向前发展。

争鸣以求是,求是为创新。在攀登医学科学高峰的道路上,只有不断地创新,才能达到光辉的顶点。热切希望并衷心欢迎广大作者将高质量的整合医学研究新成果以及带有争鸣性的原创性优秀论文不吝赐予《医学争鸣》杂志,我们将继续开辟"整合医学"、"医学假说"和"学术争鸣"等特色专栏,全力保障优稿快速首发,真正把《医学争鸣》杂志"服务医学科学研究、促进卫生事业发展"的办刊初衷落到实处。

不平凡的 2020 年已经过去，充满挑战同时机遇并存的 2021 年已经到来。岁月朝夕去，奋勇当先来。在以习近平同志为核心的党中央的坚强领导下，在习近平新时代中国特色社会主义思想的指引下，我们万众一心，众志成城，坚定不移地朝着 2035 健康中国战略目标奋勇前进！为促进人类健康事业的发展做出新的贡献！谱写医学发展新的辉煌！

在本书的编辑过程中，得到了广大作者的大力支持，有些作者就文章的遴选和书籍的出版提出了许多宝贵的意见和建议，在此表示衷心的感谢！由于时间仓促，编辑水平有限，书中难免有所疏漏，敬请各位同仁和广大读者批评指正！

袁天峰

2021 年 1 月 1 日

内容提要

  人类进入 21 世纪,伴随着生物科技和医学革命的到来,健康成为了人们追求的最高目标。从古代医学到经验医学,再从现代医学进入到整合医学时代,医学发展进入到了快车道。中国工程院院士樊代明倡导并推行的整体整合医学(简称整合医学;holistic integrative medicine, HIM)理念回答了医学发展的时代要求,是一门更加符合人体健康和疾病诊疗的新的医学体系。目前,整合医学研究开展得如火如荼,有许多研究成果以学术论文形式发表于期刊杂志。为了让广大医学工作者全面系统地了解和掌握整合医学研究现状,本书对发表在《医学争鸣》杂志中有关整合医学的研究论文进行了收集和整理,遴选出了 80 篇相关优秀论文进行了汇编。全书共分为理论研究、教学实践、临床应用、争鸣与假说四个部分,内容涵盖医学的方方面面。本书中各篇文章主题突出,既有基础理论研究,又有临床病例讨论,还有医学教学和管理方面的总结,形成了许多优秀的经验和成果,可为医学同行后续开展整合医学研究提供参考和借鉴。

目录 HOLISTIC INTEGRATIVE MEDICINE
Contents

第三部分　临床应用

第四部分 争鸣与假说

HOLISTIC
INTEGRATIVE
MEDICINE

第一部分
理论研究

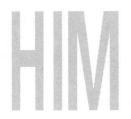

导　论

　　"一个民族想要站在科学的最高峰，就一刻也不能没有理论思维。"任何科学研究和技术应用的成熟推进，很大程度取决于基础理论研究的可靠性和前瞻性。整体整合医学（简称整合医学；holistic integrative medicine，HIM）理念就是樊代明院士在总结分析近百年来科学技术快速发展带给医学技术发展之利弊的基础上提出的。他认为，在医学技术取得成就的同时，也促使医学研究特别是临床医学逐渐分化成各个精细专业学科，出现了临床上"以医疗仪器检查结果为主，医生综合诊治患者为辅"的局面，形成了"把器官当成患者，将症状视为疾病，把检验当成临床，心理与躯体分离，医疗和护理分离，西医、中医互不认账，重治疗轻预防"等医疗现象，其结果可能是"治疗了器官的病，却丢掉了整体的人"。作为当时的中国工程院副院长和第四军医大学校长、医学专家樊代明院士决心要努力去改变这种现状，使现代医学回归到为人类健康服务的轨道，于是他于2012年率先在国内外积极倡导整合医学理念，并连续著文立说，多角度深刻阐述了整合医学的理论基础和实践意义。2015年又在近4万字的《医学与科学》一文中从17个方面，即：个体与群体、体外与体内、外环境与内环境、结构与功能、局部与整体、微观与宏观、静态与动态、瞬间与长期、直接与间接、必然性与偶然性、生理与心理、客观与主观、数据与事实、证据与经验、因果与相关、科学与伦理、理论与实践，从哲学的高度深刻全面地观察和辩证地揭示了"生物—心理—社会—环境"以及"人群异体性、人体异质性、疾病异现性"等医学不完全同于科学的特质，进一步以事实依据赋予整合医学更加理性的科学含义，为"整合医学时代"的兴起提供了较为成熟且付诸实践的理论基础。

　　"只有理论才能激发和发扬发明创造精神。"在樊代明院士整合医学理念的影响下，许多专家学者纷纷撰文给予了强烈呼应与支持。在《医学争鸣》杂志发表的《整合医学与医学研究》（收录于《整合医学——理论与实践②》）一文中，董尔丹院士系统地论述了整合医学产生的必然性及其特征与主要内容，结合自己参与的国家自然科学基金资助我国医学研究的管理经验，探讨了我国医学研究及其管理过程中的整合模式，提出了整合医学是传统医学观念创新和革命的理念。以哲学的多元思维……从整合中再整合，从而构建更全面、更系统、更科学、更符合人体健康维护、疾病诊断治疗和预防的新的医学知识体系。

马克思主义哲学揭示了世界的普遍规律，一直以发展及辩证的眼光看待世界和客观事物。蔡治祥、张洪雷、崇为伟等专家分别以马克思主义哲学观论述了整合医学的理论内涵，认为许多医学理论渗透着哲学思辨观，马克思主义哲学为医疗临床实践及医学发展方向起着重大的指导作用。整合医学模式的构建代表着世界医学正迈向整体化的运行趋势，体现了辩证法、逻辑学、认识论在医学领域的统一，标志着医学整合范式的开创，只有倡导多领域整合，才能实现"知行合一"的医学图景。由此可以说，哲学是一门智慧之学，医学是一门生命之学，整合医学就是让生命充满智慧，使智慧焕发生命。医学虽属科学的范畴，但不是单纯的科学，孙新红博士等认为，医学关乎生命，蕴含着哲学、心理学、社会学、人学等。整合医学在摆脱医学观二元论的临床思维下，使医生更具医德，使医学更具人性。可谓"夫医者，非仁爱不可托也，非聪明理达不可任也，非廉洁淳良不可信也。"这种古人朴素的哲学观和崇高的医德，深受陈永博士与其导师管剑龙教授所推崇，他们提出用"人道主义宣言Ⅲ"作为医生医疗实践中的指导思想，解决我国当前出现的医疗现状中的医患矛盾、过度医疗和医疗资源不足等突出问题。新兴的整合医学符合"人道主义宣言Ⅲ"的宗旨，是未来的发展方向。

中国医药学是中华民族伟大的宝库，也是世界医学宝库中的瑰宝，其早已形成了成熟的理论体系，所蕴含的真理及对人类的巨大贡献有目共睹，其独有的特点就是整体观和辨证论治。在《论中国特色的整合医学》一文中，陈新海等专家提出了在用现代技术努力发掘提高中医药学的同时，将中西医结合医学、西医学和中医学共同构建成为具有中国特色的整合医学。赵保民教授从"临床医生与整合医学"视角，论及了传统中医学等深刻体现了人本位医疗为主的科学医疗，提出医生必须掌握整合医学理论方法、临床逻辑思维能力，在精研、精准、精确的专业技能上，发挥与生俱来的整合医学思想。

在历史的长河中，人类医学史出现过多种医学体系，如中国医学、民族医学、舶来的现代西医学以及各文明古国医学等。李晓强硕士从医学体系的产生和变迁角度深刻论述了整合医学的合理性、必要性和现实性，同时指出，时至今日，现存的医疗体系仍有数种，但体系多并不重要，重要的是能否在现有的基础上以最小成本满足人类的多方面需求。中国医学追求医术医德，以爱人的本性救济苍生，其完整的认识和德术并重的医学体系得以有序流传至今，也就充分地说明了中国医学的科学性、有效性和生命力。面对多种医疗体系现状，我们应该通过"医学的初衷"这一本原认识来评价不同医学体系的优劣，继而取长弃短，整合新的大医学体系，而整合医学正是保证这一大医学体系实现的有效途径。

从以上几位专家论及中国医学时所阐述的观点，我们看到了中国医学在医学领域中的魅力与潜力。在"中医主导"下的中国特色医学，其优势就是"用最简单的办法，解决最基本的问题，用尽量少的费用，维护全民的健康"，有时甚至救治大量西医望尘莫及的疑难大病。事实上，在2003年严重急性呼吸综合征和2020年新型冠状病毒肺炎疫情肆虐时，中医的参与，对疫情防控和患者治疗都发挥了积极的作用。

"最有价值的理论都是从事实中得来。"本部分选择的9篇论文，其作者都有着长期的医学研究和实践经历，可喜的是从事马克思主义哲学研究的专家们，对医学发展也有着长期的观察和细致的思考。他们紧密结合发展中的医学现状和自己多年的研究成果，从多学科、多角度系统深刻地对整合医学理论的论述，更加丰富和完善了整合医学的理论体系。最后，借用本部分内容中作者罗超应研究员等"转变科学观点，坚定整合医学发展方向，重视初始条件学说，建立整合医学的认识方法"的建议，以"不忘初心、牢记使命"的忠勇，在樊代明院士为引领的整合医学理论的正确指导下，进一步把整合医学实践全面有序地加快推进，使之尽早惠及人类健康，为提前实现"健康中国"做出应有的贡献！

从现代哲学的发展眼光看整合医学及其发展趋向

◎蔡治祥，刘子志，唐郁宽，李艾蔓，王显悦

中西医学与哲学的关系是一个永恒的话题，并非简单的共性和个性的关系，就人的有限性问题的治疗方式而言，哲学是另一种医学。既往以"局部、疾病"为中心的临床实践存在各种各样的问题，而实践又产生实际需要，要求临床医生对临床疾病整体考虑、综合分析，从宏观和微观角度的各个方面，以"患者"为中心解决实际问题。

1　中、西医学理论的同与异

1.1　中医理论更注重宏观认识

中医学起源于中国古代劳动人民朴素的生活经验及早期的医疗实践，有着五千多年的悠久历史，蕴含着丰富的古代哲学思想和民族特性。中医学是从古代哲学文化的大方向出发孕育出来的一门学科，以《黄帝内经》《伤寒论》为代表的经典理论体系、辩证法，以及整体观为其核心内容。从中国古代哲学理论中移植过来的基本概念已经深深渗透入中医的全部理论之中，中医以"人"为中心，其认识疾病、诊断疾病、组方治疗的整个过程均渗透着哲学的思辨观，例如，阴阳学说是运用对立统一规律认识宇宙的本原和解释万物运动变化的一种世界观和方法论，不论是人体自身，还是人与自然、社会的关系，始终都离不开阴阳动态平衡，或阳消阴长，或阴消阳长，周而复始，如环无端；辩证思维是中国传统哲学的重要组成部分，亦是中医学辨证诊疗的理论源泉，即通过整合性分析患者的个人信息和疾病资料，从本质上去认识和诊治人的疾病，以达到治病求本的目的。辨证施治的目标是运用恰当的方法达到阴阳平和的状态，包括机体内环境的阴阳、气血、津液平和，人与自然、社会的和谐状态，即"阴平阳秘，阴阳和合"，正如老子云："天之道损有余而补不足"。辨证论治思维既要求考虑矛盾的普遍性，更要善于认识矛盾的特殊性，具体问题具体分析。患者表现出来的现象常带有偶然性、间接性，而一个好的临床中医大夫，不仅要有正确、夯实的理论基础，更要善于从种种偶然的现象中寻找疾病的本质，即采用辨证论治，具体情况具体分析的方法治疗疾病，这是中医最宝贵和最值得后人继承并发扬下去的原因。

1.2 认识中医存在和发展的必然性问题

现代哲学认为，物质世界的客观实在性是不以人们的意志为转移的，中医药和西医药事业客观存在，人们的主观意志作为一种社会意识，包括想消灭或保护客观存在的实体，对客观事物的发展只能起推动或阻碍作用，不能决定事物是否存在。中医药能否存在有其自身的发展规律，决定因素是它对人类健康的实际应用价值，即内因第一性原则。近年暴发的严重急性呼吸综合征（SARS）和新型冠状病毒肺炎（corona virus disease 2019，COVID-19）属中医范畴中一类具有强烈传染性和流行性的"瘟疫"。中华五千多年不间断的历史古籍记载了多次瘟疫，面对疫情，中医从未缺席，中医药抗击瘟疫发挥了不可替代的重要作用。历代医家对于瘟疫的认识与治疗逐渐成熟，中医辨证论治把病原体进入人体后邪气与正气斗争所表现的证候作为治疗的依据，这些辨证论治的理论及方法历传两千多年，是战胜SARS的重要武器，对于COVID-19的诊治同样有效和适用。从历史唯物主义角度进行纵向分析，社会存在决定社会意识，社会意识反作用于社会存在，人民群众是社会进步、发展的实践主体，人民对于医学方面的价值观是一种社会意识。实践证明在西医还未传入中国之前，单纯依赖中医药也可战胜瘟疫，中医战胜瘟疫的同时也促进了中医学在实践中的进步和发展。西医传入我国之后，特别是在现代医学迅速发展的情况下，中医药能够存在的客观事实雄辩地说明了人们需要它，它的生命力在于人类健康事业需要中医。

由于中医理论注重"唯象论"等抽象方法，其形象思维具有直观性和模糊性的特点，且以当今科学技术水平为导向尚不能对其精确认识、解释，不能全面实现对客观世界或人体现象最真实、本质的解释和把握，形成了一定程度上的理论结构缺陷，因此在某些层次上不同程度地阻碍了中医的发展，导致了中医学的低分化性和弱进化性。在人类进步与发展的历史过程中，人们的认识落后于实践的情况是常有的，人们对许多事物的认识，往往要经历一个知其然不知其所以然的过程，所以在继承和发扬中医药时，对于医疗实践中那些确有疗效的方面，如对许多慢性免疫系统疾病有着非常好的治疗效果，但现代医学尚讲不清道理的药物和方法，不应该轻易地抛弃、否定，我们应该加强相关科学门类的共同协作，努力进行相关研究和探索，用现代自然科学、社会学、哲学的方法和理论去研究、解释、验证问题。另一方面，中医学在几经劫难后之所以尚有顽强的生命力，是因为它一直植根于医疗实践。中医对许多疑难疾病之所以有令人满意的效果且极少副作用，则是由于它的认识论和方法论是以客观实践性为基础。

1.3 西医理论更注重微观

相对中医而言，西医学有 200 多年的发展历史，西医学更加注重局部结构病变及对其结构的修理性研究，确切地说西医首先以"疾病"为研究中心，用还原方法追索病因，借助于自然科学的技术和方法，对疾病的本质进行逐层深入、细化研究，从整体、器官，一直研究到细胞、分子、基因水平，不得不说这种还原论的方法类似于唯心主义形而上学主义理论，即静止、片面地研究和分析问题。西医学是自然科学中的一门具体科学，西医学更多地关注患者的局部，如局部的心率、局部的肿块、局部的解剖，从局部出发解决疾病问题，但局部始终代替不了整体。相对中医理论的抽象难懂而言，西医学结构决定功能的理论显得更基本、更直接一些，特别是针对急危重症、需外科手术干预治疗方面，其效果几乎立竿见影，普遍能够被人们所接受、认可。

2 中、西医发展趋向

随着整合医学的兴起及中医现代化进程的推动，中、西医学均在朝着对方的理念和方向去整合发展，解决临床矛盾的同时又互相补充，相信在为健康服务的临床实践中最终定能实现中、西医学整合统一，推动医学的快速发展。中、西医学在整合、互补的基础上也形成了新的医学模式即整合医学模式，如中医现代化是走向中西医整合的准备阶段和必由之路，西医疾病诊断、治疗与中医辨证论治相结合的病证结合即临床整合医学模式，将充分发挥中西医两种医学的互补优势，在当今 COVID - 19 全球暴发时期许多学者倡议采用中西医整合疗法可取得更好的疗效。笔者认为中医现代化不仅要从现代科技角度（如分子生物学、基因学等）探究中医药理论体系与临床诊治实践，还应善于用哲学思维去挖掘"宝藏"，丰富和完善中医药理论内核，理解中医存在和发展的必然性问题。

2.1 中医发展趋向

从中医学发展的本身规律来看，必须将当代哲学和传统的中医药思想融合益彰，运用现代医学的先进技术武装中医，发展中医，形成一定分化程度的前沿学科、边缘分科，并不断往高层、深层进化，使中医现代化。中医现代化，即中医在辩证唯物主义方法论的基础上，充分运用现代医学技术的理论、方法和手段，保留中医学的基本特色，继承和发扬传统中医学，把中医药学提高到现代科学的水平上来，使临床诊断、治疗也具有客观指标，从而不断提高其疗效。继承和发扬中医是辩证的否定，也是哲学上的扬弃，即发扬其精华，剔除其糟粕，辩证否定是推动中医药发展的内在力量。Liu 等认为中医药的发展必须基于医学实践，在继承中有发扬，在发扬中又有继承，既要学习掌握前人的医药知识成果，又要以现代哲学原理为武器，把中医药不同于西医或优于西医的精华部分，认真地学习并掌握起来，保持中医药的基本特色。保持中医特色与中医现代化就是一个"不变"与"变"的辩证过程，中医以现代医学技术为我所用，即中医学是必须要借助于现代医学的先进技术和经验，学习现代医学检查、诊断和治疗手段，但是任何向西医的借鉴学习应保持适"度"，通过实验方式，企图模仿西医"一脏一病一方一药"的辨病对症施治的实验医学做法是不可取的。同样，对于中医的发展趋向问题，假如中医学者们一味以居高自大的态度，没有在以中医可持续发展的主导思想的基础前提下，根据实际情况适度引入现代医学、科学技术以完善自我，终将走向落后、消亡的道路。历史唯物主义实践经验告诉我们，再强大的国家，如果一味"居高自守，闭关锁国"，就不会有太好的结局。所以中医人应该敞开胸怀，主动积极地拥抱西医学，积极汲取循证医学、转化医学、精准医学的精华，形成整合医学强力，助推中医学快速、科学地发展。临床实践证明，采用中西医整合治疗疾病，充分发挥各自优势，可减少临床并发症，并取得较好的临床疗效。总之，中医与时俱进的现代化，不仅仅要求与现代的科学技术相整合，同时也要紧密联系当代哲学，并不断去接受实践检验。

2.2 西医发展趋向

既往传统西医学秉持还原论的物理主义原理，认为化学和物理学的语言足以解释生物学现象，仅从"病"的角度考虑问题，缺乏用整体和联系的观念看待问题，其理解和治疗框架内更加没有为患者的社会、心理和行为方面留下余地，医学技术在快速进步的同时也有很多不尽人意的地方，所以，现代西医学也慢慢开始注重整体性、系统性考虑问题，采用具体问题具体分析的方法。整体整合医学（简称整合医学；holistic integrative medicine，HIM）是一门多学科交叉渗透的综合医学体系，由转化医学＋循证医学＋个性化医学＋可预测性医学等共同构成，其具体在医学的不同领域和医学研究的不同层面，分别形成相应的整合医学体系，如整合生物学、整合诊断学、整合治疗学等。美国罗彻斯特大学医学院教授恩格尔批判了生物医学模式的局限性，提出了生物—心理—社会医学的新模式，其类似整合医学模式，要求医生必须考虑社会和心理因素以及生物的种种因素所起的作用，整合医学这个理念的提出证明了中医学理念对西医学发展具有一定的引导价值。整合医学不仅包括不同医学学科内的交叉整合、基础研究与临床诊疗的整合、医学与其他自然科学乃至人文社科的整合，也表现在世界各国不同种类医学和疗法之间的整合。中医学的整体观、辨证论治与整合医学的核心理念基本一致，不仅阐明了人是一个生理、心理、社会、精神的整体，且各方面之间互相联系、影响协调，为西医学实践提供了正确的方法论。精准医疗则是根据每个患者的个体差异来调整疾病的预防和治疗方法，不同于原有的"一刀切"的治疗方案，因患者病因不同、对治疗手段的反应性不同等，把不同的患者个体进行分类，区别选择和根据情况改变治疗方法，这种治疗模式不仅要求从患者的整体出发和考虑，也要考虑到疾病的各个方面和患者的个体差异，具体问题具体分析，辩证地制订治疗方案，归根结底是整合医学分步实施的措施和目的。整合医学模式的转变是医学自我发展、自我完善的必然结果，它保留了科学合理的成分，即以自然科学和实验研究为基础的医学理论和科学的诊疗手段，同时，抛弃了传统西医学形而上学的人体观、疾病观，其强调在系统理论的指导下，把人体看作一个有机联系的整体。西方现代医学开始与中医学思想接轨，不仅深入研究其基因组信息，同时分析环境信息和心理的相互作用，阐明发病机制，回归以患者为中心的价值医疗体系，建立系统预测和分析疾病发生、发展和转归机制的新理论体系和技术平台，是科学的辩证医学，与中医药理念相符，是东西方医学整合的趋势。

总之，中、西医学的实践都是以为人类健康事业服务为目的的一系列实践活动，中、西医学的发展都是以临床实践需要为导向的。医学哲学不是多余的话，现代哲学认为世界统一于物质，同样，西医学和中医学也应当是统一的，统一于为人类健康服务的临床实践中，形成中西并用的整合医学，但中、西医学矛盾体之间的对立问题依然存在，故中西医学整合仍然是一个世界性难题，需要我们从现代哲学的世界观和方法论出发，以历史唯物主义为导向，在实践中不断解决中、西医之间的对立问题，这样才能使中、西医学更加趋向于统一性，不断地向更高级别的整合层次去发展、迈进。现代哲学认为，矛盾始终是事物发展的源泉和动力，从矛盾的角度来看，中、西医学的发展不仅要在客观实践中进行矛盾的斗争，继而辩证地自我否定，同样也需要在客观实践中深化矛盾的同一性，寻找正确的整合、发展方向，而这种矛盾双方的互相否定关系就能够在实践中提出问题、分析问题、解决问题，找到一条中、西医学彼此协同、互相渗透而又独立发展，最终走向和谐统一的医学大道。

参考文献

［1］Lanzerath D. Medicine：philosophy of ［M］. Berlin：Springer International Publishing，2016.

［2］Tassinari M，Mandrioli D，Gaggioli N，et al. Ménière′s disease treatment：a patient-centered systematic review ［J］. Audiol Neurotol，2015，20（3）：153-165.

［3］Zhang J，Wu M，Wang Y，et al. Medicine in future and advantages of integrated chinese and western medicine ［J］. Chin J Integr Med，2019，25（2）：87-90.

［4］Jin B，Yang W，Sun D，et al. Current situation and reconsideration on the study of integrated chinese and western medicine andrology ［J］. Chin J Integr Med，2019，25（2）：87-90.

［5］赵颖. 将哲学思维贯穿中医学基础课程的教学思考 ［J］. 中医教育，2018，37（2）：83-84.

[6] 魏福凯. 马克思主义哲学原理是开发我国传统医药伟大宝库的锐利武器 [J]. 中国中西医结合杂志, 1984, 6: 331 – 333.

[7] 马健. 温病学 [M]. 上海: 上海科技出版社, 2008: 14 – 21.

[8] 杜婷婷, 宋忠阳, 雍文兴, 等. 由新型冠状病毒肺炎引发对中医疫病及治疗理论的思考 [J]. 医学争鸣, 2020, 11 (1): 1 – 6.

[9] 张云飞, 赵鹏飞, 沈体雁. 新型冠状病毒肺炎中医病理研究 [J]. 中医学报, 2020, 35 (4): 1 – 11.

[10] 邓铁涛. 论中医诊治非典 [J]. 天津中医药, 2003, 20 (6): 4.

[11] 龚雪, 牟方政, 魏大荣, 等. 225 例新型冠状病毒肺炎的临床特征及中医药应用分析 [J]. 世界中医药, 2020, 15 (6): 1 – 13.

[12] Peng X, Ma J, Cheng X. Clinical study with randomized control on the therapy of integrated chinese and western medicine in treating neurological autoimmune diseases: a meta-analysis [J]. World J Tradit Chin Med, 2018, 4 (3): 13 – 23.

[13] 王玉柱, 文新. 中、西医学的哲学思维方式及其互补性 [J]. 吉林大学学报 (医学版), 2011, 4: 763 – 766.

[14] 宋攀. 从 "学派互怼" 看未来医学 [J]. 中国医院院长, 2018, 12: 41 – 43.

[15] 陈雨萱, 朱玉婕, 陆逸舟, 等. 借鉴整合医学思维模式发展中医学方法探讨 [J]. 江苏中医药, 2018, 50 (6): 8 – 11.

[16] 艾丽娇, 吴寒斌. 中西医思维模式的分野及其整合路径初探 [J]. 江西中医药大学学报, 2015, 27 (1): 18 – 19.

[17] 王玉光, 齐文升, 马家驹, 等. 新型冠状病毒肺炎中医临床特征与辨证治疗初探 [J]. 中医杂志, 2020, 61 (4): 281 – 285.

[18] 程雅君, 王琦. 文明对话与文化比较——从中医原创思维模式视角看中西医哲学思维的殊异 [J]. 深圳大学学报 (人文社会科学版), 2014, 31 (5): 5 – 10.

[19] Rakel D, Weil A. Chapter 1—Philosophy of integrative medicine [J]. Integr Med, 2018, 5: 2 – 11.

[20] 江景涛. 中医现代化路径之辨 [J]. 科学技术哲学研究, 2015, 32 (5): 108 – 112.

[21] 陶嘉磊, 袁斌, 张宗明, 等. 从辩证唯物主义论中西医结合 [J]. 中医杂志, 2018, 59 (15): 1261 – 1264.

[22] Liu W, Lu L, Ma C, et al. The evolution of traditional Chinese medicine as a disciplinary concept and its essence throughout history [J]. Trad Med Mod Med, 2018, 1 (3): 171 – 180.

[23] Kessler RC, Soukup J, Davis RB, et al. The use of complementary and alternative therapies to treat anxiety and depression in the United States [J]. Am J Psychiatry, 2001, 158 (2): 289 – 294.

[24] Firkins R, Eisfeld H, Keinki C, et al. The use of complementary and alternative medicine by patients in routine care and the risk of interactions [J]. J Cancer Res Clin Oncol, 2018, 144 (15): 551 – 557.

[25] 倪居. 马克思主义哲学原理在临床医学中的应用 [J]. 郑州铁路职业技术学院学报,

2002，2：52 - 53.

［26］Siest G. Systems medicine，stratified medicine，personalized medicine but not precision medicine ［J］. Drug Metabol Drug Interact，2014，29（1）：1 - 2.

［27］樊代明. 整合医学—— 医学发展新时代［J］. 中华医学杂志，2016，96（22）：1713 - 1718.

［28］Collins FS，Varmus H. A new initiative on precision medicine［J］. N Engl J Med，2015，372（9）：793 - 795.

［29］杜治政. 医学哲学：不是多余的话［J］. 医学教育探索，2014，27（2）：255.

［30］束军. 自觉运用辩证唯物主义观点与逻辑学知识——关于临床诊疗思维的若干体会与思考 ［J］. 医学与哲学，2003，24（1）：41 - 44.

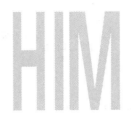

健康中国视域下整合医学的哲学思考

◎张洪雷，张宗明

据统计，高血压、糖尿病和心脑血管疾病等慢性疾病在我国每年以百分之十几的速度增长，在一切以治病为中心的前提下，出现了医生越来越忙而患者越治越多的现象，这说明现代医学发展进入了误区。"健康中国建设"要求人们树立大健康理念，从"以治病为中心"转到"以健康为中心"。整体整合医学（简称整合医学；holistic integrative medicine，HIM）模式的产生顺应了疾病谱的变化和时代健康的需求，是中华民族为促进人类健康、改善全球卫生治理贡献的中国智慧和提供的中国方案。

1 整合医学的提出

整合医学是我国著名消化疾病专家、中国工程院樊代明院士首先提出来的。樊院士认为，整合医学既要考虑现在已知的各种生物因素，也要考虑心理因素、社会因素和环境因素，既要以呈线性表现的自然科学的单元思维考虑问题，也要以呈非线性表现的哲学的多元思维来分析问题，从而构建更全面、更系统、更科学、更符合自然规律、更适合人体健康维护和疾病诊断、治疗和预防的新的医学知识体系。整合医学以提高患者治疗有效性和生存率为逻辑起点，具有整合性、系统性、开放性等特征，能够给我们提供关于医学目的、医学价值、医学模式及生命、健康、疾病的基本观点和总体看法，能够引领医学未来发展、提高医生的哲学素养、铸造医学人文精神、培养医生的反思和批判思维能力等。我们知道，哲学是一门智慧之学，医学是一门生命之学，整合医学的使命就是让生命充满智慧，使智慧焕发生命。英国自然科学史家丹皮尔在《科学史》中曾指出："要想关照生命，看到生命的整体，我们不但需要科学，而且需要伦理学、艺术和哲学。"如适宜医疗和过度医疗都是当前医疗中的现实，但其背后隐藏着不同的价值观念，前者是以患者为本，后者是以增加经济收入为本，两者的价值观不同，这就涉及到哲学问题。爱因斯坦有句名言："用专业知识教育人是不够的，通过专业教育，他可以成为一种有用的机器，但是不能成为一个和谐发展的人。"医学研究的对象是具有自然和社会双重属性的人，这种研究对象的特殊性要求医务工作者不仅应该掌握广博精深的专业知识技能，而且应当具备必要的哲学素养。哲学家不一定是医学家，而优秀的医学家一定是哲学家。因此，作为医务工作者必须高度重视整合医学知识的学习。推进健康中国建设，坚持中国特色卫生与健康发展道路，更要高度重视中国特色的整合医学研究，从而引领医学的未来发展。

2 整合医学产生的时代背景

改革开放以来，我国医疗卫生事业进入了空前发展的新时期，医疗卫生事业取得了巨大进步，居民健康状况不断改善，卫生资源持续增长，医疗卫生服务明显增加，城乡卫生发展差距明显缩小。人均预期寿命得到提高，孕产妇死亡率和婴儿死亡率也有明显下降。当下医学在取得巨大成就的同时，也存在一些问题，主要表现在三个方面，即医生越来越忙而患者却越来越多，医疗技术越来越先进而患者却越来越看不起病，医学快速发展的同时而医学人文精神却越来越缺失。

2.1 致病因素与疾病结构发生变化

当下，由于生态环境恶化、人们生活方式和行为方式的变化以及人口老龄化等因素，导致致病因素与疾病结构发生了重大变化。据统计，心脑血管疾病、高血压、糖尿病、呼吸系统疾病已成为威胁人类健康的主要危险因素，每年以百分之十几的速度增长，医生每天工作十几个小时，忙得精疲力竭，结果却出现"医生越来越忙而患者却越来越多"的现象，这说明当下医学发展已进入"只治不防，越治越忙"的误区。这是医生的无奈，更是现代医学发展模式的悲哀。

2.2 患者的医疗经济负担加重

改革开放以来，特别是进入 21 世纪以来，我国医疗技术水平取得了巨大的进步，CT 扫描、内镜、核磁共振成像（MRI）等技术取得了明显进步。这些医疗技术的进步本应当是造福人民健康的福音，使人民获得可及的、廉价的医疗服务。正如 Nuffield Council 指出："将新技术用于减轻人类的痛苦是一种道德责任。"但当下医疗技术的进步不但没有降低患者的医疗费用，反而加重了患者的经济负担，出现了"辛辛苦苦几十年，一病回到解放前"的感叹。在现代医学面前，出现了以前医学不曾有的现象：现代医学被牢牢地绑在资本的列车上，出现医疗市场化。

医疗市场化使资本渗透进现代医学的每一个环节，导致现代医学出现异化现象：治病救人的医学目的被异化为治病赚钱，救死扶伤的医学基本价值被医学的经济价值所取代，结果表现为在医疗服务中追求利润的最大化。个别医院越来越像一个以赚取经济利益为主要目的的企业，院长越来越像唯利是图的商人，医院的商业味太浓，为了赚钱，个别医生已经到了不择手段的地步，患者的权益遭到严重损失，康德曾说"人是目的，永远不可把人用作手段"。如果把患者当作谋取钱财的手段，其结果就会导致人民群众越来越看不起病。

2.3 临床医学人文精神的缺失

医学本质上是一门人学，人是什么，医学就是什么，对人的全面关怀为医学应有之意。希波克拉底认为："了解病的人比了解人的病更重要。"韩启德院士认为："医学是人类研究自己的科学，需要人文精神的滋养。"但伴随着医学技术化、医疗市场化的发展，临床上的一个严重后果就是医学人文精神的缺失。医学技术化主张主客二分、身心二元，往往关注"身"，而忽视了"心"，他们实际上把患者看作是没有情感的机器，仪器诊断取代经验诊断，化学合成药物代替自然药物。他们将患者的思想情感、生活方式、社会关系和行为方式等排除于治疗疾病之外，其结果必然导致临床医学人文精神的缺失。医疗市场化使拜金主义思潮几乎影响着医疗卫生保健服务的一切领域，无论是诊断中的各种检查，还是治疗方法的采用，无不渗透着拜金主义的影响，而医疗市场化与医疗技术化的纠合，导致医学人文精神在临床实践中更难落地生根。一方面，医疗市场化以医疗技术化为支撑，以技术万能论为旗帜，医疗市场化更是横行无阻；另一方面，医疗技术化在医疗市场化的支持下，医疗技术万能的思想因获得助力而日益巩固，其结果就是人文精神离医学越来越远了。

以上问题的凸显充分说明当下医学已经"生病"了，而且还"病"得不轻，这种生"病"的医学依靠医学本身很难自愈，需要从哲学层面对原来的生物医学模式进行"把脉、诊断和治疗"。

在这样的时代背景下，经过长期的探索和临床实践，樊代明院士提出了整合医学思想，即"医学缺整体观医将不医""医学缺发展观医将不准""医学缺医学观医将不顺""医学缺整合观医将不灵"。主张整合中医与西医、医学与自然、医学与社会、医学与工程、医学与语言、医学与药学、基础与临床、专业与专科、医学与营养、医学与养生等。樊院士认为："未来医学将会贵在整合、难在整合、赢在整合。"整合医学模式的提出，既顺应了疾病谱的变化和时代健康的需求及现代医学的发展趋势，又有利于健康中国战略的有效实施，更是为未来医学发展贡献中国智慧，提供中国方案。

3 整合医学的哲学思考

自近代以来，在医学模式领域中国人一直向西方学习，包括生物医学模式、生物—心理—社会医学模式、循证医学、精准医学及身体观、健康观、疾病观和死亡观等内容。但伴随着现代医学局限性的日益显现，越来越多的中国学者开始反思西方医学的发展之道，思考未来医学的发展之路，开始构建具有中国特色的医学模式话语体系和学术体系。整合医学模式继承中国传统的整体医学智慧、借鉴现代医学发展模式，把握当代医学发展现实，关怀人类健康、面向未来医学发展，体现了继承性和民族性、原创性和时代性、系统性和专业性。

3.1　整合医学体现了继承性、民族性

整合医学强调整合中医与西医，提出预防和治疗并重，医学与人文并重等思想，体现了鲜明的民族性和继承性。如传统中医中的"不治已病治未病"的预防理念、"因人因时因地"的个体化治疗思想、大医精诚的人文情怀、"君臣佐使"的复方治疗及观物取象的认识论、整体综合的方法论、以人为本的价值观、辨证论治与治病求本的思维方式等。深入研究和系统总结中医哲学智慧对丰富整合医学内容，构建具有中国特色的整合医学体系具有非常重要的意义。当代西方科学哲学家四巨头之一的费耶阿本德通过亲身治疗后也指出："当我读了为针灸提供哲学基础的《黄帝内经》时，我发现在中国这是有意识的：必须尊重地对待人体，这意味着必须发现一些不损害它的尊严的诊断方法。"

整合医学理念继承了中医的整体观、系统观、预防观和养生观及医学人文等思想，汲取了中国传统医学的精华，体现了鲜明的民族性。事实上，医学发展坚持只有不忘本来，才能开辟未来；坚持只有善于继承，才能有所创新。

3.2　整合医学体现了原创性、时代性

医学的研究对象是人，对人的理解不同，便会有不同的医学。人是动物，便有了生物医学；人是机器，便有了机械论医学；人是社会关系的产物，便有了社会医学；人是自然环境的产物，便有了生态医学；人是有情感、有慧根、会思想的万物之灵，便有了人文医学。在医学模式方面，先后出现过神灵医学、自然哲学医学、机械论医学、生物医学和生物—心理—社会医学等模式。这些医学模式既有其合理性，又都有其局限性。整合医学模式是在借鉴中西传统医学哲学的智慧，在此基础上进行创新。因为医学研究的对象是人，而人是万物之灵长，是世界上最复杂的生物。人不仅是自然的产物，而且是社会关系和文化的产物，又是社会关系和文化创造者的存在。以往的医学模式仅注重人的某一方面或几个方面的特性。而整合医学模式既考虑到人的病，又考虑到病的人，是见病又见人的医学模式。该模式既考虑到人的生物、社会、心理特性，也考虑到人的地理环境和文化特性；既考虑到人体的空间属性，也考虑到人生命的时间变化；既能解释医学的自然科学属性，也能解释医学的人文精神属性等。整合医学模式还适度扩大医学哲学研究的疆界，向前延伸至生活哲学，向后延伸至死亡哲学。

哲学是时代精神的精华。整合医学理念的提出，体现了时代医学的要求。当下，由于科学技术的迅速进步和经济的不断发展，城市化所带来的人们生活方式和行为方式的变化，以及人口老龄化、生态环境恶化导致致病因素与疾病结构发生了重大变化。慢性病、非感染性疾病和老年病成为威胁人类健康的主要危险。整合医学有利于适应疾病谱的新变化，有利于实施的"健康中国 2016—2030"发展规划。从某种意义上讲，整合医学就是樊代明院士在深刻反思现代医学的基础上，全面分析中西医学的优劣，并对世界发达国家和我国当下医改实践进行系统

总结，深入探索的结果。·

3.3 整合医学体现了系统性、专业性

近代以来，伴随着西学东渐，在我国形成了中医、西医、中西医结合三种医学体系并存的局面，这为构建具有中国特色的医学范式提供了实践基础。与此同时，由于西方医学自身面临的发展困境，需要我们从更高的层次去审视未来医学发展之道，这为构建中国特色的医学理论提供了可能。整合医学以整体为基础，以整合为手段，以促进医学专科化向整体化发展为主线，以引领未来医学发展为目标。在医学目的、医学价值及生命观、生活观、健康观、疾病观等方面集中西医学智慧之大成，形成医学模式新理论。

整合医学突出表现在互补和协同两个方面。互补表现为中医主观经验与西医客观实验的互补；中医整体综合与西医分析还原的互补；中医治未病与西医治已病的互补；中医辨证论治与西医辨病论治的互补；中医重视人文精神与西医重视科学精神的互补；中医个体化治疗与西医群体化治疗的互补。

协同表现为中医意象思维和西医具象思维的协同；中医求善与西医求真的协同；中医重视生命与西医重视人体的协同；中医察同与西医察异的协同；中医调理人体内环境平衡和西医征服消灭人体病菌的协同；中医"君臣佐使"复方用药与西医化学合成单方用药的协同；中医身心一元论与西医身心二元论的协同；中医情志疗法与西医心理治疗的协同；中医内向型文化与西医外向型文化的协同等。

整合医学研究涉及哲学、医学、心理学、社会学、养生学等诸多学科，并不断吸收现代科学研究（包括自然科学、人文科学和社会科学）的最新成果。形成兼容并蓄的当代医学新模式，是未来医学发展的必然方向和必由之路。因此，推进整合医学研究是一个系统工程，需要协同推进整合医学的学科体系、学术体系和话语体系建设，一方面为现代医学的发展提供新的思路、新的视角，另一方面也能够使传统中医学焕发新的生命力。推进整合医学，还需要建设好整合医学研究团队，形成一支适应整合医学发展要求，瞄准国际医学学术前沿的学术共同体。同时需要加强整合医学教材体系建设，形成门类齐全的中国特色的整合医学教材体系。总之，推进整合医学，要做的事情很多，她不仅要现有的成果集大成，更要由此的推陈出新。

参考文献

[1] 樊代明. 整合医学初探 [J]. 医学争鸣，2012，3（2）：3-12.

[2] 樊代明. HIM，医学发展新时代的必然方向 [J]. 医学争鸣，2017，8（1）：1-10.

[3] 樊代明. 全科医生小字典——整合医学 [J]. 中国全科医学，2014，17（5）：551.

[4] W. C. 丹皮尔. 科学史 [M]. 李珩，译，张令，校. 北京：商务印书馆，1987：21.

[5] 爱因斯坦. 爱因斯坦文集（第三卷）[M]. 北京：商务印书馆，1979：310.

[6] 李颖. 如何打破"只治不防"单轨制 [N]. 北京：科技日报，2017-12-26.

[7] 杜治政. 医学在走向何处 [M]. 南京：江苏科学技术出版社，2014：458.

［8］康德．实践理性批判［M］．北京：人民出版社，2003：119.

［9］樊代明．HIM，医学发展新时代的必由之路［J］．医学争鸣，2017，8（3）：1 – 18.

［10］邢远翔．贵在整合难在整合赢在整合——樊代明院士谈整合医学顺势而为［J］．中国医院院长，2016（20）：16 – 17.

［11］［美］保罗·法伊尔费耶阿本德．自由社会中的科学［M］．兰征，译．上海：上海译文出版社，1990：170.

［12］樊代明．整合医学的内涵及外延［J］．医学与哲学（A），2017，1：7 – 13.

［13］樊代明．生命科学与整合医学［N］．江西日报，2016 – 02 – 03（A03）.

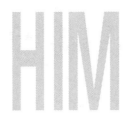

整合医学模式的哲学审视

◎崇为伟，刘 振，文 庠

　　科学技术迭代更新，对人类的实践活动提出了更高的要求。医学更是如此，何裕民教授在其编著的《对医学的哲学审视》一书的前言中曾这样写道："医学科学技术愈是进步，人们愈是担心。人们常常怀着急切的心情盼望新的医学技术治好他的病，但同时又害怕这种治疗给身体带来新的疾病；同时，医学所处的环境也和以往大不相同。"在变幻莫测的医疗背景下，对传统医学理论缺乏系统的科学认识和西方医学体系弊端的逐步显现，均表明医学面临棘手的深层次矛盾，不得不令我们重新审视如今的医疗模式，我们不禁发问：医学到底该走向何处？

　　樊代明院士顺应医学发展需求，最早提出了整体整合医学（简称整合医学；holistic integrative medicine，HIM），在加强概念普及的同时，也积极倡导整合医学实践。然而何谓整合医学？它与美、英等国家所推广的结合医学（integrative medicine）有所差异，整合医学是在现有方法或内容基础上的医学知识整体化、系统化。整合医学就是基于生物—心理—社会模式下，将医学各领域最先进的知识理论和临床各专科最有效的实践经验分别加以有机整合，并根据社会、环境、心理的现实，以人体全身状况为根本进行修正、调整，使之成为更加符合、更加适合人体健康和疾病治疗的新的医学体系。整合医学印证了三千年的医学"合久必分，分久必合"发展轨迹，是多学科在不同层面的整合，旨在描绘一个大医疗图景。客观来说，所谓的整体医学、全科医学、补充/替代医学、循证医学、转化医学甚至精准医学等都属于它的分支，因此，涉及范围之广可想而知。笔者仅以三个主题为契合点，从哲学视域进行探讨。

1　整合医学的提出揭示了西方还原论的局限性

　　当代西方哲学思想认为万物均可通过分割成部分的途径了解其本质，这被称作分割论。分割论沉溺于微观世界，如自然科学在追求"基因""遗传信息"或研究"生物大分子结构""靶向制剂"的自然观已越来越普遍。这些思潮大多忽视物质的整体性，衍生的矛盾与弊端也就越来越多。有学者认为分子生物医学的开展将揭开生命复杂性的全部奥秘，但实验医学并没有形成一个完整的理论体系，在临床上也就没有从人体健康角度去治疗疾病。就以 2016 年诺贝尔生理与医学奖得主大隅良典来说，他探明了细胞自噬的启动机制，肯定其实验成果具有重要意义的同时，医疗工作者更应看到在投入巨额成本后如何将自噬机制造福于肿瘤、神经退行性疾病、传染病等的临床治疗。这些问题亟待进一步认识，因为很多人已意识到认识部分并不能把握整体。对生命系统的层次性、涌现性、动态性、自组织等整体特性认识不到位，于某种程度上也只能限于解决局部问题。

近代西方科学长期秉持"主客二元论"原则，而现代医学在西方科学土壤中发展而来，医学活动主要以器官、仪器、基因等为对象，没有对"人"进行整体性思考，导致了关护人性的缺失等问题。如今的西医学非常擅长拆零，把医学分成尽可能小的一些部分，时常忘记把这些细部重新装到一起，以至于面对其余复杂问题时，又无从下手。知识专科化已经不适应复杂疾病的临床诊疗，医学分科越来越细的弊端毕露：把器官当患者、将症状视为疾病、把检验当成临床、视药师为医师、心理与躯体的分离、医疗和护理分离、西医和中医互不认账、重治疗轻预防、城乡医疗水平差距拉大。

临床学科分为二级、三级甚至细分成四级学科，消化科医生对于肾脏等其他系统疾病的认识模糊，中医骨伤不会针灸的医生大有人在，当然也有针灸推拿医生看不懂心电图的。

病案 1 例：患者男性，65 岁。因短暂性胸痛、持续胸闷 8d，咳嗽、发热 6d 入院。患者 1 周前突感左胸撕裂样疼痛，伴恶心，全身大汗，自认为肌肉拉伤，服云南白药，4～5h 后胸痛缓解，感胸闷及周身极度疲乏。2d 后出现发热，最高体温 37.8℃，伴咳嗽、胸闷、气短，痰较多。查体：体温 38.5℃。急性病容，气促。胸部 X 线检查示双侧肺纹理增粗，双侧肋膈角变钝。查血白细胞计数 $11 \times 10^9/L$，中性粒细胞比例 81%，诊断为肺部感染。给予抗感染及对症治疗 3d 后，症状无明显改善，仍低热、咳嗽、胸闷。再次入院后，得知既往高血压史 4 年。急查心电图示：T1、aVL ST 段抬高与 T 波融合，V2～V6 ST 段抬高 0.5mV，T1、aVL、V2～V6 可见病理性 Q 波。诊断为急性广泛前壁心肌梗死。心肌酶、超声心动图、冠状动脉造影检查结果均支持诊断。

笔者分析：该患者的临床表现并非不典型，不过从早期左胸撕裂样疼痛和胸片结果来看，已间接提示有心脏疾病。初诊没有详细询问病史和及时行相关心电图及心肌酶检查，导致误诊误治。此病案警示在医学分科细化背景下，临床工作中没有考虑其他专科知识就会暴露出种种问题。

东方思想中的整体观认为这种认识论只可用于简单事物，对于复杂事物（例如人体生命）而言，一旦被分割，将会因此丧失许多信息而失真。通过对比才能彰显传统中医学的整体观念这一特色与优势。科学是内在的整体，医学内部之间的联系具有普遍性，科学发展的整体化趋势是历史的必然，还原论只会使人类医学发展越走越远。

2 整合医学的构建体现了医学在辩证法、认识论、逻辑学方面的有机统一

任何真理都体现着主观与客观、认识与实践具体的历史的统一。我们追求整合医学，必须加强对辩证法、逻辑学的认识，实现医学视域下辩证法、认识论、逻辑学三者的统一。

德国古典哲学家黑格尔最早提出本体论、逻辑学、认识论之间具有同一性，随后列宁在黑格尔理论基础上明确提出唯物主义的逻辑学、辩证法与认识论是同一的，这作为哲学领域的一个重要命题对医学实践活动起到了无可替代的作用。在矛盾世界中，要用多样性思维去分析许多矛盾因素，而不是进行简单分解，并在此基础上，综合各要素，达成一个整体的、完整的认识。构建整合医学，必须得承担巨大的成本，这就在潜移默化中对临床工作者提出了更高的要求。认识世界并不是局部的相加，任何事物的发展依据逻辑顺序，从简单到复杂，是一个不断进化、逐步完善的过程。我们必须遵循历史发展规律，反观整合医学的发展，应坚持辩证法、认识论、逻辑学三位一体。面对如今医学发展的矛盾与争议，我们不如把"经验批判主义"比作"传统医学"，将"三者同一思想"看作"整合医学"，尽管传统医学在医学史上起到了很重要的作用，维系着人类的繁衍生息，但现代社会的人类健康仅依靠传统医学是远远不够、万万不可的。从这方面来看，"整合医学"概念的兴起与发展也就毋庸置疑了。

樊代明院士曾在自己"三千多年生命科学的进与退"的系列讲座中，把三千多年的医学史看成"N"字形：医学从无到有，再由下滑期步入上升期，总结为"整合化—专科化—整合化"的发展轨迹。中医药学作为传统中华文明的瑰宝，自原始社会的口尝实践，到后世《神农本草经》《本草纲目》等著成，随后在传统文化熏陶下自成体系。然而，传统中医学在历史长河中却饱经沧桑，如近代一大批学者甚至国学大师在科学唯一论影响下引发的中西医论战、"废医"运动等。好在自1982年底，传统医药被纳入我国宪法后，中医药学历久弥新，看到奥运会上各路体育好手身上的"拔罐印记"、中医孔子学院的开设等均表明中医药早已走出国门，在国际舞台上大放光彩，绽放出新的面貌。总之，这些例子无不印证了"起步—发展—下滑—上升"规律。面对中西医学术争论的唇枪舌剑，我们应该跳出争鸣怪圈，暂时搁浅，以提高临床疗效为初衷。

3 整合医学模式开创了医学整合新范式

托马斯·库恩在其科技史著作《科学革命的结构》中提到："它们的成就（前

文对亚里士多德的《物理学》、牛顿的《原理》和《光学》等论著）空前地吸引到一批坚定的拥护者，使他们脱离科学活动的其他竞争模式。同时，这些成就又足以无限制地为重新组成的一批实践者留下有待解决的种种问题。凡是共有这两个特征的成就，笔者此后便称之为范式。"现已形成一个共识，即"科学革命的实质是范式转化"。

反观医学领域，只有经过对现代医学的改革，才会诞生出更适合保障健康、疾病诊疗体系的新型医学知识体系，研究整合医学的群体自然加入了此领域的共同体。医学是一种人学，疾病在多种诱因下产生，加之诊疗过程受多种因素或者限定条件制约，这给临床工作者带来很多挑战与困难。例如通过呼气试验诊断出幽门螺杆菌（*Helicobacter pylori*，Hp）感染的患者，决定实施 Hp 根除方案，确定四联个体化治疗。但实际临床中并不能取得良好的效果，反而加重了病情，如该患者既往有抗菌药物应用史，用克拉霉素、甲硝唑（易产生耐药），可能会降低疗效；或者医生考虑到既往史，但伴随并发症（代谢性疾病）的情况又会有所不同；即使考虑周全，倘若患者有精神和心理疾病呢？所以，如今的医疗工作中诸多不可控以及外力因素使得更多人意识到常规的线性思维是不可取的，几经反思后得出结论——只有转化成多元思维才能指导医学实践。我国卫生部门于近年也陆续出台住院医师规范化、专科化培训政策，均为整合范式构建创造了有利条件。

4 结 语

目前加强整合医学的实践正有序推进，如举办有关整合医学的学术会议、医学杂志和书籍的出版、创办研究所和学术机构、开展整合医学教育等。樊代明院士曾在南京中医药大学整合医学学院成立大会上指出："整合医学代表了未来医学发展的趋势和方向，中医学是整合医学最重要的组成部分，也必将成为未来医学体系的主要贡献者。健康事业是人类发展中最崇高的事业，我们生逢其时，更要身负其责，要积极运用创新思维、整合思维构建新的更好的医学体系，为人类健康事业服务。"

实践是检验真理的唯一标准，国家、企业界以及市场本身已成为焦虑、希望和失望的另一个来源。整合医学模式进一步落实需要足够的成本投入，实施对象能否接受这种新型医疗模式，能否取得实质性阶段成果，离不开各方的共同努力。

参考文献

［1］何裕民. 对医学的哲学审视［M］. 北京：中国协和医科大学出版社，2009：1.
［2］杜治政. 医学在走向何处［M］. 南京：江苏科学技术出版社，2017：96.
［3］樊代明. 整合医学初探［J］. 医学争鸣，2012，3（2）：3－12.
［4］李健杰，高钰琪. 生物医学整合系统化研究与发展［J］. 世界科技研究与发展，2017，12（1）：2.
［5］［比］伊·普里戈金，［法］伊·斯唐热. 从混沌到有序：人与自然的新对话［M］. 曾庆

宏，沈小峰，译．上海：上海译文出版社，2005：1.

[6] 樊代明．整合医学纵论 [J]．医学争鸣，2014，5（1）：1 – 13.

[7] 顾军明，田占明，宁军然．以呼吸系统症状为主的急性心肌梗死三例 [J]．临床误诊误治，2010，23（10）：12.

[8] 严军，张祥莉．东西方哲学在现代科学研究性思维发展中的作用 [J]．教育教学论坛，2016，41：166 – 167.

[9] 赖婵丹．马克思主义辩证法、逻辑学、认识论的统一 [J]．辽宁师范大学学报（社会科学版），2017，40（4）：20 – 22.

[10] 马玉宝，许瑜．评医学的认识论和方法论 [J]．中国中医药现代远程教育，2013，11（10）：142 – 144，147.

[11] 鞠实儿．逻辑学的问题与未来 [J]．中国社会科学，2006，6：49 – 54.

[12] 凌寒．樊代明：整合分科过细弊端，转变现代医学模式 [J]．中国当代医药，2013，12（5）：1 – 2.

[13] [美] 托马斯·库恩．科学革命的结构 [M]．金吾伦，胡新和，主译．北京：北京大学出版社，2003：85 – 87.

[14] 张广森．生物—心理—社会医学模式：医学整合的学术范式 [J]．医学与哲学（人文社会医学版），2009，30（9）：8 – 10.

[15] 杏雨网．南京中医药大学成立整合医学学院暨整合医学研究院 [EB/OL]．（2016 – 10 – 20）[2017 – 12 – 07]．http：//xyw. njucm. edu. cn/s/27/t/7/b2/f4/info45812. htm.

[16] [美] 查尔斯·罗森伯格．当代医学的困境 [M]．张大庆，主译．北京：北京大学医学出版社，2016.

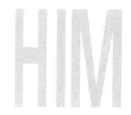

医学是"人"学

——基于樊代明院士"整合医学"理念

◎孙新红，匡奕珍

整体整合医学（简称整合医学；holistic integrative medicine，HIM）概念的提出不仅在医学界引起了一定轰动，在社会上也产生了较大的影响，这一理念的根本与实质在于对"人"的关怀和关注，正逐渐被我国医学界所认识、接受并在一定程度上进行应用。"有时是治愈，常常是安慰，总是去帮助。"医学是研究人的学问，不是技术的附属品而是情感的产物，行医不是交易而是爱心的付出。樊代明院士对"整合医学"的真知灼见，不但精准论述了医学不仅仅具有科学这一特性，而且提出"整合医学"的实质、内容与途径，使医学更具人性，更具"以人为本"的特性。

1 医学关乎生命

医学的缘起在于对人的关怀和关注，在于对人的健康和生命的关心，不论是国外的希波克拉底还是国内的扁鹊、华佗，他们首先都是怀有悲天悯人的情怀，才会克服种种困难，甚至不惜"以身试毒"找出解救患者的药方和途径。医学不论发展到何种程度，出发点和目标都是为了拯救人的性命，关注人的健康。医学的发展始终以"人"为本体，围绕"人"的生命和健康展开各种实验和探索。近代，由于科学的发展更是推进了医学的不断进步，其中一个显著的特点是，医学为研究疾病找到病原，将人体不断地细分成多个系统、多个器官、多个组织，甚至分成细胞、分子等，并有可能持续不断地细分下去。同时，临床医学像基础医学一样也在持续不断地将一级学科分为二级学科，在二级学科的基础上又细分成三级学科，而且在目前高精尖仪器设备的推动下，有可能再分到四级学科。人体构造的复杂性势必在科学的催生下继续细分下去，"似有不把人体整体搞个四分五裂，不达身首异处、撕心裂肺、肝肠寸断、脾胃分家决不罢休"。而这种细分的结果将导致"医学分工越来越精，医学家视野却越来越窄，不同研究领域、不同器官疾病治疗互不了解，人体医学处于割裂状态"。而另一个结果是医学越来越屈从于科学，医务工作者越来越像科研工作者，患者也越来越像实验研究的对象，而缺少医者的关怀与呵护。

科学二字于 1 000 多年前出现，在此之前，医学早已存在，并经历了数千年的探索与发展，从某种程度上说，"应该是医学的积累、进步以及需求催生了科学"。科学的出现与研发，特别是高精尖仪器设备又促进了医学的长足进展，但这绝不能说医学就是科学。古人云："夫医者，非仁爱不可托也；非聪明理达不可任也；非廉洁淳良不可信也。"由此可知，医学绝非是单纯的科学，它还含有哲学、社会学、心理学、伦理学等。医学是人学，研究人的生命和健康，而人是世间最复杂的生命体，既有躯体的反应，又有心灵和精神的需求。科学研究的是具有高度普遍性现象的本质和规律，而医学研究的不但是疾病本身，还必须研究患有疾病的载体——人。人既有不同的生活经历，又有不同的生活体验。就算是同一个人，在不同时期、不同地点、不同心情下也会导致疾病表现的不同，"人群的异体性、人体的异质性和疾病的异现性"，使得医学远比科学要复杂得多。为进一步解释医学除具有研究物质规律和现象的科学性外，还具有人文性、伦理性、社会性的特点，樊代明院士从 17 个方面对医学与科学的不同进行了论述：个体与群体、体外与体内、外环境与内环境、结构与功能、局部与整体、微观与宏观、静态与动态、瞬间与长期、直接与间接、必然性与偶然性、生理与心理、客观与主观、数据与事实、证据与经验、因果与相关、科学与伦理、理论与实践。樊代明院士竭心尽力地指出医学复杂于科学的目的在于："医学自从戴上科学的帽子后，其实好多问题不仅解决不了，反而导致医学与人的疏离，甚至越来越远"。这必将导致医学的本质、特性将被科学修改和转变，人性离医学也越来越远，抽去人的特性，医学也就失去了灵魂。诺贝尔奖获得者费因曼说："科学这把钥匙既可以开启天堂之门，也可以打开地狱之门，究竟打开哪扇门则有赖于人文指导。"科技与人文是医学之两翼，两者互相渗透、缺一不可，共同推动医学沿着正确的方向发展。因此，科学可以在理论上帮扶医学，在方法上研究医学，但绝不能束缚和误解医学，科学的数据和共识可以助诊疾病，但不能取代医生的"望闻问切"及对患者的关怀与呵护。

2 整合医学的实质是对"人"的关注

实践是认识的基础，是检验真理的唯一标准，实践与认识成螺旋式循环上升以至无穷。事物的统一性、多样性决定人们看待世界的分化性与整合性。整合与分化是对立统一的，世间没有绝对的整合，更没有绝对的分化。"分久必合，合久必分"，事物发展到一定程度就会朝相反的方向发展。医学经过长时间的细分，不仅将一个完整的人从组织一直分到分子，临床医学也从一级学科分到三级学科，照目前的细分趋势及人这一复杂的生命体，"四级学科"的出现也是有可能的。

所谓"物极必反"，分化与整合并非是绝对意义上的，而是对立统一的，这不仅是世界物质发展的自然规律，也是科学发展相辅相成的趋势。医学经过近百年的划分发展也到了一个极致，虽然着实促进了医学的进步，但同时也给医学带来了种种损害：①把器官当成患者；②将症状视为疾病，医师成了药师；③把检验当成临床；④心理与躯体分离；⑤医疗和护理分离；⑥西医中医互不认账；⑦重治疗轻预防；⑧城乡医疗卫生水平差距拉大。此外，人口老龄化、不健康的生活方式和某些社会环境因素，尤其是对慢性病的防控同样呼唤着医学进行整合。伴随社会生活节奏的加快、环境的改变，人们面对不同的新问题、新压力，疾病的种类不断增加，尤其是慢性病自二十世纪七八十年代至今，虽然经过40年的努力，仍然无法遏制其强劲的增长势头。慢性病对人类的健康与生命造成了极大的威胁，不仅死亡率极高，且医疗费用的花销也是巨大的。数据显示，在1973—2009年慢性病导致的死亡人数在人群死亡构成中的比例由53%上升到85%，其花费在2011年仅糖尿病就高达170亿美元。虽然国家耗费了大量的人力、物力，却无法遏制慢性病发展势头的原因在于：慢性病不仅是多因素引起的全身整体性、复杂性疾病，而且是由生物、心理、社会、行为等诸多因素引起的退行性疾病。对慢性病的诊疗不应像现在这样以治疗为主，而应以预防为主，以防治整合的思路来限制慢性病的进一步发展。这就要求诊疗这一类疾病时，要进行整合。整，是从整体出发，整理各种优质资源，是方法，是手段；合，是合情合理，是适合。不仅应整合各种生物因素，而且整合心理、社会和环境等因素；不仅整合最先进的医学发现，而且整合与医疗相关各专科最有效的临床经验；不仅要以呈线性表现的自然科学的单元思维考虑问题，而且要以呈非线性表现的哲学的多元思维来分析问题。只有这样才能构建更系统、全面、科学的以预防和治疗为主的新的医学知识体系。

"总体来讲，医学经历了'经验医学''科学医学'，现在到了'整合医学'的时代。"整合医学不但具有同时关注整体与局部的整体观念（holistic），也具有在结合心理、社会、环境基础上整合最新医学发现和最先进临床经验的整合观念（integrative），更具有涵盖科学、哲学、社会学、心理学、人学等的医学观念（medicine）。医学不断发展，医学概念也在不断更新。整合医学与目前国内外倡导的几种医学概念有相似之处，更有差别，表现在：①整合医学与中医学整体观念的区别在于，前者既关注整体，也关注局部及各要素之间的关系；而后者过度强调整体与综合，反而忽略对微观和各要素的研究。②整合医学与全科医学（general practice）的区别在于，前者强调将最先进的理论与最有效的实践进行有机整合，是质的飞跃；后者注重现有基本理论与普通实践相结合的一专多能，是量的积累。对于疑难病例，全科医学能解决该病例的所有问题，但留下的可能是"疑难"二字，解决不了。③整合医学与整体医学（holistic medicine）的区别在于，前者是在结合心理、社会、环境等基础上，将最先进的医学发现与最有效的临床经验进行整合；而后者过于注重心理、社会等外部因素对机体的影响和作用。④整合医学与转化医学（translational medicine）的区别在于，前者内容更加广泛，既是治疗与预防、中医与西医的整合，又是医疗与护理、先进医学发现与有效实践操作的整合；而后者仅注重从实验室到病床旁（benchto bedside）及从病床旁到实验室（bedside to bench）的双向循环往复、转化提升的过程。⑤整合医学与循证医学的区别在于，前者是将理论整体及人体整体与疾病诊断预防中的经验整体加以整合，找出最佳诊疗方案；后者在证据的基础上，选择一个或数个疗效好、副作用小的诊疗方案。⑥整合医学与多学科协作的区别在于，前者是整合、深化各方面优势资源，关注整体与局部推动医学发展；后者是为避免单科知识领域狭窄，组建"抱团取暖"的多学科协作方式，无法形成各学科合成的增量。⑦整合医学与精准医学（precision medicine）的区别在于，前者是系统性、全过程、全要素、全局性的优化医疗过程和临床实践；后者是精准寻找病因和治疗靶点，实现个性化精准治疗的目的。整合医学旨在建立一种全新的知识体系，目的就是更好地对疾病进行防御和治疗，其实质在于如何让人类远离疾病，最大限度地提升生命质量，涌现出来的是对人的关注和关爱。

3 整合医学彰显人文关怀

3.1 整合医学摆脱了医学观二元论的束缚

医学初始，倡导的是心身合一的"一元论"准则，在"分析还原论"哲学观的促使下，笛卡尔将心与身分开形成"二元论"的认知方式。医学的发展和积累促使科学的出现，科学的迅速崛起使"分析还原论"的理念发展到极致。强劲的科学发展势头在辅助医学进行微观发现的同时，"二元论"也被带入医学发展观。在这种"二元论"的促使下，很容易形成"二元对立"的思维方式，而在这种哲学思维下，人类健康被割裂成"心理健康"与"躯体健康"，疾病被区分为"精神障碍"和"躯体疾病"，医者被区分为精神科医生或躯体治疗的医生。在"术业有专攻"的思想指引下，躯体医生只关注疾病，忽略甚至不关注患者或患者的心情。心情或情绪的变化是引起人身疾病的重大罪魁祸首之一，有"心理学眼光"的医生在各项检查都没有发现躯体异常的情况下，医生就应该考虑到"心理因素的致病作用"，建议患者转诊到精神科医生。而精神科医生不只是开些药物，最重要的是进行咨询谈话和心理治疗。鉴于医学已进入"生物—心理—社会"相整合的模式，每个人都是"生物—心理—社会"三维合一的人，医生必须将"生物医学模式"调整到"生物—心理—社会整合医学模式"，将"二元对立"调整到"心身统一观"的临床思维，将只关注"疾病"调整到关注"病人"的哲学思维。只有这样，医生才能将身体与心理、生物与社会、局部与整体进行相互统一与整合，才能真正成为同时"具有高超医术"和"高度人文关怀"的医生。

3.2　整合医学促进医疗卫生保健的逐步公平

整合医学的立足点在于对人的关注和关爱，通过构建科学、合理、可持续发展的卫生保健服务体系，促进医疗卫生保健趋于公平。但目前，"对于医院和亚专科化的过度重视已成为卫生服务效率低下和不平等的主要源头"。以专科医疗和高新技术为手段的医疗卫生服务，虽然在一定程度上有效探明疾病的病因和提供针对性的治疗，但对各种慢性病的专科性诊疗，却无法确认其病源的多样性、复杂性，也无法从根本上治疗这些疾病。这一现象直接带来的后果就是医疗费用的迅速增长，医疗的可及性与公平性受到威胁。为解决这一矛盾，整合医学被提上日程。我们不仅要将临床医学与预防、公共卫生进行整合；而且要将促进保健服务与全民健康进行整合；不仅将人的身心、疾病与健康、保健治疗与护理进行整合，而且应将卫生服务体系整合成高效、完整、可操作的卫生体系；通过优化人的行为方式、生活方式、生存环境，提高自我保健意识，增强社会医疗公平性。

3.3　整合医学的价值归宿是对人的关怀

整合医学的实质是以人为本，把人看作是一个整体，围绕人而展开的医疗保健卫生服务，这不但是整合医学的归宿，更是生物—心理—社会整合医学模式的价值追求。医疗科学技术日新月异，医疗专科分化研究日益深入，这在推动医疗卫生事业前进的同时，却忽视了对人的关怀，对人性的关注。"尽管科学有很多好处，可是只靠科学却不能使我们的生命变得有意义……技术员只能改进机器，却不能改善人的本性。"整合医学提倡的是以患者为中心，将尊重、热爱、敬畏生命放在首位，将维护人类生命作为医学的高尚使命和职责。整合医学倡导医学科学与人文的交流和渗透，医学科学以医学人文为导向、宗旨，医学人文以医学科学为依托、基础。医学科学若失去医学人文的引导便失去灵魂，医学人文脱离医学科学便沦为空谈。倘若技术专家只深入研究问题根源，而忽略事物的存在，那么"他的人情味也可能枯萎消亡。于是，在他心中可能滋长出一种新的激进主义：平静、冷漠，然而这是可怕的"。这种沉浸于问题领域中的平静、冷漠，若不经过人性的改正，不但会将文明埋葬，也会使文明反过来反对人类本身。

医学是"人"学，并非是单纯的科学。人是最为复杂的生命体，人所患疾病的病源是多元、多样的。整合医学就是把人作为一个整体，从各层面、各领域、各层次，合理、有效地将各因素、经验、手段和方法进行整合，其出发点和本质追求的是"以人为本""以患者为中心"，全程、全方位、全面地围绕"人"而展开和进行的。追根溯源，整合医学是对人的生命和价值在医学领域最高层次的体现，是真正展现对人类、对生命的人文关怀精神。

参考文献

[1] 樊代明. 整合医学——医学发展新时代 [J]. 中华医学杂志，2016，96（22）：1713

－1718.

[2] 樊代明. 整合医学初探 [J]. 医学争鸣, 2012, 3 (2): 3 – 12.

[3] 樊星, 杨志平, 樊代明. 整合医学再探 [J]. 医学与哲学 (A), 2013, 34 (5): 6 – 11, 27.

[4] 樊代明. 整合医学纵论 [J]. 医学争鸣, 2014, 5 (5): 1 – 13.

[5] 樊代明. 医学亟待整合 [J]. 中国医院院长, 2013, 8: 90 – 91.

[6] 胡大一. 医学整合全程关爱 [J]. 中国实用内科杂志, 2014, 34 (1): 1 – 5.

[7] 樊代明. 医学与科学 [J]. 医学争鸣, 2015, 6 (2): 1 – 19.

[8] [晋] 杨泉. 物理论 (清平津馆丛书本) [M]. 北京: 人民卫生出版社, 1985: 15.

[9] 费因曼. 你干吗在乎别人怎么想 [M]. 北京: 中国社会科学出版社, 1999: 214.

[10] 杜治政. 医学的转型与医学整合 [J]. 医学与哲学, 2013, 34 (3A): 14 – 18.

[11] 樊代明. 全科医生小词典——整合医学 [J]. 中国全科医学, 2014, 17 (5): 551.

[12] 樊代明. 加减乘除话医改 [J]. 医学争鸣, 2016, 7 (3): 1 – 20.

[13] 刘运芳, 杨志平, 樊代明. 从屠呦呦获得诺贝尔生理学或医学奖谈整合医学 [J]. 中医杂志, 2016, 57 (14): 1171 – 1176.

[14] WHO. 2008 年卫生报告: 初级卫生保健 [R]. 北京: 人民出版社, 2008: 14.

[15] 乔治·萨顿, 陈恒六, 刘兵, 等. 科学史和新人文主义 [M]. 上海: 上海交通大学出版社, 2007: 147.

[16] 刘兵. 新人文主义的桥梁 [M]. 上海: 上海交通大学出版社, 2007: 157.

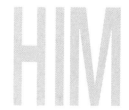

人道主义宣言Ⅲ与整合医学

◎陈　永，管剑龙

当今中国医疗体制经过巨大的医疗改革取得了长足的成效，但仍然暴露出种种棘手的问题，亟待解决。例如紧张的医患关系，笔者认为这是患者对医疗效果的需求与当前不能满足的医疗技术之间的矛盾，是诱发医患纠纷的关键原因。例如过度医疗，《无效的医疗——手术刀下的谎言和药瓶里的欺骗》一书毫不留情地批判了世界范围内的过度医疗和无效医疗，心血管支架的植入、晚期癌症以及慢性疾病的过度医疗等在中国亦普遍存在。与此同时，医疗资源不足的问题也很突出，例如中国二胎政策的实施加剧了儿科医生荒、医生待遇低下导致的病理科医生短缺等，都成为社会热点话题。

错综复杂的医疗问题也是严重的社会问题，长期以来一直悬而未决。笔者认为中国医疗体制的改革缺乏理论指导。原国家教育委员会（现中国高等教育委员会）选用的《希波克拉底誓言》是最为普及的中国医学生誓言，但诸如此类的医学人文指导在医学教育中相对匮乏。很多医学生可能是在刚入医学院的开学典礼上接触并集体朗诵一次，后续的延伸教育几乎没有。当前中国医疗技术已不再是单纯地从欧美引进技术，甚至许多医疗技术的发展已经超越了很多发达国家，例如我国在新型冠状病毒肺炎（corona virus disease 2019，COVID-19）流行暴发后体现出的政府和医疗系统应对能力、患者救治康复的成功率以及疫苗的研发推广。但医学人文的普及仍然不足、医患关系仍然紧张。

笔者发现，整合医学能够符合人道主义宣言Ⅲ的要求，而作为世界人类历史上具有里程碑意义的人道主义宣言Ⅲ可以促进整合医学理论及实践的发展。

1　人道主义宣言Ⅲ的含义

人道主义宣言（Humanist Manifesto）是人道主义世界观的指导。其历史包括三个版本：人道主义宣言Ⅰ（1933 年），人道主义宣言Ⅱ（1973 年）及人道主义宣言Ⅲ（2003 年）。虽然产生的历史背景不同，宣言的主题一直是用哲学和价值体系来指导个人信仰，而不是宗教或权威。这一宗旨可以很好地用于指导医生的行为。人道主义宣言Ⅲ又称"人道主义及其追求（Humanism and Its Aspirations）"，是由包括 21 位诺贝尔奖得主的 90 位科学家联合签署，有趣的是，其中与生命科学、心理学、医学相关的科学家共 31 位。人道主义宣言Ⅲ的具体内容包括（共 7 条）：①世界的知识来源于观察、实验和理性的分析；②人类是自然的一部分，是一个没有指引的进化和变化的结果；③伦理价值被证实是人类需求和利益的驱动；④人生的成功在于参与人道主义为他人服务；⑤人是社会的组成，在社会关系中实现意义；⑥通过工作为社会创造价值才能提高个人幸福感；⑦我们需要开放地、切实地、民主地尊重不同的人道主义观点，推动社会可持续发展。

如果用人道主义宣言Ⅲ来指导医学的基础和临床研究、药物试验、临床医疗护理工作等，显然是非常合适的，完全能够在理论源头上指导医生的实践工作，并且是满满的"正能量"。

2　一种新的医学模式——整合医学

那么当前是否有一种医学模式能够与人道主义宣言Ⅲ相匹配呢？当前比较公认的医学模式是 20 世纪末产生的"生物—心理—社会"模式。这一概念对于促进健康与这一领域的社会工作产生了巨大影响。在这个模式中，除了医疗从业人员，还涉及社会工作者；很多医生在治疗疾病的时候（虽然常常忘记了还要促进健康），还需要对疾病人群回归社会层面进行辅助。对患者心理状态都无法很好地顾及，何况还要把患者回归到社会上需要的工作呢？当前中国的社工极度缺乏，且存在着销售一些虚假医疗设备的"伪社工"。也就是说，当前国内的医学模式主要还是集中在"生物"层面，对"心理"层面稍有涉及，对"社会"层面极度匮乏。

所以，将"生物—心理—社会"模式运用于指导医生的临床实践存在的问题是：有部分工作不该医生干的，划分给医生，不仅起不到指导作用反而模糊了重点，例如没有注重到患者的心理。显然如果患者的心理健康得到了足够的重视，医患矛盾未必会如此激烈。因此，笔者认为"整合医学"是能够真正指导临床实践并且和人道主义宣言Ⅲ相匹配的医学模式。

整体整合医学简称整合医学（holistic integrative medicine，HIM）。"中西医结合医学"被有些学者翻译为"integrated medicine"，所以偶尔会引起歧义。事实上，中西医结合只是整合医学的一部分。樊代明院士将自己提出的整体整合医学翻译为"holistic integrative medicine"，简称整合医学（HIM），其定义、内涵与国际上的整合医学模式有根本不同，这些年来，他以"I Love HIM"为主题，奔走相告，但仍然有大约 70% 的医疗工作者不知道整合医学是何物。美国整合医学委员会（American Board of Integrative Medicine）对整合医学的定义为：在医疗实践中强调医患关系的重要性、综合运用循证医学及补充/替代医学手段，注重患者全身的康复、达到最佳的健康和康复状态。所以整合医学强调三个要素：①在治疗方法上将替代医学和循证医学联合；②强调患者"全身"的康复和健康；③强调良好医患关系的维护。显然，美国学者提出的整合医学与我国学者提出的整体整合医学相比，表现出极大的局限性，有本质意义的区别。

中医治疗方法，包括针灸、中药、气功等是整合医学治疗方法的重要组成部分。这些治疗方法在国外引起了医疗体系的浓厚兴趣。例如美国安德森癌症中心（University of Texas MD Anderson Cancer Center）就成立了整合医学中心，其中治疗方法主要以针灸、推拿等中医手段为主。1995 年的一项调查显示，在美国，有80% 的家庭接受过针灸、催眠疗法等。在 20 世纪 90 年代中期，美国开始成立整合医学门诊，到 2001 年时已有 27 家。截至 2015 年，整合医学学术机构联盟成员有包括约翰霍普金斯大学医学院、杜克大学医学院、乔治城大学医学院和梅奥诊所在内的 60 个成员。美国医师专业委员会在 2014 年开始颁发整合医学医师资格证。

樊代明院士认为整合医学是传统医学观念的创新和革命，是医学发展历程中从专科化向整体化发展的新阶段。整合医学不仅要求我们把现在已知各生物因素加以整合，而且要将心理因素、社会因素和环境因素也加以整合；不仅需要我们将现存与生命相关各领域最先进的医学发现加以整合，而且要求我们将现存与医疗相关各专科最有效的临床经验加以整合；不仅要以呈线性表现的自然科学的单元思维考虑问题，而且要以呈非线性表现的哲学的多元思维来分析问题，通过这种单元思维向多元思维的提升。通过这四个整合的再整合，从而构建更全面、更系统、更科学、更符合自然规律、更适合人体健康维护和疾病诊断、治疗和预防的新的医学知识体系，这就是整与合的统一。

我国的整合医学历史渊源非常远久。例如《黄帝内经》不仅奠定了人体生理、病理、诊断以及治疗的认识基础，而且还有许多与人体健康有关的内容，涉及养生、预防、针灸、调摄、心理、饮食、运动等诸多方面，至今仍能有效地指导人们防病、治病。

3 人道主义宣言Ⅲ指导下的整合医学

人道主义宣言Ⅲ与整合医学是两个极其巨大的概念。人道主义宣言Ⅲ可以通过整合医学促进当前医学的发展和进步。笔者就一些小的方面发表如下见解。

世界的知识来源于观察、实验和理性的分析：可以说医学知识更是这样，无论现代医学还是替代医学，其科学性都需要实践的检验。一切可耻的学术造假都将以其应有的悲剧退场。说到中医学，我们的祖先把宝贵的医学经验刻在石头上、竹简里、丝绸中，花费财力物力，并无分毫科研经费支持，却留下了重要的医学遗产。相反，倒是目前部分以论文发表为导向的研究，数据伪造和学术不端屡见不鲜。

人类是自然的一部分，是一个没有指引的进化和变化的结果：人的生老病死也是符合自然的规律，这种规律是不可以被打破的。这个规律在临床实践中常常被作为治疗失败的借口，但更应被用作不过度治疗的依据。

伦理价值被证实是人类需求和利益的驱动：在医疗实践中，我们面对的患者，除了"病"，更重要的特征是"人"，我们医生应该对其一贯地保持尊重，告知治疗的选择性以及其选择治疗手段的自主性。如果我们还是因为患者太多而态度粗暴，因为工作太忙而在临床研究中忽略签署知情同意书，那我们亏欠患者的可能太多。

人生的成功在于参与人道主义为他人服务，通过工作为社会创造价值才能提高个人幸福感：笔者认为医学事业是最能够体现人道主义的事业，在这个行业里稍加努力，便可以获得幸福感。

人是社会的组成，在社会关系中实现意义：无论是患者还是医生，无论是在病房还是在菜市场，我们都在社会关系中实现做人的意义。

我们需要开放地、切实地、民主地尊重不同的人道主义观点，实现社会可持续发展：但就治疗方法而言，当前中国医务工作者在从事各自领域的学科时，忘记了需要包容和学习。外科医生主张开刀，化疗医生主张化疗，内科医生在联系新药，中医谴责西医种种弊端，西医反驳中医伟大，却忘了天下本来没有中医西医之分，无论是中医还是西医，外科还是内科，都是人类在生产劳动中的智慧结晶。

4　未来展望

虽然整合医学在国内尚未形成主流，但是基于国际发展速度、国内人民对医疗的需求以及樊代明院士的不懈努力，我们相信整合医学是未来先进医学的发展方向。而人道主义宣言Ⅲ作为更高层次的人类学理论指导可以促进整合医学的发展。或者说，整合医学作为一个新事物，是在医学发展过程中，于中国医患关系矛盾凸显的背景中诞生的，无可抵挡。

参考文献

［1］Zhou L，Heitner J，Heitner M. Doctor and patient perceptions on health care in Shanghai hospitals：a cross-sectional survey［J］. Lancet，2015，386：S27.

［2］Chenyan Z. China faces critical pediatrician shortage［J］. US-China Today，2011.

［3］Healy K. After the biomedical technology revolution：where to now for a bio – psycho – social approach to social work［J］. Br J Soc Work，2016，46（5）：1446 – 1462.

［4］Fan D. Holistic integrative medicine：toward a new era of medical advancement［J］. Front Med，2017，11（1）：152 – 159.

［5］Ring M，Brodsky M，Low Dog T，et al. Developing and implementing core competencies for integrative medicine fellowships［J］. Acad Med，2014，89（3）：421－428.

［6］Ernst E. Nature cures：the history of alternative medicine in America［J］. FACT，2010，8（2）：278.

［7］陈永，王光义. 驳针灸对腰痛无效妄谈［J］. 江西中医药大学学报，2016，28（6）：8－11.

［8］陈永，乐毅敏，易惺钱，等. 用现代医学解释中医基础理论——中医基础理论发展新格局［J］. 江西中医药，2014，45（3）：3－6.

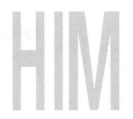

论中国特色的整合医学

◎陈新海，李世梅

我国的整体整合医学（简称整合医学；holistic integrative medicine，HIM）概念是由樊代明院士首次明确提出的。近10年来，整合医学的理论体系已基本成熟，推动着我国中西医医疗事业的发展，整合医学观已逐步融入医学教育、人才培养、科学研究及临床实践。笔者十分推崇整合医学观，有感于长期的临床实践，曾发表名为《中医辨治与整合医学初探》的文章，提出了中国特色整合医学的概念，其后又撰文《再论中国特色的整合医学》，论述了中国特色的医疗目标。今再撰文，谈谈中西医结合的敏感话题，希冀中西医结合医学与西医学、中医学共同成为构建中国特色整合医学的三驾马车，牵引中国特色的整合医学不断向前发展。

1　科技与西医学的发展成为双刃剑

19世纪以前的科学及与之相伴随的西医学的发展模式是认识自然、利用自然、造福人类。科学家的思想也很单纯，在求知欲的驱动下献身科学。与科学相伴而生的西医学也处于认识人体、医治疾病的朴素阶段，二者对人类的正面贡献是肯定的。到了近现代200年，科学与西医学都失去了初心，走上了偏激的发展模式，成为锐利的双刃剑。

近200年的科技发展，创造了丰富的物质文明，这种文明就是享受文明。它具有两大特点：一是自私，二是暴力。物质享受的欲望、自私的品格、暴力的方式，使人类失去了与大自然互惠包容的理念，体现出极强的自私性，把我们赖以生存的地球破坏得面目全非，这种自私性体现在人类自身的关系上就是暴力。

物质文明的破坏力与人类所具有的科技水平成正比。从理论上讲，如果物质文明的自私性与暴力性在人类理智可控制的范围内存在，那么这种文明还是可以持续发展的。可悲的是，人类的科技以某种加速度的方式发展，而人类自身的自控能力没有得到相应的发展，甚至因享受文明的诱惑而丢失了传统朴素的价值。精神文明远远落后于物质文明，人类都在跟着科学跑。英国科学家赫胥黎有言："人类随着科学发展将步入噩梦般的境地，更可怕的是失去理性的引导，使人类越来越像动物。"据文献记载和考古发现，古巴比伦王国、古罗马帝国在当时的社会中都具有相当高的物质文明，但都因奢侈纵欲而亡。这能不能给我们一点联想和启示呢？

西医学绑在科技的巨轮上突飞猛进，使人类已不再是为了提高自己的生命质量而发展的医学，而是为了发展医学而疲于奔命。当抗生素诞生时，人类曾为之欢欣鼓舞，以前难以控制的感染得到了有效治疗。短短几十年后的今天，就只能采用法律的手段来限制抗生素的滥用，以恢复人类自身的免疫力。发达国家打着人权自由的旗帜，放纵行为，不让身体受一点委屈，有病找医生，这已是现代人的生活模式。先进医疗技术的存在正在为人类自身功能的沦丧保驾护航。

西医学的发展犯了两个错误：一是错误地看待肉体，二是错误地对待心灵。前一个错误使西医的基础医学出现快速的否定、否定、再否定的螺旋怪圈；后一个错误使人类狂躁不安地向动物属性回归。虽然 20 世纪初就出现了身心医学，但随着大量精神药品的问世，人类的肉体与心灵脱离得越来越远。科学与西医学越发达，身心的平衡点就越难建立，当发达的西医学与小团体的私利（自私性）相结合时，势必产生反人类行为（暴力性）。

2　中医学说是信息能学说

中医的诞生不是来源于实验室，而是来源于一种信息能量，这种能量类似于具有特异功能发现信息一样，具有超宏观、超微观、超光速、能穿透等特性。笔者权且称之为中医信息能学说，具体是什么，不清楚，但它是一种客观系统的存在。

中医的继承很重要，没有继承就没有发展。尤其是中医基础理论，如阴阳、五行、精气神、营卫、藏象、经络、气化、天人合一乃至四诊八纲等整套理论体系，我们都要全面系统地整理出来，并继承下去。

从民国初年开始，国内诞生了中医专科学校，并逐步形成了比较完善的中医理论。这很重要，也很宝贵，但仍需后继之人对古代中医原著进行深入的研究与参悟，并使之进一步的充实和完善，使中医理论更好地指导临床，否则就会将前人的理论模式化、机械化。僵化的理论是不能更好地指导临床的，更不会实现中医的现代化。

另一方面中医也要与时俱进，实现中医的现代化。但中医的现代化不是中医与西医结合起来相需为用，而是与自然科学整合起来自我发展。在不影响疗效和药性的前提下，可利用物理学、化学技术使中药的汤剂煎煮方便快捷，甚至转换剂型，也可用生物学技术保护中草药。中医现代化是中医独立发展过程中的载体和形式的表现，与中西医结合的概念有区别。

3 中医不是伪科学

科学的概念起源于古希腊。亚里士多德认为自然规律是独立于人类而存在的，它创立了形式逻辑（形而上学），成为科学的创始人。到了文艺复兴时期，伽利略发明了实验科学，为现代科学的快速发展奠定了基础。中国古代既没有形式逻辑，也没有实验科学，当然其他三个文明古国也没有。尽管中国古代科技比较发达，也没有催生出现代自然科学的成果，那么这些文明成果去哪里了？都在阴阳五行理论指导下融入了社会科学。哥白尼在几百年前知道地球围绕太阳转，也算出了地球自转与公转的时间，而中国却在几千年前就划分了冬至、夏至、立春、立秋等二十四节气，并根据二十四节气生产、生活、养生等。当然中医也是在阴阳五行指导下发展，在这一过程中，它具有逻辑化、定量化、实证化的科学方法，但不具备质疑、独立、唯一的科学精神。它存在几千年了，有本之初的继承，也有三因制宜的发展，就是没有西医学那样把人体细化的无以复加的快速否定之否定的特点。中医所具有的特点是整体观念和辨证论治，并早已形成了成熟的理论体系。

古老的中医存在至今，它蕴含的真理及对人类的巨大贡献，是有目共睹的。但为什么还有少数人认为中医不科学，要废除中医呢？笔者认为可从三个方面解释。其一是认知问题。综上所述，科学在起源后的 2 000 多年里，主要指的是自然科学，也就是数理化方面的东西，不包括音乐、艺术、历史、哲学、文学等。到了近代，人类发现了自然科学的威力，就极力推崇科学，但自然科学是寻找真理的唯一途径的命题又不能成立，只能说它是追求真理的工具之一，人类就把历史、哲学、艺术、经济等也归纳到科学的范畴，称之为社会科学，也是科学。现在就按照反中医人士的逻辑推下去，他们说中医是建立在哲学的基础上的一种文化（权且这样讲），那么它也是科学，为什么要废除呢？这和欧洲传教士到达美洲后把玛雅文化的书籍看成妖书而付之一炬有什么区别呢？就这件事而论，科学界是痛心疾首的，但悔之晚矣。其二是观念问题。一些反中医的人士最有力的证据是中医理论不能被自然科学所证实。关于这一点，笔者认为医学是独立的学科，中医理论指导下的临床，是经得起循证医学检验的，不必要接受现代自然科学的求证和认可，否则就失去了中医自身的特色，蜕变为另一种西医学。更何况人类的视觉、听觉、嗅觉都十分有限，人类的耳朵只能听到 20～20 000 Hz 的声音，眼睛只能看见可见光范围内的物体。宇宙中存在无数人类看不见也听不见的暗物质，这些暗物质占宇宙总量的 85%，几乎主宰着宇宙的生命。现代自然科学只能证明某种物质存在，但不能够确定某种物质不存在。所以现代科学不能求证中医理论的存在，也就不能武断地否认其存在，更不能将其废除。其三是经济利益影响。20 世纪初美国财阀洛克菲勒曾言："中药廉价、安全、有效，所以我们要歼灭中医，否则西药就不能充分占领拥有巨大人口的中国市场。"继洛氏之后，西方又有经济学家谏言："歼灭中医的最好方法是在中国人内部塑造一个主流舆论——'中医是伪科学'，如果中药没了，西药销量也就巨大了。"2003 年的非典及 2020 年的新型冠状病毒肺炎疫情期间，中医中药所发挥的功绩为国人所称道。老子曾警示："得与失孰病，身与货孰多。"我们是该警醒了！

4 中西医结合学科存在的独立性

新中国成立后党和政府提出团结中西医，倡导中西医结合的方针。21 世纪初期我国诸多中医院校也开设了"中西医结合专业"，相应的医师资格考试也增设了中西医结合专业的医师资格。这一系列的举措好像把中医西医整合起来了，使中国医疗更有特色地造福人类。其实不然，只要到省市县的中医院看一看，还有各省级中医院校的附属医院稍做调研，就会发现这样一种现象：患者来后先做一系列的西医检查，将西医学方面的病因病理做一番分析后，尽可能把西医病名确定下来，然后仍是西药及其他西医手段给予治疗；当西医治疗不佳或患者出现明显的负面症状时，才把中药加上，作为辅助治疗；若疗效好，则继续中西医结合治疗，否则就将中药停服，继续西医方案治疗；如果西医的各种方案都尝试了均不理想，又无望地回到中医方面来再试治一回。这种现象说明两个问题：其一，西医的主导地位是公认的，中医在临床上的地位是不确定的，还不能作为独立的学科存在；其二，中西医结合的医疗现象是经常存在的，但仍然停留在肤浅的中药加西药的层次上，没有以独立的医疗研究形式而存在。

中西医结合独立存在，其意义是非常重大的。笔者从事中医临床近 30 年，在中西医结合方面做了大量的观察与思考。由于内容庞杂，这里只能就一个点或一个面来阐述一下。中医治疗肾病方面在国内学派林立，但大多喜用大剂量的生黄芪（笔者最多用至每剂 150g），且每多获效。但是肾病患者冲击治疗期间不宜用此药，否则会出现严重的蛋白尿（气虚证候者例外），但选择其他药仍能获效。一剂汤药有几味甚至十几味中药，为什么单单想到黄芪呢？因为黄芪益气固表，生血排脓的功效与西医的免疫系统有关，而西医的环磷酰胺或激素冲击治疗都是实现免疫抑制，考虑二者的关系相对密切，故择药选方。当然，笔者的这点认知是肤浅的、不全面的，在这里提出来的目的也只是彰显中西医结合作为一个独立的学科而存在的必要性。中西医结合不是某个人的努力，也不是一个单位的任务，而是在我国遍地开花，成为具有相对独立性的医疗系统。

5 中国特色的整合医学注重有质量的"天年"

医生（doctor）一词顾名思义是对患者进行治疗并使之活下去。但医院内死人的事是经常有的，越是高等医院危重的患者就越多，死亡率也越高。长生不死一直是人类的妄求，是一直都无法实现的，但追求长寿还是具有现实性的。西医学随着自然科学的发展出现了干细胞研究及克隆技术，从理论上讲人类的某一脏腑衰老或损毁后，就用自身的细胞克隆换上去，再活100年、200年甚至500年都是可能的。这里笔者提出两方面的疑问：其一，这些几百岁的老怪物还叫人吗？他们自身还能体会到人的幸福和生命的意义吗？其二，小小的地球村内人为供养着成千上万的"仙翁"是医生神圣的职责吗？它们的存在对子孙后代的生存与繁衍有无负面影响？西医学的发展带来了自私的幻想，这种幻想既不可能实现，也不可允许其实现（灾难性）。高度发达的西医学对人类素质的影响是负面性很强的双刃剑，如同打开潘多拉盒子（心灵和肉体）一样，少数人不仅不能征服，它可能还会在善意的吹哨者头上加上反科学的紧箍咒。在这种狂热的医学下，人类非但不能长寿，很多人还因此英年早逝，未尽天年，失去了许多本应该享受的生命和幸福（"天年"一词出自中医学）。

中医早在几千年前对人的寿命作出了客观朴素的评判。《素问·上古天真论》云："上古之人，其知道者，法于阴阳，和于术数，饮食有节，起居有常，不妄作劳，故能形与神俱，而终其天年，度百岁乃去。"据考证这里所谓的"天年"是120岁，而这个岁数的老寿星在现代社会是极少的，而且多属于文化水平低、心境豁达、享受欲不强的人。在科技发达的今天很难做到这样。人类贪婪地攫取地下资源，把冬天改成春天（暖气），把夏天改成秋天（空调），把人类经历数百万年已经适应的自然环境改变了，四季不能循常道更替，人类每天为自己的利益而竞争，难以做到"起居有常，不妄作劳"。现代人尽情地享受这一大堆由化肥、农药及激素等共同参与而催生的高科技产品，饮食无节，美其名曰"物质文明"。《黄帝内经》倡导人类淡泊地享受生命而尽天年，并警告世人不要"以妄为常"，纵欲短命。纵观当下，患者为了长寿花巨资用于医疗，医疗的研发者为高科技医疗产品而"逆于生乐，起居无节，故半百而衰也"（《素问·上古天真论篇》）。为了快速研发出让人类长寿的药品殚精竭虑而夭折的人屡见不鲜。利益让人疯狂，贪欲让人荒唐。《西游记》中的妖怪们，为了长生不老都想吃唐僧肉，并且为此目的而前赴后继，结果没有一个长生不老，反而是成千上万的小妖为此而殒命。纵观历史，凡极力寻找长生不老药的皇帝没有一位是长寿者，更没有得享"天年"。笔者建议，高精尖的课题有少数的专业科学家去做，大众百姓还是以少几分科幻多几分朴实的心态去生活，活出神圣的生命尊严。

中医文化与西医文化的结合与融合是中国特色整合医学的主要内容，它要求人们在各自的文化与信仰中享受幸福、看淡生死。中国特色的整合医学不仅仅是让人活下去，还要强调有生活质量及生命尊严地活着。因此必须用整合医学理念建设新型全科医生队伍，早日实现健康中国梦。

6 结 语

西医学的地位在世界是公认的，在中国医学界也是占主流的，对世界的贡献是有目共睹的，笔者未就此赘述，只是就其负面的东西谈谈看法，以便中西医更好地结合，进而更好地体现出整合医学中的西医优势。至于仍有极少数人要求废除中医的观点，笔者认为这也正常，在十几亿人口中难免会有不同观点。何况这种现象也符合"阳中有阴，阴中求阳"的中医哲理。

有一种观点是用中西医结合取代中医的独立存在。这种观点貌似合理，实则是变相地取缔了中医。笔者基于多年的医学经验预测，如果中医丧失了独立性，在 10 年内中西医结合就会将中医的成分完全脱离中医的本位而西化，医院内将没有真正的中医了，中医只能分散在民间而存在，在医学整合方面就不能体现中国特色。

中西医结合一旦作为独立的学科存在，注定有其独特的发展规律，是一个漫长的探索过程，切忌急于求成。物理学、化学、生物学是自然科学中三个独立的学科，它们在独立发展过程中互相渗透、互相影响，诞生了两个边缘学科，即物理化学和生物化学，而且这两个学科和前三个学科一样独立存在。同理，西医与中医结合产生了一门中西医结合的学科，也可以说是中国特色整合医学的需要而产生的边缘学科。中西医结合产生后并不是中医、西医都不要了，而是西医不要干涉中医，中医也不去主动影响西医，中西医结合也这样做，三支力量地位同等，自然渗透，取长补短，成为构建中国特色整合医学的三驾马车。中国特色整合医学应该是将西医学的还原论和中医学的整体论兼容并蓄、有机结合后形成的新医学体系，为中国乃至于人类的生命科学贡献力量。

参考文献

[1] 樊代明．整合医学初探［J］．医学争鸣，2012，3（2）：3 - 12.

[2] 樊星，杨志平，樊代明．整合医学再探［J］．医学与哲学（A），2013，34（5）：6 - 11，27.

[3] 樊代明．整合医学纵论［J］．医学争鸣，2014，5（5）：1 - 13.

[4] 樊代明．整合医学的内涵及外延［J］．医学与哲学（A），2017，38（1）：7 - 13.

[5] 董尔丹．整合医学与医学研究［J］．医学争鸣，2017，8（2）：1 - 6.

[6] 张守华，秦宇彤，黄建军，等．院校整合医学教育改革形势及策略研究［J］．中华医学教育探索杂志，2018，17（11）：1091 - 1095.

[7] 吕运成，钟丽园，王爱平，等．整合医学理念下医学创新人才培养的初步探索［J］．高教学刊，2019，8：33 - 34，37.

[8] 刘超，李虹，王顺，等．课程整合背景下医学生科研能力培养模式的实践研究［J］．继续医学教育，2016，30（12）：33 - 34.

[9] 陈新海，李世梅，徐丽娟，等．中医辨治与整合医学初探［J］．医学理论与实践，2018，31（24）：3666 - 3668.

[10] 陈新海，李世梅．再论中国特色的整合医学［J］．世界最新医学信息文摘，2019，19（71）：67 - 68.

[11] 崔美頔．健康传播视域下抗生素的认知"神话"与祛魅研究［D］．沈阳：辽宁大

学，2020.

[12] 和中浚，王丽．百年来中医临床发展特点与启示 [J]．中医药文化，2019，14（5）：27-35.

[13] 吴结枝，王桂云，李荣慧，等．中医现代化的发展与创新 [J]．实用中医内科杂志，2020，34（10）：45-48.

[14] 王明华．关于西医中医的科学伪科学之争 [J]．办公自动化，2019，24（20）：14，20.

[15] 戚梦飞，李世梅，徐芸．整合医学理念在中西医结合妇产科临证中的应用 [J/OL]．医学争鸣：1-6 [2021-01-23]．http：//kns. cnki. net/kcms/detail/61. 1481. R. 20201225. 1506. 002. html.

[16] 别玉龙．整合医学对中西医结合未来发展的启示 [J]．医学争鸣，2020，11（6）：10-12，17.

[17] 冯巩，弥曼，李雪萍，等．用整合医学理念建设新型全科医生队伍 [J]．医学争鸣，2020，11（5）：6-9，15.

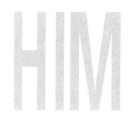

临床医生与整合医学

——浅谈对整合医学的认识

◎赵保民

全科医学、整合医学、专科医学、转化医学、微创医学、特种医学、边缘医学等分别是从不同的角度阐述医学实践过程中出现新问题的科学解决办法，实际上是有关医学的内涵与外延的科学发展。作为一名临床医生，首先必须学习全科医学知识，包括基础医学、临床医学及相关医学、法学、伦理学、心理学等知识，通过正规的、系统的、科学的医学教育，学会运用全科医学理论和技能；其次必须掌握整体整合医学（简称整合医学；holistic integrative medicine，HIM）的思想、方法、临床逻辑思维能力等；最终才能在某一门专科医学上达到精研、精准和精确的专科技能。因此，医生应学习全科医学知识，掌握整合医学能力，精研专科医学技能。

1 整合医学是临床医生的管理学

什么是整合医学？整合医学的精神是什么？传统中医学一副汤药，一根银针，可以治疗人体疾病，不能不说是最古老的整合医学。现代医学治疗艾滋病的三明治鸡尾疗法，或治疗晚期肿瘤的个体化方案，中西医结合治疗重症胰腺炎可以明显降低死亡率，提高生存率，也是典型的整合医学。深刻体现了以人本位医疗为主的科学医疗。在我看来，整合医学是一种大医学概念，是医学的一种实践模式。无论从管理医生角度来看，还是从医生管理角度整，其社会功能和医学功能是协调统一的。显然，整合是一种显示医生集体力量的表现，同时也是显示管理者水平的一种表现，都具有良好的、科学的社会愿望和动机。所以，整合医学实际上是医生的临床管理学。

科室管理中出现的医生分组和分病种收治，是不是违背整合医学的精神呢？从管理的角度来讲，要求医生个体精益求精，做好每一件事，做精每一件事，是优化临床工作、强化医生个体技能的愿望。但不是说，在医疗活动中，只注意到一个器官、一种疾病或一个现象，而是在针对某种疾病的同时，达到一种整体和谐的模式。

医院管理中出现的院中院和专科医院，是不是符合整合医学的精神呢？从管理者角度来讲，集中力量，优化整合，专病论治，提高诊治水平，符合整合医学的基本要求，但是对于一个患者来说，如果同时存在多种系统问题时，相对专科的治疗又显得不能满足要求，需要其他专科的协助治疗。所以说，整合医学不是绝对的整合，而是相对的整合。

高度集中和分化的医学管理，要求医生具有高度专业的理论和诊治水平。但是没有全面系统的专业理论知识，恐怕难以正确认识一种问题以及多种问题的交织联系，所以医学整合是力量的整合，既要精专，对某一科学问题高度专研，又要全面，对于相互联系的科学问题全面了解。院中院应担负起对医生的整合医学教育任务。

2 整合医学就是医学知识在医生大脑中的整合，是医生的责任

整合医学是一种思维概念，是一种大医学概念。现代临床医生本应该有一颗具有整合能力的大脑，但是由于各种原因导致脑与力的分离，使得医生不能左右自己。医疗活动中的医生分工，并不意味着把整合医学的思维抛弃，医生应该具有整合医学的智慧和能力，把所有医学知识整合到大脑中，因此，整合医学就是医学知识在医生大脑中的整合。

专科轮转是落实整合医学思想的基本措施。轮转是指轮转工作，也是轮转学习，是对刚毕业的医学生进行全科医学培训的具体措施，一般是在专科中高级医生指导下开展临床医疗工作，应具有独立工作能力，不同于在校学生的实习，所以，轮转医生必须有一定的临床技能、经验和基础，熟悉医院工作程序及环境，熟悉科室工作流程，只有这样才能以最快的速度、最高的效率、最佳的能力处理医疗事务。

院内大会诊最能体现整合医学的基本思想。通过院内会诊可以达到和弥补因为现代医生的专科而导致的缺陷。会诊可以集中大家的智慧和力量，共同解决一个复杂机体由于各种问题的相互交织所出现的复杂问题。邀请药剂师、检验师参与的大会诊或多学科会诊是一种创新的整合医学思想。更适用于在老年患者的治疗中发挥重要作用。主导会诊的关键人物必须发挥重要的作用，引领讨论、指导讨论、归纳和总结专业问题，并从这次讨论中抽提要点、重点或关键点，最终才能把最科学、最有效和最权威的医疗措施应用于患病个体，这就是一个典型的整合医学的实现过程。

也有一些大会诊并不能解决实际问题。曾经发生在某医院的一个典型案例最能说明欠缺的会诊所导致的尴尬局面。一个患者需要做白内障手术，术前医生发现患者血小板太低，凝血机制存在问题，为了避免术中出现并发出血问题，可能引发手术失败，甚至危及患者生命，按照基本医疗程序，医生邀请了有关科室医生会诊以协助治疗，但是用药后出现了一种少见的血管渗漏综合征，导致全身多个器官系统的功能障碍，涉及血液、消化、心血管、呼吸、肾脏、免疫等多个科室的问题。面对如此多的困难，对于一个眼科医生来说，的确如大难临头，无所适从，但是又没有任何一个科室的医生能够勇敢地接过这个重担，会诊医生只是提出会诊建议，而把非常艰巨的任务留给了眼科医生。这个例子充分说明，当前医疗更多是病本位医疗或利本位医疗，而不是人本位医疗。会诊就是整合医学思想的具体表现，但同时留给大家的思考是作为一个单科医生，具备全科医学知识的重要性。当前有些医院设立了重症监护中心，有一流的设备和条件，但是肩负重任的却是出身于非临床专业的医生，毫无临床经验，尤其是全科医学经验。

以整合医学的角度审视疾病。医生不是一个士兵，只能完成一项任务，面对复杂多变的患病机体，从一个角度看待问题远远不够。必须从各个不同的角度审视疾病，既要了解自然因素，又要了解社会因素、经济因素和心理因素，这就是所谓的人—生物—社会的有机联系。只有这样，才能全面了解疾病形成的本质原因，才能解决所遇到的复杂问题。

3 掌握全科医学知识和整合医学的思维方式，才能整合出精彩的医生

全科医学知识缺乏是导致医疗行为中出现差错、误诊、无效、器官损伤、甚至死亡的原因之一。可以通过以下几个方面的训练，避免这些恶果。

学会鉴别诊断是整合医学的基本要求之一。学会鉴别诊断，需要广泛而深刻地了解医学知识。如果面对一个痛苦的病人，看不出病来，无所施救，这是医生最尴尬的局面。比如有这样一个病人，不思饮食、恶心、呕吐、进行性消瘦，消化专家做了胃镜、肠镜、肝功和 B 超，没有发现任何问题，就是没有化验血常规，才漏诊了巨幼细胞性贫血，但是诊断到此还没有结束，该病人早在 5 年前就已做了胆囊切除术，追问病史，有脐周疼痛，并伴有腹泻，粪中含有未消化食物，面对这样一个消化不良患者，是哪个器官疾病导致的消化不良？萎缩性胃炎？慢性胰腺炎？胆汁性消化不良？还是小肠炎？需要考虑的问题较多，仅从消化道器质性病变考虑远远不够，需要分析胆囊切除与巨幼细胞性贫血的关系，腹泻与贫血的关系，消化与贫血的关系等。

另外一个病人，女性，60 岁，有胃灼热、背痛、多汗等症状，追问其病史发现曾有过便秘、胸闷、胃灼热等症状，并且多次在消化门诊就诊，每次就诊时医生总是考虑反流性食管炎引起的胃灼热，胃镜检查未见异常，经常用药没有效果，从来没有考虑到胃灼热可能是神经炎症状。由于患者对于胃灼热的描述不准确，

医生对于胃灼热的了解也不够，导致诊断错误。实际上患者是皮肤的烧灼样疼痛，是骨质疏松症的疼痛表现，没有考虑到骨质疏松症，所以治疗效果越来越差。

临床常常遇到这样的问题，患者晕厥，被收治到神经内科或者心血管内科，做了一系列排除性的检查之后，才明确是消化道失血引起的晕厥。患者极度乏力，甚至恶心、呕吐，被收治到消化科，诊治中发现患者存在高频率深呼吸，分析了深呼吸的原因，才考虑到糖尿病，经过血糖检查才发现是糖尿病酮症酸中毒。这样的例子比比皆是。

向上级医生请教。年轻医生在患者诊治问题上需要不断向上级医生请教，尤其是遇到一些自己不熟悉的问题时，不要自作主张，断然下结论和盲目处理。同一种手段可能并不适用于不同的病人，比如腹膜穿刺活检术用于诊断腹膜结核病，当存在急性肠梗阻、急性腹膜炎或肠腔高度扩张时，容易出现肠穿孔并发症，所以不易进行。

向同级别医生请教。有时医生可能存在思维惯性，看周围的医生可以这样处理，但是你的病人可能情况并不相同，可能有特殊情况。比如有一位医生，看其他医生都在用某一种药物，他也使用了，但却没有注意到这个病人对此药有禁忌证而不能使用，结果出现了严重错误。整合药理学从整体的角度去探索药物与疾病间的关联性，通过在临床安全合理用药决策支持系统中寻找答案，可以帮助你做到合理用药。

学会共同决策，也就是医生和患者使用现有的最佳证据一起做出决策。在这一过程中，医生鼓励患者表达自己的想法，考虑现有的检查和方案以及方案的益处和危险，并选择最适合的行动方案。学会与患者沟通，可以获得更多的诊断信息，有利于加快医生对患者疾病的处理进程。另一方面，沟通也要真实反映上级医生的意图，仅用狭隘的、有限的知识，避重就轻、夸大或隐藏疗效与风险，导致没有专业知识的患者及家属做出一些不理性的选择，势必出现患者病情的多种变化与不可预测的后果。

4 整合医学的临床实践

医学的对象是人的整体。人体本身就是复杂的多系统组合，是不同功能系统的和谐统一，各个系统既有合作，又有分工。整合医学就是与这种多元化的系统工程相呼应的组合，任何形式的组合都不能违背人体有机联系的协调统一理论，无论是大组合，还是小组合，宏观的组合和微观的组合，都应体现整合医学的基本精神。

掌握药物的基本功能。医生使用多种药物治疗疾病，是一种整合的心理愿望在起作用，从医生的内心来说，他们期望通过多种药物的整合，达到整合医学的目的，把病人治好。但是没有哪一种药物可以发挥全面的作用，可以达到解决所有发生在病人身上的复杂的病理生理变化。而盲目采用多种药物的整合，带来了不同程度的不良反应和副作用。因此，医生应对成千上万种药物的基本作用及其机制进行精确学习。

在临床医学实践中，医生的培训方式至关重要。如果一个医生在学校毕业后，就固定于某一个专科，经过专科训练可以很好地达到本专业的精炼水平，但是他必然存在其他不足，在遇到专科之外的问题时不能从容应对。即便具有专科技能，有些医生经验不足，对于问题的认识存在缺陷，自我感觉良好，有的狂妄自大，不按照常规办事，不遵循规章制度，不借鉴历史经验，往往导致重大错误。如果经过模拟训练，或者在重症监护中心得到训练，或者全方位的多系统医学实践的训练，掌握整合医学技能，毫无疑问，他的能力就远高于专科的水平了。

在当代中国医疗模式下，如何改变现状，实现整合医学的基本精神，除了院中院之外，可以再考虑医生出诊不分科室挂号，只分医生诊室挂号，即所谓的综合门诊，只分大内科、大外科或者五官专科，实行首诊医生负责制。这样，医生接诊后根据患者的病情，决定需要哪些检查和治疗，排除不必要的检查和治疗，考虑问题就会全面，不会造成患者因为多种疾病来回穿梭于医院多个科室之间，既耗费时间和精力，又耽误病情。

多学科门诊应用于已经明确诊断的患者，针对某种疾病采取相关学科专家的讨论意见，形成共识，为患者制订一个科学合理的治疗方案。实际上就是一种门诊专家会诊，也是共同决策的典范。对于初诊患者，多学科专家共同诊治可以发挥明显的高度集中作用，但是在现阶段我国医疗体制及国情下，可能很难开展多学科门诊。

新加坡的一所公立医院，住院患者实行大内科、大外科及专科医生负责制，一个患者在主诊医生负责下可能受到多名具有专业特长或者精研某项专业技术的医生的诊治。医生可以有高度专业的技能，但不一定只管理与此相关的患者。患者可以选择医生，医生不可以选择患者。

有一种医学技能考试软件，非常有趣味，其设计理念就体现了整合医学的基本思想。首先提供一个病例，要求深入了解该病人的当前状况，通过一套科学合理的诊断程序才能获得必要的信息。通过应用不同模块如体格检查模块、放射诊断模块、化验诊断模块、特殊检查模块、护理模块、治疗模块、用药模块等，实现对一个重危病人的救治，其中实现了非常具体、非常详细的医疗过程，比如吸氧的方式和浓度，输液的种类和方式，用药的速度和剂量，检查的时机和方法等。如果处理的程序和方式都是正确的，就可以救治这个模拟危重病人，如果出现程序和方法的错误，模拟病人就会死亡。而实现对病人的一切措施，都是由医生一个人来完成，能够充分锻炼医生的整合医学能力。我们的基本教育、继续医学教育和职业提高教育，以这种模式进行教学和培训，完全可以实现对医生个体的综合医学训练，达到整合医学的最终目的。

传统的物理诊断学教学理论中就包含了整合医学要求的基本内容，包括临床诊断思维的一些基本要素。比如从问诊症状分析到体格检查的询证，结合影像与化验的辅助，就是培养医生的整合思维能力。从传统教学到模拟教学，再到临床教学的实践过程，始终贯彻和体现整合医学的思想，就是实现整合医学的开始。

参考文献

［1］樊代明. 整合医学初探［J］. 医学争鸣，2012，3（2）：3 – 12.

［2］Zhang A，Sun H，Wang P，et al. Future perspectives of personalized medicine in traditional Chinese medicine：a systems biology approach［J］. Complement Ther Med，2012，20（1 – 2）：93 – 99.

［3］Zhang AL，Xue CCL，Fong HHS. Integration of herbal medicine into evidence – based clinical practice：current status and issues. Herbal Medicine：biomolecular and Clinical Aspects［M］. 2nd ed. Boca Raton（FL）：CRC Press，2011：Chapter 22.

［4］Gong HL，Tang WF，Ren YY，et al. Summary of integrative medicine for severe acute pancreatitis：26 – year clinical experiences and a report of 1561 cases［J］. Chin J Integr Med，2011，17（5）：381 – 385.

［5］Scullin C，Scott MG，Hogg A，et al. An innovative approach to integrated medicines management［J］. J Eval Clin Pract，2007，13（5）：781 – 788.

［6］Bergkvist A，Midlöv P，Höglund P，et al. A multi – intervention approach on drug therapy can lead to a more appropriate drug use in the elderly. LIMM – Landskrona integrated medicines management［J］. J Eval Clin Pract，2009，15（4）：660 – 667.

［7］刘志华，孙晓波. 网络药理学，中医药现代化的新机遇［J］. 药学学报，2012，47（6）：696 – 703.

［8］樊代明. 合理用药与用药合理［J］. 医学争鸣，2011，2（2）：5 – 10.

［9］Burnett KM，Scott MG，Fleming GF，et al. Effects of an integrated medicines management program on medication appropriateness in hospitalized patients［J］. Am J Health Syst Pharm，2009，66（9）：854 – 859.

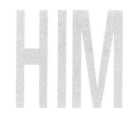

从医学体系的形成和变迁
看整合医学

◎ 李晓强

一提到医学，绝大多数人，即便是医学研究者和临床工作者，甚至在校的医学生们都会自然而然地想到现代医学，也就是起源于西方的、在当今世界占主导地位的医学体系。很大程度上说，今天的人们似乎已经将医学同现代医学画上等号，但事实果真如此吗？在西方的大多数医学流派已然消亡的当代，在西方人的眼里这可能不是一个问题，但至少在中国，这个古老而伟大的国度里，百余年来，这却是一个让无数医学家、思想家、政治家都苦恼不堪并且至今没有解决的问题。今日的中国至少存在着两大医学体系，并且两者之间存在诸多差异，乃至更多的排斥与对抗，这就是从西方舶来的现代医学和中国固有的传统医学，也就是我们常说的西医和中医。

当然，当今世界现存的医学体系并非只有现代医学和中医学，还有很多比较小的医学体系，如印度的传统医学，中国的维医、藏医、回医、蒙医、苗医、壮医等。当然，拉丁美洲、非洲和亚洲的一些古老国家都残存着一些属于自己民族的医学。尽管它们当中有些比较完整，有些不成体系，但在人们的生活中，依然发挥着或大或小的作用。它们的存在就像一双双眼睛，守护着那些没有被现代医学照拂的人们，也同样监视着现代医学的行迹。

在现代人看来，现代医学已经发展到相当发达的程度。人们可以利用医学变换性别，改变基因，移植器官，甚至人造器官、生物，诸如此类。这一切留给我们的印象似乎就是现代医学已经无所不能，但事实却并非如此。譬如，对疾病的认识不同，对健康的定义不一，引起的医学思维各异，并由此产生了抗生素滥用、医学伦理的危机、肿瘤的高发、医疗成本的不断增加、患者对医疗结局的质疑、医疗利益集团的形成、医学社会学等诸多问题。这些都是摆在当今医学，确切地说，是摆在现代人面前的大问题。人类似乎对医学的驾驭能力在不断减弱，相反，医学开始左右人类的思想和实践。这些危险信号，正在不断地提醒人类，别忘了医学的目的和医学的初衷！

1 医学体系的形成

在早期的人类活动中，人们大多聚集成群，因为地理等原因的限制，群与群之间并没有太多交流。自然，每一个群体都会产生自己对事物的独特认识，认识的不同就会引发随后产生的一切千差万别。文化、哲学、医学以及人们的生活习惯都将形成各自相对独立的体系，这一过程相当漫长，也很复杂，甚至很难说清哪一方面是更早出现，哪一方面会影响另一方面，所以，我们只能笼统地将这一过程做个整体处理。由于人类群落之间，对自身和周围世界认识的不同，活动方式的不同，必然由此产生的解释和处理方法也不同。医学便是其中一个方面。从这一点来看，每一个群体、每一个部落、每一块土地都可能产生一种医学体系。

诚然，那时人类并没有意识到对于人体的认识和一些处理病痛的方法就是医学，他们可能更愿意将这一医学活动视为日常生活中的某个方面而已，就如同什么时候该吃什么食物，什么时候该做什么事一样简单和平常。这便是最早的医学萌芽，确切地说，这就是带有一定医疗性质的活动。

既然每一块土地、每一部落都可以产生一种医学体系，那为什么在整个地球上只留下了为数不多的医学体系呢？这其中就有个融合和舍弃的过程。在一定的地域范围内，群落与群落之间出现物质交换、信息交流、甚至战争等，这些都会促使他们之间认识和交流。当然这是一种全方位的交流。医学知识就同文化、物质的交换一起被不知不觉地传递给彼此，久而久之，两者之间就会融合。当融合到一定程度时，就会产生彼此认可和相互矛盾两种情况。当然，这两种情况并非独立存在，而是同时出现，只是在表现上有时间上的前后。一部分医学信息被互相认可，而另一部分就产生对抗。因为早期各自的体系都不完整，也不严谨，所以，随着人们的实践观察，就会有一部分不合适的认识和方法被舍弃，而剩下的就会被保留下来。这就是一次简单的医学体系与医学体系的交融与合并。当然，这些早期的各自不同的医学体系，还算不上真正意义上的有机体系，往往只是一些结构极不稳定的医学认识集合，但它们之间发生的相互作用和意义却是重大和深远的。例如，在中国医学发展的早期，经过不断整合形成了三本书，基础医学首推《黄帝内经》，临床医学是《伤寒杂病论》，药学是《神农本草经》；在西方也同样如此，通过不断整合各个方面的知识，形成了现代医学的雏形。在人类史上，这样的整合过程无时无刻不在发生，至今依然如此。

2 医学体系间的更迭和相互影响

随着上述漫长而复杂的融合和舍弃的过程，产生了一些相对完善的较大的医学体系。接下来我们就从有史料记载的医学史来简单考察几个相对较大的医学体系。

生活于尼罗河流域的古埃及人，最早形成了自己的医学体系。他们认为人体是由固体成分（土）和液体成分（水）构成（这跟他们对尼罗河的认识是有直接关系的），而脉管就如同"沟渠"一般，里面有流动的血液，也有来自空气的"灵气"（Pneuma），而这种既有血液又有灵气的管道就被称作"气动脉"，即 Arteria Art，在拉丁文中为"气"的意思，而今天我们现代医学的动脉的英文就是"artery"。可见，融合的过程是相当漫长的。后来，古埃及医学影响了古希腊医学，后者又影响了古罗马医学，而现代医学就是来自对古希腊医学和古罗马医学的复兴。整个西方的医学体系的融合和舍弃，就是这样在漫长的历史长河中渐渐流变的。

当然，这其中也有东方医学的影子。地跨欧、亚、非三大洲的阿拉伯帝国使东西方医学首次会面，古印度、中国唐朝的一些医学知识传播至欧洲，比如，古印度的药物学和中国道教炼丹术等，这为西方后来的药物学和化学的建立起到了很重要的作用。如英文"chemistry（化学）"一词，即源自阿拉伯文"alkimiya（炼金）"，而 Kim 就是汉语"金"的古音。同时中国的脉学理论，为西方血管论的发展提供了很多重要线索。当然，中国的传统医学也同样受到很多西方医药学的影响，主要是新药物的输入，如安息香、木香、龙涎香、乳香等。在这其中，古印度的眼科技术也同样影响了中国传统医学，这些技术和药物至今仍被广泛应用于临床。

由于东西方地域的原因，这种医学的交流并未取得深入的实质性的进展，因而，各自依然沿着各自的方向发展。直至近代，西方列强用武力打开了东方的大门后才形成了真正的交流。不过，这种交流却并非严格意义上的融合与舍弃，而是以一种野蛮的、粗暴的、不加思考的、一种文明摧毁另一种文明的方式，自然也不能用简单意义上的融合与取舍的理论来解释东方医学的衰落与西方现代医学强盛的原因，更不能简单地套用达尔文的理论，也不能用马克思关于发展的理论来说明这个问题。当然这其中还有更多、更深的原因。正源于此，中国近代史上很多大思想家、大医学家在这一问题的认识上发生了严重错误。

纵观人类历史，四大文明古国均创造了具有自己独特理论体系的医学，但大部分都随着帝国的覆灭而消失。很多人会用达尔文的进化论来简单理解这些现象，认为适者生存，优胜劣汰，但其实远非我们想象得那么简单。没有一种医学是徒劳产生的。古埃及医学、古巴比伦医学融合进古希腊医学，而通过拜占庭医学得以保存的古希腊医学，与兼收并蓄来源于古希腊医学、古罗马医学、古印度医学和中国医学的阿拉伯医学，又一起促成文艺复兴时期后的西方医学。这些都最终寄宿在新的西方现代医学体系里。从这个角度来看，现代医学绝非西方的，而是世界的。只是在这一过程中，古印度医学和古中国医学发挥的作用相对较小而已。

由此可见，目前我们的主流医学并非绝对的、单一的、纯血统的医学系统，而是由很多医学体系糅合而成。在这一点上，现代医学的形成正是符合整合医学的理念。在人类医学史上，没有一个医学体系是独立产生的。每一个新的医学体系都是在不断整合原有医学体系的基础上形成的。

3 医学的初衷

前面的论述主要是从医学本身的知识积累层面而言，但医学的研究对象是人。这个研究对象区别于所有学科的研究对象，医学的一切理论、技术和人文都是从"人"这个基点出发的。忽略人的根本需要，一切强大的技术和完美的理论都将毫无意义。医学技术从最初的膳食护理、创伤治疗、天然药物等，到今天的器官移植、人造生物、改变基因等，这些技术的应用使医学发生了翻天覆地的变化。从实用主义的立场看，尤其是技术层面，似乎只需要现代医学即可，其他的看似落后的医学体系都该消亡。当人类正沉迷于现代医学的强大时，一系列问题也随之而来。我们曾经放出的不可一世的豪言壮志都在今天被残酷的现实无情地摧毁。

医学技术的进步不只带来了诸多好处，也带来了人类危机。这恰好告诉我们其他医学体系的存在是多么重要，那些即将消失的、被人们忽视的医学体系，在现在看来是多么的珍贵。因为它们依然保留和坚守着人类对于自身、对于世界、对于疾病最初的认识和信念，而这些都被我们称为"医学的初衷"。这就是我们对现代医学的反思，对人类困境的反思。这也是我们今天为什么要讲述这些问题的意义。至少在目前看来，现代医学并非万能，也并不是只有现代医学才可以治疗疾病，我们同样需要其他的医学体系，因为那些是人类医学的根，而并非我们认为的无用的东西。它们的存在，以最直接、最有力的证据告诉人类医学的真正价值。

在很多人看来，人类生育就是为了繁衍，保留物种，但其实并非如此。这样简单地将生物学的漏洞百出、带有极强目的论的说辞不加思考地加诸人的身上，本身就是一种无知。人一旦形成，繁衍并非存活的目的，而只是某种行为的一个副产品。生存和生活才是人的一切。人可以为吃到可口的食物而不惜生命去上山、下海以获得更好的食物；为了得到精神和肉体的最大愉悦而不惜性命去与同类争斗以得到美丽而健康的异性。人类的一切似乎都是围绕着这两个话题展开，人类文明也同样是由此衍生而出的。孔子堪称最能看透人类的人，他早就认识到了这一点，他的一句"食色，性也"，可以说是人类对自身最本质、最精确、最凝练的认识。人类不是为了繁衍而生育，而是为了满足本性不得已而生育，只是生育的结果正巧了繁衍的意义。所以说，繁衍只是一种副产品。人类在追求"食色"中，繁衍就自然产生，由于人类对"食色"的不懈追求，繁衍也就持续产生。

既然人类的本性就是对"食色"的追求，那么，以人为中心所产生的一切知识都将只是为了满足这一需求而服务。显然，医学也不例外。这样，我们就可以得出医学就是一门让人幸福和帮助人幸福的学问。更进一步说，医学就是帮助人类实现对"食色"追求、自我超越的学科，而这一点，就是核心意义上的医学的初衷。那么不管是哪个医学体系，只要有这个初衷，那它就有存在的价值。甚至可以说，在价值的大小上，它们没有差异可言。

4　人类需要什么样的医学体系？

有人说目前的医学无法解决所有问题，存在诸多问题，我们必须建立一个新的医学体系。那么，我们需要建立新的医学体系吗？如果需要，那我们理想中的医学体系是什么呢？想要回答这些问题，就需要我们了解医学的本原目的。医学是因人而生，要想清楚地了解这一目的，只有通过人类对医学的本质诉求来实现。

在中国医学的早期时代，人们就意识到医学应该至少由两部分组成，即医术和医德。《黄帝内经》在很多篇章中就明确地提出了这一主张。甚至在很多医家看来，医德远比医术重要。《黄帝内经·气交变大论篇第六十九》中写道："夫道者，上知天文，下知地理，中知人事，可以长久。"明代大医药学家李时珍在《本草纲目·十剂》中更是直接指出："欲为医者，上知天文，下知地理，中知人事，三者俱明，然后可以语人之疾病。不然，则如无目夜游，无足登涉，动致颠殒，而欲愈疾者，未之有也。"这种对于医学的接近本质的认识在世界医学史上也是值得中国人自豪的。虽然其他三大文明古国所创建的医学体系都有着丰富的医学技术，但却没有一个对于医学整体的认识能与中国医学相提并论。在西方，古希腊医学家希波克拉底（Hippocrates，约公元前460年～公元前370年）的出现，才有了对医学较为完整的认识，而这一认识正是西方现代医学的开端。与希波克拉底几乎同时代的《黄帝内经》的某些篇章中则总结了战国时期以前的人们对医学的认识，这一认识成了中国医家对医学认识的主线，千余年来从未中断过，并且为历代的医学家所发展，形成了一条以德术并重为特点的医学体系的轨迹。

然而在西方却并非如此。虽然，早在公元前3000年的古埃及，人们认为医学的初衷并不是治疗病痛那么肤浅，而应该是"赐予人以内心安静"，正如他们所崇拜的医神伊姆荷泰普（Imhotep）的名字一样。然而，西方却在漫长的医学发展过程中，将这个极为核心、极为重要，却容易被忽视的精神抛诸脑后。

希波克拉底有一个著名的论断："了解病人是什么样的人，或许比了解病人患的是什么病更为重要。"可见他是从人这个根本点出发来审视疾病和医学的本质。那时他就认识到很多疾病不需要治疗，人体有自然痊愈的能力。因此，他指出医生的任务不是干扰疾病、制止疾病，聪明的医生应该帮助患者恢复这一自然能力。可悲的是，西方医学工作者却长期轻视了这个重要的医学精神，虽然有一部分人一直在提倡，但比较于西方医学实践，那些精神都成了流于形式的口号了。我们现代人大多认为希波克拉底的伟大在于他很早就认识到了心理和社会因素对疾病的发展有影响，这其实是对希波克拉底最大的误解。这一误解仍然来自我们的功利主义眼光和对医学初衷的无视。正是因为希波克拉底明白医学的初衷，所以他才如此告诫后人。但可笑的后人却"买椟还珠"。他们只看到表象，在对医学技术的追求和对自我成就的好大喜功中将希波克拉底对于医学初衷的认识精神视若敝屣。

这一问题的暴露，正好印证了在欧洲 17 世纪的医学发展中，经过漫长而黑暗的压制人类追求的中世纪时代后，人们对知识的渴求犹如久旱逢甘露，人人急切、急躁，社会浮动。自然科学的蓬勃发展是那个时代的生动写照。当然，医学也同一切自然科学一起进入那场声势浩大的洪流中，注重人体结构、治疗手段的整理和研究，而忘了医学的初衷。这恰恰成为后来医学史上重大悲剧事件发生的根源。

中国也同样出现过因追求技术而忽视医学初衷的情况，但唯一不同的是中国的儒家学说，仁的学说，爱人、悲天悯人这个社会基调的存在，在一定程度上避免了类似悲剧的发生。试看中国医学史上的大家，基本都是大儒、大道或大释，所以，他们习惯站在一定的高度悲天悯人，救济苍生，自然更重视医学家的道德修养。甚至一个人若没有爱人的本性，那他就不会被老师接受，更不会得到医术。正是由于这一点，中国对医学认识的完整性才能得以流传有序。

医学知识的不断丰富和医疗技术的不断提高使得一部分人开始胡作非为，甚至谋财害民。早期的人们学会了使用有毒药物，自然也有很多人死于毒药。近代人类史上，诸如二战时期纳粹毒气战、细菌战，日本侵华期间日本 731 部队的人体实验、克隆人实验、残害他人获取器官等都是人类得意忘形、迷失医学本质的体现，这里面都有医学家的身影，甚至不乏为人敬仰的大医学家。与其说他们是医学家，不如说是杀手。同样，这些人类悲剧背后都有着深刻的原因，在这些诸多因素中，最重要的莫过于现代医学的天生缺陷，而这一点，正是其他医学体系最重视的。缘于这一现状，整合医学的提出才具有现实意义，它不遗漏任何一个医学体系的优点，但摒弃所有医学体系的缺点。从目前的情况来看，要想从一个单一的医学体系（包括现代医学）发展成一个理想化的新的医学体系，无论是从理论还是实际，都是不现实的，没有必要的，也是不可能的。

人类需要那些被边缘化的医学，需要所有医学体系的优点，因为它们保留着人类对医学的最初认识，也是最具价值的认识。正是这一精神，使得我们人类一代代绵延不绝；正是这一精神，让我们明白手术刀是用来救人的；正是这一精神，让我们了解到医学技术可以无限发展，而人类却不一定需要；正是这一精神，让我们在发展的医学进程中学会自我观照；正是这一精神，警醒着人类的困境，让我们学会哭泣；正是这一精神，让人类有了正确认识自我的可能性；正是这一精神，才有可能避免人类毁于自身。

此刻，想必我们应该明白，我们需要多种医学，而不是只需要某一个强大的、唯一的医学体系，我们需要一个更合理、更全面、更有效的医学大体系。其中的子体系的多少并不重要，重要的是能否在现有基础上以最小的成本满足人类的多方面需求。在这一点上，整体整合医学（简称整合医学；holistic integrative medicine，HIM）便是目前我们能想到，也是最容易实现的道路。

那些众多的医学体系本就像兄弟几个，只是其中一个长大了，强健了，它走得越来越远，越来越快，甚至忘了自己是谁。而那些依然坚守的兄弟，正是记忆的守护者，也是自我认识的守护者。由此可见，我们需要在现代医学之外有一面镜子，它能让我们看到现代医学的真实面目，能让我们看出现代医学最初的神情。而整合医学正是保证这一大医学体系实现的有效途径。

参考文献

［1］樊代明．整合医学纵论［J］．医学争鸣，2014，5（5）：1－13.

［2］张大萍，甄橙．中外医学史纲［M］．北京：中国协和医科大学出版社，2013.

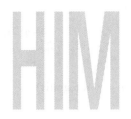

整合医学范式建立与科学观念转变

◎罗超应，罗磐真，王贵波，李锦宇，潘　虎

　　樊代明院士在《医学与科学》《整合医学纵论》等文章中，系统地论述了医学的复杂性与现代科学（经典科学）的简单化认识与处理的矛盾冲突性，得出了"整体整合医学（简称整合医学；holistic integrative medicine，HIM）是未来医学发展方向"的结论，并大力倡导与推进整合医学的发展。其文章虽在国内外引起了强烈反响，却也是争议尚存。对此，笔者想谈谈自己的看法。争议者认为，医学科学的局限性和不完备性并不是往里面塞进各种非科学、伪科学、反科学垃圾的借口，即便这些垃圾存在于具体的医疗之中。笔者以为：①非科学的东西不一定就是垃圾，因为现代科学并不完备，还具有一定的局限性，还有待于进一步的发展与完善。就像历史上的"和氏璧"，没有被认识以前是一块烂石头，而被认识后却是价值连城的宝玉。②复杂性科学（complexity science）的提出与兴起不仅是对经典科学每每在近乎圆满之时总是出现问题的反思与修正，而且重视与聚焦生物等复杂系统的"整体非线性"作用特点；尤其是其"初始条件"学说，更是给整合医学的理解带来了新的角度与希望。③医学实践中出现的新问题不仅给医学科学提出了新要求，而且可以促进对现有医学科学的反思与改进，就像樊院士等所提出与推动的"整合医学"，实质上就是对当前医学科学的进一步发展与完善。因此笔者谨从复杂性科学的角度对整合医学范式建立与科学观念转变做一探讨，以抛砖引玉。

1　疾病发生与防治的整体性、相互作用性与复杂性

　　诚如《黄帝内经》所言："正气内存，邪不可干；邪之所奏，其气必虚。"无论是所谓的急性单纯性疾病还是慢性复杂性疾病，其发生都是由于致病性与非致病性因素、环境性与机体性因素、生物学与心理学、社会学及自然气候变化等因

素的相互作用结果。致病性因素强于非致病性因素，则机体趋于疾病乃至死亡；相反，当非致病性因素强于致病性因素时，机体则趋于康复或愈合。无论是中医还是西医，防治疾病都是减少或消除致病性因素，而增加或增强非致病性因素，即中医学所谓的"扶正祛邪"。现代医学针对致病因素的特异性防治，无论是从疾病认识还是疾病防治处理的角度，都是一种简单化的结果。由于急性疾病多有一种比较强烈而突出的致病性因素，而其他因素相对较弱可以忽略不计，人们只要对这种强烈而突出的因素进行认识、把握与处理，即可获得比较理想的防治效果；但这并不说明其他因素就不存在，或者永远都可以被忽略不计。如病原微生物感染在烈性传染病的发生中起到了非常重要的作用，只要能够对其进行认识、把握与处理，就能对其传染病进行防治，但这并不表示其他因素对传染病的发生、发展与转归没有影响。在每次烈性传染病暴发中，虽然说大多数病例都是急性典型发生与经过，但还是不乏非典型性发生，甚或有一过性发生或不发病的。在新疫区多急性典型发作，而随着疾病的流行或在老疫区，疾病发生就会逐渐转为慢性甚至非典型发生。在临床实际中，有些感染性疾病非常难以治愈，而在实验室要人工发病却并不容易，往往要选取特殊的易感动物或采取特殊措施先使动物易感，才能实现发病。有些感染性疾病在实验室人工发病时往往是急性典型发作，甚至无典型症状就死亡了，而在临床上却往往是以慢性非典型发生居多，防治起来也往往不易收效。再如抗生素药效学研究表明，抗生素作用无论多么强大，最后杀灭和彻底清除微生物还有赖于机体健全的免疫功能。机体免疫功能状态良好，抗生素选择适当，可迅速、彻底地杀灭、清除病原微生物；反之，机体免疫功能低下，抗生素无论如何有效，也难以彻底杀灭并清除病原微生物。另外，脓肿形成，抑制抗生素的物质产生，或者在实验室条件下没有表现出来，但在动物活体中产生的毒素等，使实验室药敏试验结果与临床疗效不相关。故有人指出，使用抗生素治疗感染性疾病时，必须注意综合治疗，处理好抗生素、病原体与机体三者的相互关系。改善机体状况，增强免疫力，充分调动机体的能动性，以使抗生素更好地发挥作用。

这些所谓的"非科学"致病因素并非人们硬要塞进医学模式之中，而是这些因素本来就不确定地存在着；随着疾病慢性化或慢性复杂性疾病的日益增多，各种因素相差不大使其不容被忽视，致使现代医学以往行之有效的"单因素分析与处理"的疾病防治方法面临着愈来愈严峻的挑战。如在经典科学"单因素线性分析与处理"理念与认识方法的影响下，人们习惯于"感染性疾病就是由病原微生物感染所致"与"抗生素就是抗菌杀菌"的简单化认识与处理。结果导致：一方面，误导人们把抗生素广泛地用于人畜感染性疾病的预防，造成了"无病时滥用，一旦有病时却无药可用"的窘境日益增多；另一方面，还造成了临床疗效不稳定，诱导人们错误地试图通过加大用药剂量与延长用药时间来达到治愈疾病的目的。尽管有关专家一再呼吁，各国政府也一再发布限控令，滥用却是依旧，甚至愈演愈烈。如据《美国医学会杂志》（*The Journal of the American Medical Association*，*JAMA*）与《临床感染性疾病》（*Clinical Infection Disease*）报道，有鉴于抗生素挽救了无数生命，但也可能造成重大伤害，包括抗生素相关的不良事件、艰难梭菌感染、抗生素耐药性的增加以及微生物群的紊乱，抗生素管理计划在美国和世界各地变得越来越普遍。尽管这些方法在改善抗生素使用方面取得了成功，但它们依赖于外部激励因素，而在没有抗生素管理计划驱动的干预下，其作用却值得怀疑。在美国尽管有令人信服的证据和临床实践指南建议，不对非怀孕成人无症状性细菌尿（asymptomatic bacteriuria，ASB）进行抗菌治疗；但在对住院患者和长期护理机构的居民的调查研究中始终发现，有多达 2/3 的 ASB 患者仍然在接受抗菌药物治疗。相反，有些人却走入另一个极端，对抗生素是一禁了之。如欧盟（EU）全面禁用预防性饲料添加抗生素，一直是全球减抗的一面旗帜；然而，据报道丹麦预防性饲料添加抗生素用量虽然从 1996 年的 106 吨，到 2001 年降至 0，但治疗性抗生素使用量却从 48 吨升到 94 吨，2004 年达到 112 吨，2007 年超过 120 吨，近几年才没有明显增长。2017 年 10 月 19 日欧盟发布 2017/1914 号决议，废止（EC）No. 1852/2003 和（EC）No. 1463/2004，批准两种配方的盐霉素钠（salinomycin sodium）作为饲料添加剂用于下蛋鸡和鸡育肥。有人给欧盟减抗总结出了 12 大教训，笔者曾对此论述："抗生素的根本出路在于合理应用，而其前提是转变科学观念"。

2 整合医学的发展亟待科学观念的转变

樊院士指出"整合医学是未来医学的发展方向"，笔者也深有同感，并认为整合医学范式的建立亟待科学观念的转变。这是因为从整合医学的内涵与目标来看，是"以'整体观'（holistic）、'整合观'（integrative）与'医学观'（medicine）为指导，将医学各领域最先进的知识理论和临床各专科最有效的实践经验分别加以有机整合，并根据社会、环境、心理的现实，以人体全身状况为根本，进行修正、调整，使之成为更加符合、更加适合人体健康和疾病治疗的新的医学体系"。然而，纵观现代医药学发展史，从美国学者 Engel 的"生物—心理—社会医学模式"到现代医学的"下丘脑—垂体—肾上腺皮质轴"与"神经、体液、免疫网络学说"等，无不体现着"整体观"或"整合医学"的思想，虽然都是备受推崇，但都没有给现代医学带来"整体医学"或"整合医学"。从"中西医汇通"到"中西医结合"，虽然是历经百余年众多仁人志士的努力，尤其是近 70 年来政府大力倡导与推进，至今依然是"汇而不通，结而不合"，而且中国中西医结合学会名誉会长陈可冀院士还指出："中西医结合有'被忽视、被边缘化'的趋势；尽管中医药国家奖以中西医结合的成果为多，所有国家级准字号的中成药基本上也是中西医结合的研究成效"。

系统生物学也同样面临着无法深入的问题。其一，据研究，神经元突触前末端具有约1 000个不同的蛋白质，要充分分析它们可能存在的相互作用将需要大约2 000年；而小鼠视觉皮层中有约200万个神经元，对这些神经元能够彼此相互作用的各种组合进行分析，在极端假设下将需要大约1 000万年；尽管假设基础技术的进步速度每年都达到一个数量级。其二，模块化与分层结构研究将使需要分析的有效交互数量急剧下降，并且允许我们将整体分成多个部分，以便由许多不同的人或机构在相同或不同时间的不同位置进行研究。然而，固定的模块化与分层结构研究却无法满足现实中动态变化的整体性相互联系与作用的多因素"非线性作用"特点，从而使其研究与认识的结果难以在实践中应用。如由于分子生物学体外试验和它们尝试建模的体内系统之间缺乏一致性，基于高通量筛选、组合化学、基因组学、蛋白质组学和生物信息学的药物发现新策略都没有带来预期的新结果。

整合医学不仅面临着对疾病认识与处理的"多因素相互作用"的整合难题，而且也要面对不同方法与不同学科间的相互协同与相互影响等问题进行整合的难题。如果没有科学观念的改变，依旧局限于经典科学"单因素线性分析与处理"的理念与认识方法，很难完成对其的准确整合与处理。其一，就像樊院士所讲：整合医学不是像全科医学A + B + C = 和，什么都会一点就可以解决得好的。如不仅心理学因素针对不同的患者与不同疾病或其不同时期的影响作用会有不同，而且对其疾病的防治也要采用不同的方法、治疗时间与强度。这就像中医药复方配伍一样，针对不同的证候，不仅要求其复方的药物组成不同，而且每味药物的用量也要不同；而同样的药物组成，因为每味药的用量不同，其主治可能会有很大的变化。如《伤寒论》桂枝汤，桂枝芍药同用三两，意在调和营卫，主治太阳中风表虚证；而桂枝加桂汤，桂枝用五两，芍药用三两，则为温通心阳、平降冲逆之剂，主治心阳虚所致的奔豚症；而桂枝加芍药汤，芍药用六两，桂枝用三两，则为调和营卫，缓急止痛之剂，主治太阳腹痛证。还有承气汤三方，虽均为苦寒攻下之剂；少阴寒化证的四逆汤、通脉四逆汤、白通汤和白通加猪胆汁汤四方，虽同为回阳救逆之剂，但由于它们各自的药物组成及用量的不同，使其临床作用与适应证候各有不同等。其二，中医药学整体观念不仅在理论上强调事物之间的相互联系与作用，而且其辨证施治——状态分析与处理，更是从认识方法上保证了整体观念的实施与落实，不仅是科学的，而且与现代医药学的"单因素线性分析与处理"形成很强的互补性，是不可替代与不容忽视的。然而，由于证候状态是一个多因素的作用结果，不可能与某一种或几种因素或组织器官发生固定的联系，辨证施治似乎没有抗生素与疫苗等特异性防治那么准确与有效，而常常不被人们所重视。结果不仅影响了中医药的临床疗效，而且也严重干扰了中西医药学从结合向整合方向的进一步发展与完善。

3 转变科学观念，促进整合医学发展

3.1 转变科学观念，坚定整合医学发展方向

复杂性科学不同于经典科学，聚焦于生物等复杂系统的整体性与复杂性，重视"整体并不等于部分之和""涌现""相关性并不等于因果性"等整体多因素相互联系与作用的"非线性"特点；尤其是其"初始条件"学说认为，复杂系统中的物质或因素作用不仅取决于其物质或因素本身，而且还与其作用时系统所具有的"初始条件"密切相关。由于"初始条件"的不同，同一种物质或因素的作用可能会有很大的不同，而表现出"非线性"的特点。如蝴蝶效应、药物的过敏与耐受反应、生物钟现象、中药针灸的双向调节等，不仅很常见，而且不容忽视。再如美国康奈尔大学营养学教授坎贝尔博士指出："某人每天吸 4 盒香烟，我们可以知道他比不吸烟的人患肺癌的可能性要大得多，但无法确定他作为一个个体是否一定就会罹患肺癌。"人类基因组计划完成 15 年后，人们把基因组变异与疾病风险相关联，其公开的结果数以千计。有关信息被期望作为精准医疗的基础，但从现在的情况来看，基因组的致病性变异信息往往是不可靠的，一般不能提供一个定量的疾病风险度量，其原因是基因及其产品几乎从不单独起作用，而是在与其他基因、蛋白质及其环境背景相互作用的网络中发挥作用的。因此，转变科学观念，以复杂性科学为指导，充分认识生物整体相互联系与作用的复杂性与必要性，坚定整合医学发展方向，以促进现代医药学的进一步发展与完善。

3.2 重视"初始条件"学说，建立整合医学的认识方法

诚如"2019 中国整合医学大会"主题是"贵在整合、难在整合、赢在整合"，对于整合医学的重要性与必要性已有很多精彩论述，在此就无须再赘述，但"难在整合"还有待解决，其认识方法需要一个从"单因素线性分析与处理"向"多因素非线性分析与处理"的过渡。复杂性科学"初始条件"的本质，就是生物系统内外各种因素相互作用所形成的"生理病理学状态"，我们通过它可以把临床实际中动态变化的多因素相互作用转变为一个个"状态分析与处理"，来实现对动态变化的多因素相互作用的认识、把握与处理，从而实现整合医学所需要的认识方法从"单因素线性分析与处理"向"多因素非线性分析与处理"的转变与完善。这一点在我国以往的中西医药学结合研究与实践中，已有广泛而深入的探讨与非常丰富而成功的经验，只是由于以往在经典科学"单因素线性分析与处理"的理念与认识方法主导下，走入了"重病轻证"误区。因此，转变科学观念，重视复杂性科学"初始条件"学说，建立整合医学范式所需要的认识方法，以促进整合医学的进一步发展与完善。

3.3 重视"辨病与辨证相结合"，完善临床医学认识方法

中医药学辨证施治的实质就是状态分析与处理，是一种"多因素非线性分析

与处理"的认识方法；但若没有"单因素线性分析与处理"对每一种物质或因素的特异性分析与处理，其将无法深入，也无法筛选与开发特异性高与作用强的疾病防治药物与方法。如中医药学辨证施治千百年来虽然积累了非常丰富而有效的疾病防治经验，但大多都是非特异性而作用较弱，不像抗生素与疫苗等西药那样特异性高而作用愈来愈强，从而使其在烈性传染病等的防治中作用非常有限。然而，中西医药学辨证与辨病相结合不仅能够弥补中医药学"有病无证可辨"与西医药学"有证无病可识"之不足，显著地提高与改善中西医药物的临床疗效，而且在认识方法上弥补了二者之不足，实现了复杂性科学所强调的"既不忽视某一种物质或因素本身的作用，也要重视其物质或因素作用的初始条件"，从而使其对疾病的认识与处理更加准确与完善，不仅在临床实践中取得了巨大的成功，而且也具有非常重大的理论价值。因此，转变科学观念，重视"辨病与辨证相结合"，以完善临床医学认识方法，促进整合医学发展。

3.4　正确认识与处理中西医药学关系，促进整合医学发展

中西医药学不仅是整合医学的两大主要对象，而且由于它们二者在基础理论、认识方法与临床疗效等方面的巨大差异与优势互补性，尤其是历经百余年非常广泛的"中西医汇通"与"中西医结合"实践与研究，为我们提供了非常丰富且深刻的经验与教训，不仅使其整合或结合在整合医学中不可或缺，而且将是最容易取得重大成果的领域之一。如我国著名危重病急救医学家王今达等将中医学"四证四法"（活血化瘀法治疗血瘀证、清热解毒法治疗毒热证、扶正固本法治疗急性虚证、通里攻下法治疗腑气不通证）与西药抗感染相结合治疗感染性多器官功能障碍综合征，显著地提高了临床疗效，降低了病死率，在1982年被美国《科学》（*Science*）杂志刊文赞誉为"开拓中国危重病急救医学新兴学科的奠基人"。再如据美国《替代与补充医学杂志》（*The Journal of Alternative and Complementary Medicine*，*JACM*）报道，在北美、欧洲、中东与亚洲，许多癌症患者在采用癌症传统治疗方法的同时，希望配合补充和替代医学来减少前者对患者生活质量的负面影响，改善其整体健康状况。据估计，高达88%的癌症患者使用了某种形式的补充和替代医学，使其正成为肿瘤学护理的一个日益流行和明显的组成部分。

参考文献

［1］樊代明. 医学与科学［J］. 医学争鸣，2015，6（2）：1 – 19.
［2］樊代明. 再论医学与科学［J］. 医学争鸣，2015，6（6）：1 – 16.
［3］樊代明. 整合医学纵论［J］. 医学争鸣，2014，5（5）：1 – 13.
［4］樊代明. 整合医学的内涵及外延［J］. 医学与哲学（A），2017，38（1）：7 – 13.
［5］樊代明. 历史长河中的医学发展（一）——医学文化的传承［J］. 医学争鸣，2019，10（3）：1 – 9.
［6］方舟子. 评樊代明院士的反科学谬论［EB/OL］.（2019 – 06 – 21）［2019 – 05 – 02］. http：//www.360doc.com/content/19/0502/13/46974684_ 832890970. shtml.

[7] 成思危. 复杂科学与管理 [J]. 南昌大学学报（人文社科版），2000，3：1-6.

[8] Dent EB. Complexity science：a worldview shift [J]. Emergence，1999，1（4）：5-19.

[9] 罗超应，李锦宇，王贵波，等. 抗生素安全使用的复杂性科学探讨 [J]. 国外医药抗生素分册，2014，35（6）：246-249.

[10] 罗悦性. 抗生素治疗感染性疾病失败原因的探讨 [J]. 中国医药导报，2006，3（18）：70-72.

[11] Tamma PD，Miller MA，Cosgrove SE. Rethinking howantibiotics are prescribed：incorporating the 4 moments ofantibiotic decision making into clinical practice [J]. JAMA，2019，321（2）：139-140.

[12] Leis JA，Rebick GW，Daneman N，et al. Antimicrobialtreatment of asymptomatic bacteriuria in noncatheterizedadults：a systematic review [J]. Clin Infect Dis，2014，58（7）：980-983.

[13] 罗超应，李锦宇，王贵波，等. 抗生素的根本出路在合理应用 [J]. 中国合理用药探索，2018，15（3）：72-75.

[14] EUR-Lex-32017R1914-EN-EUR-Lex [EB/OL]. （2017-10-20）[2018-01-15]. http：//eur-lex. europa. eu/eli/reg_ impl/2017/1914/oj.

[15] Mavromichalis I. 12 feed antibiotic reduction lessons fromEU producers [J]. Feed Strategy，2019，70（1）：36-38.

[16] 樊星，杨志平，樊代明. 整合医学再探 [J]. 医学与哲学（A），2013，34（5）：6-11，27.

[17] 刘运芳，杨志平，樊代明. 从屠呦呦获得诺贝尔生理学或医学奖谈整合医学 [J]. 中医杂志，2016，57（14）：1171-1176.

[18] 罗超应，罗磐真，李锦宇，等. 医学模式转变之困惑及其复杂性探讨 [J]. 中国社会医学杂志，2017，34（1）：1-3.

[19] 罗超应，罗磐真，王贵波，等. 基于复杂性科学论中医药学特色与优势 [J]. 中国中医基础医学杂志，2018，24（10）：1368-1372.

[20] 商西. 陈可冀院士：有人反对中医是因为不了解 [EB/OL]. （2015-10-23）[2017-11-11]. http：//news. sciencenet. cn/htmlnews/2015/10/329216. shtm？id=329216.

[21] 罗超应，罗磐真，郑继方，等. 以复杂科学理念指导中西医药学结合 [J]. 医学与哲学：人文社会医学版，2010，31（5）：56-58.

[22] Koch C. Systems biology，modular biological complexity [J]. Science，2012，337（6094）：531-532.

[23] Koch C，Reid RC. Neuroscience：observatories of the mind [J]. Nature，2012，483（7390）：397-398.

[24] Van Regenmortel MHV. Reductionism and complexity inmolecular biology [R]. EMBO Rep，2004，5（11）：1016-1020.

[25] 罗超应，罗磐真，王贵波，等. 基于复杂性科学论中医药学特色与优势 [J]. 中国中医基础医学杂志，2018，24（10）：1368-1372.

[26] 罗超应，罗磐真，李锦宇，等. 饮食与疾病：由牛奶致癌说引发的思考 [J]. 医学与哲学（A），2016，37（3）：25-27.

[27] Couzin-Frankel J. Unknown significance [J]. Science，2014，346（6214）：1167-1170.

［28］Manrai AK, Ioannidis JPA, Kohane IS. Clinical genomics: from pathogenicity claims to quantitative risk estimates ［J］. JAMA, 2016, 315（12）: 1233 – 1240.

［29］Rehm HL, Berg JS, Brooks LD, et al. Clin Gen—the clinicalgenome resource ［J］. N Engl J Med, 2015, 372（23）: 2235 – 2242.

［30］Biesecker LG, Nussbaum RL, Rehm HL. Distinguishing variantpathogenicity from genetic diagnosis: how to know whether avariant causes a condition ［J］. JAMA, 2018, 320（18）: 1929 – 1930.

［31］Alberts B. Editorial: a grand challenge in biology ［J］. Science, 2011, 333（6047）: 1200.

［32］陈士奎. 我国开创的中西医结合科研及其启示（七）——著名危重病急救医学家王今达教授与中西医结合急救学研究 ［J］. 中国西医结合杂志, 2017, 37（4）: 394 – 397.

［33］Frenkel M, Balneaves LG. Integrative oncology: an essentialfeature of high-quality cancer care ［J］. JACM, 2018, 24（9）: 855 – 858.

第二部分
教学实践

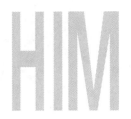

导　论

　　整体整合医学（简称整合医学；holistic integrative medicine，HIM）理念始终强调理论与实践的有机整合，从理论的提出到实践中的应用，从实践中得到的信息反馈再进一步丰富完善理论。医学教育是将理论传递给实践者的主桥梁，因此本书在完成第一部分"理论研究"之后，将整合医学在医学教育及各科教学中的研究及实践探讨作为连接"理论研究"与"临床应用"的第二部分。该部分内容以付小兵院士等作者的文章《基于整合医学理念的医学教育改革》为首，再分别收集了整合医学理念在基础医学课程模式的改革，新型全科医生队伍的建设，医学院校中的实践，以及在药学、病原生物学、耳鼻咽喉头颈外科学中的应用等共9篇文章，全方面阐释了整合医学理念对医学教育及教学的深刻影响。

　　付小兵院士等作者在《基于整合医学理念的医学教育改革》一文中首先针对性地提出传统医学教育模式的问题和弊端，通过对国内多所医学院校的整合改革策略与成功经验的调研，总结出基础医学与临床医学整合改革的对策和建议，强调医学整合需要各个领域的协调与合作，需要教育管理者、教师以及学生等角色的全面参与和有机整合，为整合医学理念在医学教改中的发展指明了方向。冯巩等全科医学领域的研究者们将整合医学理念融入全科医学的发展，在《用整合医学理念建设新型全科医生队伍》一文中提出了学科发展的整合、理论与实践的整合、人才培养的整合、区域与院校的整合四个"整合"理念。毫无疑问，整合医学与全科医学整合下的这四个整合理念为建设新型全科医生队伍提供了新的方向。徐昌水教授等撰写的《以器官系统为中心的基础医学课程模式的整合与教学设想》一文针对传统"以学科为中心"的基础医学课程模式存在的弊端，探讨了在高等医学院校临床医学专业本科层次开展"以器官系统为中心"的基础医学课程模式改革的意义，认为"以器官系统为中心"基础医学课程模式的整合有利于学生对知识的记忆和理解、培养学生独立分析问题和解决问题的综合能力。扬州大学医学院副院长龚卫娟教授结合扬州大学将器官系统课程融入医学本科传统课程体系的做法，深入思考传统课程体系以及器官系统整合课程的优缺点后，撰写了《器官系统课程与传统教学体系的整合在省属医学院校的实践》一文，该文为整合医学理念融入医学生的培养的教学改革效果提供了很好的论证。《整合课程给病原生物学带来的机遇和挑战》《浅析整合医学在肿瘤医学影像学教学中的作用》《整合医学在耳鼻咽喉头颈外科学教学中的应用与思考》《整合药学的背景、内涵和实践路径——基于药学高等教育的视角》《对整合药学的几点认识》等文章皆是整合医学理念融入并促进各学科发展的典型实证，无论是对教学体系的改革、新型人才的培养，还是对学科的综合发展、临床效率的提高，都显示出了整合医学思想的先进性、创新性和极高的指导价值。

从这 9 篇文章中，我们深刻地感受到了整合医学理念对当代医学教育的重大影响，并逐渐在我国医学教学体系改革中深入融合，其展现出对实践的正确指引和强大的生命力。正如樊代明院士所言："整合医学是未来医学发展的方向，整合医学教育也必然是未来医学教育的发展方向。""整合医学注重每一个因素，但不局限在某一两个因素，要的是整合后无限的结果。这不仅是从医学研究出发，对医学教育也应该如此。要把学得的知识整合起来，不要碎片化的结果……就像外出拍电影，镜头很多，但最终是剪辑、整合、再配以声音才能形成一个美妙无穷、意义深刻、令人赏心悦目、回味无穷的鸿篇巨著。"这就是整合医学，也是整合医学教育所提倡、所追求的目标。

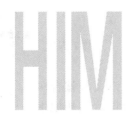

基于整合医学理念的医学教育改革

◎许鹏程，程　飚，付小兵

经历了传统医学、实验医学以及现代医学等几个重要时期，整体整合医学（简称整合医学；holistic integrative medicine，HIM）理念应运而生，医学的发展逐步迈进整合时代。中国工程院樊代明院士在《整合医学初探》中提到医学离不开整合，构建更为系统全面、更符合医学发展规律和治疗与预防机制的医学实践体系，将成为新时代医学发展的必由之路。

医学教育发展应当顺应 HIM 的发展趋势。医学是"人"学，医学生是医学体系的主体，培养具有整合思维的临床工作者是教育改革的关键。结合目前医学教育改革实施的现状以及传统医学教育的利弊，本文阐述并总结了整合理念在医学教育改革中的体现，并结合了国内几所知名高校的改革经验，从教学、实践等多角度剖析 HIM 改革的现状和发展方向。

1　传统医学教育模式的问题和弊端

随着医学的发展，无论是诊断、治疗，还是理念、技术都发生了巨大变化，加之目前相对紧张的医患关系，传统医学教育模式逐步显示出脱离社会发展趋势的弊端和局限性。传统医学教育模式的特点是重理论轻实践，强调理论知识面及量的掌握，缺乏归纳和整合，回顾之前的医学教育历程，其存在的问题大致可归为 6 个方面：①教学多以学科为中心，缺少学科之间的联系和交流，同时单方面注重理论知识的灌输，忽视了实践技能培训的重要性；②教学多采用大班制模式，以"教师为中心"，学生参与度低，无法有效地调动学生的积极性，从而使得医学知识的掌握多为被动"填鸭"；③以生物医学知识教学为主要内容，教育模式单一，忽视了医疗与社会的关联性、整体性，重点强调疾病发展的规律和治疗手段，忽视疾病预防的重要性和社会性；④重病轻人的教育理念，不仅违背"以人为本"

的治疗本质，也极易促使医学生形成部分化、孤立化治疗思维，即将患者的疾病视为单一的器官病变，将症状视为特定疾病的表现形式，缺乏整体观和大局观，从而无法做出准确的判断，精准施治；⑤"填鸭"式的教育理念，使得学习医学知识变得枯燥乏味，并不利于学生实际运用知识能力的提高，大量医学知识和临床实用经验的短时间迅速积累，使得学生有"快速超车"的错觉，大大增加了职业优越感，职业使命感并无明显提升，这两者的不同步恰恰不利于培养和建立健康的医患关系；⑥专科化的服务模式增加了深度，减少了广度，纵向培养了医学生的学科独立性，却导致医学知识的掌握及应用片面化，缺乏集预防、治疗、康复等为一体的全面观思维。

传统医学教育模式的单一化导致形成重理论轻实践、重疾病轻患者、重治疗轻预防的弊端。医学生实践能力低下，整体观医学知识体系的缺失使得传统医学改革迫在眉睫，形成"生理—心理—社会"一体化的整合医学教育模式是当代社会和医学发展的必然趋势。

2　HIM 是医学发展大势所趋

俗话说："一叶障目不见泰山"，传统医学的专科化、专业化的教学特点，为满足行业人才短缺的迫切需求，培养了一批专业性强的医务工作者，但是必须注意的是，过度强调细化必将导致疾病诊疗的局限性。

2012 年，樊院士提出了医学发展离不开整合，在其撰写的《整合医学纵论》一文中，再次强调医学整合是解决现实问题的切实方法。HIM 实践的本质是落实大健康布局，是基础、临床与预防等大门类的交流与协作，旨在汲取各学科的发展优势，制定出符合患者整体利益的新时代诊疗模式，并最终突破创新，实现医学与人文学、哲学以及材料学等多学科交叉整合的医学体系。其主旨是强调从整体出发，将理论知识与临床实践有机整合。

针对目前传统医学教育模式培养带来的知识碎片化的弊端，HIM 无疑是更符合医学发展态势的新型医疗体系，也是医学教学改革的必经之路。

3　调研高校的整合改革策略与成功经验

多年来，国内多所医学院校已经先后开展了整合改革，并都取得了一定的成效。过去一年时间，我们团队实地调研和考察了几所国内较早开展整合医学教育改革的医学院校，包括哈尔滨医科大学、吉林大学白求恩医学部、中国医科大学以及四川大学华西医院。针对医学教学改革，不同院校制定了符合自身办学特色的教改策略，并分享了他们的成功经验。

3.1　"院院合一"的管理制度

在我们的调研工作中，"院院合一"的组织构架模式被多次提及。四川大学华西临床医学院/华西医院遵循这一办学理念，在尊重医学教育的特殊性和整体性的基础上，实行"两块牌子、一套班子"的管理机制，实现了医学院与医院和谐统一发展。此外，华西医院还建立了我国首家以教学医院为载体的医院管理研究所，形成医、教、研一体化平台，这无疑是资源整合的有利举措。此外，哈尔滨医科大学也在这一领域做出了大胆的尝试，他们通过培养具有教学管理经验的临床学科带头人以提升附属医院的教学意识。

不同院校根据自身的发展需求制定了不同的办学特色，但其宗旨和目的相同，且成效可观。

3.2 "早临床，多临床，反复临床"的教学理念

参与调研的各所院校都指出了临床实践的重要性，他们认为无法在实践中灵活运用理论知识是目前医学生的主要问题所在，而"早临床，多临床，反复临床"是引导医学生更好地适应医学实战环境的"法宝"。各所院校在整合的初期都开展了教学模式改革，强调以"学生为中心"的教学理念，切实提高了学生的积极性和参与度，成为 HIM 改革的重要形式。

3.2.1 实施小班教学模式

以问题为基础的学习（problem-based learning，PBL）教学是由加拿大麦克马斯特大学首次提出，它以学生为主体，密切结合现实问题，模拟临床工作的真实环境，将基础科学和临床实践有机融合，借助课堂学习培养学生的临床思维。PBL教学多以小组讲座的形式开展，以临床实践为基础，由多学科教师团队共同制订案例和知识框架，学生基于某个具体病例的诊疗问题展开讨论，并借助于自学及文献查阅的方式收集相关知识。

以团队为基础的学习（team-based learning，TBL）教学则是基于 PBL 教学模式提出的一种新型学习模式，强调以团队为基础的学习。TBL 教学以 7 名学生为小组形成一个有机的学习团队，以团队练习与讨论为教学形式，利用团队资源培养学生的自主学习和解决问题的能力，其特别之处在于采取形成性评价体系，融合了个人及团队预习测验和学生互评等多个版块的成绩。

目前，PBL 教学和 TBL 教学已在医学院校中大力开展，参与调研的几所院校也已先后实施了这类教学改革。调研结果显示其改革成效是显著的，一方面它提升了学生灵活运用知识的能力，培养了学生的横向思维，充分调动了学生的积极性，实现了以"学生为中心"的教学目的。另一方面，它将素质教育渗透入学生的日常，有利于良好的沟通能力和"以人为本"的临床诊疗思维的建立。

3.2.2 开展实践活动，渗透临床思维

大力开展实践活动，以趣味性和竞技性调动学生的学习积极性，是贯彻"早临床，多临床，反复临床"理念的必要措施。基于这一目的，中国医科大学、四川大学华西医院等参与调研的医学院校都制订了一系列特色性课外活动，比如在入学初期即开展临床见习以及实习活动，举办各类技能操作比赛等。这些具体措施一定程度上提高了学生的积极性以及职业荣誉感，是值得借鉴与学习的。

3.3 学科建设的有机整合

尽管参与调研的几所院校的整合措施存在形式上的差异，但其中心思想都是一致的，他们都强调多学科、多专业融合，现有医疗卫生资源共享是实现基础与临床整合的关键。

3.3.1 教学课程整合

课程整合的目的是减少学科间的内容重复，为学生自主学习提供时间保障。各所院校都先后开展了课程整合改革，在经历了改革失败以及结合实际的调整与尝试，目前的措施都取得了一定的成效。

四川大学华西医院率先在医学院和医院开展课程整合，提出了"矩阵式结构"理念，逐步淡化和打破内外科之间的界限，并设立以器官系统为基础、训练综合诊断能力为导向的多门整合课程，加强学科之间的交叉融合，在医疗以及科研中体现出重要价值。中国医科大学通过整合相似或相通课程的教材，开设了多门基础与临床整合课程，例如影像学与人体解剖学的整合，病原生物学与感染学的整合等。哈尔滨医科大学特色化地将课程系统分为生物学和基础学两大模块，实施器官系统整合式教学模式，开设整合课程并在各个系统中回顾性加入影像学以及检验学的相关知识，适时地编写整合相关教材。吉林大学白求恩医学部采取摒弃大整合，从生理和病理两个角度开展"小整合"模式，将生命科学与疾病治疗循序渐进地渗透到授课和学习中。

3.3.2 医院建设整合

随着医学的发展，越来越细化的医院分科使得学科间的交流日益减少，无法满足现代医疗服务的客观需求。樊代明院士曾强调肝肾整合、肝肠整合以及肝肺整合的重要性，可见医院建设也是基础与临床整合的必备环节。

四川大学华西医院在此基础上改构了附属医院的设置，将门诊科室按照器官系统分区布局，例如肾脏内科和泌尿外科整合、心血管内科和胸心血管外科以及心电图检查整合，病理学教研室与病理科整合等，将相同系统的内科病房与外科病房同层设立，建立综合病房和多学科诊疗（multi disciplinary team，MDT）团队，拉近空间距离的同时方便患者就诊，也促使医护人员的临床知识储备系统化。

4 基础医学与临床医学整合改革的对策和建议

结合调研院校的整合经验，不难发现医学整合之路并非一蹴而就，它需要各个领域的协调与合作，包括基础医学与临床医学的求同存异，教学机构与医疗机构的相互支持等。然而，如何有效引导基础医学与临床医学的有机整合，培养医学生综合分析问题的能力和疾病诊疗的大家思维，对于医学教育改革仍是一项艰巨的任务。

4.1 办学组织架构的调整

所谓"院院合一"，就是赋予医学院与附属医院双重办学管理的资格，将医学院与附属医院的教学与行政管理、学科建设以及科研与医疗等全面融合。基于不同院校的整合经验，不难发现基础与临床的整合必须是基础教学与临床实践的融合，改革需遵循这一理念，实施医、教、研三位一体的"院院合一"组织构架模式。

4.2 新型教学模式的建立

4.2.1 整合现有教学模式

无论是 PBL 教学还是 TBL 教学，都是将理论与实践整合统一的小班教学模式，这类教学模式改变了传统的灌输式教学，有利于培养和提升学生自主学习和解决问题的综合素质，符合 HIM 的核心价值。将多种新型教学模式整合，协调"教"与"学"两大教学主体的均衡发展，对提升教学质量是不可或缺的。这其中除了 PBL 和 TBL 教学外，还应有机融入以讲授为主体的传统学习（lecture-based learning）、以案例为基础的学习（case-based learning）以及以资源为基础的学习（resource-based learning）。与此同时，在临床实习工作中，还应建立多学科协作组诊疗模式，并适时结合案例分析法，在疾病的定期讨论过程中，逐步加深医学生对临床治疗的认识，提高对疾病的整体把握度。值得注意的是要避免重复的案例学习，不断完善和更新优质的教学病例。

此外，开展各类实践活动等措施应与小班教学相结合，以此形成更为完善的教学质量保证体系，在提升课堂趣味性的同时，也从不同角度评价授课教师的教学质量。

4.2.2 引入数字化教学

随着科学技术的不断进步，计算机软、硬件技术，VR 以及 3D 技术等的不断优化，医学教育正朝着信息化、网络化和数字化的时代迈进，将高科技融入医学教学，建立远程医学教育培训模式也势在必行，已成为医学教育改革的发展方向之一。

结合地域特色以及医疗环境发展需求，新疆医科大学第一附属医院研发的"联网互动整合医学体系（connected interactive integrated medicine system）"，就是依托于远程网络技术服务平台，结合云计算、移动互联网，以及支撑医疗咨询、科研合作等多种功能而实现的电子化医学应用体系，是医疗协同和医院间资源共享一体化的体现。

4.2.3 改进考评制度

目前，我国医学院校的学生评价体系仍存在弊端，临床医学生花费大量时间学习临床相关理论课程，忽视基础知识在疾病发生发展的重要性，理论与实践的分离现象导致无法适应高强度的临床工作。

HIM 改革强调对学生素养的全面培养，评价体系改革是关键。学生评价体系应着重强调其全面性、多元性和实用性，加强过程考核与反馈，建立多样化的评价目标和评价方法，既要注重成绩考核，也要强调医学实践和疾病发生的重要性。

在考题制订层面应强调"从临床问题出发，解决基础问题"，避免发生基础理论与临床实际问题相互独立的现象。

此外，调研组的专家教授也针对研究生考试制度提出了看法，目前的研究生考试与医学实习时间重叠，学生往往以考试为由迟到甚至缺席实习工作，导致实习工作无法顺利开展，这对于临床实践能力的提升是非常不利的。而且研究生考试也无疑是医学考核的重要组成部分，是医学生自我价值的体现。实习与考研无法兼顾的两难困境是实习任务实施困难的原因之一，研究生考试制度的革新或许能推进实习工作的有效开展，充分发挥实习对培养优秀临床医生的作用。

4.2.4 建立资源共享平台

医学发展日新月异，医学资源查阅是医务工作者获取前沿技术手段的重要途径。医学资源是培养学生自主学习的基础，包括精品课程、科研论文和专家论著等。网络精品课程是对理论知识的巩固和拓展，科研文献则是了解国内外医学最新进展的有效途径，专家论著可以纵向拓展特定领域的知识储备。当前医学资源获取的局限性和半公开性导致知识传递受限。

在我国，在校生可以依赖校园网共享学校图书馆购买的各类资源，一旦离开校园，资源获取便存在诸多阻碍，仍缺乏自主学习的大环境。2020年初，新型冠状病毒肺炎疫情暴发期间，多个医学资源平台免费开放了文献查阅等功能，这一措施或许可以成为推动制度改革的契机。在大数据背景的推动下，教学模式的创新无疑是医学整合改革的时代发展特点。此外，借助于数据挖掘技术，开设大型开放式网络课程（massive open online courses），利用广泛普及的多媒体与网络资源将国内外顶尖研究和教学课程引入医学院校的日常教学中，实现教学资源的有机共享，不仅有利于学生知识水平的全面提升，也是缓解师资压力的有利举措。

制定合理的资源共享方案，优化网络自学环境，改善资源共享现状是推动医学整合改革的有力保障。

4.3 以器官—系统为中心的学科整合

当前，我国医学学科建设与发展正面临着新的挑战。传统的学科划分仅强调独立学科的系统性和完整性，而整合的本质是解决医学教学存在的专科化、专业化以及医学知识碎片化带来的问题，逐步实现向以器官、系统为中心的课程转变，这也是多所院校整合改革的核心内容。

除此之外，医学整合强调将基础知识理论和临床实践经验有机融合，形成符合社会发展的新型知识体系，其中涉及心理、社会、环境等多个领域。因此，应强调医学边缘学科对医学整合的重要性，以及建立医学学科与其他领域学科的联系，包括材料学、生物信息学等，应当把健康和疾病问题与心理和社会问题相关联，逐步形成"生物—心理—社会"医学模式。

4.4 师资质量的提升

随着医学整合改革的发展，教师团队同样面临着巨大的挑战，师资力量的强化是非常必要的。在 HIM 背景下，应促使师资力量评价精准化，包括师资条件与配置、教学管理和评价等，从而构建全面、完善的教师系统。

4.4.1 提高师资力量

课程与学科整合强调知识框架的广度和深度，以器官为中心的整合关注学科的交叉和衔接，是基础知识与临床实践的有机融合，这要求师资团队需要具备较强的综合能力和丰富的教学经验，无形中增加了教师备课的压力。针对这一问题，适当借鉴国内外成功的教学案例，包括临床医生参与基础教学和病案讨论以及试题策划等，形成完善的教师培养计划是非常必要的，其目的在于打破传统授课思维，在课堂中引入多样化的教学形式。

此外，完善教学管理制度是师资保障的必要条件。以整合课程为基础设立相应的教学模块，打破传统教研室之间的独立性，加强学科与学院间的沟通与合作，有利于师资力量的进一步提升。

4.4.2 纯化教师背景

所谓"隔行如隔山"，医学是一门专业性非常强的学科。然而，医学院校仍存在非医学背景毕业人员从事医学核心教学的情况，这也是现阶段全国各类医学院校的共性问题。因此，限定入职条件，纯化教育背景，进而培养具有医学教学热情、综合素质过硬的医学教师团队是整合的关键点之一。

4.5 和谐就医环境的构建

原卫生部（现卫计委）的统计数字显示医患纠纷等恶性事件正在逐年增加，这导致医患关系日趋紧张，医患之间信任缺失。因此，构建和谐的医患关系是整合之路必须面对的挑战，也是医学生真正参与医院实习工作的保障之一。

医患关系不和谐的原因是多方面的，包括患者对医生不切实际的期望，互联网背景下信息不一致性导致的消极印象以及患者对决策权力的渴求等。因此，从医生和患者两个角度共同努力，才能更好地缓和紧张的医患关系。一是借鉴国外的一些有力措施，采取协议签署制度与患者建立信任，使患者了解实习医生的存在意义；二是提升非医疗技术服务质量，包括医生的职业道德与态度，挂号方式与就诊时间以及医患沟通等；三是提高医患双方的法律意识，利用法律法规有效维护医患双方的权益，从而降低恶性事件的发生率。

医患关系的解决是一个多方配合的问题，医生和患者需摆正自己的身份和态度，加强沟通，如何借鉴国外的成功经验，切实解决实习工作的瓶颈问题也是基础与临床整合改革需要思考的内容。

5 未来展望

近几年来，虽然整合医学理念已经逐步深入各地区的医学建设中，类似于HIM 中心等专业性强的学科机构也逐步成立，医学教材与论著的编写也开始强调整合思维的重要性，但是理论基础转换为实践仍任重而道远。此外，受限于时间等原因，此次调研工作主要集中于东北和四川地区，尚未对东部和南部等地区开展调研，比如上海交通大学医学院、中山大学和南方医科大学等，这也是未来需要进一步完善的工作任务。

尽管仍存在不足，此次调研还是为医学整合改革提供了一定的理论依据和参考价值，必须承认的是，HIM 提出至今，医学改革确实取得了很大的进步。整合的最终目的是培养一批具有整合素养的医务工作者，利用计算机网络技术逐步实现医疗资源共享，为基层医院和患者提供更多的诊疗经验和技术。因此，医学整合是一个循序渐进的过程，贯彻以学科为单位、以疾病为目的的整合思想，开展基础与临床整合的改革工作，这需要管理层面、教师层面以及学生层面的互相参与和有机配合，以及顺应时代变化而敢于创新的魄力。

参考文献

[1] 樊代明. 整合医学初探 [J]. 医学争鸣，2012，3（2）：3 – 12.

[2] 樊代明. HIM，医学发展新时代的必由之路 [J]. 医学争鸣，2017，8（3）：1 – 19.

[3] 孙新红，匡奕珍. 医学是"人"学——基于樊代明院士"整合医学"理念 [J]. 医学争鸣，2017，8（3）：20 – 23.

[4] 舒放，郭伟. 改革传统医学教育模式培养高素质"应用型"人才的研究进展 [J]. 中国医药导报，2012，9（29）：145 – 146.

[5] 李竞. 以器官系统为基础的医学课程整合研究与实践 [D]. 重庆：第三军医大学，2015.

[6] 樊代明. 整合医学纵论 [J]. 医学争鸣，2014，5（5）：1 – 13.

[7] 李迪诺，王蕾. 临床教学中 PBL 教学模式与传统教学模式的应用 [J]. 中国继续医学教育，2020，12（9）：18 – 20.

[8] 万腾，张郡，刘钦毅，等. 以临床实践基础的 PBL 教学改革，培养高素质医学人才 [J]. 现代医学与健康研究电子杂志，2018，2（1）：191.

[9] 董蜜兰，李静. TBL 在高等医学教育中的应用进展分析 [J]. 现代医药卫生，2019，35（17）：2717 – 2720.

[10] 符强. TBL 教学方法在医学课程中的应用 [J]. 科技创新导报，2019，16（24）：208 – 209.

[11] 卢传坚，吕玉波，舒彤，等. 创新"院院合一"模式培养现代中医临床人才 [N]. 中国中医药报，2013 – 03 – 07（3）.

[12] 赵良平，王莉，古小松. 不同教学方法在医学教育中的应用研究 [J]. 医学信息，2019，32（19）：32 – 34.

[13] 李龙浩，蒋娟，岳渝娟，等. MDT 联合 CAM 教学模式在恶性肿瘤实习教学中的应用 [J]. 现代医药卫生，2020，36（7）：1092 – 1094.

[14] 李勇，修燕，王萌，等. 联网互动整合医学体系的初步实践与思考 [J]. 中国医院，2015，19（5）：51 – 53.

[15] 刘波. 基于 MOOC 平台的高校自主学习课程探讨 [J]. 现代盐化工，2020，47（1）：64 – 65.

[16] 袁静，肖松舒，蒋小艳，等. 基于大数据技术的卓越医师培养计划模式及意义 [J]. 医学

教育研究与实践，2019，27（2）：200 – 202.

［17］曾雪梅，王子岳．"生物—心理—社会"医学模式的临床应用［J］．心理技术与应用，2014，11：36 – 38.

［18］刘陶源，王沛．信息一致性和决策权力对医生刻板印象表达的影响［J］．中国临床心理学杂志，2020，2：413 – 417.

［19］王梦圆，陆雅文，黄晓光．三甲医院门诊患者非医疗技术服务满意度及影响因素分析［J］．卫生软科学，2020，34（4）：40 – 46.

［20］高清溪，张佳琪，赵晶晶，等．牡丹江地区医学生法律意识调查［J］．微量元素与健康研究，2020，37（4）：53 – 54.

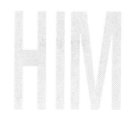

用整合医学理念建设新型
全科医生队伍

◎冯　巩，弥　曼，李雪萍，严琴琴，刘曼玲，
　　范立萍，王志玲，贺　娜

在中国共产党第十九次全国代表大会上，习近平总书记指出："实施健康中国战略，要完善国民健康政策，为人民群众提供全方位、全周期健康服务。"没有全民健康，就没有全面小康，因此实现健康中国梦具有十分重要的战略地位，需要每一位医务工作者共同携手，共同努力。整体整合医学（简称整合医学；holistic integrative medicine，HIM）呼吁还器官为人，还症状为疾病，强调以人为整体，全科医学注重以人为本，为人群提供长期（贯穿生命周期）负责式照顾，二者理念不谋而合，充分体现健康中国的时代需求。但是，整合医学目前不是专科医学，严格意义上来说属于一种认识论和方法学，为医学发展历程中从专科化向整体化发展的新阶段，部分成果尚停留于理论探索阶段。因此，做到践行其理念，达到知行合一，使之服务于更多人群的目的仍需进一步探索。全科医学作为临床的二级学科，在我国发展迅速，目前已经建立了全科医学住院医师规范化培训制度，拥有较为完善的全科医生培养体系及师资队伍，然而全科医学在我国学术界认可度尚不高，甚至许多同行专科医生认为全科医生是"万金油"，什么都会，什么也不会。本文通过检索 PubMed、Embase、the Cochrane Library、Web of Science、谷歌学术英文数据库，以及万方、知网、维普、中国生物医学文献数据库等中文数据库，在全面总结国内外文献的基础上，结合我国医学发展现状，提出整合医学和全科医学的四个"整合"理念，并从实践的角度阐明如何用该理念建设新型全科医生队伍。如果整合医学和全科医学可以携手共进，实现优势互补，充分整合，相信健康中国梦会早日实现。

1　学科发展的整合

自然科学的发展，西方起步较早，医学领域亦是如此。整合医学和全科医学的概念最早都起源于西方，全科医学的兴起也早于整合医学。早在20世纪中叶，欧美全科医生就认为医学专科化促进了医学"非人性化服务"，并提出应当建立全科医学。美国、英国、加拿大和澳大利亚的全科医学会分别于1947年、1953年、1954年与1958年成立，从此，全科医学得到了蓬勃发展。随后，美国将全科医学改名为家庭医学专科。在20世纪80年代后期，全科医学概念传到中国大陆。

1980年初，美国学者认为现代医学无法用单一的学科解决相对复杂的疾病，由此提出"结合医学"的概念，希望能进行多途径治疗。1996年美国正式建立整合医学委员会（American Integrative and Holistic Medical Committee）。我国在20世纪90年代才初步有了整合医学的理念，至今尚处于萌芽阶段。在2009年首届医学发展高峰论坛（医学整合会议）上，明确提出了临床医学与预防医学、公共卫生的整合，临床多学科的整合，高等医学教育与全民健康需求的整合，以及医学科学与医学人文的整合。2012年，樊代明院士在整体整合医学高峰论坛上首次提出了整合医学的概念。

习总书记强调："文化是一个国家、一个民族的灵魂。"没有高度的文化自信，就没有文化的繁荣兴盛和中华民族的伟大复兴。面对文化，需要古为今用、洋为中用，辩证取舍、推陈出新，摒弃消极因素，继承积极思想，"以古人之规矩，开自己之生面"，实现中华文化的创造性转化和创新性发展。医学领域也是如此，外来的医学文化必须结合中国实际情况加以改造，加以创新，绝不能照搬。

整合医学在我国的发展就是一个极好的文化自信示范。2012年，整合医学由樊代明院士率先提出，引起了医学界的广泛关注；随后的整合医学大会更是引领了整合医学的快速发展。特别是在2014年由中国工程院樊代明副院长领衔，由81位院士和近千位专家参与完成的"全民健康发展战略"这一重大专项，诠释了整合医学的思想内涵，提出了包括"大部制"在内的5项建议。2018年中国工程院设立"整合医学战略研究"重大项目，并成立整合医学发展战略研究院。

目前中国工程院整合医学发展战略研究院旗下设立了25个整合联盟，包括中国健康整合联盟、中国医养整合联盟、中国医体整合联盟等，在此基础上希望成立中国全科整合联盟，将进一步提高全科医学文化自信，充实高等医学教育与全民健康需求的整合内涵，在促进全科医学迅猛发展的同时，给整合医学输注新生血液。

2　理论与实践的整合

任何理论的最终目的都是为了服务于实践，而任何医学理论最根本、最直接的目的，就是为人民群众的健康保驾护航。全科医学自成立之初，就以服务广大基层人民群众为己任，做好大众健康的守门人。许多基层的全科医生不畏长途跋涉，不畏条件艰苦，长期驻扎在偏远山区一线，在这些全科医生身上有丰富的基层医疗实践经验，然而他们所欠缺的，却是先进的整合医学理论。从人的整体出发的整合医学，将医学各领域最先进的知识理论和实践经验分别加以有机整合，包括学科间和学科内的整合，进而构建新的医学知识体系。毫无疑问，保持知识的先进性是整合医学的一大特色，这也保证了整合医学源源不断的生命力。然而，目前整合医学的实践主要还是集中在三级医院。医学最终的实践应当落实在广大基层人民群众，造福整个中华民族，而不局限于综合性医院。因此，将整合医学先进的理论和全科医学基层实践经验进行充分整合，必将造福于更多百姓，为党和人民的健康梦打下坚实的基础。

3　人才培养的整合

优秀的医学人才培养依赖于良好的医学教育。2014年底，在全国医教协同深化医学人才培养改革会议上，教育部袁贵仁部长甚至直言："现在老百姓反映的看病难，一定程度上可以说是看好医生难。"深化医学教育改革是缓解看病难、看好医生难的根本方法。樊代明院士也指出整合医学是未来医学发展的方向，那么，整合医学教育也必然是未来医学教育的发展方向。实际上，整合医学和全科医学在培养人才目标上是一致的，希望培养整合各种医疗卫生资源的健康管理专家、高级代理人和服务者，整合医学的兴起为全科医生的转型发展提供了机遇和出路。

目前国际医学教育界普遍认为一个医生接受医学教育是一个终身过程，而这一过程通常包括三个阶段：院校教育、毕业后教育和继续教育。整合医学教学理念是难能可贵的，旨在解决医学教育领域的十大问题，并提出了宏伟的十大解决方案，然而目前整合医学的教学主要集中在院校教育，聚焦于整合医学课程的研发。相比而言，全科医学教育贯穿院校教育、毕业后教育和继续教育，除了设置全日制本科教学课程以外，还设有住院医师规范化培训制度、研究生教育与全科医师系列职称制度等，但是目前全科医学人才培养依然存在"质量不高、培养不善、管理不严"等问题。因此，在人才培养方面，全科医学应当借鉴先进的整合医学理念，将其渗透于全科医学教学、临床医疗、科研等方方面面，从而提高全科医生人才培养质量；整合医学也应当拓宽教学领域，丰富教学内涵，其中全科医生应当是未来整合医学重点的培养对象。

4　区域与院校的整合

在国务院新闻办公室的发布会上，国家卫生计生委副主任曾益新表示，我国将提升全科人才培养质量，创新使用激励机制，并且不断提高岗位吸引力，力争2020年城乡每10 000名居民拥有2~3名合格的全科医生。教育部高等教育司司长吴岩则表示，下一步我国将提升全科医生培养质量，推动与加强全科专业住院医师规范化培训基地建设。

然而，目前西部地区全科医生的数量与质量和东部地区仍有差距，在陕西省，每 10 000 名居民拥有合格的全科医生不足 2 名，数量上尚未达标，质量上仍有欠缺。同样是在陕西省孕育的整合医学，以医学发展的最新理念站在未来医学的制高点，引领着医学发展的大潮流。作为发展的领头羊，整合医学应当带领陕西省其他医学学科齐头并进。全民健康，应该朝着"一个都不能少"的目标挺进，全科医学是为每一位基层群众服务，是最能践行全民健康理念的学科之一，更加需要整合医学的带领和指导。

空军军医大学（第四军医大学）是整合医学的倡导者、实践者，同时也是受益者。自 2017 年整合医学大会以来，学校成果跻身国家"双一流"建设的行列，樊代明院士获得"杰出大学校长奖"，中国工程院与空军军医大学也共同组建了中国整合医学发展战略研究院。西安医学院是陕西省首家开办全科医学教育的医学院校，已经连续 68 年为陕西基层培养大量的实用型医学卫生人才，全科医学为陕西省重点学科，且成立全科医院研究所，专门负责全科医学医教研工作。西安医学院第一附属医院为西安医学院全科医学院，为国家级全科住院医师规范化培训基地，是陕西省研究生联合培养示范工作站，为全科医学事业持续和旺盛地发展奠定了坚实的基础。

在陕西省内要实现健康脱贫，必然需要致力于服务基层的全科医学，全科医学的发展和成熟也需要借助于整合医学的理念。在此背景下，实现西部整合医学和全科医学的优势互补，必然由空军军医大学与西安医学院共同打造。

整合医学未来的影响力和号召力不应局限于三级医院或国内，更应辐射至广大基层乃至世界；不应局限于"治病"的医学专科，更应关注于"防病"的健康守护。全科医生扎根基层，与基层百姓保持鱼水之情，通过全科医生去践行整合理念，相信整合医学会被更多的人接受和热爱。此外，世界家庭医生组织（the World Organization of Family Doctors，WONCA）既是全世界全科/家庭医师的学术组织，同时也是世界卫生组织（WHO）在社区卫生方面的高级顾问与工作伙伴，通过 WONCA 去传递整合理念，整合医学将会被世界所接纳与推崇。

5 用四个整合理念建设新型全科医生队伍

医改的重要举措在于分级诊疗，促进医疗服务模式的转型。在我国医疗服务机构的分级结构中，处于塔尖的三级医院系统规模庞大、实力雄厚，分级诊疗的基础环节在于基层医疗服务机构的建设和完善。可以说，分级诊疗的核心在于建立一支高素质且能够真正赢得患者信赖的全科医生队伍。整合医学与全科医学融合下的四个整合理念为建设新型全科医生队伍提供了新的方向。

首先，从学科发展的整合角度而言，应该加强整合医学和全科医学的交叉学科建设，从源头上去培养具备整合医学素质的新型全科医生。众所周知，学科是科学知识体系的分类，不同的学科就是不同的科学知识体系，而学科发展的目标是科学问题的探索和知识的创新。如果把一所高校比喻为一个机体，那么学科相当于组织细胞，高校的三大功能（即人才培养、科学研究、社会服务）和各种活动都是以学科为基础展开的。学科建设的本质是通过知识的传承与创新形成并保持学科优势的过程，即在学科建设的诸多内涵里知识体系的建构和创新是关键，是推动学科持续发展的源头活水。但是当前，我国全科医学学科与其他学科相比，无论是在人才梯队（如院士、长江学者）还是科研成果（如国家自然科学基金）等方面，都存在差距。整合医学则汇集着中国医学领域的智库，由中国工程院与空军军医大学共同引领，通过成立中国全科整合联盟等一系列措施，发展整合医学和全科医学的交叉学科，通过学科发展的融合既能培养具备整合医学素养的新型全科医生，也能提升整合医学或全科医学的学术影响力。

其次，从理论与实践的整合角度而言，应当提倡全科医生学习整合医学理论，以及整合医学研究者从事全科医疗实践，尤其是基层医疗和全科医疗门诊。理论来源于实践，又高于实践，只有处理好理论和实践的辩证关系，才能推陈出新，不断取得新突破。假如全科医生忙于临床实践，忽略整合医学理论学习，势必造成知识陈旧，思维固化；假如整合医学研究者只有专科临床医疗实践的背景，没有全科多系统、多维度、多层次的医疗实践背景，不了解我国基层的实际情况，势必会造成理论与实践脱节，先进的理论难以被广大基层群众认可，难以肩负起引领未来医学走向的重任。

从人才培养的整合角度而言，应当将整合医学教育理念贯穿于全科医学教育周期中，在教学目标、教育理论、教师队伍培养、教材教具、教育经验、课程研发、规范化培养、社区健康服务等方面进行整合，从而培养出新型高素质的全科医生，助力健康中国梦；从区域与院校的整合角度而言，空军军医大学与西安医学院应该紧密联系，包括整合医学理念下的全科医生培养模式、陕西省内健康脱贫、整合医学与全科医学的交叉学科建设、整合医学和全科医学的文化交流、整合医学对分级诊疗的价值等方面的合作。

樊代明院士指出，整合医学的学术组织应该广纳天下奇才，广结天下朋友。借助于整合医学兴起之契机，进一步成立中国全科医学整合联盟，实现院校和区域之间的整合，将进一步促进陕西省医学事业的发展，助力西部健康扶贫政策，使整合医学和全科医学成为健康中国战略的中坚力量。让我们为实现全民健康、全面小康，一个都不能少的目标共同努力，携手共筑健康中国梦。

参考文献

[1] 胡大一. 努力推动以"治病为中心"向"健康为中心"的战略转移 [J]. 中华高血压杂志, 2018, 26 (1): 1-2.
[2] 樊代明. 整合医学纵论 [J]. 医学争鸣, 2014, 5 (5): 1-13.
[3] 应美珂, 韩婷婷, 王永晨, 等. 全科医学与整合医学的现状与展望 [J]. 中国全科医学,

2018，21（23）：2895 – 2898.

［4］ Sierpina V，Kreitzer MJ，Anderson R，et al. The American board of integrative and holistic medicine：past，present and future ［J］. Explore（N Y），2010，6（3）：192 – 195.

［5］ 医学发展高峰论坛北京共识 ［J］. 医学与哲学（临床决策论坛版），2010，31（1）：6 – 7.

［6］ 李勇，修燕，梁敏，等. 整合医学研究进展与趋势分析 ［J］. 医学与哲学（A），2016，37（23）：16 – 18.

［7］ 李艳丰. 营造健康文艺氛围在发展创新中弘扬文艺的中国精神 ［J］. 南京社会科学，2018，5（11）：1 – 8.

［8］ 邢远翔. 贵在整合，难在整合，赢在整合——樊代明院士谈整合医学顺势而为 ［J］. 中国医院院长，2016，30（20）：16 – 17.

［9］ 应美珂，韩婷婷，王永晨，等. 全科医学与整合医学的现状与展望 ［J］. 中国全科医学，2018，21（23）：2895 – 2898.

［10］ 袁贵仁. 加快构建中国特色标准化、规范化医学人才培养体系 ［J］. 成才之路，2015，3：1.

［11］ 樊代明. 整合医学教育之我见 ［J］. 医学争鸣，2018，9（1）：1 – 8.

［12］ 杨志平，刘运芳，樊代明. 用整合医学建设新型全科医生队伍 ［J］. 中国卫生质量管理，2017，24（6）：113 – 116.

［13］ 徐跃，汪蕾，赵因. 轨道式医学人才培养模式——对继续教育衔接问题的探讨 ［J］. 继续医学教育，2018，32（11）：2 – 3.

［14］ 张榄，周必彧，陈知朔. 基于 ESI 评价导向的人文社科学科水平提升对策研究——以浙江工业大学为例 ［J］. 浙江工业大学学报（社会科学版），2017，16（3）：338 – 342.

［15］ 刘国瑜. 基础科学研究、研究生教育与世界一流学科建设 ［J］. 学位与研究生教育，2019，7：53 – 58.

［16］ 付强. 分级诊疗要更接地气更有实效 ［J］. 中国卫生，2018，21（3）：85 – 89.

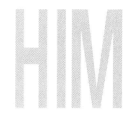

以器官系统为中心的基础医学课程模式的整合与教学设想

◎徐昌水，胡有长，张大雷，杨　蓓，刘双梅，严　婷

自 1866 年美国医药传教会在广州开设第一所医科学校——广州博济医学校开始，国内医学教育课程体系一直沿用由基础医学课、临床专业课、临床实习三个阶段组成的"以学科为中心"的三段式国外医学教育课程模式培养医学生。传统"以学科为中心"的课程模式具有较强的系统性、基础性和完整性，便于教学实施与组织管理，节省人力和财力等优点，但学科之间界限过于分明，各学科内容之间存在过多交叉重复或互相矛盾。1993 年爱丁堡世界医学教育峰会推出"以器官系统为中心"的整合型课程教学模式，使学生从真正意义上认识和理解一个器官，形成一个医学整体概念。为适应 21 世纪医学教育的人才培养要求、教育部"卓越医生教育培养计划"和"新世纪高等教育教学改革工程项目"的培养目标，综合目前国内高等医学院校基础医学课程的教学现状，对开展"以器官系统为中心"的基础医学课程模式提出几点设想。

1　传统以学科为中心的基础医学课程模式存在弊端

现阶段高等医学院校临床医学专业本科层次所学的基础医学课程学科门数较多，主要包括人体解剖学、组织学与胚胎学、生理学、病理学、病理生理学、生物化学、分子生物学、细胞生物学、医学遗传学、医学微生物学、人体寄生虫学以及医学免疫学等课程，一直沿用"以学科为中心"的基础医学课、临床专业课和临床实习三段式医学培养教学模式。学科界限过于分明，各学科为求本身的完整性，较少考虑医学教育的培养目标是医学专门综合型人才而不是学科带头人。因此，各学科之间存在过多交叉和重复，如有些解剖学和组织学的内容，为了让学生更好地理解，在上生理学、病理学和病理生理学课时还是会重复组织结构的内容，导致学生负担过重。基础理论与临床知识之间缺乏紧密的联系和互相脱节等现象，如单独讲病理生理学知识时，老师对前面学习过的基础医学知识和后面的临床专业知识就不会讲授，严重影响学生临床实践技能和创新思维能力的培养。

2 课程整合是教学培养模式和课程体系改革的需要

长期以来，医学高等教育虽然从未停止过教学创新，但片面强调专门化教育，忽视综合素质培养，造成专业面过窄、知识结构单一、缺乏医学整体概念的状况，与当前我国高等医学教育的人才培养要求不相适应，对 21 世纪医学教育培养模式和课程体系改革提出了新的要求。课程整合涉及课程结构、课程内容、课程资源及课程实施等多方面整合，主要针对教育领域中各学科课程存在的割裂和对立问题，通过多种学科的知识互动和综合能力培养，促进师生合作，实现以人为本的新型课程发展，从而促进课程整体的变革。普通意义上的课程整合就是将两种或两种以上的学科整合到课程整体中去，改变课程内容和结构，变革整个课程体系，创立整合性课程文化；从狭义上讲，课程整合就是将两种或两种以上学科融合在一堂课中进行教学，对教师、学生、教学本身都提出了更高的综合性要求，强调把知识作为一种工具、媒介和方法融入教学的各个层面中，培养学生的学习观念和综合实践能力，促进以教师为中心的教学结构与教学模式的变革，从而达到培养学生创新精神与实践能力的目标。

3 "以器官系统为中心"的基础医学课程模式的整合设想

"以学科为中心"的课程模式过分强调各学科知识的完整性、基础性和系统性，各学科知识相对独立、零散而缺乏联系，学生不能从整体上对一个器官系统进行认识和理解。"以器官系统为中心"的课程模式淡化学科，注重知识的系统性与连贯性，克服了"以学科为中心"教学模式的弊端。因此，根据基础医学各学科间的有机联系，按器官系统的结构与功能、生理学与病理学、基础理论与临床实践等方式把具有关联性的课程内容紧密联系在一起。如可将人体解剖学、组织学与胚胎学、生理学、病理学、病理生理学等基础医学课程组建为《人体形态结构与功能学》，细胞生物学、医学遗传学、生物化学和分子生物学等基础医学课程整合为《细胞与分子生物学基础》，医学微生物学、人体寄生虫学和医学免疫学课程融合为《病原生物与免疫学》等三大课程体系，从而使学生形成一个医学整体或整体整合医学（简称整合医学；holistic integrative medicine，HIM）的概念。

4 重组后的三大课程体系理论的教学内容

总论部分主要介绍各模块所含学科共性的研究内容，如《人体形态结构与功能学》主要介绍人体基本组织与形态结构、内环境与稳态、人体生理功能及其调节、病理学研究方法、组织、细胞的适应和损伤、血液循环障碍、炎症、肿瘤、疾病概论及水电解质与酸碱平衡等内容；《细胞与分子生物学基础》课程主要介绍细胞的基本结构与功能、生物进化与遗传、细胞与分子生物学常用的研究方法等；《病原生物与免疫学》课程主要介绍免疫的基本概念与功能、微生物的概念和分类以及与人类的关系、人体寄生虫学的概念与分类，以及各学科的发展与现状。

各论部分按照人体器官系统进行整合和重组成系统教学，如《人体基本形态结构与功能》分为运动系统、消化系统、呼吸系统、血液与循环系统、泌尿系统、生殖系统、神经与感官系统以及内分泌系统的基本形态结构与功能等 8 个教学单元，从人体的正常形态与组织结构、生理功能、各系统的病理形态与功能改变以及临床疾病联系进行整合讲授，有利于学生系统地理解基础知识与临床疾病的联系，早期接触临床。

5 各学科实验课合并重组为整合性设计性的实验项目

传统的单学科实验采用学生完全按照实验指导手册的要求，简单重复实验的教学方法，不利于学生创新思维的培养。结合医学培养目标和基础医学课程整合原则，对原有的实验课整合并重组为综合性设计性实验项目，如《人体基本形态结构与功能》整合课程开展以器官系统为中心的形态发育学实验，主要将原有人体解剖学、组织学与胚胎学以及病理学大体实验等整合，观察从正常到异常的结构改变；以器官系统为中心的功能综合性实验，主要整合生理学与病理生理学各系统的功能综合性实验（如兔呼吸运动的调节及呼吸衰竭，血压调节和尿生成的影响因素及心、肾衰竭等）；《细胞与分子生物学基础》整合课程实验将开展从细胞形态结构到分子生物学的综合性实验；《病原生物与免疫学》整合课程实验将从人体寄生虫与微生物形态结构到机体免疫功能的实验整合为一体。这些形态结构与功能的整合性实验重视学生的实验技能、分析与解决问题及创新能力的培养，使他们可以早期接触科研。

6 "以器官系统为中心"的基础医学课程模式的意义

"以器官系统为中心"基础医学课程模式淡化学科，其各论将形态、结构、功能、病理、病理生理等课程知识点有机地结合起来，保持各系统相对完整的体系结构，学科内容融合渗透与衔接，遵循认知规律，循序渐进，注重知识的系统性与连贯性，使学生从真正意义上认识和理解一个器官系统。如学习呼吸系统时，从呼吸系统的大体结构、形态、呼吸系统生理学知识（功能）、呼吸系统病理学（针对呼吸系统各种肿瘤及非肿瘤病变的临床表现、病理改变、病理诊断要点等进行系统的讲述，将病理改变与临床表现密切结合）到呼吸系统病理生理学（呼吸衰竭、慢性阻塞性肺疾病等病理生理学改变），从结构发育、功能到临床病理联系进行系统性讲授，从而有利于学生形成系统、连贯、完整的知识体系，对所学知识记忆深刻、理解透彻、应用自如，节省了教学时间和减少了学时，同时减轻了学生负担。

"以器官系统为中心"的基础医学课程模式根据人体的器官系统重组课程内容，打破了"以学科为中心"的传统课程模式的学科界限；实现了功能与形态、微观与宏观、正常与异常、生理与病理、基础与临床等多方面课程融合；避免了学科间知识点的重复和脱节；体现了知识与能力、局部与整体的统一；加强了基础与临床、理论与实践的关系；提高了学生运用基础医学知识解决临床问题的能力。

"以器官系统为中心"的基础医学课程模式从整体上讲授了学生毕业后在医学实践中所需的全部基础理论知识；突出了学生学会自主学习和进行创造性思维的训练，培养学生分析问题、解决问题和综合思维能力；侧重培养学生学会运用所学的知识、信息和技能去解决实际医疗服务中的问题，实现了人文素质和医学科学素质的结合。

"以器官系统为中心"的课程模式为高等医学教学改革提供了一个范例，是我国高等医学院校沿袭的"以学科为中心"课程模式的补充，开辟了我国高等医学教育多种课程模式并存的局面。这些基础医学课程的整合教学模式适应21世纪医学教育的发展趋势，符合整合医学教育模式及全球教育最基本的要求，将为教育部推广的"卓越医生教育培养计划"和"以器官系统为中心"的整合教学改革提供指导。

参考文献

[1] 邓润梅，黄睿."以能力为中心"职业教育课程模式的构建 [J].教育学术月刊，2008，2：81-82.

[2] 凌斌，邓世文，张艳，等.以器官系统为中心课程改革的现状 [J].中国医药导报，2013，10 (20)：131-133.

[3] 夏平，王晓冬.地方医学院校基础医学课程教学面临的问题及对策 [J].基础医学教育，2015，6：498-500.

[4] 郭双平，李侠，李擒龙，等.新形势下高等医学院校病理学教学工作的实践与思考 [J].医学争鸣，2015，6 (4)：49-51.

[5] 樊代明.整合医学纵论 [J].医学争鸣，2014，5 (5)：1-13.

[6] 赖少侣，康巍，钟武宁.浅析整合医学在肿瘤医学影像学教学中的作用 [J].医学争鸣，2015，6 (4)：52-53，56.

[7] Smith SR. Toward an integrated medical curriculum [J]. Med Health R I, 2005, 88 (8)：258-261.

[8] 王晶，曾志嵘.我国医学课程整合的发展及主要问题分析 [J].医学与社会，2015，4：93-95.

[9] 曹丹.课程整合：交互技术的有机融合 [J].新课程（综合版），2011，6：61-62.

[10] 高音，姚丽杰，张春晶.浅谈对"以器官系统为中心"教学模式的认识 [J].中国现代医学杂志，2002，12 (15)：105.

［11］李雅娜，赵冬梅，刘鲁英，等 . "以器官系统为中心"的形态学课程融合教学初探［J］. 中华医学教育探索杂志，2014，13（11）：1102－1106.

［12］樊代明 . 整合医学纵论［J］. 医学争鸣，2014，5（5）：1－13.

［13］罗布占堆 . 医学机能学实验教学实践与思考［J］. 基础医学与临床，2014，10：1450－1452.

［14］王新芳，李淑元，李玉明，等 . "以器官系统为中心"的形态学与机能学综合性实验方法探索［J］. 医学信息，2014，25：18－19.

［15］林寒，徐茂锦，陈剑伟，等 . 以器官－系统为中心的临床医学课程整合在八年制教学中的应用［J］. 中国医学教育技术，2014，3：315－318.

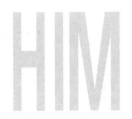

器官系统课程与传统教学体系的整合在省属医学院校的实践

◎龚卫娟，史宏灿，郑　英，王正兵

临床医学教育过程中实施课程整合的目的在于强调知识的整体性和培养学生综合应用知识、解决问题的能力。以器官系统为中心的教学模式对教师的业务能力和沟通技巧、学生的自我学习和管理能力、教学组织及管理、合适的考评方案等均提出很高的要求。特别在省属医学院校教学资源相对匮乏的情况下，全面照搬该模式可能产生削足适履的效果。因此建立一套适用省属医学院校学生的整合教学体系，对提高人才培养质量及输出优秀医学人才具有重要意义。

1　传统课程体系的优缺点

传统的课程体系主要是沿袭苏联的教育模式，以学科为中心，教学内容从医学基础课、临床基础课、临床课逐渐过渡。多年来的教学实践表明，该课程体系具有较强的学科系统性和完整性，易于实施教学和组织管理。另外，该课程体系与中学阶段按学科分类的特点一脉相承，学生易于理解和接受。然而，这种课程体系存在明显的缺点，如各学科之间存在教学内容的交叉与重复，导致学生负担过重；基础与临床之间缺少紧密联系，正常与异常之间分离，偏离医学工作实际需要，学科之间横向联系不够，导致基础医学学习阶段的学生学习目标不明确，缺乏学习兴趣。

纽约中华基金会和国际医学教育专业委员会对国内 8 所重点医学院校按照《全球医学教育最基本要求》进行试点评估，结果显示国内医学院校在职业价值、态度、行为和伦理等素质方面课程力度不够，且形式呆板，难以被学生接受；在临床技能教学方面也有所欠缺；医学生的批判性思维明显不够。因此，传统课程体系这种重理论、轻应用，重专业教育、轻人文素质教育的特点，导致医学生往往对整体医学知识掌握不够，最终导致分析问题和解决问题的能力不足。因此，迫切需要对传统课程体系进行改革，以适应医学认知规律，促进医学生整体思维能力的培养。

2 器官系统整合课程的优缺点

从 20 世纪 50 年代起，美国许多医学院校逐渐实行以"器官—系统"为中心的课程、以问题为基础的课程、以社区为基础的课程等改革，对世界医学教育产生了深远的影响。目前国内多个医学院校如华中科技大学、四川大学、汕头大学等进行了"器官—系统整合"课程的改革，以临床问题带动医学专业知识与人文社科、基础医学知识的衔接与渗透，加强了各学科间的联系与沟通。该方法具有让学生早期接触临床、后期又回归基础，培养学生的终身学习能力和沟通技巧的优点，达到培养卓越医学人才的目的。

目前器官系统整合课程的方式主要为两种。一种是在基础课程内进行整合，主要将解剖学、生理学、病理学、病理生理学、药理学等主干课程按器官系统进行整合，形成呼吸系统、循环系统、消化系统、泌尿系统等，逐一教学，提高知识的系统性和医学生对临床疾病的认识。临床课程仍然按原有方式进行教学。另外一种方式则从器官系统的发生、结构与功能、异常病理机制、症状与病史采集要点、体格检查、诊治原则等，在基础课程和临床课程中全方位整合，并辅以基于临床病例的问题为基础的教学（PBL）模式，着力培养医学生宽厚扎实的基础知识、较强的创新思维能力和实践能力。

四川大学华西临床医学院在 8 年制医学生中展开了对课程整合改革的调查，结果显示，尽管学生基本认可器官系统整合的改革思路和教学部门的努力，但对目前教学改革的质量不是非常满意（得分 < 80 分）。医学生对课程内容"物理拼合"而非"化学融合"、缺乏相关配套教材等存在不满意现象。华中科技大学、汕头大学等多家医学院校先行改革的实践显示，器官系统整合后存在着课程结构不稳定、实施课程的组织架构不完善、教学组织难度大、国内医学院校整合配套相关的教学资源（如教材和师资）不足的缺点，导致参与改革的师生主观感受不甚理想，对教学效果产生了一定程度的影响。

美国的医学教育属于本科毕业以后的精英教育，在长期前期教育（含小学和中学阶段）的基础上，医学生已经具有很强的自学能力，因此器官系统整合课程体系的使用可充分地培养医学生的基础知识和临床思维。然而，国内本科院校的医学生来自于高中毕业生，根据多个医学院校的教学改革证明，即使"985"高校的 8 年制医学生也不能完全适应这种课程体系。因此，无论是传统学科的纵向课程体系，还是器官系统整合的横向课程体系，在国内不同层面的医学院校、不同体制的医学专业（5 年制或 8 年制）中实施，均可能产生不同的效果。

3　扬州大学整合课程的做法

扬州大学属于江苏省重点建设的一所综合性大学，目前设有 5 年制临床医学专业，且为校级重点专业。针对国内外医学教育改革的趋势，医学院组织教师和教学管理人员对器官系统整合课程改革进行了学习和论证，结合自身办学及教学资源的特点，提出器官系统课程与传统课程体系进行整合教学的改革思路。

在课程体系设置上，我们实施"模块化教学"，设有医学理论课、整合实践课、器官系统整合讨论课 3 个模块。为保证医学知识的系统性和完整性，我们基本维持原有的医学理论课体系，但减少了 30% 的课时，并通过课程间的备课减少各门课程之间的重复内容，对实践课进行了大幅度的调整。实践课又分为基础实验模块和临床技能模块，基础实验模块按器官系统进行组合，包括形态学（含正常到异常、宏观到微观），功能学（含正常到异常、整体到器官），分子医学（从细胞到分子），免疫学与病原生物学部分。整合后的实践课所使用的教材均为本校自编，先后被学校评为优秀教材。

临床技能培训分为四个阶段进行，着重培养医学生的临床技能和人文精神。在医学生的一、二、三、四年级分别进行 I、II、III、IV 级临床技能培训。其中 I 级技能培训主要包含基本的生命体征测量、现场急救与转运、医师的执业素养等内容；II 级技能培训包括静脉输液术、外科常用手术器械及外科打结、医院核心制度等内容；III 级技能培训包括全面的体格检查、清创术和医患沟通能力培养等；IV 级技能培训包括四大穿刺、外科常规手术等内容。四级技能培训课的实施让医学生在学习基础课程和理论课程的同时，达到"早临床、多临床和反复临床"的目的。

系统地学完基础理论课程后，在学习临床理论课程的同时，以临床病例为中心，按系统（消化、血液、循环、呼吸、神经、泌尿、生殖）组织 PBL 课程，每个系统根据病例及相应知识点的特点，组织至少 6 次讨论课。由于国内缺少成熟的器官系统教材，指导老师分别给出病例和参考书目（如上海交通大学出版社的各器官系统教材），由学生自主学习，组织课堂讨论，完成从临床病例到器官系统的解剖组织学知识、生理病理学机制、病史采集、体格检查、临床诊断与治疗的整合，强化医学生的整体临床思维。

组建 7 个器官系统整合课程的教师团队是实施教学改革的重要保障。团队负责人必须是热心教学、经验丰富、具有较强的科研能力和组织能力的教授，采取公开竞争的方式遴选团队负责人。团队负责人任期 2 年，实行动态管理。团队成员则由副教授以上的教师组成，自愿报名。每个器官系统的团队分别由具有基础医学和临床医学教学背景的老师组成。器官系统的教学团队接受所在学系和学院教学改革办公室的双重领导。每个病例均精心挑选、集体备课，实行小班化讨论教学。

为保证器官系统病例课的有效实施，学院分别从教师和学生两个角度进行宣传和培训。组织教师到相关学校观摩学习，并提高案例课在教学工作绩效中的比例，调动教师的积极性。教学效果由教学督导评估、院内同行评估、学生评估三方面组成。对学生进行宣传，强调自主学习的必要性。在器官系统病例课的考核中，将形成性评价和总结性评价相结合。学生平时讨论课表现占60%，期末考试占40%。针对每次病例课学生的表现进行量化计算，如教师评价占50%，讨论小组组长评价占30%，小组成员评价占20%。评价指标涉及医学基础知识、诊疗思维、临床技能、人文关怀、表达能力、团队精神和批判精神等。

在临床医学专业中开展器官系统课程和传统课程体系的融合教学后取得了一定的教学效果。如本校毕业生的临床执业医师考试通过率已连续3年超过国家平均水平16%以上；在华东地区临床技能大赛中获得单项奖的突破；研究生考取率连续5年超过30%；获得全国大学生"挑战杯"二等奖的成绩等。

4　关于整合式教学的思考

扬州大学基于目前的医学教育资源，在以学科为中心的课程设置体系下，融入器官系统整合课程，既不破坏原有课程体系的横向系统性和完整性，又能纵向地按器官系统培养医学生的临床思维，并通过整合性实践课模块培养医学生的临床技能、人文关怀、批判和创新精神，是将先进医学教育理念和本校医学教育工作进行糅合的一种探索，受到教师和学生的欢迎和支持，并取得一定的成效。然而，这种教育模式是否最大限度地使本校医学生达到全球医学教育基本要求，使医学生毕业后具备很好的岗位胜任能力，还有待长期的实践证明。

在整个教学改革实施的过程中我们深刻体会到，管理层面的精心设计、教师教学能力以及学生的学习能力是影响教学效果的重要因素。学院对教学改革项目科学、有序地规划，建立操作性强的教学管理体制和机制是前提，教师的教学投入、业务水平，教师之间的无缝沟通与交流是核心。无论是教学内容的组织、教学过程的完成、教学及评价方法的应用都对教师提出了更高的要求。学院必须为教师进行教学理念更新、教学方法的学习和培训提供渠道。另外，学生自主学习能力的逐渐养成需要教师的耐心指导以及教学管理人员的配合。大多数医学生适应了中学阶段"灌输式"教学手段，刚开始对这种自主学习的方式不太适应，甚至有抵触情绪，这就需要教师和教学管理人员的开导与指导，最终使他们完成从学生到医生角色的转变。

综上所述，扬州大学适应整合医学模式的发展要求，广泛借鉴国内外大学的先进经验，根据本校的校情，有计划、有步骤地将器官系统课程与传统课程融为一体，构建了适合本校办学特点的课程体系。该人才培养模式为培养医学生如何面对患者和即将面临的挑战奠定了重要基础，确保了向社会输送高质量的医学人才。

参考文献

[1] 樊代明. 整合医学初探 [J]. 医学争鸣, 2012, 3 (2): 3-12.

[2] 舒涛. 努力开拓国际视野以器官系统为基础整合医学课程 [J]. 中国高等医学教育, 2011, 7: 54-56.

[3] 凌斌, 邓世文, 张艳. 以器官系统为中心课程改革的现状 [J]. 中国医药导报, 2013, 10 (20): 131-133.

[4] 高分飞, 陈海波, 石刚刚. 系统整合课程体系改革实践的思考 [J]. 中国高等医学教育, 2010, 1: 103-104.

[5] 王金胜, 王庸晋, 魏武, 等. 临床医学核心课程实施器官系统教学效果分析 [J]. 中国高等医学教育, 2013, 5: 11-12.

[6] 郑军, 马建辉, 吴雄文, 等. 医学整合课程模式的实践探索 [J]. 中国高等医学教育, 2008, 9: 7-8.

[7] 周新文, 曹福元, 晏汉娇, 等. 器官系统课程体系改革中基础和临床桥梁课程的设置和实践 [J]. 西北医学教育, 2013, 21 (2): 252-254.

[8] 曾静, 卿平, 左川, 等. 临床医学专业系统整合课程初探 [J]. 中国循证医学杂志, 2013, 13 (5): 548-552.

[9] 许杰州, 施楚军, 杨棉华, 等. 汕头大学医学院新教学模式成效评估初探 [J]. 中国高等医学教育, 2011, 12: 68-69.

[10] 栗文彬. 追求卓越——约翰·霍普金斯大学办学理念和启示 [J]. 医学争鸣, 2012, 3 (4): 8-11.

[11] 唐晓葵, 陈鸿雁, 郭述良, 等. 以呼吸系统为例探索器官系统教学模式的课程整合 [J]. 西北医学教育, 2013, 21 (6): 1226-1229.

[12] 何云, 周晓帆, 郝嘉. 以消化系统疾病为例浅谈器官系统教学模式的改革 [J]. 西北医学教育, 2011, 19 (5): 1057-1059.

[13] 谢娜, 王芳, 陈建国. 以器官系统整合为基础的药理学教学实践浅析 [J]. 中国高等医学教育, 2010, 9: 47-48.

[14] 马丁, 乾坤, 陈红, 等. 应用 OSCE 初步评价以器官系统为基础的医学课程整合教学 [J]. 中国高等医学教育, 2009, 12: 81-82.

[15] 林寒, 徐茂锦, 陈剑伟, 等. 以器官—系统为中心的临床医学整合课程在八年制教学中的应用 [J]. 中国医学教育技术, 2014, 28 (3): 315-317.

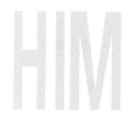

整合课程给病原生物学带来的机遇和挑战

◎涂　增，刘　佳，张　静，邹晓毅，叶　彬，郭亚楠，陆　合

　　自 1910 年教育评论家亚伯拉罕·弗莱克纳强调医学院校教育要在基础医学上进行临床医学以来，全球医学生的医学院校教育基本上都是基础医学加临床医学的模式。这一模式带来的好处是基础医学可以帮助临床医生更好地了解疾病和提供更多解决疾病的方法和思路，尤其是在遇到复杂多变的患者时，扎实的基础科学知识能够有效帮助医生进行精确的诊断和制订新的治疗方案。但是同时这个模式有许多不足，其中最重要的就是前期学生接触临床较少，导致学生往往很难掌握临床应该需要的基础医学知识，而一些基础性的知识在进入临床后又因为用不到而被遗忘，最终使学生认为进入临床学习才是真正的医学学习。2010 年卡耐基教学促进基金会建议在医学院校教育中将基础医学、临床医学和社会科学进行整合，同时我国樊代明院士也提出"整体整合医学（简称整合医学；holistic integrative medicine，HIM）"的概念，近几年 HIM 的理念得到了医学界的广泛认同，目前全国已经成立了 100 多个整合医学中心。世界卫生组织（WHO）也将医学课程模式分为"以学科为中心模式，整合课程模式，以能力为基础模式"三种。目前我国已有北京大学医学部、复旦大学、重庆医科大学等高校相继开展了整合课程教学，并取得了一些成绩。整合课程教学已经成为医学教学改革的趋势，但如何整合仍然是难点，毕竟整合是有机的整合，而不是简单的堆砌和揉和。整合一方面要让基础与临床更加紧密，利于学生提早进入临床；另一方面还需要兼顾原有学科的发展，不能因为整合课程、迎合临床而破坏原来学科的生态。

　　病原生物学是基础医学教育中一门较为独立的学科，同时也是一门实践性和应用性非常强的课程。主要研究人体病原生物的生物学特性和相关致病性、免疫性、诊断方法、防治原则，是连接基础医学教育和临床医学教育的重要桥梁。无论是结核分枝杆菌还是疟原虫，或是幽门螺杆菌的发现都表明，病原生物学的教育与研究能够有效帮助临床医生提高诊断技术，优化治疗方案。虽然距 1999 年国务院学位委员首次将《人体寄生虫学》与《医学微生物学》整合成《病原生物学》近 20 年了，但病原生物学仍然普遍由人体寄生虫和医学微生物两部分构成，院校教育和教材也仍然分为寄生虫学和微生物学两部分。此轮全球的医学教育整合课程改革将为推动病原生物学中人体寄生虫学和医学微生物学的两个学科真正整合，相辅相成其他学科，促进基础医学和临床医学整合，进而有效提高学生能力提供机遇和挑战。

1 师资力量整合和加强的机遇

在以学科为中心的教学模式中，人体寄生虫学和医学微生物教师之间几乎没有任何的交叉或学习。合成病原生物学以后，仍然是分开教学，所以要想实现课程的完整整合，首先要实现教师的整合。如果没有教师的首先整合，那么课程的整合最终只能是又回到原点。一方面可以通过让年轻教师向学科间老教师进行再学习，教研室组织学科间的大备课、大听课和学科间继续教育，使年轻教师能够胜任教学任务；另一方面还需要安排教师去临床科室参加见习和病例讨论，加强教师与临床的沟通，提高教师对基础与临床的整合能力。把握好机遇无论是对教师的科研或是教学都将是一种提高。

2 教学大纲和教学内容整合的机遇

虽然 1999 年国务院就将两个学科整合在一起，但由于不同的学术争议，导致目前没有整合的病原生物学教材，进而使许多概念在两科中反复出现甚至意见不一，例如：由于新分类系统认为卡氏肺孢子虫属于真菌，因此目前教材中将其放入深部感染真菌类，但是其形态学上的称呼"滋养体、包囊"，甚至发育过程则完全是寄生虫学内容。日本血吸虫的感染是因为接触了"疫水"，而钩端螺旋体的感染同样也是接触了"疫水"。所以过去这种简单的学科重叠式整合对学生的学习和能力没有任何帮助，反而增加了学生的负担，最终导致在学习和考试中学生将其概念张冠李戴的比比皆是。在教师为整合课程做好准备后，修订教学大纲和教学内容就成为第二个必要。病原生物学的致病性、免疫性、诊断方法和预防方法也正是一个临床医生所必须具备的基础能力。因此整合病原生物学不仅仅是重新建立新的病原生物学大纲和内容的机遇，还是建立新学科的机遇，同时也是让基础更加结合临床的机会。目前虽然许多医学院校开展了"以器官系统为中心"的教学模式，但是其病原生物学的融合还没有见到"以能力为基础"的实质改革方案，这主要是因为还没有教师能够真正理解和整合两个学科。本校经过多年的实践认为，无论是人体寄生虫还是医学微生物都是让人感染的生物，因此可以先讲授生物学的基本特征，然后按病原生物感染的组织、器官和标本来源，以临床为基础，从临床表现及检验诊断加以联系，以病原生物的传播途径为线索加以预防来安排教学内容。

3 提高学生能力的机遇

每种病原生物感染就会导致一种疾病，所以病原生物学是让学生提早进入临床和早期培养临床思维的必学课程。病原生物学中涉及了病理、免疫、诊断、预防、药理等学科，所以病原生物学对帮助学生早期接触临床、培养临床思维具有重要意义。教学内容和大纲的整合不仅更加便于学生对病原生物学知识的理解和记忆，对改变、培养学生的自学能力、临床思维能力、科研能力等都是一种机遇。

4 挑战与机遇并存

整合课程给病原生物学的发展带来了机遇，但是机遇往往与挑战并存。整合课程带来的知识机构矛盾、新旧学科矛盾、学科传承矛盾，甚至包括人力与物力在内的挑战，所以只有清楚挑战及挑战的来源，才能很好地发展和利用机遇。

4.1 总课时的挑战

新中国成立后，由于我国卫生事业发展较迟，影响人民生活的传染性疾病较多，尤其是一些寄生虫疾病，所以在当时医学院校中人体寄生虫学和医学微生物学的总课时比较多，学生的相关知识也比较扎实，许多老一辈学科专家在回忆20世纪的教学时都是满满的骄傲。随着卫生条件和经济的发展，一些传染性疾病也随之减少，虽然寄生虫专家和医学微生物专家都一致认为人类所面临的病原生物越来越多，但事实上在医学院校中，无论是寄生虫学或者是医学微生物学的课时量都在不断地被压缩，学生的学习主动性也因此下降。目前欧洲国家医学院校中单独学习寄生虫的学时大约在 $46 \sim 51.5h$，换算为 40min 的课时大约是 $69 \sim 77$ 节，即便这样仍然达不到世界兽医寄生虫学促进会建议的 $70 \sim 90h$，所以建议国家加大病原生物学这一新学科的教育和研究。当然争取国家的政策支持仅仅是一个方面，打铁还需自身硬。如何在有限的课时内调动起学生的积极性，让学生从被动学习转为主动学习，无论是 PBL 教学、反转课堂、还是微课，让学生掌握临床必需的基础知识才是"硬课"。这就需要教师们梳理教学内容，通过对学生和临床的需求分析来评估课程内容。

4.2 理论课时和实验课时的挑战

病原生物学通常包括理论课时和实验课时两部分，如何分配理论课时和实验课时是面临的新挑战。以前大多数学者认为安排适当的实验课时是对理论课时的补充，更是对理论课程的回顾。但是由于现在许多学校实行合班教学，要想在理论课上进行有效的师生互动比较难实现，而病原生物学实验室同时检查病理标本和病原生物标本，同时由于人少，利于学生讨论和互动，这对于学生直接理解病原生物学的致病机制、检查方法、预防措施非常好。所以可以适当加大病原生物学的实验课时，让学生在实验中提早接触临床并接受临床思维训练。

4.3 改革实验课内容的挑战

病原生物学实验本来是培养学生动手能力、临床思维能力和科研能力的好时机，但是由于一些病原生物学实验与临床内容脱节，使得学生往往对实验课没有兴趣。一方面是受生物安全和学生安全的限制，使一些实验难以开展；另一方面也是受到经费的限制，院校难以持续投入；第三受虚拟实验和 VR 的影响，一些人片面地认为虚拟实验能够完全代替实际操作。而事实上无论是 HIV 的医护人员感染，或是 2002 年的严重急性呼吸综合征（SARS），还是埃博拉病毒，都反映出医护人员感染同个人防护是否得当呈正相关，且进一步反映出加强医护人员在校期间的病原生物学培训至关重要。所以改革病原生物学实验课内容，提高与临床和其他学科的联系是病原生物学所面临的新挑战。为此我们在实验课上采用了基于临床问诊的流程讨论式教学，极大地提高了学生的兴趣，使学生紧紧抓住了临床相关的基础内容。

4.4 整合与学科的挑战

整合势必要对学科进行重新规划和调整。但是大多数院校在整合过程中往往以临床为主，片面强调早临床、多临床，甚至为了课时，把一些少见、不常见的内容去掉。这种在整合课程中是不可取的。建立新的整合课程是为了更好地发展课程，如果在整合中完全破坏原来学科的生态，势必导致一些知识点和技能的丢失，比如一些寄生虫的标本。而这个挑战不仅仅是在病原学中存在，其他一些学科也存在，所以处理好整合和学科原有的平衡是整合的关键。为此我们采用形成性评价的方式来决定整合内容，而其他的内容则用讲座的形式，在学生中收到了较好的效果。

临床医学生的质量是病原生物学课程建设是否成功的标志，对比各国医学培养方案，可以看出未来医生的差距，应该主要体现在院校教育中，能够让学生在掌握基础的同时尽早建立临床思维，以及能够让学生建立起可持续的发展能力的院校教育应该才是完善的教育。医学生的院校教育在我国还不是十分成熟，因此及早深入、细致、有针对性地进行整合课程建设是对我国未来健康计划完美执行的保证。打破传统的课程建设，建立以系统病原体和疾病关系为框架的病原生物学，在强调"四位一体"的同时与临床实践密切整合，不仅利于学生构建完整的知识体系，更利于教师及学科的交叉，实现人员、资源和财力的共享，进而推动病原生物学教学和科研的发展。

参考文献

[1] Flexner A，Pritchett HS. Medical education in the United States and Canada：a report to the Carnegie Foundation for the Advancement of Teaching［M］. New York：Carnegie Foundation for

the Advancement of Teaching，1910.

［2］Irby DM，Cooke M，O'brien BC. Calls for reform of medical education by the Carnegie Foundation for the Advancement of Teaching：1910 and 2010 ［J］. Acad Med，2010，85（2）：220 - 227.

［3］樊代明. 整合医学初探 ［J］. 医学争鸣，2012，3（2）：3 - 12.

［4］樊星，杨志平，樊代明. 整合医学再探 ［J］. 医学与哲学（A），2013，34（5）：6 - 11，27.

［5］樊代明. 整合医学——理论与实践 ［M］. 西安：世界图书出版公司，2016：1 - 33.

［6］王瑜，付计锋，梅仁彪. PBL 教学法融入"以器官系统为中心"的教学模式在医学基础课程整合中的应用及反思 ［J］. 医学信息，2018，31（20）：3 - 5.

［7］谭飞，万宝俊，舒涛，等. 以器官系统为基础的医学整合课程教学与传统教学的比较研究 ［J］. 中华医学教育探索杂志，2015，14（5）：468 - 472.

［8］李晓愚，李革，刘利聆，等. "医学综合实验"课程的开设与实践 ［J］. 实验室研究与探索，2016，35（11）：202 - 205.

［9］王见之，张志刚，严钰锋. 构建形态、功能相结合的整合式基础医学实验教学新体系 ［J］. 基础医学教育，2018，20（1）：32 - 33.

［10］李波清，周秀芝，李娜，等. 以临床医学观念为基础的病原生物学课程整合探讨 ［J］. 中国病原生物学杂志，2011，6（4）：附 2 - 3.

［11］Jacobs DE，Fox MT，Gibbons LM，et al. Principles of veterinary parasitology ［M］. New Jersey：Wiley Blackwell，2016：1 - 400.

［12］Van Doorn DCK，Nijsse ER，Ploeger HW. Pitfalls and opportunities of teaching veterinary parasitology within an integrated curriculum ［J］. Veterin Parasitol，2018，252：85 - 88.

［13］黎明，黄红友，侯铁英，等. 护理人员传染病职业防护调查分析 ［J］. 中华医院感染学杂志，2004，14（10）：1146 - 1148.

［14］冯杰，杨君. 突发公共卫生事件下医护人员情绪变化研究 ［J］. 解放军医学管理杂志，2004，11（4）：373 - 374.

［15］闫群，笪宇蓉，贺江萍. 美、英、法、澳全科医生继续医学教育模式的启示 ［J］. 中国高等医学教育，2017，5：24 - 25，28.

［16］Fulford L，Gunn V，Davies G，et al. Near peer integrated teaching for final year medical students ［J］. Perspect Med Educ，2016，5（2）：129 - 132.

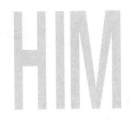

浅析整合医学在肿瘤医学影像学教学中的作用

◎赖少侣，康　巍，钟武宁

整体整合医学（简称整合医学；holistic integrative medicine，HIM）是一个新兴的多学科融合的领域，通过纵横发展达到从宏观把握到微观理解各疾病特点的目的。整合医学模式下的肿瘤医学影像教学，横向上整合基础理论知识，纵向上整合国内外影像顶级专家的影像诊断知识资料库，充分利用计算机辅助诊断系统，整合比较肿瘤影像学结果，形成整合肿瘤影像学，并以此开展对相关人员的培训，以达到全方位地培养影像学专业技术人才的目的。

1　整合医学的内涵

整合医学就是将医学各领域最先进的知识理论和临床各专科最有效的实践经验加以有机整合，并根据社会、环境、心理的现实进行修正、调整，使之成为更加适合人体健康和疾病治疗的新的医学体系。整合医学强调用整体、动态发展、相互联系和既对立又统一的思想和观点进行学习，这种由相关学科构成的教学模块从人员的构成、教学大纲的制订、教学内容的确定以及教学的组织实施等方面都完全打破了原有的学科界限，逐渐为众多医学院校接纳采用。

整合医学模式下的整合肿瘤影像学教学旨在从横向上整合各基础学科的理论知识，并与临床技能操作相联系，将各学科系统进行综合分析，充分利用各种肿瘤治疗指南及 meta 分析结果；并从纵向上整合国内外影像顶级专家的影像诊断知识，形成资料库，医院通过使用医学影像信息系统整合院内患者的影像资料，充分利用计算机辅助诊断系统，整合肿瘤比较影像学结果。整合医学是一个新兴的多学科整合的领域，通过纵横发展达到从宏观把握到微观理解各疾病特点的目的。

2　整合肿瘤影像学教学的特点及临床带教中存在的问题

整合肿瘤影像学是医学中较为特殊的一门学科，影像医学在医学中的地位越来越重要，影像医学是临床医学的"眼"，因此学好这门学科显得越来越重要。现今的肿瘤医学影像学教学工作主要存在如下问题：①基础医学课程安排过少，课程过于枯燥，肿瘤影像专业的学生基础理论比较薄弱，因此不利于从整体上把握肿瘤的发展及特点；②传统的肿瘤影像学授课模式过于单一，跨学科的联系较少，因而不利于从整体上认识肿瘤；③影像专业学生毕业后主要从事医学影像诊断和研究，不和患者直接接触，因而不利于动态评估病情与影像表现的相互关系。而整合医学强调用整体、动态发展、相互联系和既对立又统一的思想和观点进行教学，这恰好是对传统教学的补充，因此对肿瘤影像学的教学及临床具有重要的现实意义。

3　整合医学教育理念对肿瘤医学影像学教学改革的意义

3.1　如何从横向上开展整合医学模式下肿瘤医学影像学教学

医学是一门整体学科，医生面对的患者也是一个整体。在对肿瘤影像专业学生的培养过程中要注意把握课程整体性与序贯性，授课过程中要对有关知识精心组织，形成具有整合性质的专题，分析和阐述肿瘤相关疾病的发病机制、病理基础、临床表现、其他辅助诊断信息、影像诊断及鉴别诊断、治疗及预后等一系列相关问题，进而培养学生的整合分析能力，为今后从事临床工作奠定良好的知识基础。

整合医学有助于促进肿瘤医学影像学教学中的多学科合作。肿瘤的诊断分为四级，一级是临床症状和体征，二级是影像诊断及肿瘤标志物，三级是细胞学诊断，四级是组织病理学诊断。一级和二级诊断是影像学学生必须掌握的知识点。因此在授课过程中需要整体把握肿瘤疾病的各种信息并指导学生进行分析。从多角度讨论理论发现、诊疗方法和预防策略，形成相应的共识和指南，并充分利用各种肿瘤治疗指南及 meta 分析结果。

整合医学是一种显示医生集体力量的表现，在授课过程中不单纯由影像专业的学生参与，可以成立研讨小组，邀请各个学科的学生参与讨论，共同学习与进步，逐步融入整合医学的基本思想。通过多个学科学生的共同讨论可以达到和弥补因现代医生的专科化而导致的缺陷。可以集中大家的智慧和力量，共同解决一个复杂机体由于各种问题的相互交织所出现的复杂问题。

3.2　如何从纵向上开展整合医学模式下肿瘤医学影像学教学

整合医学为医学学术界的交流提供了平台，不仅能够整合国内外影像专家的影像资源，而且可以整合各影像设备的特点并进行合理的优化选择，从而做到真正合理且精准的诊断。

一方面，整合国内外顶级影像专家的影像诊断知识并形成知识库，充分利用互联网资源整合各学科专家擅长的专业领域知识并上传到网站，可以供肿瘤影像学专业的学生进行远程学习；当学生在学习过程中遇见问题也可以将相应的问题上传到网络上请求专家进行远程会诊。目前做得比较好的几个影像网络平台有：罕见病疑难病会诊平台、医影在线、医学影像园、医学影像技术网、丁香园等。

另一方面，院内通过使用医学影像信息系统（picture archiving and communication system，PACS）整合院内患者的影像资料，以方便教学与研究。现在国内外流行的计算机辅助诊断系统（computer aided diagnosis，CAD），就是通过影像学、医学图像处理技术以及其他可能的生理、生化手段，结合计算机的分析计算，辅助影像科医生发现病灶，提高诊断的准确率。

再一方面，整合肿瘤疾病的影像特点及影像设备的优势为临床医生对患者进行个体化诊疗提供了最优的方案。随着影像检查技术的发展，影像设备的不断更新，检查技术的繁杂，往往让临床医生选择起来比较棘手。各种影像检查技术具有各自独特的优势和劣势，针对不同患者同一种疾病的诊断都可能有不同的选择。医生既要考虑患者的经济承受能力，又要考虑疾病的确诊及定位。比较影像学（comparing imaging，CI）即以多种成像设备为手段，以临床实践应用为导向，将疾病的影像检查综合比较，从而采用最有诊断价值的最优先的影像检查方法，为临床医生进行诊疗提供切实依据。现阶段这种教学模式备受国内影像教育专家的青睐。

4 整合医学发展的必然趋势

医学本身既高度整合，又高度分化，而"高度整合"是"高度分化"的精湛汇融，"高度分化"是"高度整合"的精细结晶，二者相辅相成、不可或缺。整合医学本身既是深奥的，同时又是实用性极强的学问。在这个技术日新月异的年代，任何学科的界限都不是一成不变的，它会伴随着医学的蓬勃发展而不断发生变化，只有进行资源和学术的不断整合才能适应时代的发展。

肿瘤医学影像学临床教学要改革创新，必须将专业知识及临床技术与整合医学理念有机整合，才能培养出具有整合思维的优秀影像专业医生。因此，要积极转变思维，大力推进实践，以"育精英，创精品"的大整合观提高临床教学质量。

参考文献

[1] 樊代明. 整合医学初探 [J]. 医学争鸣，2012，3（2）：3-12.

[2] 梅人朗. 美国西余大学医学院的"器官系统综合"课程改革 [J]. 中国高等医学教育，1988，1（1）：56-59.

[3] 樊星，杨志平，樊代明. 整合医学再探 [J]. 医学与哲学（A），2013，34（5）：6-11，27.

[4] 姜慧杰，李大庆，郝雪佳，等. PACS系统在医学影像学实习教学中的应用探讨 [J]. 中国

医学教育技术，2013，27（5）：565 – 567.

［5］王伟胜，骆嘉伟，林红利．医学图像计算机辅助诊断数据平台研究［J］．中国生物医学工程学报，2013，32（1）：105 – 108.

［6］Orsingher LI，Piccinini S，Crisi G．Differences in dynamic susceptibility contrast MR perfusion maps generated by different methods implemented in commercial software［J］．J Comput Assist Tomogr，2014，38（5）：647 – 654.

［7］李丽君，高彦霞，陈尔秀．整合医学发展应始于急诊和重症医学［J］．医学争鸣，2014，5（1）：19 – 21.

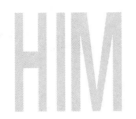

整合医学在耳鼻咽喉头颈外科学教学中的应用与思考

◎查定军，林　颖，韩　宇，陈　俊，邱建华

1　整合医学的内涵

整体整合医学（简称整合医学；holistic integrative medicine，HIM）是一个新兴的多学科融合的医学体系，通过纵横发展达到从微观理解到宏观把握各疾病特点的目的。HIM 是要把各种专业，也包括环境的、心理的，只要是对患者有用的先进知识收集起来，根据疾病发展转归的需要有所取舍，形成新的医学体系。HIM 作为新的理念慢慢进入医学领域，它将包括医学在内的众多领域最先进的知识理论、临床各专科最有效的实践经验分别加以有机整合，以人体全身状况为根本，并根据社会、环境、心理的现状进行修正、调整，使之成为更加有利于人体健康并适合疾病治疗的全新的医学体系。作为一名耳鼻咽喉头颈外科学教师，在临床教学实践中，笔者体会到 HIM 正在引领耳鼻咽喉头颈外科学教学不断发展，带给我们不一样的教学思路。

2　耳鼻咽喉头颈外科学的特点

耳鼻咽喉头颈外科学为临床二级学科，教学内容涵盖耳科学、鼻科学、喉科学、气管食管科学、颈部科学等内容。近几年鼻内镜微创外科、颅底外科学、嗓音医学、耳神经外科学都得到了迅速发展，各亚专科所涉及的领域部位深在、解剖复杂、病种繁多、疾病之间关联度高。

3　耳鼻咽喉头颈外科学目前教学中存在的问题

在以往的教学中只对三维立体的局部解剖及疾病的发生发展变化进行重点讲

解，而忽视了全身其他系统与耳鼻咽喉头颈外科疾病之间的关系。多年以来耳鼻咽喉头颈外科学的教学存在如下几个方面的问题：①课程内容多。需讲授的课程内容多，涉及耳、鼻、咽喉及头颈等多个部分，解剖复杂且部位隐蔽，知识点多，讲授和学习时比较抽象、枯燥。②教学课时数少。耳鼻咽喉头颈外科学是二级学科，但教学时间却仅有约 30 个学时，要在有限的学时内完成重点内容的教学。③感性认识不足。由于课时数的限制，该科教学既往主要以理论教学为主，理论与实践脱节，学生没有见过实物解剖、没有观摩手术的机会。④整合思维缺乏。目前的教学侧重于解剖和临床疾病的联系，往往忽视了疾病和全身其他系统之间的联系以及疾病之间的相互联系，孤立而非整体地学习认识疾病，整合思维欠缺。针对这些问题，很有必要对课程进行相应的改革，开展一些有益的尝试。

4　HIM 思维在耳鼻咽喉头颈外科学教学中的应用

HIM 模式下的耳鼻咽喉头颈外科学教学，纵向上整合基础理论知识，横向上整合耳鼻咽喉头颈外科相关的全身其他系统疾病知识资料库，充分关联整合相关基础及临床医学知识，以达到全方位传授整合型耳鼻咽喉头颈外科专业知识的目的。教学的基本思路就是"以学生为主体，以整合为核心"。教学的成功与否取决于学生的主观能动性，所以教学的理念就是要让学生成为教学的主角，使每个学生的个人潜能得以充分发挥。教学的核心是培养学生的"整合思维"和创新素质，采取整合式教学方法，创设问题意境，让学生带着问题去学习、去思考。教师是学习的促进者和组织者，是教学过程中的配角，以"伙伴"的身份驾驭整个教学过程。

4.1　大班授课"器官化、案例化"

大班理论课教学时，把各系统、器官的解剖及生理放到相应的三级学科中讲解，使解剖、生理的学习更有针对性。授课内容以临床常见病及较难掌握的章节为重点，以"案例教学"的方式进行疾病的讲解。

4.2　"案例教学"以纵向整合为主

"案例教学"的基本思路是以疾病案例为引导，个人自学与适当讲授、案例讨论相整合，完成针对疾病的教学。"案例教学"的主体是学生，对预设问题逐一讨论，要求每个学生针对疾病的解剖基础、病理生理、临床表现及治疗进行纵向整合，抽查发言，教师只做引导和最后总结。

4.3　"特殊案例教学"进行横向整合

对梅尼埃病等与全身其他系统关联度高的特殊疾病按"特殊案例教学"进行，教学中联系临床实际病例，横向整合其他系统关联知识进行授课，培养学生的横向整合思维能力。运用现代化的教学手段，制作高质量的多媒体课件，将非常抽象的关联知识整合后予以形象、直观的表达。

5 融入 HIM 理论的教学取得初步成效

经过近一年来的整合教学实践，成效是明显的。通过对学生的调查，发现学生上理论课时主动参与度增加，学生对耳鼻咽喉专业学习兴趣明显提高，学生掌握耳鼻咽喉专业理论知识和临床实践能力显著增强，主动参与耳鼻咽喉临床课外活动的人数明显增加。本科毕业后愿意报考耳鼻咽喉专业研究生的人数比例逐年递增，提示整合耳鼻咽喉教学在相当大的程度上提高了教学质量。

6 讨 论

樊代明院士强调现代医学亟须整合，整合的结果就是 HIM，就是还"器官为患者""还症状为疾病""从检验到临床""从药师到医师""身心并重""医护并重""中西医并重""防治并重"。近几年来，我国医学高等教育已经进行了一系列的改革与调整，取得了不少成果，但耳鼻咽喉学科的教学却仍是教学课难点，存在着不少问题，如理论课程内容多而临床教学课时数少，学生实践能力差，思想不活跃，缺乏学习兴趣等。

教学改革应该"以人为本"，也就是说教学改革应该本着以学生为主体的方向，学生是整个教学过程中的主角，学生实际掌握的内容和能力也是一切教学内容改革得到落实的最终体现。我们注重培养学生的创新精神和实践能力，促进学生全面发展，按照系统理论，根据已制定的教学改革方案及课程标准逐步进行课程内容的重组、优化，建立以自学、讨论为特色的新的教学体系。

怎样融入 HIM 理念，摸索出一套符合耳鼻咽喉学科特点的教学方案，每一个教师必须深入思考和探讨。学生对专科知识的要求在不断提高，现有教学资源从数量和质量上还很不足。教研室将继续深化教学改革，继续以系统疾病为主线，整合各系统之间的联系，收集更多更好的媒体资源，充实学科资源库，不断探索、优化改革方案，使学生从中得到更大的益处。

耳鼻咽喉科既是一门专业性质相对较强、解剖较为复杂的临床二级学科，又是一门理论性、实践性和应用性很强的学科。随着医学的发展，耳鼻咽喉科的基础理论和诊治水平正在不断深化和扩大。根据目前五年制医学系学生临床课时安排，耳鼻咽喉的临床教学为 30 个学时，因此，如何在有限的学时内让学生对耳鼻咽喉专业有一个较全面的了解，培养学生对耳鼻咽喉专业的兴趣和临床技能，提高学生临床实践能力，是摆在临床教育工作者面前的头等任务。根据以往的教学经验，复杂的耳鼻咽喉解剖、各解剖结构间的抽象联系、解剖与专科疾病之间的联系及专科疾病与全身其他系统之间疾病的联系一直是学生学习的难点。如果理论课过多，不结合临床实践，学生便觉得授课内容空洞，难以理解和消化，甚至疲于听课，没有时间进行知识的扩展和外延。我们依据教材和教学大纲的要求，结合实际，运用整合理念进行教学，在有限的课时内，着重突出重点，选定耳、鼻、咽喉 3 个重点题目重点备课，利用多媒体教学手段，图文并茂，紧扣题意，对重点科目进行横向和纵向整合，在课堂上设定要点和提问点，以声情并茂的方式进行讲解和提问，达到重点学习、整合贯通的效果。

学生在学习耳鼻咽喉专业课阶段临床思维能力还未形成，一般只会理解单一的典型疾病，对稍微复杂的临床疾病及其关联疾病很难理解。运用整合理念进行教学，将教学内容进行调整，使学生们对耳鼻咽喉专业有一个全面的感性认识，为以后进入见习、实习期掌握各种疾病诊治打下基础。因此在有限的理论课教学中，若想让学生更好地学习和掌握疾病，必须要改革现有的教学模式。我们运用整合教学法，比较好地解决了耳鼻咽喉头颈外科学教学中目前存在的一些问题，HIM 教学理念在耳鼻咽喉头颈外科教学中值得进一步推广。总之，教学改革要以人为本，对教育对象要以学生为本，对教学内容要以患者（整体）为本。

参考文献

[1] 樊代明. 整合医学初探 [J]. 医学争鸣，2012，3（2）：3 - 12.

[2] 杜治政. 关于医学整合的几点认识 [J]. 医学与哲学（人文社会医学版），2009，30（4）：3 - 7.

[3] 樊星，杨志平，樊代明. 整合医学再探 [J]. 医学与哲学（A），2013，34（5）：6 - 11，27.

[4] 樊代明. 整合医学纵论 [J]. 医学争鸣，2014，5（5）：1 - 13.

[5] 田勇泉. 耳鼻咽喉头颈外科学 [M]. 北京：人民卫生出版社，2013.

[6] 孔维佳，乐建新，陈建军，等. 高等医学院校耳鼻咽喉科学课程体系及教学内容改革与"通才型"医学人才培养 [J]. 临床耳鼻咽喉科杂志，2004，18（9）：571 - 573.

[7] 仝庆忠，姜胤辉，刘连香. 耳鼻咽喉—头颈外科学教学改革方法初探 [J]. 齐齐哈尔医学院学报，2006，27（6）：732.

[8] 许丽娟. PBL 法在耳鼻咽喉科理论教学中的应用 [J]. 医学信息（下旬刊），2009，1（12）：243.

[9] 刘波. 案例教学法在耳鼻咽喉科临床教学改革中的应用 [J]. 临床和实验医学杂志，2008，7（12）：191 - 192.

[10] 凌斌，邓世文，张艳，等. 以器官系统为中心课程改革的现状 [J]. 中国医药导报，2013，10（20）：131 - 133.

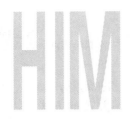

整合药学的背景、内涵和实践路径

——基于药学高等教育的视角

◎蔡志奇，宋粉云

近年来，整体整合药学（简称整合药学；holistic integrative pharmacy，HIP）是整体整合医学（简称整合医学；holistic integrative medicine，HIM）的重要组成部分。它的提出与实践逐渐引起药学高等教育界的关注。它的提出背景是什么？内涵又是什么？药学类高等院校可以在这个领域做些什么？如何去做？这些问题值得我们研究与思考。

1 整合药学的提出背景

整合药学并非无源之水，无本之木，它的提出既有其哲学基础，也与药学发展所面对的形势直接相关。

1.1 整合药学的哲学基础

1.1.1 中国传统哲学的整体观

整体观思想是中国传统文化的核心和精髓。无论是古老的阴阳、五行、八卦和周易理论，还是儒家、道家和佛教文化，都涉及关于整体观的论述。阴阳学说研究阴和阳的内涵及其运动变化规律。五行学说研究五行的概念、特性和五行相生相克的变化规律。八卦学说通过由阳爻、阴爻配合组成的三爻卦研究事物的属性。周易学说通过"一阴一阳之谓道"和"六十四卦"研究世界上的万事万物。这些思想都蕴含着普遍的规律，都可以从辩证的角度看待问题，充分体现了中国传统整体观的特点。儒家和道家的"天人合一"、道家的"一""道"、佛家的"因缘思想"也体现了他们的整体观思想。这种整体观思想在绵延发展的历史过程中，对促进中国社会发展和进步起到了重要作用，其中包括对医学的影响，如中医学的整体观就是中国传统哲学整体观的具体体现和生动实践。

1.1.2 西方哲学的整体论

整体论的思想内核古已有之，如亚里士多德就曾提出"整体大于部分之和"。但是，概念的生成往往落后于思想的萌生和实践的展开。整体论（Holism）这一词最早由斯马茨（Jan Christian Smuts）于1926年提出，20世纪后半叶开始在哲学和科学领域广为流行。整体论的思想内核是关于整体与部分之间关系的一种整体性观念，即：整体具有其组成部分所没有的新奇性质，这些性质是不能依据组分特征加以推导或预测的。整体论的基本思想是在反还原论基础上凝成的。还原论主张真正的存在只有不可再分的、基本的个体或部分；任何理论、概念、术语只有分解为关于基本的个体或部分的描述才有意义，所有未知领域都能从已知领域加以推导；因而真正有前途的科学研究方法是分析的方法。整体论与还原论的对立，核心在于整体与部分关系上两种思维方式的对立。还原论主张将整体还原为部分，将高层次还原为低层次。整体论则强调既要关注部分，更要关注整体，高层次和整体本身具有不可还原性。

1.2 药学发展面对的形势

整合药学的提出是社会和科学发展到一定阶段的产物，具体表现在以下几个方面。

1.2.1 医学面对的形势发生了改变

随着经济社会的发展和人们生活水平的不断提高，人们的健康观念、对健康的要求和生活方式已经发生了显著改变，同时，人类生存的自然环境也发生了巨大变化。医学面对的形势和服务的内容随之发生广泛、深刻、复杂和迅速的转变，主要包括以下几个方面：①从传染性疾病向非传染性疾病转变；②从营养不良向营养过剩所导致的疾病转变；③从器质性疾病向功能性疾病转变；④从受生物影响向受社会影响转变；⑤从年轻性疾病向老年性疾病转变；⑥从单因素疾病向多因素疾病转变；⑦从单器官疾病向多器官疾病转变；⑧从早期疾病向晚期疾病转变；⑨从简单疾病向复杂疾病转变；⑩从疾病治疗向延年益寿转变。医学与药学的关系密不可分，医学面对的形势改变对药学发展具有直接影响。

1.2.2 人类对健康提出了新的需求

传统的健康观是"身体无病即健康"，这仅仅是从生物学的角度看健康。按照世界卫生组织（WHO）的定义，健康是一个人在身体、精神和社会等方面都处于良好的状态。健康是促进人全面发展的必然要求，是经济社会发展的基础条件。实现国民健康长寿，是国家富强、民族振兴的重要标志，也是全国各族人民的共同愿望。2016年10月出台的《"健康中国2030"规划纲要》把国民的身心健康问题上升到了国家战略的高度。

传统药物研发体系和药学教育已经无法满足新的健康需求。例如：传统的药物研发以单一结构、单靶点的化学药为主导，可能导致药物越来越多但发病率却无降低的情况；传统的药学教育更多关注学生科研能力的培养，忽视了人文教育的熏陶；传统药学专业的课程体系结构较为松散，未能发挥协同作用和紧扣人才培养目标。

1.2.3 学科发展趋势对药学发展提出了新的要求

科学技术出现从分析向综合回归的趋势发展。随着人类对客观世界认识的不断深入，以还原论和分解分析为主的方法已经不能满足现实要求，科学技术出现了从分析向整合、局部到整体、结构到功能、静态向动态、简单向复杂的转变。正如路甬祥院士所说："现代科学发展到今天，没有某一门专门学科的研究可以仅靠本门学科单科独进的方式深入下去。"尤其在生命科学领域，多学科相互交叉整合，创建新理论、新技术、新方法认识生命和疾病现象已成热点。如"精准医学"（中国科学家将其定义为：集合现代科技手段与传统医学方法，科学认识人体功能和疾病本质，以最有效、最安全、最经济的医疗服务获取个体和社会健康效益最大化的新型医学范畴）的研究领域广泛涉及医学与工学的结合。因此，无论是学科发展还是人才培养，都应将学科整合作为重要抓手，达到拓宽学术前沿、适应社会重大需求的目的。

2 整合药学的内涵

整合药学是在整合医学的基础上提出的。讨论整合药学的内涵首先需要明确整合医学的概念。

2.1 整合医学的概念

20 世纪 80 年代后期，美国医学界正式提出了互补医学（complementary medicine）的概念，同期成立"美国补充替代医学国家中心"（National Center for Complementary and Alternative Medicine，NCCAM），希望能在现代主流医学体系中加入传统医学的特点，以突破医学发展的瓶颈，达到有效防治各种慢病的目的。1996 年美国整合医学委员会（American Integrative and Holistic Medical Committee）正式建立，带动了整合医学的飞速发展。我国的整合医学理念自 20 世纪 90 年代即有萌芽。2012 年，樊代明院士首次提出整合医学的概念：将医学各领域最先进的理论知识和临床各专科最有效的实践经验分别加以有机整合，并根据社会、环境、心理的现状进行修正、调整，使之成为更加符合、更加适合人体健康和疾病治疗的新医学体系。

2.2 整合药学的概念与定义

目前有关整合药学研究的文献报道极少。在国外，德孚出版社的 *Integrated Pharmacy Research and Practice* 杂志旨在呈现药师实践相关的综合性成果，和本文讨论的"整合药学"有较大区别。在国内，以"整合药学"为关键词，对中国知网文献的篇名进行搜索，未有 1 篇专门针对整合药学进行研究的文献，只有少量文献涉及药学专业课程整合的研究。再以"整合药学"为关键词，对中国知网文献的关键词进行搜索，仅有 1 条题为《整合思维在医院药事管理中的应用研究》（作者：章建华，杨春琳，王红波）的文献，该文献将整合药学作为一种药事管理理念进行医院药事管理研究，与本研究提到的整合药学有一定关系，但不是同一概念。

已有高校开始了整合药学的实践探索。2016 年 10 月广东药科大学成立整合药学学院和整合药学研究院，2017 年 12 月发起成立了中国整合药学联盟，2020 年该校开始出版英文版的整合药学杂志 *Holistic Integrative Pharmacy*。杭州师范大学于 2017 年 7 月成立了整合药学院。

基于整合医学的概念，结合国内高校整合药学的实践情况，可对其概念界定如下：整合药学是在整合医学的基础上提出的，旨在通过药学内部相关学科的整合、药学与现代新兴技术的整合、药学与现代医学的整合、药学与人文的整合，融会药学与各相关学科的知识与方法，打通学科壁垒，构建更加符合社会发展需求的新型药学理论和实践体系，培养更加符合药学发展需要的新型药学人才。

若从整合药学本质属性的角度出发，在提出概念的基础上，可对整合药学进行如下定义：整合药学是以整体观为指导，通过多学科交叉整合，拓宽药学研究领域的一种学科范式。

2.3 整合药学的"四个整合"

整合药学定义中提到四个方面的整合，即"药学内部相关学科的整合""药学与现代新兴技术的整合""药学与临床医学整合""药学与人文整合"，这是整合药学的核心，明确了"谁与谁整合"的问题，反映了整合药学的本质是学科的整合，主要通过交叉学科建设而实现。

2.3.1 药学内部相关学科的整合

"药学"在此包括西药和中药。从专业教育角度看，"内部相关学科"可理解为培养方案中的所有课程，既包括高等数学、物理、英语等基础课，也包括药理学、药物化学、药物分析等专业课。课程之间的整合指任何一门课程都应有明确定位，能合理说明其在专业课程体系中的地位和作用，教学内容能围绕专业培养目标和培养规格，由任课教师与专业负责人、专业课教师共同商讨后制订。如高等数学的课程，其教学内容应紧扣药学专业课教学需要，与其他专业应有所区别。从科研的角度看，应着力推动药学相关学科的交叉整合。如中药研发、中药质量控制，需要充分利用现代科学技术和方法，推进中医药现代化。

2.3.2 药学与现代新兴技术的整合

现代新兴技术的出现为药学发展拓展了新的空间。药学与大数据、云计算、人工智能和 3D 打印等现代技术的整合，可打造药学研发新平台。如药学与云计算技术的整合可用于药品二维码的防伪溯源查询；新药研发过程中运用人工智能技术可缩小筛选潜在药物分子的范围，节省测试的时间和成本。张伯礼院士在"2017 中国整合医学大会"的讲话中指出："将中医药原创思维与现代科技整合，将产生原创性成果，将开拓新的研究领域，将引领世界生命科学的发展。"

2.3.3　药学与现代医学的整合

药学与现代医学的整合包括多方面的内容。学科建设上，临床药学学科是药学与临床医学紧密整合的直接体现。它是以提高临床用药质量为目的，以药物与机体相互作用为核心，重点研究药物临床合理应用方法的综合性应用技术学科。临床药学将药学的工作重点从提供药品转向药品的临床应用质量，即把传统的药学重点由"药"转向"人"。科研方法上，及时引进、消化、吸收现代医学思路与方法，对药学的发展具有重要意义。刘昌孝院士基于"精准医学"的内涵，提出"精准药学"的概念，阐述了药物研发和临床用药两个方面的科学问题：一是从靶点验证与治疗适应证关联、新药来源优化确认、临床前与临床试验关联、产品设计与产业化等全过程精准监管，达到药物精准研发的目的，提供精准的、安全有效的信息，达到安全有效的目的；二是实现临床精准用药，对特定患者、特定疾病进行正确的诊断，在正确的时间给予正确的药物，使用正确剂量，达到个体化精准治疗的目的。

2.3.4　药学与人文的整合

科学的发展极大地促进了药学的发展，但如果一切都按照科学的范式来研究药学，则会导致药学研究失去人的本性。科学技术是一把双刃剑，缺乏人文导向的科学技术，要么毫无价值，要么就给人类带来灾难。在中国医学发展的早期，人们就意识到医学应该至少由两部分组成：其一是医术；其二是医德。《黄帝内经》在很多篇章中明确提出这一主张。甚至在很多医家看来，医德远比医术重要。药学工作者同样要有"药德"。人文素养是"药德"形成的重要保障。传统药学教育主要强调学生科研能力的培养，人文教育相对缺失，学生人文素养不足，主要表现在：人文认知模糊，人文知识不足；思维模式单一，创新意识不强；道德修养不高，价值观念浅薄。这将导致他们缺乏正确的价值判断和道德选择，也影响创新素质的养成。近年来出现的"齐二药""毒乌头碱""葛兰素史克"等重大医药违规事件就折射出人文教育缺失的问题。

因此，开展整合药学研究，培养整合药学人才是推进药物创新、提高药物疗效的需要，是促进临床合理用药的需要。推进健康中国建设需要整合药学，它能为人民的美好生活提供健康保障。

3　整合药学的实践路径

整合药学的提出为药学类高校带来了新的办学空间。高校可结合自身办学基础、办学优势与特色，从人才培养体系和学科体系的建设中寻找支点，推动整合药学的发展。

3.1　整合药学的机构建设

可成立整合药学联盟、整合药学研究院、整合药学学院等实体机构，为整合药学提供组织机构保障。如2016年10月广东药科大学成立整合药学学院和整合药学研究院，2017年9月招收了第一届整合药学创新班，开展整合药学人才培养的实践探索。2017年12月，该校发起成立了中国工程院整合医学发展战略研究院旗下的中国整合药学联盟，首届理事单位共包括高校、科研院所、企业、行业协会等160余家单位。联盟的成立旨在贯彻落实健康中国战略，整合国内外优势资源，培养具有国际化视野、富有人文精神和创新能力的整合药学人才，促进最前沿药学知识和最有效的实践经验在新药研发中的转化应用，加快更多具有自主知识产权的"中国智造"创新药物的产业化，建立整合药学大数据，探索具有新时代特征的整合药学发展之路。

3.2 整合药学的人才培养体系建设

3.2.1 整合药学课程模块，改革教学内容

在原有药学专业课程设置的基础上，整合专业基础课和专业课，设置药学基础、药物制造、药物评价、医学综合、医学创新等模块，其中，药学基础模块涵盖无机化学、有机化学、分析化学、仪器分析、波谱解析、物理化学等；药物制造模块涵盖药物化学、天然药物化学、生药学、药剂学、制药设备等；药物评价模块涵盖药物分析、药理学、生物药剂与药代动力学等；医学综合模块涵盖人体形态功能学（含解剖、生理、病理）、基因分子细胞生物学、病原微生物免疫学、临床疾病概论等；医药创新模块涵盖药物信息学、药物基因组学、代谢组学、网络药理学、计算生物学等。模块与模块之间，课程与课程之间相互关联、相互支撑。教学内容围绕人才培养目标和培养规格而展开。如药学制造模块，可在理论讲授的基础上，设计并合成数个新实体化合物，模拟新药研发的6个阶段（临床前研究—IND申请—临床试验—NDA申请—FDA审批—新药上市和Ⅳ期临床试验），要求学生撰写完整的报告。

3.2.2 加强顶层设计，强化人文教育

从顶层设计入手，构建贯穿大学教育全过程的人文教育体系。在通识教育阶段（指一、二年级），从培养"全面发展的人"的目标出发，合理设置通识教育课程，注重引入医学、药学相关的人文教育内容，可把《医学与人文》《医学伦理学》作为整合药学专业（专业方向）的必修课。艺术教育亦是人文教育的主要渠道，可开设《医学美学》《药学美学》等课程。在专业教育阶段（指三、四年级），注重人文教育与专业教育的结合。可把药学发展过程中有关人文教育的元素引入教学内容，如药物临床试验阶段的伦理问题等。同时，应注重校园文化人文教育功能的发挥，如围绕医学、药学与人文的主题，开展系列讲座和活动，强化学生人文素质的培养。

3.2.3 构建完善的培养管理机制，提高教学质量

学生选拔方面，制定遴选办法，从医药学类专业中选拔学生进入整合药学创新班（整合药学尚未列入国家本科专业目录，成立整合药学创新班，授予学生药

学学士学位的方式是目前培养整合药学人才的主要途径）。学生培养方面，为学生提供系统、规范的新药研发和创新教育，包括安排学生参与教师课题组、要求学生定期撰写科研综述、为学生提供国内外学习交流的机会等，强化学生思维方式和科研能力的培养。学生管理方面，实施导师制，为每位学生配备学术导师，加强学生专业思想教育，指导学生开展科研活动。

3.3 整合药学科研体系建设

科研工作体系的建设较为复杂，在此针对整合药学重点提两个方面。

3.3.1 打造新药研发的协同创新体系

从资源整合的角度出发，打造新药研发的新体系是整合药学科研工作开展的重要保障。可在成立整合药学研究院的基础上，设立药学发展战略研究中心、院士工作站、大数据信息处理中心、多组学关键技术平台、成果转化中心等部门，协同药物分析中心、实验动物中心等机构，建立新药研发的协同创新体系。在此基础上，加强整合药学的理论研究，加强科研团队和科研项目建设，不断拓展整合药学研究的新领域。

3.3.2 加强药工结合的学科与项目建设

药学可与多种学科相整合，但其中药学与工学的整合特别值得关注。如分子生物学、材料科学等交叉学科的迅速发展和药物作用的新靶点不断被发现，为新型给药系统、制剂新工艺等药剂学基础和应用研究以及药用辅料、药品包装材料的开发拓展了巨大空间。又如药物动力学模型是寻找新药过程中的重要工具，而现代药学与数学、计算机等学科的整合大大丰富和细化了药动学模型的种类。值得强调的是，药学与工学的整合正是药学类高校"新工科"建设工作的重点。

整合药学是药学发展的重要方向，与其他成熟的理论相比，它的各项工作刚刚起步，有待药学高等教育工作者在实践中不断探索和完善。

参考文献

[1] 蔺彩娜. 中国传统哲学整体观及其当代价值 [D]. 哈尔滨：哈尔滨工业大学，2012.

[2] 王秋安. 中国传统哲学整体观在中医学中的运用 [J]. 中医学报，2016，31（7）：995－997.

[3] 黄前程. 整体论概念的梳理与整合 [J]. 长沙理工大学学报（社会科学版），2013，5：61－65.

[4] 高新民，张钰. 整体论及其在哲学中的发展 [J]. 世界哲学，2014，3：32－40.

[5] 刘明海. 还原论研究 [M]. 北京：中国社会科学出版社，2012：18.

[6] 樊代明. HIM，医学发展新时代的必由之路 [J]. 医学争鸣，2017，8（3）：1－19.

[7] 路甬祥. 学科交叉与交叉科学的意义 [J]. 中国科学院院刊，2005，1：58－60.

[8] 蔡志奇. 高校构建"药工融合"学科体系的基础研究 [J]. 药学教育，2017，33（1）：5－11.

[9] 李勇，修燕，梁敏，等. 整合医学研究进展与趋势分析 [J]. 医学与哲学（A），2016，

37 (12): 16 – 18, 72.

[10] 蒋学华, 李喜西, 曾仁杰, 等. 临床药学学科与学科的可持续发展 [J]. 中国药房, 2008, 19 (13): 965 – 968.

[11] 刘昌孝. 精准药学: 从转化医学到精准医学探讨新药发展 [J]. 药物评价研究, 2016, 39 (1): 1 – 18.

[12] 李晓强. 从医学体系的形成和变迁看整合医学 [J]. 医学争鸣, 2016, 7 (2): 26 – 30.

[13] 张裕强, 曹合社. 药学类大学生人文素质培养现状及路径研究 [J]. 药学教育, 2016, 32 (4): 30 – 33.

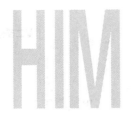

对整合药学的几点认识

◎蔡志奇

整体整合药学（简称整合药学；holistic integrative pharmacy，HIP）是近年来在整体整合医学（简称整合医学；holistic integrative medicine，HIM）的基础上提出的。有关整合药学的概念、提出的基础和如何发展等问题学术界仍在探索和讨论，也有学者对药学与其他学科能否实现整合持怀疑态度。本文主要从学科发展和科学发展的视角对这些问题进行阐述和分析。

1 整合药学的概念

讨论整合药学的概念，首先需要厘清跨学科研究、交叉学科和整合这三者的定义和关系。

1.1 跨学科研究

美国学者艾伦·雷普克（Allen F. Repko）基于对跨学科研究 5 个权威定义共同要素的分析，对跨学科研究给了如下定义：跨学科研究是回答问题、解决问题或处理问题的进程，这些问题太宽泛、太复杂，靠单门学科不足以解决；它以学科为依托，以整合其见解、构建更全面认识为目的。学科之间的相互关系有多学科、跨学科和超学科三个层次。多学科是最低层次，是指在解决问题的过程中，从两门或两门以上学科或知识领域中获得信息，但不涉及任何实际上的学科互相作用，没有改变或丰富各相关学科知识；跨学科是第二层次，指各学科间的合作或同学科间各部分的合作导致了相互作用；超学科是第三层次，它不仅包括专门研究项目之间相互作用和相互补充，而且还将把这些关系统统置于一个已经不存在固定学科界限的系统之中。

1.2 交叉学科

有关交叉学科没有统一的定义，但大致可以分成两类，一类指向过程，即跨学科研究活动，另一类指向结果，即产生新的交叉学科（或交叉学科群）。在本研究中，交叉学科是指后者。钱学森认为，交叉科学是指在自然科学和社会科学相互交叉地带上生长出来的一系列新学科；刘仲林认为，交叉学科广义上既包括自然科学、社会科学、技术科学等学科门类间相互交叉形成的学科，也包括各大门类内部各学科交叉形成的学科，狭义上则只包括各学科门类间形成的交叉学科。尽管定义各不相同，但从中可以看出交叉学科的共同特点：不是某门学科的特定现象，而是在一定条件下，由两门或以上的学科或领域彼此交叉渗透、相互结合形成；一旦形成，不再单纯属于原有的某一母学科，而是打破原有学科系统的一个新的学科群。交叉学科与跨学科研究关系密切，但并非完全等同。跨学科研究是交叉学科的缘起，交叉学科则更强调学科性，是一系列具有跨学科特点的学科的总称。

1.3　整　合

本研究将整合放在跨学科研究和交叉学科的语境下进行讨论。整合的英语单词 integration 可以上溯到拉丁词 integrare，意思是"成为整体"，作为动词，integrate 意思为"整合或融为一个功能性整体"。整合是跨学科研究进程和交叉学科的中心。整合是进程而不是活动，进程是指朝向特定的结果逐渐变化，活动则是一种行为，不涉及实现某个目标。整合的结果是产生更为全面的新认识。至此，可将跨学科研究、交叉学科、整合的关系用图 1 进行表示。

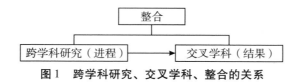

图 1　跨学科研究、交叉学科、整合的关系

1.4　整合药学

基于上述讨论，结合医学和药学发展新形势的研究，可对整合药学的概念界定如下：整合药学旨在通过药学内部相关学科的整合、药学与现代新兴技术的整合、药学与现代医学的整合、药学与人文的整合，融会药学与各相关学科的知识与方法，打通学科壁垒，构建更加符合社会发展需求的新型药学理论和实践体系，培养更加符合药学发展需要的新型药学人才。此处所提的"四个整合"均指学科之间的整合，具体释义笔者曾在《医学争鸣》杂志上进行过讨论，此处不再赘述。

2　整合药学的提出基础

整合药学并非凭空出现的事物，它有着被提出的基础。这种基础是在历史长河中的知识生产、科学实践和社会需求的变化过程中所产生的。

2.1　跨学科研究和教育的驱动力

跨学科研究和教育的驱动力主要包括四个方面：自然与社会的内在复杂性、

探究不囿于单门学科问题的渴望、解决社会问题的需要、创造革命性见解和再生型技术的需要。对整合药学而言，跨学科研究和教育是"整合"的进程，也是"整合"的抓手。跨学科研究和教育的驱动力放在整合药学的语境下，则转换为："医学面对的形势和服务的内容发生广泛、深刻、复杂和迅速的转变""药学的发展需要推动它与医学、人文科学、现代新兴科技交叉整合""人类对健康的需求不断提高""药学的发展要求培养具有整合思维和创新能力的研究人员"，等等。

2.2　知识生产模式的演变

英国学者迈克尔·吉本斯（Michael Gibbons）等将知识生产分为两种模式，在"模式1"中，知识生产主要在一种学科的、主要是认知的语境中进行；在"模式2"中，知识的处理是在一种应用的情境中进行，是跨学科性的。美国学者埃利亚斯·G·卡拉雅尼斯（Elias G. Carayannis）等在对"模式1"和"模式2"知识生产系统拓展的基础上，提出知识生产的"模式3"，该模式是一个多层次、多形态、多节点、多主体和多边互动的知识创新系统，其核心概念是知识集群，强调突破各单一学科固有知识边界，形成多层次、多维度、集群式的网状知识群，要求改变多学科硬式拼接和叠加的学科融合办法，促成学科柔性会聚。"整合药学"体现的是"模式2"和"模式3"的特点，同时强调从"模式2"逐渐走向"模式3"，它对医学和药学的创新发展和人才培养具有重要作用。例如在个体患者的诊疗决策支持方面，对医学大数据进行数据挖掘，是将个体化医疗提升至精准医疗的必由之路。

2.3　学科发展的脉络

亚里士多德是第一个把知识划分成学科的人。他对不同学术科目建立了明确的分类体系，顶端是神学、数学、物理学等理论学科，中间是伦理学和政治学等实用性学科，底层是美术、诗学和工程学等创造性学科。为了整合这些学科，亚里士多德将哲学作为总的研究领域置于分类体系的顶端，作为聚拢所有不同学问分支的手段。12世纪前后，大学开始出现，13~18世纪期间，大学生往往要学习三科（逻辑、语法、修辞）和四艺（算术、几何、天文、音乐），作为职业的基础和预备，然后继续攻读神学、医学或法学。学科（discipline）由古罗马的disciplina引入，用于因感知性需求而将教育与特定经济、政治和基督教会目的联系起来的职业。17世纪末和18世纪启蒙运动和科学革命促进了学科进一步专业化，18世纪末和19世纪初，通过吸收写作、分级和考试，学科巩固了对教学知识的掌控。19世纪末到20世纪初，学术科目与现代学科概念已经形成，学科划分越来越细。

科学技术的发展，一方面直接导致了科学学科越分越细，另一方面学科间相互渗透、互相交叉、互相联系与协作日益广泛和深入，尤其是自然科学形成了一个有机联系的整体，任何学科的分支都是科学整体的一个不可缺少的部分。到20世纪上半期，科学已形成一个多层次的立体网状结构，系统论、控制论、信息论的提出，就是 20 世纪上半期科学由分化走向整体化发展的重要标志，它们揭示了自然界、社会和人类思维等领域中多现象的统一性，显示了现代科学技术发展的整体性趋势。1979 年，在美国，以纽厄尔（William H. Newel）为首的 50 位跨学科研究者决定，要有自己的专业组织和刊物，并成立了整合研究协会（Association for Integative Studies，AIS），其宗旨是研究跨学科方法论、理论、课程和管理，1982 年，AIS 创办了同行评审杂志《整合研究议题》（*Issues in Integrative Studies*）。总体而言，学科经过了从混沌一体走向不断细分，然后再走向交叉会聚的历程，走向交叉会聚的历程为整合药学的提出奠定了基础。

2.4　方法论的演变

20 世纪初起，科学开始从简单性向复杂性转变，走向复杂性科学。复杂性科学的发展历程可划分为系统论时期和复杂性时期。

在复杂性科学的发展过程中，产生了一系列理论，其中整体论、系统论、协同论、复杂性适应论不仅促进了跨学科研究的发展，也为整合药学的提出奠定了基础。整体论最早是由英国在南非的统治者斯马茨（Jan Christian Smuts）提出的。整体论的思想内核是关于整体与部分之间关系的一种整体性观念，即：整体具有其组成部分所没有的新奇性质，这些性质是不能依据组分特征加以推导或预测的。整体论则强调既要关注部分，更要关注整体，高层次和整体本身具有不可还原性。系统论是由俄罗斯科学家波格丹诺夫提出的。系统论提出了"整体不可分性"的"有机论"和"整体论"原则，主张自然界是一个系统整体，具有整体的形态和演化过程；系统内部诸要素之间及其与环境之间存在着相互作用的关系；系统具有层次性、动态性的特点。协同论由德国学者赫尔曼·哈肯（Hermann Haken）首次提出。协同论认为，远离平衡的开放系统通过其内部诸要素的竞争与协同作用，可以从无序走向有序或从有序走向无序。复杂性适应论认为，复杂性适应系统是宇宙系统中相对独立存在又相互联系和作用的特殊系统，具有突现、集体行为、自发组织、混沌边缘等特征。上述理论虽各不相同，但具有共同特点，即强调事物的系统性、整体性而不以割裂的眼光来看待事物，它们的理论内涵为药学的发展提供了全新的视角，为整合药学的提出奠定了基础。

3　发展整合药学的几个重要问题

3.1　认识的维度：正确看待学科的"整合"

药学与相关学科之间是否能够实现整合是目前整合药学是否应该被提出的争论焦点。这一争论与学科之间能否实现整合的争论相比，背后的原因基本一致。

艾伦·雷普克对学科之间能否整合专门进行了讨论。他梳理了反对者的主要观点，即学科碎片化、不同学科的认识论隔阂、不同学科的矛盾视野和意识形态等因素会导致学科概念无法比较、分析单位不统一、无法形成学科间交流所需的词汇、存在多种不相容或整合程度不同的结果等。同时，还有人认为整合将影响竞争性理论的形成，而竞争性理论又是有意义的。在此基础上，艾伦·雷普克基于认知心理学家赫伯特·H·克拉克（Herber H. Clark）的共识理论和认知心理学家莱纳·布罗姆（Rainer Bromme）的认知交叉学科理论，论证并得出了学科间的共识是能够形成的且由此可以产生整合的结果——更全面地认识这一结论。同时，他还从"能够证实实现整合的技术为特征的 IRP 新模式""将整合视为交叉学科主要方法出版物数量的增加""重要跨学科和超学科组织关于整合中心论的主张"等方面，进一步证实了学科之间可以实现整合。迈克尔·吉本斯也认为：只有研究建立在共同的理论基础上，并伴随着对学科认识论的相互阐释之上，跨学科才可能出现。

部分学者否认或怀疑药学与相关学科能够实现整合，原因主要在于他们认为学科碎片化会导致学科之间无法形成共识。笔者认为，艾伦·雷普克和迈克尔·吉本斯的论述有力地证实了"整合药学"的合理性和必要性。

3.2 学科建设的维度：重视交叉学科建设

打破学科壁垒，建设跨学科平台、团队，完善学科管理机制是推进跨学科研究和交叉学科建设的重要保障。整合药学的发展要求高校对交叉学科建设进行系统化落实。需要注意的是，不少高校在跨学科领域往往把交叉学科视为一种趋势，而不是真正的变革，结果就以零敲碎打的方式进行跨学科工作，而不是彻头彻尾的改革。甚至有的高校的一些学科为了学科组织的眼前利益，在学科与学科之间筑起无形的墙，在学校内部形成一个个"学科孤岛"，而不是日益茂盛的交叉融合发展的学科生态。高校应通过建立鼓励变革机制、完善学科资源分配机制、优化学科评价机制等措施，冲破狭隘的利益藩篱，推动学科交叉，促进药学跨学科研究与教育的探索和实践，推进整合药学的发展。

3.3 人才培养的维度：以教育理念引领教学实践

教育理念是指以社会与教育实践为基础，渗透着主体的教育价值取向，反映着主体对教育"应然状态"的追求，从教育本质和教育发展的外在条件出发，综合教育促进人的发展的终极目的和社会条件变化的倾向所得出的一种特殊的理性认识。研究表明，考察世界范围内过去数百年科学中心、高等教育中心和哲学中心的转移现象，可以发现科学中心和高等教育中心的转移为"哲学超前期"所引领，作为理性认识的教育理念对高等教育发展同样具有引领作用，如新人文主义思潮影响了德国高等教育发展，又如实用主义、康奈尔计划、威斯康星思想、社区教育理念促进了美国高等教育的崛起。在人才培养的维度，将整合药学视为一种教育理念并付诸人才培养的实践，将对药学教育的创新发展发挥重要的引领作用。

最后，需要强调的是，整合药学尚处于起步阶段，相关研究仍在进行中。现阶段的整合药学正如迈克尔·吉本斯描述知识生产的跨学科模式本质时所指出的，是一种"暂时性的布局、具有高度可变性"，尚未形成成熟的交叉学科（或交叉学科群），它的发展有赖于广大科研工作者和教育工作者的共同努力。

参考文献

[1] 樊代明．整合医学初探［J］．医学争鸣，2012，3（2）：3-12．

[2] ［美］艾伦·雷普克．如何进行跨学科研究［M］．傅存良，译．北京：北京大学出版社，2016：17，34-43，53，258-268，．

[3] 魏巍．跨学科研究——评价方法与资助对策［D］．合肥：中国科学技术大学，2011：24．

[4] 刘大椿．中国高校哲学社会科学发展报告：1978—2008［M］//交叉学科．桂林：广西师范大学出版社，2008：14-16．

[5] 蔡志奇，宋粉云．整合药学的背景、内涵和实践路径——基于药学高等教育的视角［J］．医学争鸣，2019，10（1）：7-11．

[6] ［英］迈克尔·吉本斯，卡米耶·利摩日，黑尔佳·诺沃提尼，等．知识生产的新模式：当代社会科学与研究的动力学［M］．陈洪捷，沈文钦，秦琳，等译．北京：北京大学出版社，2011：1-8，25．

[7] 侯佛钢，张学敏．地方高校跨学科复合应用型人才培养的学科集群探究［J］．清华大学教育研究，2018，39（3）：99-104．

[8] 弓孟春，陆亮．医学大数据研究进展及应用前景［J］．医学信息学杂志，2016，37（2）：13-19．

[9] 贺国庆，王保星，朱文富，等．外国高等教育史［M］．2版．北京：人民教育出版社，2006：328．

[10] 刘劲杨．哲学视野中的复杂性［M］．长沙：湖南科学技术出版社，2008：24-30．

[11] 黄前程．整体论概念的梳理与整合［J］．长沙理工大学学报（社会科学版），2013，28（5）：61-65．

[12] 郭贵春．自然辩证法概论［M］．北京：高等教育出版社，2013：47-48．

[13] 瞿振元．知识生产视角下的学科建设［J］．中国高教研究，2019，9：7-11．

[14] 刘献君，李培根．教育理念创新与建设高等教育强国［M］．北京：高等教育出版社，2016：24-32．

第三部分
临床应用

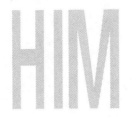

导　论

　　整体整合医学（简称整合医学；holistic integrative medicine，HIM）在实际工作中是否可行，最有说服力的就是临床应用。只有经过临床应用后行得通的理论才能再次指导临床实践，所谓"实践是检验真理的唯一标准"。同样，只有用整合医学思维来指导临床实践，才能更好地服务患者，实现医学的应有价值。

　　为了全面展示整合医学在临床上的应用研究成果，将一些好的经验和做法提供给大家学习讨论，我们在此将临床应用部分作为一个重点予以介绍。经过精心挑选，本部分共收录了相关论文 55 篇，内容涵盖心理学、药学、中医学、康复医学、急诊医学、内科学、肿瘤学、老年病学、妇产科学、眼科学、口腔医学、护理学等方面，系统阐释了整合医学思想在各个学科的具体应用。各篇文章主题突出，有分析有讨论，有思考有启示，其内容丰富，值得临床工作者后续开展整合医学研究时参考和借鉴。

　　临床指南是否必须遵照执行，值得临床工作者研究和探讨。王莉教授在《从临床指南在实践中的困境看整合医学理念的重要性》一文中对临床指南的证据来源、制订和推行、可行性与现实差距、评估与修订进行了详细深入的论述，指出临床指南的制订与推行、医生的执行与评估、患者的理解与选择，都要考虑到医学的复杂性。因此，她认为，要用整合医学思想来指导临床指南的制订和实施。精准医疗与人工智能是时下热门话题，其整合中隐私伦理问题如何解决，王强芬教授在《精准医疗与人工智能整合中的隐私伦理问题探究》一文中，从把控数据使用的度、推崇隐私保护的整体性和及时调治捍卫隐私策略三个方面进行了探究和回答。李逢战博士以《森田心理疗法如何更好地服务国人》为题撰文发表观点，他在实践中践行"博采众长、扬长避短、不拘形式、与时俱进"的整合医学诊疗思路，帮助更多来访者走出困境。"医药分家"如何整合，王正银执业药师列举了青霉素应用案例，以医院、药房、法院三个不同场景有关青霉素事件以及中国、英国、美国三个不同国家青霉素使用现状为依据，探讨了医药分家的是与非，继而从防范药物不良反应层面提出了医药整合思路。

中医是中华民族之瑰宝，整体观是其重要优势，而整合医学理念的核心要义之一就是中医学的整体观。那么，中医学也需要整合吗？余泆川副教授在《浅论中医学的整合医学特征》一文中系统阐述了整合医学与中医学的关系，以及中医学理论与实践中的整合医学特征，认为中医学强调的对从业者综合素质的培养和注重心身关系与整合医学将医学视作科学、社会学、人学的整合观点不谋而合，并指出中医学必须从医学从业者的知识、素养、学科背景，脏腑及器官系统，症状间的联系，检验、诊断与治疗，医与药，"毒"与"效"，身心之间的联系以及不同医学体系分别加以整合，实现中医学的全面发展。付兴博士则认为中医理论需要在唯物辩证法的指引下不断完善、发展，在与西医整合的道路上以高层次理论之间的交集不断扩大，进而融会贯通，汇合为一体，共同担负起维护人类健康和生命的使命。蒋术一博士在《血容量增减环的存在与"阳有余阴不足"论的吻合》一文中对中医理论"阳有余阴不足"进行解读，试图将现代医学与之相整合，以生理解剖实证对该理论赋予现代科学诠释。

中西医如何整合是众多学者讨论的热门话题，无论是中医学者，还是西医学者，都在进行广泛而深入的研究。吴寒斌、张玲、唐汉庆、段为钢、毕礼明、鲍丽颖、纪晓栋、于超、张迪生、赵鹏飞、唐旭、庄彩薇、蔡振刚、李琦等各路专家学者从中西医哲学思维模式、文化竞争视域、文化人类学、追求真和理、共同语言、生物化学、疗效结合、高血压病辨治、类风湿关节炎研究困境、过敏性疾病及自身免疫性疾病的共性、中药的起源及其哲学与医学特征、砷剂治疗白血病、基于耗散结构下的乳腺癌治疗、参照系等不同角度对中西医如何整合进行了针对性的讨论和分析，指出了可行的方法与途径，提出了中肯的建议及对策。刘宏艳、黄锦等学者回顾了陈可冀院士和陈香美院士团队利用中西医诊疗的整合医学思想对冠心病和 IgA 肾病诊疗开展的系列研究工作，探讨并发现其中蕴含的中西医整合方面的优势，为整合后的中西医更好地指导今后临床实践提供思路、方法和经验。周勇在《从中西医结合角度探讨整合医学》一文中进一步分析了东西方医学共融的趋势及中西医理论整合路径，指出中西医整合应从认识论及方法论寻找突破口。曾富玲等作者认为中西医整合应寻找各自的嵌合点，实现优势互补。别玉龙博士回顾中西医结合发展历史并总结经验教训，给我们带来了整合医学对中西医结合未来发展的启示。

专科疾病实施整合诊疗，其效果能够立竿见影。刘倩博士等在《从整合医学角度看幽门螺杆菌感染的治疗策略》一文中从幽门螺杆菌（*Helicobacter pylori*，Hp）感染防治面临的问题出发，提出整合医学对 Hp 的防治具有重要意义，并指出无论是控制 Hp 传播，还是取得良好临床效果，均非某一单方面力量可及，应整合预防、治疗、社会、环境等多方面优势。李渊等作者在《整合医学对淋巴瘤样丘疹病分型及治疗的探讨》一文中，通过回顾淋巴瘤样丘疹病的文献，归纳总结出目前最新的组织病理学分类、对临床预后具有影响的基因，以及可以用来靶向治疗的分子，在整合医学思想的指导下探索可实现的、易于操作的诊治流程。任雁林从一例不孕症病案规范但"败笔"的手术出发，反向思维，分析原因，提出只有引入整合医学理念，才能解决当下临床诊治的突出矛盾。临床应用牵涉到方方面面，本部分内容还对心血管病、老年痴呆病、生殖内分泌病、盆腔病、眼底病、口腔疾病等多种临床科室疾病实施多学科整合、整合多种考量因素的整合医学理念分别进行了阐述，可谓是医学全方位的整合。

整合医学的发展应始于急诊医学和重症医学，这是李丽君等作者从临床案例出发，基于整合医学理念基础之上提出的、利于危急重症医学发展的重要学术观点。她认为，危急重症医学的整合是在疾病的危重期将最先进的理论知识和最先进的诊疗措施有机、科学地整合。马雪博士等在《整合医学和急诊医学的内在关系及其价值分析》一文中也提出整合医学源于急诊医学，在串联式、并联式、交联式并存的多元化关系中，急诊医生需要整体性的医学架构知识体系及与时俱进的医疗技能。

总之，临床上各个学科之间不是孤立的、分割的，其内在往往有着紧密而深入的联系，有时某一学科的疾病牵涉到其他许多学科，要想达到快速救治的效果，无论是内科、外科或是专科，也无论是中医、西医或是中西医，都需要加以整合，用整合医学思想指导临床工作实践，最终达到更好地服务于人类健康的目的。

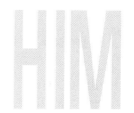

从临床指南在实践中的困境看整合医学理念的重要性

◎王　莉，冯　静

近几年来，国内的临床指南制订和修订如雨后春笋，层出不穷。临床医生在尽力研读指南的同时也尽量遵照执行，但是在实践过程中发现了不少问题。

1　临床指南的证据来源

我国颁布的多数临床指南均是参考欧洲、北美洲（美国、加拿大）和大洋洲（澳大利亚）等最新发布的相关指南以及 Cochrane 图书馆、PubMed 数据库收录的相关循证医学证据，并结合我国国情和临床经验而制订。临床指南标出的循证证据可分为五个等级。Ⅰ级：证据来自至少一个高质量随机对照研究或说服力强的系统综述，或基于同质性很好的随机对照研究进行的荟萃分析；Ⅱ级：证据来自设计良好的非随机对照试验；Ⅲ级：证据来自设计良好的队列或病例对照研究；Ⅳ级：证据来自不同时间或地点，有干预或无干预的研究，或没有对照的研究；Ⅴ级：基于临床经验、描述性研究、病例报告或专家委员会报告。根据证据等级，指南作出推荐强度分级。A 级：适合推荐临床应用（基于良好的、一致的科学证据）；B 级：较适合推荐临床应用（基于有限的、不一致的科学证据）；C 级：临床可以参考（基于专家意见或共识）。

以上几乎是每个临床指南制订时的规则，但我国的临床指南来自本国的证据很少，国内的临床研究有待规范，虽然近几年越来越被重视，但在应用于临床指南这方面还有很长的路要走。中国人的体质、疾病谱、文化习俗、自然环境等各不相同，临床指南制订中理应给予相应考虑。

临床指南需要咬文嚼字地应用，清晰明确其在临床实践和医疗纠纷的处理中有很重要的价值。例如，《早产临床诊断与治疗指南（2014）》中根据证据级别提出的"推荐""不推荐""尚无证据支持"应如何理解呢?"推荐"的中文释义为把好的人或事物向人或组织介绍,希望被任用或接受。可不按照推荐去做,或个体化治疗与推荐不符时应该怎么办? "不推荐"是反对,还是不推荐也不反对,"尚无证据支持"。既然没证据,为何还要在指南里提出,又指向何方,让人无所适从。

循证证据的获得受到了研究者和资助者的影响。例如,药物相关的大样本、多中心的临床研究经常由药厂提出申请或资助,而老药、廉价药则难以获得资助进行研究,况且老药的评价性研究创新性不够,不易引起研究者的重视,因此也不易被发表。罕见病由于受到病例来源、诊治经验等原因的影响,也难以获得高级别的证据。

2 临床指南的制订和推行

广义的临床指南包括由政府部门制定的行业规范,由各种学会制订的指南、专家共识,还有协会、协作组等组织撰写的建议、解读等,不一而足。除了行业规范由政府监管外,其余指南的制订没有监管,各种组织争相出台各种指南,划定地盘,但跨学科、跨专业的合作较少。由于制订者专业知识有限或偏好,单一群体的指南制订者更容易产生选择偏倚。例如,专家们掌握更多的新理念和新证据,喜好新疗法和新药,却往往忽略基层医院的可获得性、可操作性等;专科指南往往考虑某一领域较多,机械地使用证据,从而忽略了作为整体的人、人的社会学属性、经济状况等;临床指南大都由西医专家制订,在实际临床治疗中,西医医生经常会开具中成药,例如妇产科中成药在门诊用药中占到一定比例,但是在妇产科相关的众多指南中几乎没有提及中医中药的治疗,可谓遗憾,这也与中药非单一成分、辨证施治等特点使中药的使用缺乏循证证据有关。

国外的临床指南往往由某个具有权威性的学术组织制订,并且有固定发布网站,免费获取,方便快捷,符合指南的普适性特点。以妇产科为例,制订专科指南的组织有美国妇产科医师协会(American College of Obstetricians and Gynecologists,ACOG)、加拿大妇产科协会(the Society of Obstetricians and Gynaecologists of Canada,SOGC)、英国皇家妇产科协会(Royal College of Obstetricians and Gynaecologists,RCOG)等。而我国的妇产科专业指南散布于不同的杂志,杂志的纸质版或电子版均需付费才可获得。虽然有一些网站免费收集并转发这些信息,但时效性和全面性得不到保证。笔者在进行"《早产临床诊断与治疗指南(2014)》执行情况调查"中发现,已经颁布了三年多的这项指南,大多数产科医生的认识停留在"没听说""听说过没看过""看过但没掌握"的阶段。很多医生通过各协会组织的指南巡讲或某一会议上某位知名专家的解读来了解指南。通过这种方式来了解指南的缺点是不同的专家侧重点不同,有时甚至与指南意见相左,知识获取并不全面完整,而且受众非常有限。

临床指南制订完成后，谁来负责推行指南，促进临床应用，这些都没有规定。妇产科相关指南中做得最好的是《中国新生儿复苏指南》，从 2007 年版开始，每几年作一次修订，指南制订者之一叶鸿瑁教授亲自组织并参与编写教材、培训，对指南的执行细节作出了详细的解释，并形成了每年对产科和新生儿科医务人员进行培训和考核的常规，切实提高了新生儿复苏水平。

3 临床指南的可行性与临床现实的差距

以《早产临床诊断与治疗指南（2014）》为例，其推翻了很多传统的做法，但却让人无所适从。如尚无证据支持卧床休息对预防早产有效（患者可以随意活动吗）；所有宫缩抑制剂的使用时间限定在 48h 内（48h 后，如果不保胎，患者能接受吗）；先兆早产和早产临产的诊断偏后，到了频繁宫缩的程度才定义为先兆早产，到了宫颈进行性缩短、宫口扩张的程度才诊断早产临产（何时开始治疗很困惑，况且患者也不能够接受延迟治疗）；孕激素用来预防早产，指南中提供了 3 种药物：微粒化孕酮胶囊、阴道孕酮凝胶、17α 羟己酸孕酮酯，其中，微粒化孕酮胶囊和阴道孕酮凝胶都属于进口新药（阴道用），但都还未经过国内的临床验证，基层医院也买不到。口服药 17α 羟己酸孕酮酯在国内无药，可获得性差。而临床上最常使用的口服孕激素制剂和肌注制剂都存在评价缺失。调查发现，河北省内应用硫酸镁作为宫缩抑制剂保胎的产科医生占大多数，硫酸镁抑制子宫收缩的效果较确切，但指南中列出的抑制宫缩的药物中不包括硫酸镁。地塞米松用于促胎肺成熟，指南的推荐剂量是"地塞米松 6mg 肌内注射，12h 重复 1 次，共 4 次"。国内地塞米松的单支剂量是 5mg，无法精确到 6mg，况且中国人的体表面积或公斤体重均与欧美人不同，欧美人种的推荐剂量是否适合国人？国内最常用的钙离子通道阻断剂为硝苯地平，指南中提出"当前用于抑制宫缩的钙通道阻断剂是硝苯吡啶，而 RCOG 推荐硝苯吡啶起始剂量为 20mg 口服……"，查询后才知硝苯吡啶即硝苯地平，商品名为"心痛定"。

4 临床指南的评估和修订

尽管制订者已倾尽全力，但临床指南所追求的完整、准确、简明、便捷、全面和强大证据支持的目标永远是未来才能实现的梦想。循证临床指南被认为是帮助医生、政策制定者、患者选择医疗方案的工具，但多达 50% 的指南被认为不值得信赖。国外指南尚且如此，国内指南情况更不容乐观。多数指南在颁布后，缺乏有效机制监督指南制订者对其进行评估、补充，根据新的可靠的证据，以及临床实践需求进行修订。

2014 年《妊娠期铁缺乏和缺铁性贫血诊治指南》把妊娠期贫血定义为妊娠期血红蛋白浓度 <110g/L，铁缺乏定义为血清铁蛋白浓度 <20μg/L，并指出：铁缺乏和轻、中度贫血者以口服铁剂治疗为主，并改善饮食，进食富含铁的食物。笔

者在进行流行病学调查时发现，以 110g/L 为标准，孕产妇人群贫血患病率为 36.8%，在妊娠合并症和并发症中居第一位，其中还不包括铁储备不足的人群。如此多的人群需要铁剂治疗，医疗花费可谓巨大。而且口服铁剂有胃肠道反应等副作用，静脉输入铁剂有过敏风险，过量摄入铁有增加感染、肿瘤、心肌病等风险。指南还指出：妊娠合并贫血对母体、胎儿和新生儿均会造成近期和远期影响，对母体可增加妊娠期高血压疾病、胎膜早破、产褥期感染和产后抑郁的发病风险；对胎儿和新生儿可增加胎儿生长受限、胎儿缺氧、羊水减少、死胎、死产、早产、新生儿窒息、新生儿缺血缺氧性脑病的发病风险。但是，没有可靠的大样本前瞻性研究证实，对于不同程度的贫血进行铁剂补充，哪一类人群将会受益大于风险，仅仅在铁储备不足的情况下开始铁剂治疗是否恰当等。类似的情况也出现在其他矿物质和维生素的补充上，维生素和微量元素在孕期达到滥用的程度。

维生素 D 和钙剂不足被认为是骨质疏松重要的发病机制之一，多国的临床指南中都建议在中老年人群中补充钙剂、维生素 D，或二者联合，这种建议在医疗实践中也非常普遍。但是 2017 年 12 月的《美国医学会杂志》（*The Journal of American Medical Association*，*JAMA*）刊文，中国学者赵嘉国的系统综述证实钙剂和（或）维生素 D 补充均不能降低 50 岁以上居住在社区的中老年人骨折的发生率，甚至大剂量补充维生素 D 还增加了骨折发生的风险，因此不建议这些人群常规补充额外的钙剂或维生素 D。所以，临床指南应该根据新的可靠的证据及时进行修订。

5 指南的临床实践与整合医学

理论与实践的相互结合是医学发展不可或缺的环节，也是医学实践必须经历的过程。医学实践的进行必须有正确的理论来指导，而理论的正确必须由实践来检验。如何解决前述医学实践利用指南出现的若干问题，樊代明院士提出了整体整合医学（简称整合医学；holistic integrative medicine，HIM）的理念，即不仅要求我们将现存与生命相关领域最先进的科学发现加以整合，而且要求我们将现存与医疗相关各专科最有效的临床经验加以整合；不仅要以呈线性表现的自然科学的单元思维考虑问题，而且要以呈非线性表现的哲学的多元思维来分析问题。在指南的制订与推行、医生的执行与评估、患者的理解与选择中，都要考虑到医学的复杂性。指南制订必须与临床实践相结合，与社会环境相结合，与患者个体情况相结合，并由临床实践来验证，不断进行修正，才能够推动医学发展，最大限度地造福患者。

参考文献

[1] 中华医学会妇产科学分会产科学组. 早产临床诊断与治疗指南（2014）[J]. 中华妇产科杂志，2014，49（7）：481 –485.

[2] Elwyn G, Wieringa S, Greenhalgh T. Clinical encounters inthe post-guidelines era [J]. BMJ, 2016, 353: i3200.

［3］中国新生儿复苏项目专家组．中国新生儿复苏指南（2016 年北京修订）专家共识［J］．中华围产医学杂志，2016，19（7）：481 – 486.

［4］Iannone P，Montano N，Minardi M，et al. Wrong guidelines：why and how often they occur［J］. Evid Based Med，2017，22（1）：1 – 3.

［5］中华医学会围产医学分会．妊娠期铁缺乏和缺铁性贫血诊治指南［J］．中华围产医学杂志，2014，17（7）：451 – 454.

［6］张科生．肿瘤是限铁机制的体现，其功能是防卫细菌——解读肿瘤之谜［J］．医学与哲学（A），2013，34（8）：83 – 86.

［7］Das SK，Patel VB，Basu R，et al. Females are protected from iron – overload cardiomyopathy independent of iron metabolism：key role of oxidative stress［J］. J Am Heart Assoc，2017，6（1）：e003456.

［8］中华医学会．维生素矿物质补充剂在保持孕期妇女和胎儿健康中的应用：专家共识［J］．中华临床营养杂志，2014，22（1）：60 – 66.

［9］Zhao JG，Zeng XT，Wang J，et al. Association between calcium or vitamin D supplementation and fracture incidence in community-dwelling older adults：a systematic review andmeta-analysis［J］. JAMA，2017，318（24）：2466 – 2482.

［10］樊代明．医学与科学［J］．医学争鸣，2015，6（2）：1 – 19.

［11］樊代明．HIM，医学发展新时代的必由之路［J］．医学争鸣，2017，8（3）：1 – 19.

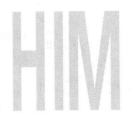

精准医疗与人工智能整合中的隐私伦理问题探究

◎王强芬

精准医疗和人工智能（artificial intelligence，AI）的整合是当前的热门话题，也是实现整体整合医学（简称整合医学；holistic integrative medicine，HIM）现实目标的一个重要组成，时下关于它们的研究成果大量涌现。AI 应用于精准医疗提升医疗诊断的效率和精准度，但对个人数据样本的高度依赖也给患者的隐私保护带来严峻挑战。随着 AI 与精准医疗的整合，数据的高效利用与保障个人隐私的矛盾会进一步凸显，但目前 AI 与精准医疗整合所带来的个人隐私伦理问题的相关研究却相对较少，精准医疗 AI 模式给患者隐私保护带来的新问题、给患者产生的新影响等一系列问题皆存在不确定性，需从伦理学的角度进行深入探讨，以实现精准医疗 AI 模式应用的最大化，为整合医学的实践助力。

1　精准医疗与 AI 整合中的隐私伦理问题

1.1　精准医疗与 AI 整合的成因

首先，AI 通过算法的优化和深度学习技术，有效提升医疗诊断的效率和精准度。一方面，AI 在更好地处理大数据，包括基因组数据、影像数据以及临床数据等方面为我们提供了有力的工具和手段。另一方面，当前医学研究数据的碎片化、数据利用的低效性及缺乏条理性和连贯性等现状，急需 AI 技术帮助人们通过大数据挖掘与分析把医疗大数据转换为支持临床决策需要的信息。精准医疗的发展意味着今后将大量应用测序技术分析海量的生物数据样本，AI 的引入有效解决了数据分析的效率与精准度，促进医疗行业加快进入精准医疗时代。

其次，精准医疗活动为 AI 提供现实基础，为其提供海量数据样本及进行诊断结果的对比检验。精准医疗是基于患者个人基因、环境、生活方式等方面的数据分析来制订个体化医疗，这就首先需要收集患者或受试者的基因样本进行基因检测，还需要采集分析患者的生存环境、生活方式、饮食状况等个人信息，除此之外，精准医疗要深入解析遗传测序数据、研发个性化整合治疗方案，还需要建立有效的实验和药物筛选平台，以掌握不同基因型患者的药物代谢差异性，凡此种种，都会产生海量的数据，精准医疗时代的来临为 AI 的发展提供了海量数据样本。AI 需要用大量数据对其进行训练，因为只有用大量的带标签的数据输入神经网络进行训练，方便神经网络确定参数值，建立数据评价标准，而大量的遗传测序数据等为 AI 神经网络的训练提供了大量带标签的理想的数据样本。

1.2 精准医疗与 AI 的整合带来新的隐私伦理问题

精准医疗和 AI 的交集整合、相生相进、系统生发，又产生了对患者隐私新的侵犯。因为一方面 AI 的发展需要收集大量的样本数据进行算法训练，以便在海量数据中进行精确计算，通过客观数据对未来进行高度精准的行为预测，并提供个性化整合医疗；另一方面，精准医疗要制订个性化整合治疗方案，则必须采集大量包括个体遗传基因在内的各种隐私数据，这也使患者个人的隐私受到了进一步威胁。借助 AI 这一强大的分析手段，一些非常敏感的个人健康信息可以十分方便地提取出来，一些隐私甚至处于随时被窥探的状态，个体对自身隐私日益失去控制。AI 应用于精准医疗既是时代发展的必然趋势，二者的结合也是相生相长、系统生发的，我们对待精准医疗的 AI 模式不是担忧、害怕、逃避，而是主张在为人类福祉的共同目的下为精准医疗的 AI 模式界定伦理边界，即不能让精准医疗下的 AI 技术按自身逻辑自由发挥，对 AI 技术在精准医疗的运用必须施加隐私约束，让其按照正确的人文方向前进。因此有必要对精准医疗 AI 模式下的隐私问题进行研究，以推进精准医疗和 AI 深入融合，为智能社会划出法律和伦理道德的边界，让精准医疗和 AI 更好地服务于人类社会。

2 精准医疗与 AI 整合的隐私伦理分析

2.1 数据采集：精准医疗 AI 模式的精准造成患者顾虑重重

致力于提供个性化医疗服务的精准医疗需要采集具有极强私人属性的个人数据，包括基因检测等，不可避免地需要对患者个人数据进行收集、处理和分析，由此可能会引起患者对个人数据泄露、被不合理利用等方面的担心。在数据采集时，为了能够获得个体的行为习惯等，必然要长期持续地收集大量的用户数据。个体生活习惯、生活方式、生存环境等有关的健康大数据信息，特别是基因数据带有极强的私人性特征，每个人都有特定的基因信息，通过基因信息就可以定位到具体的个体。AI 应用于精准医疗，使得精准医疗借助 AI 技术实现更精准、个性化的目标，同时 AI 的介入使得精准医疗不只是对未来疾病最准确的预测，还可以扩展到提供建议，指导人们对预测的结果进行更好的反应。但精准医疗与 AI 的强强联合加剧了人们的顾虑，因为这些非常敏感的个人数据也使不少患者心生恐惧，害怕个人医疗信息的泄露和不当使用可能带来如基因歧视等的不良后果，这重重顾虑导致患者难以放心接受精准医疗的 AI 模式服务。人们对精准医疗 AI 模式的顾虑，将会使 AI 在精准医疗的应用受到抑制，从而导致精准医疗的 AI 模式给我们带来的各种可能的益处也将受到抑制。

2.2 数据共享：个人数据的易取性加剧了患者对基因歧视的担忧

医疗数据的共享可能导致患者在不知情的情况下就被医疗机构或相关人员提取其相关信息，患者的一些隐私甚至处于随时被窥探的状态。如果智能系统掌握的敏感的个人信息被泄露出去，给个人、家庭甚至家族带来伤害，使恋爱受挫、夫妻感情损伤、参加保险被拒、就业困难等诸多问题，这些加剧了患者的心理焦虑和恐慌。据美国基因组资源国家中心 1997 年的一项全国性调查显示，在 1 000 个被调查人中，接近 67% 的被调查者表示，如果雇主或健康保险公司能够得到检测结果的话，他们就不会做基因检测。同时个体知道基因测试的结果也会给当事人造成巨大的心理压力，携带有某种遗传病基因的人会感到心烦意乱、焦虑不安。有关调查显示，在美国，从基因检测得知自己患有"亨廷顿舞蹈症"的年轻人的自杀率超过同龄人一倍以上。事实上，基因检测结果揭示的仅仅是一种患病的可能性，基因的表达受其他基因和环境等多种因素之间复杂的非线性关系的影响。人们对基因组测试结果往往容易促使个体片面理解或误解基因信息与疾病的关系、特别是与个人生活质量和健康的关系，这使致病基因携带者生活在一种无形的精神压力下。

2.3 数据使用：数据的分析预测与数据监管的缺乏，隐私保护难以落到实处

分析遗传密码、性格特征、行为习性、生活轨迹、生活习惯等这些敏感的个人数据，给当前的隐私保护带来严重威胁。与大数据时代之前相比，现在更能挖掘出大量的个人隐私数据的潜在价值，且更难控制。精准医疗面临的威胁并不仅限于个人隐私泄漏，还在于基于 AI 通过大数据对人们状态和行为的预测。例如某零售商通过个人的网络轨迹历史记录分析，比家长更早知道自己女儿已经怀孕的事实，并向其邮寄相关广告信息。大数据的价值更多源于它的 N 次利用，而知情同意在数据的 N 次使用中难以实现。2016 年 10 月原我国国家卫生和计划生育委员会发布的《涉及人的生物医学研究伦理审查办法》虽然规定了医学研究要遵循知情同意原则，但对已经同意所捐献样本及相关信息可用于所有医学研究的，允许经伦理委员会审查批准后，可以免除签署知情同意书，但是并未写明是否还需要再次进行知情同意。目前用户数据的收集、存储、管理与使用等均缺乏规范，更缺乏监管，主要依靠企业的自律。但这对那些既是数据的生产者，又是数据的存储、管理者和使用者的商家来说，我们很难单纯通过技术手段限制商家对用户信息的使用，各行各业的利益驱使使得个人隐私权更容易被侵犯，用户往往无法确定自己隐私信息的用途，在医疗实践中保护患者的基因信息安全存在诸多障碍。

因此，如何在 AI 的发展过程中加强对个人数据利用的管控和对个人隐私的保护，已成为必须关注的问题。

3 精准医疗与 AI 整合中隐私伦理问题思辨

3.1 把控数据使用的度：支持精准医疗 AI 模式应用最大化的同时避免过度拟合

科学技术的发展对人类隐私的冲击和威胁从某种意义上讲是不能完全避免的，我们直面 AI 应用于精准医疗带来的隐私问题，通过把控数据使用的度，实现精准医疗应用支持的最大化同时避免过度拟合。AI 在精准医疗实际应用中存在一个重要的问题，即在利用神经网络方法进行疾病预测建模时，对已知训练样本集的学习训练达到什么样的拟合精度，才能使预报模型对未知样本具有最好的预测能力。利用深度神经网络的强非线性拟合能力进行个体未来疾病风险预测，精准医疗提供了海量训练样本，保证了在有足够的训练样本的前提下对预测模型进行合理分类，构造了相应的疾病预测模型，但在神经网络训练的过程中，往往会出现过拟合的现象，给预测结果带来不利的影响。平衡好精准医疗训练样本的拟合度，既可以防止过拟合现象带来的预测结果的不准确，又可以通过遏制对个体敏感数据的全面采集分析捍卫个人数据隐私。把控训练样本的拟合精度，只提取与预报量相关度高且它们之间相关为零、没有复共线性关系的主分量。一方面可以浓缩众多预报因子的有用信息，减少信息重复和噪声重叠，提高预报精度；另一方面又不会因过度采集挖掘个人数据造成隐私侵犯。

3.2 推崇隐私保护的整体性：精准医疗应用需要伦理、法律和技术等方面的协同护翼

精准医疗数据隐私的保护受多种因素的影响与制约，研究 AI 时代的数据隐私保护，必须以系统整体理论为指导，把数据隐私的保护作为一个系统看待。系统论的整体性诠释了隐私保护的整体性，精准医疗应用需要伦理、法律和技术等方面的协同护翼。

首先，精准医疗的伦理规范捍卫个体尊严。作为精准医疗的基础与核心的基因数据显示出个体的特征、预期寿命，未来疾病的风险，以及对疾病、环境和污染物的易感程度等，还会显示家族其他成员的遗传倾向和信息，因此基因信息对个人具有重大意义，它是一个人最重要、最基本的隐私，关系到一个人的尊严和命运。随着 AI 与精准医疗的进一步深入，明确数据隐私保护的伦理原则是精准医疗应用的前提条件。其次，精准医疗的法律制度框架为数据隐私保护提供强大后盾。精准医疗需要对患者具体信息，如个人基因、环境、生活方式等方面的数据进行收集、处理和分析，由此可能会引发患者信息泄露、被不合理利用等法律和伦理风险。为解决患者隐私权问题，美国白宫 2015 年 11 月发布了《精准医疗隐私与信赖最终原则》，试图建立一个广泛适用的基因信息保护方面的原则框架，为实

践中精准医疗的具体实施提供指导。目前我国并没有针对基因信息进行专门的立法保护，相关的法律法规十分零散，对医疗机构不得泄露涉及个人隐私的有关信息的立法大都是原则性的规定，仅笼统提出公民的个人隐私受法律保护，没有进一步的细化条款，司法适用也缺少细化指导和统一标准。构建保护精准医疗应用数据隐私相应的法律制度框架成为我国促进精准医疗发展的当务之急。再次，隐私保护的技术开发是对精准医疗应用数据隐私保护的有效措施。目前主要的数据隐私保护技术有同态加密、差分隐私、黑箱访问和防止推理攻击等。个人隐私信息保护技术的日益成熟，精准医疗的伦理规范的确立和相应法律法规的完善，从整体上协同护翼个人隐私信息的安全。

3.3 瞩目新事物的发展变化：及时调治捍卫隐私策略应对精准医疗技术突破的新挑战

技术发展带来的不断挑战、基因技术的安全性和有效性的尚不明确以及个人隐私保护的动态性要求我们必须瞩目新事物的发展变化，及时调治捍卫隐私策略，应对精准医疗技术突破的新挑战。一方面，隐私内涵具有动态性与多维性，从古代乡土熟人社会的人我界限的模糊到现代工业社会隐私意识的提出，从私人空间避遭他人干扰和侵害到个人拥有对自身数据的控制权等，隐私的内涵随着社会生活环境的变化而变化，也随特殊的情景如时间、地点、职业、文化、理由等诸多因素动态变动，这些都表明隐私保护须随着信息技术的演化而变化，隐私与技术之间相互制衡，二者在保持某种张力基础上实现着融合统一。另一方面，由于基因本身的独特性和复杂性，目前大多数的基因技术的安全性和有效性有待验证，这也导致基因组技术涉及的隐私尚不明确。AI 与精准医疗的不断发展拷问原有的伦理和法律规范，导致现有的隐私保护策略的失效。凡此种种，精准医疗的复杂性、动态性、不明确性也不断冲击原有个人隐私保护的范围、重新定义个人隐私的行为和挑战个人隐私信息的管理。目前 AI 与精准医疗正处于酝酿爆发阶段，而更多新的基因组编辑平台的加入也将进一步扩充基因组编辑技术在疾病分子机制探究、分子分型诊断和靶向治疗等方面的潜在应用。随着精准医疗技术体系的持续发展，必会打破原有的隐私保护边界，我们应树立与时俱进的隐私观。实时关注医疗领域新事物的新成就、新突破、新变化，在具体的实践中重新协商隐私边界，动态调整隐私保护政策，是我们未来社会应对精准医疗技术突破的重要方向。

4 结 语

精准医疗的实现受制于人们是否接纳精准医疗和 AI 对个体数据的采集使用，受制于伦理、法律、政策、技术等因素是否能协同护翼数据隐私的安全。事实上除了隐私之外，AI 应用于精准医疗还有许多其他值得探讨的伦理法律问题，这些问题都应在技术用于临床之前予以妥善解决。笔者在此抛砖引玉，希望有更多的人关注 AI 与精准医疗的整合带来的问题，为精准医疗和 AI 的深入融合划出法律和伦理道德的边界，让其更好地服务于人类社会。

参考文献

［1］潘宇翔．大数据时代的信息伦理与人工智能伦理——第四届全国赛博伦理学暨人工智能伦理学研讨会综述［J］．伦理学研究，2018，2：135.

［2］樊代明．整合医学纵论［J］．医学争鸣，2014，5（5）：1－13.

［3］Patel VL，Shortliffe EH，Stefanelli M，et al. The coming of age of artificial intelligence in medicine［J］. Artif Intell Med，2009，46（1）：5－17.

［4］王红强，顾康生．肿瘤精准医疗中的个性化药效评估（预测）方法［J］．模式识别与人工智能，2017，30（2）：120.

［5］Dilsizian SE，Siegel EL. Artificial intelligence in medicine and cardiac imaging：harnessing big data and advanced computing to provide personalized medical diagnosis and treatment［J］. Curr Cardiol Rep，2014，16（1）：441.

［6］刘大洪．基因技术与隐私权的保护［J］．中国法学，2002，6：78.

［7］王强芬．大数据时代医疗隐私层次化控制的理性思考［J］．医学与哲学（A），2016，37（9）：6.

［8］李伦，李波．大数据时代信息价值开发的伦理问题［J］．伦理学研究，2017，5：102.

［9］中华人民共和国国家卫生和计划生育委员会．涉及人的生物医学研究伦理审查办法［S］．2016：1－7.

［10］林瑞珠．美国发展精准医学之重要政策与法制框架——以精准医学计划（PMI）为核心［J］．自然辩证法研究，2018，1：39.

［11］张平．大数据时代个人信息保护的立法选择［J］．北京大学学报（哲学社会科学版），2017，54（3）：148.

［12］李顺东，窦家维，王道顺．同态加密算法及其在云安全中的应用［J］．计算机研究与发展，2015，52（6）：1382.

［13］王强芬．以佛家缘起观审视大数据时代的个人隐私［J］．医学与哲学（A），2017，38（12）：7.

［14］李爽，杨圆圆，邱艳，等．基因组编辑技术在精准医学中的应用［J］．遗传，2017，39（3）：181.

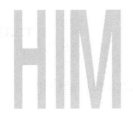

森田心理疗法如何更好地服务于国人

◎李逢战，路惠捷，施旺红

森田心理疗法自 1920 年诞生，迄今已有近百年的历史。国内学者在 1988 年前后将其引入并迅速传播。目前多个地区已开展、实施了该疗法。然而，当代世界各国尤其是中国已经发生了翻天覆地的变化，传统森田心理疗法很难适应现代人的生活方式。虽然结合森田心理疗法的精髓，研究者们在厌食症、社交恐怖症、强迫症、抑郁症、考试焦虑等的治疗上和危机干预中取得了一定的成效，但是，长期的本土实践却发现国人具有一些特殊的心理特征和需求，在具体操作时，需要充分考虑这些特征和需求，并对传统森田疗法的一些环节进行调整，以更好地服务于国人，帮助更多的来访者走出困境。

1 不可"不问症状"，应结合人本理念详细询问

当代中国经济高速发展、多元文化不断涌入，对国人造成了猛烈的冲击。在这种情况下，人们的个性意识日益强烈，若森田心理治疗伊始不详细询问来访者的症状，将显得人文主义关怀不足，给他们带来不被重视、不被理解，甚至是冷漠的感受，无法建立良好的治疗关系。因此，作为治疗师，不仅要详细询问症状，还要结合人本主义心理治疗的一些理念，向来访者表示出热情、真诚和尊重的态度，并进行良好的共情，无条件积极地关注来访者，充分满足当代社会文化背景下国人的精神需求，即渴望真诚、渴望被尊重、渴望被关注的需求。如此，才能建立起以信任为基础的治疗关系。这也是治疗得以继续的基本前提。

所谓真诚是指治疗师要开诚布公地与来访者交谈，直截了当地表达想法，而不要让来访者去猜测谈话的真实含义或去想象治疗师所做的一切是否存在什么特别的信息。共情能力意味着治疗师能体验来访者的内心世界，就好像那是治疗师的内心世界一样。通俗地讲，就是要以情动人、以心换心。注意，共情与了解、

同情等不是一回事。无条件积极关注意味着治疗师要以积极的态度看待来访者、准确地理解来访者的体验，突出其中积极的成分，真诚地表达对来访者的关注。注意强调来访者的长处，即有选择地突出来访者言语及行动中的积极方面，充分利用其自身的积极因素。

2 遵循"整合医学"模式，博采众长、不拘形式

当前，各种心理治疗取向的理论开始出现逐步整合、取长补短的趋势。各个学派也不再固守一成不变的原有理论和技术，开始尝试着在自己原有理论的基础上吸收其他学派的精华并有所创新。这非常符合"整合医学"发展模式。樊代明院士提出的整体整合医学（简称整合医学；holistic integrative medicine，HIM）的理念就是要将医学各领域最先进的知识理论和临床各专科最有效的实践经验分别加以有机整合，并根据社会、环境、心理的现实进行修正、调整，使之成为更加适合人体健康和疾病治疗的新体系。森田心理疗法若想要更好地服务于国人，也应遵循这样的模式。

心理治疗牵涉到人的心理，需要考虑如何从文化的角度进行必要的调整，为国人提供与文化相适应的心理治疗。这就不仅需要从哲学上进行思考，还要结合咨询技术、现实因素和理论学派进行调整和整合。因此，必须遵循"博采众长、扬长避短、不拘形式、与时俱进"的原则，这也是大势所趋。遵循此原则，治疗师和来访者在分析问题机制时，不必拘泥于任何一种特定的心理疗法，而是要根据来访者的生活背景、当下的特点和领悟能力等方面灵活使用，因为每种疗法都能提供一定的解释。比如，对于明显的心理冲突，可以借助心理分析理论进行分析；对于来访者的不合理信念，可以采用认知疗法的思想进行解释；对于一些恐惧表现，可以结合行为主义思想分析；甚至还可以借用中国古代文化和哲学，让来访者从更高的层次来理解其痛苦等。

3 适当突破"助人自助"，协商问题解决方案、提高效率

"助人自助"是心理咨询与治疗中比较公认的原则之一，指治疗的根本目标是促进来访者的成长，使之自强自立，能够自己面对和处理个人生活中的问题。经验丰富的心理治疗师通常认为，当来访者面临关键问题的抉择时，治疗师不应该以权威面目出现，指示来访者应做什么、不应做什么；而应帮助来访者分析清楚其自身对此事的感受，从来访者角度出发，分清每一种抉择的利弊和其可能承受的后果，由来访者自己做出最终的选择。不过，在实际的心理治疗中，很难真正做到这一点。很显然，"助人自助"的原则更适合于领悟能力较强且时间较为充裕的来访者。

然而，在当今时代背景下，国民心态呈现出浮躁的特点，许多来访者急需问题的解决方案。另外，一些特殊场合下的来访者也需要快速解决问题，比如基层

部队的战士，而这在一定程度上违背了"助人自助"原则。不过，考虑到国民心态的调整是一项艰难而持久的工作，且许多来访者很难理解这一原则，治疗师虽然不能替来访者做出选择，但在向来访者明确"症状不是病，要接纳症状，与症状和平相处"的理念之后，可以根据"顺其自然，为所当为"的治疗原则，结合认知疗法（如纠正不合理信念、识别自动负性思维、真实性检验、去中心化等）、行为疗法（如放松训练、系统脱敏、暴露疗法、角色扮演、强化等）等技术，和来访者共同商讨具体的应对措施，进而提高治疗效率。同时，要让来访者认识到问题的解决还需要长期的努力，将历经共感期、顺其自然期和陶冶期三个阶段。治疗师还可以给来访者提供适合的、健康的情绪调节方法，如适当运动、学会表达与宣泄、合理膳食等，改变其对情绪的认识。

4 让来访者将"顺其自然，为所当为"作为一种生活态度

森田心理疗法的治疗原理可以概括为"顺其自然，为所当为"八个字。"顺其自然"是最基本的治疗原则，即要求来访者：认识情感活动的规律，接纳不安等令人厌恶的情感；认识精神活动的规律，接纳自身可能出现的各种想法和观念；认清症状形成和发展的规律，接纳症状；认清主观与客观之间的关系，接纳事物的客观规律。"为所当为"要求来访者通过治疗，学习以顺应自然的态度不去控制不可控制之事，但要注意为所当为，控制那些可以控制之事，即忍受痛苦，为所当为；面对现实，陶冶性格。然而，"顺其自然""接纳"这些概念非常容易引起来访者的误解，使其沉溺于"忍受痛苦""什么是症状""什么是康复""什么是痊愈"及二者区别何在等概念之中，陷入无休止的理论思考状态。

实际上，"顺其自然，为所当为"是一种生活态度或生活方式，与中国传统文化道教、禅学的思想有异曲同工之妙。道教主张道法自然、无为而治，规劝人们养身和道德品行的修炼；凡事要"顺天之时，随地之性，因人之心"，不违反"天时、地性、人心"，忌凭主观愿望和想象行事。禅就是自然而然，注重修行，追求本自天然、随顺自然、以心而行的状态，是一种"一不积财，二不积怨，行也方便，睡也安然"的自然人生观。治疗师可以向来访者阐述这些思想，帮助来访者加深对治疗原理的认识，并发挥性格方面的积极特征，比如，建议其遵循人际交往中的"相互性原则"，做对他人有用、与人方便的事情，最终帮助自己。不过，这种生活方式的终点是不确定的，毕竟个体性格的调整需要长时间的努力，而非立即就可以实现。来访者需要长久学习、持续努力，打破"脆弱性"的自我中心部分。治疗师可以结合"家庭作业""日记疗法"等，促使来访者坚持读书、写下治疗中的收获、记录积极的体验和反应，在行动中实现治疗的目的。

参考文献

[1] 康成俊.《森田心理疗法》介绍 [J]. 中国心理卫生杂志，1988，2（5）：202 - 204.

[2] 施旺红. 战胜"心魔"——战胜自己：顺其自然的森田疗法 [M].3 版. 西安：第四军医

大学出版社，2015：188－244.

［3］施旺红. 战胜"心魔"——强迫症的森田疗法［M］. 西安：第四军医大学出版社，2015：4－20.

［4］中村敬，施旺红. 战胜"心魔"——抑郁症的森田疗法［M］. 西安：第四军医大学出版社，2015：141－174.

［5］施旺红，王晓松. 中国森田疗法实践［M］. 西安：第四军医大学出版社，2013：197－344.

［6］施旺红. 社交恐怖症的森田疗法［M］. 西安：第四军医大学出版社，2008：233－265.

［7］王勃. 中国人的性格特点实证研究［J］. 法制与社会，2008，3（29）：237－240.

［8］钱铭怡. 心理咨询与心理治疗［M］. 北京：北京大学出版社，2015：19－20，33－34，275－282.

［9］陈义正. 呼唤真诚［J］. 南京社会科学，1994，5（2）：27－28.

［10］郝旭光. 人人渴望被关注［N］. 经济日报，2013－12－14（7）.

［11］樊代明. 整合医学初探［J］. 医学争鸣，2012，3（2）：3－12.

［12］曾文星. 心理治疗：文化与配合［M］. 北京：北京医科大学出版社，2011：21－46.

［13］曾文星. 文化与适合华人的心理治疗［J］. 中国心理卫生杂志，2011，25（4）：241－243.

［14］朱力. 认清社会浮躁特性培养健康社会心态［J］. 人民论坛，2014，21（20）：8－10.

［15］贾蕙萱，康成俊. 森田疗法——医治心理障碍的良方［M］. 北京：中国社会科学出版社，2010：88－122.

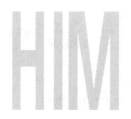

"医药分家"的是与非

——以青霉素为例

◎王正银，杨新荣，曾志华，刘四清，孙晓丽

从《黄帝内经》《伤寒杂病论》《神农本草经》到现代医学，医学与药学一直是紧密相连的学科。从 1928 年英国细菌学家亚历山大·弗莱明发现了青霉素，到 2015 年《世界卫生组织基本药物标准清单（第 18 版）》和《世界卫生组织儿童基本药物标准清单（第 4 版）》中的青霉素，在近 90 年的时间里，青霉素以其低毒、高效的优势成为世界上抗生素家族中广泛应用、名副其实的"常青树"。青霉素生产工艺的改进以及质控水平的提高减少了药物不良反应的发生；超敏反应是小概率事件，但对过敏患者个体却是 100% 的风险，所以各国对超敏反应采取了不同的防治策略。我国应对青霉素超敏反应着重于预防，但在皮试操作规范方面还需要进一步加强。

1 青霉素应用现状

1.1 场景一：医院

河北藁城的李艳平在 1989—2002 年间，对 6 000 多例患者应用青霉素更换批号时未重做皮试，无过敏反应发生。

广东省深圳市沙井人民医院的许美芳报告了在 2003—2006 年对 600 人次使用华北制药生产的青霉素连续用药过程，每种批号 100 人次更换批号重做皮试，其结果均为阴性。

浙江温州的黄香妹等对 2007 年 1 月 1 日至 2008 年 7 月 31 日 7 所医院（三级

医院 4 所、二级医院 3 所）、120 名医务人员在进行青霉素连续使用过程中更换批号后重做皮试的情况进行调查。结果显示，7 所医院在调查期间青霉素进货数量共315 950 支，批次 113 次，使用数量 308 907 支，药品厂家 4 家；发生青霉素不良反应 14 例，无过敏性休克发生。120 名医务人员均知道青霉素在连续使用过程中批号更换要重做皮试，但只有 1.25% 的护士有重做皮试的经历。皮试阴性做标识时，均没有标明药物批号；95% 的医生在青霉素更换批号后没有开重新皮试的医嘱；100% 的药剂人员认为青霉素批号更换没必要通知护士。

1.2 场景二：药房

广东药学院附属第一医院的陈吉生等于 2004 年报告，原国家药品监督管理局（SDA）曾批准"青霉素皮试剂"（国药准字 H33022217，列入"医保"甲类药品目录，由杭州民生药业集团有限公司生产）上市。该产品适应于所有不同品种、不同厂家、不同批号的青霉素类药物的皮试，使用该产品做皮试后，在治疗过程中增加或更换品种，可不必重新做皮试。该产品的使用不但减轻了患者的痛苦，减少了护士的麻烦，也保证了用药的安全。目前，该产品上市已有 10 年，使用达2 亿人次，北京、上海等地有几十家大医院正在使用。笔者 2015 年 6 月调查了 7家医院青霉素皮试情况，现配的有上海的长征医院、长海医院，北京的火箭军总医院，广东省人民医院，武汉协和医院；用皮试剂的有上海东方医院，湖北宜昌市中心医院；其中有 2 家医院的护士自己选择现配或皮试剂。

2015 年 4 月，在某小区药店应用随机调查法进行 2014 年 1 月至 2015 年 1 月口服青霉素类皮试调查，2 天现场发放调查表 80 份，当场回收有效问卷 72 份；8 份回答头孢类药物，做无效处理。调查人群的年龄范围为 18～76 岁，男性 29 人，女性 43 人。结果被调查的口服青霉素类患者中 38.88% 知道青霉素未做皮试并无过敏发生（表 1）。

表 1　72 例口服青霉素类皮试调查 [n（%）]

类别	做皮试	未做皮试	过敏反应
青霉素 V 钾片	23（85.18%）	4（14.81%）	0
其他青霉素类	21（46.66%）	24（53.33%）	0
小计	44（61.11%）	28（38.88%）	0

在同一家药店笔者有两次亲身经历，一次买的是华北的阿莫西林胶囊，药师说喝药前需要做青霉素皮试；第二次是香港联邦的阿莫西林胶囊，药师说不需做皮试。笔者问药师为什么，她说以说明书为准（表 2）。说明书与药典规定矛盾使得药师、患者无所适从。

表2 两家企业的阿莫西林胶囊说明书比较

生产企业	执行标准	批准文号	禁忌	注意事项	有效期
华北制药股份有限公司	《中国药典》2010年版二部	国药准字H20043535	青霉素过敏及皮试阳性患者禁用	用药前必须做青霉素钠皮试，阳性反应禁用等	36个月
香港联邦制药有限公司	国家食品药品监督管理局进口药品注册标准JX20090126	医药产品注册证号HC20090039	对青霉素有过敏史或过敏体质者禁用	严重青霉素过敏反应——过敏性休克一旦发生，必须及时抢救等	48个月

1.3 场景三：法庭

北京华城律师事务所张宝伟辩护青霉素过敏致死案件时认为，患者丁某青霉素过敏试验采用滴眼法不符合药物的使用原则；北京华卫律师事务所童云洪认为患者第1天静脉滴注采用的青霉素批号是Y0412101，第2天滴注的是不同厂家生产的青霉素，批号是Y0403201，患者当天21：00左右在家中死亡，与使用批号不同的青霉素有关。当地法院采用2位律师的建议，依据《中华人民共和国民法通则》第119条规定，侵害公民身体造成损害的，应该赔偿医疗费；造成患者死亡的，应当支付丧葬费、生活费等费用；法官判决卫生所赔偿患者家属各项费用共8万元。Beauchamp认为当法官关于某个案子的决定成为权威性的案例时，他们的决定就会成为类似案例的范例，随着类似结论的增多就形成了社会共识。如果此类案例没有得到正确的解决，他们可能超出案例本身往错误的方向发展。山东政法学院王洪礼发现在审判实践中，各地法院对特异体质过敏事故责任的认定很不一致，甚至大相径庭。因此建议法律必须明确此类事故的责任规则。

以上比较混乱的情况仍在各地出现。为了安全执业，2002年笔者拿到了执业药师证，但是笔者和同事们面对具有法定意义的《中国药典（2010版）》"在连续应用青霉素过程中更换批号时需要重新皮试"的规定一直忐忑不安，天天担心某一天会成为被告。这个问题已经在医学、药学领域争议了几十年，"医药分家"的直接受损对象是患者和医务工作者，此事也直接关系到法律判案依据的科学性和公正性。

2 青霉素的是与非

青霉素钠或钾盐（Benzylpenicillin sodium or potassium salt）含一个四元β–内酰胺环的抗生素，其主要机制是抑制细菌细胞壁的合成使其死亡；其最初作用是激活可以破坏细胞壁而使其死亡的自溶酶。青霉素制剂，由发酵液提取或化学法合成，干燥剂稳定。青霉素溶液在pH值约6.8时降解最少且稀释溶液比浓缩溶液稳定；但青霉素溶液遇高温、酸、碱以及重金属离子均可引起青霉素分解成青霉噻唑酸和青霉烯酸等。前者可聚合成青霉噻唑酸聚合物，与多肽或蛋白质结合成青霉噻唑酸蛋白，为一种速发的过敏原，是产生过敏反应最主要的原因。国际通用的皮试液采用青霉噻唑—多赖氨酸、苄青霉素噻唑酸钠或青霉素 G，三者之一可检出过敏反应主要或次要抗原决定簇抗体，准确度高也较安全。根据目前研究我们认为过敏是机体自身组织系统应对外来物质的调节反应，连续应用青霉素过程中批号更换时需要重新皮试是错误常规，应该打破。青霉素批号的语境应随着医学科学的发展而改变。

2.1 中国有关青霉素的规定

思想一，青霉素类药物致敏因子相同。《中国药典（2010 版）》规定，为了防止严重过敏反应的发生，用药前必须先做青霉素皮肤试验，阳性反应者禁用。应用青霉素类药物时，第一次均用青霉素钠溶液做皮试。换言之，青霉素钠皮试阴性可以使用批号不同、厂家不同的含青霉素类药品。好比张三戴耳环后是张三、换衣服后是张三、换地点后仍是张三，我们根据张三个人的生物特征判断他。青霉素同理，批号、生产厂家虽然变了但是过敏因子没变（前提是任何方法生产的青霉素均符合 GMP 规范和药典标准）。基于此，青霉素超敏因子混合物皮试液（青霉素皮试剂）才被国家药品监督管理局批准使用。《中国国家处方集·化学药品与生物制品卷》贯穿了青霉素致敏因子相同的观点。

思想二，青霉素类药物致敏因子不同。《中国药典（2010 版）》规定，在连续应用青霉素过程中批号更换需要重新皮试。这好比张三换了衣服、换地点后不是张三，我们根据张三的服饰等外在表现判断他是不是张三。依据此思想编写的有《新编儿科药物学（第 3 版）》、《基础护理学》等医学专业书籍和教材。

我们以《中国药典（2010 版）》思想一青霉素类药物致敏因子相同与思想二青霉素类药物致敏因子不同进行逻辑分析后发现，《中国药典（2010 版）》对青霉素类药物的应用规定是矛盾的，出现了悖论。这也导致了医、药、护行业的执业混乱和相关法律判案的不公。江文等对青霉素皮试阳性的梅毒患者，应用口服青霉素脱敏疗法治疗 4 例虽然成功，却有着违法的风险。

2.2 英国有关青霉素的规定

2013 年由英国学者斯威曼（Sweetman SC）主编的《马丁代尔药物大典（原著第 37 版）》指出，超敏检验可以确认最可能发生严重青霉素过敏反应的患者。皮试可以评估速发 IgE 介导的过敏反应，青霉素超敏最主要和次要的决定因子都应该使用，主要决定因子是青霉噻唑多赖氨酸，以及由青霉素及其衍生物青霉菌酸和 benzylpenicilloy lamine 的次要决定因子混合物；如果没有这些因子，可以用青霉素溶液代替。建议超敏检验优先使用青霉素超敏因子混合物皮试液。英国要求皮试时备用肾上腺素以防发生过敏性休克。但是经过青霉素超敏检验确认可能发生过敏的患者，如需青霉素治疗，可尝试脱敏疗法。

2.3　美国有关青霉素的规定

《美国药典—国家处方集（第 29 版）》没有要求青霉素皮试。药典中药物致敏试验采用豚鼠最大剂量试验（GPMT），结果可采用三种评分评价方式，一是基于试验组动物过敏反应发生率的分级标准；二是皮肤红斑和水肿形成的分级标准；三是单独基于红斑形成的评分标准。如果阴性可疑，接着做再次激发试验，如果豚鼠一周后的激发也出现一定程度的反应，判断具有致敏性。上皮试验是经过试验材料溶液制备、预实验、诱导期、激发期以及观察期（24h，48h，72h，共 3 次）五步再观察结果。而基于优化试验进行的受试物分类（表 3），是经过独立统计学分析后进行的联合评价。正是通过多种致敏试验和药物质量把关确定青霉素是非致敏物质。

表 3　基于优化试验的受试物分类法

皮内注射阳性动物	斑贴试验阳性动物	分类
显著，＞75%	和（或）显著，＞50%	强致敏物质
显著，50%～75%	显著，30%～50%	中等强度致敏物质
显著，30%～50%	不显著，0～30%	弱致敏物质
不显著，0～30%	不显著，0	非致敏物质

由 38 位各学科专家审阅的《美国医学专家临床会诊》中，对过敏症、动物咬伤等多种疾病进行青霉素治疗时没要求皮试。但药学博士 Sylvia LM 建议，对青霉素过敏的患者随着健康状况的变化或给药途径改变，后期虽然皮试阴性，但是需要接受当下所做的脱敏治疗时需特别慎重。

总之为保证青霉素的质量，各国持续改进青霉素质控水平。如中国 2010 版、美国 35 版—处方集 30 版、欧洲 7.0 版、国际 2011 版药典对青霉素钠原料均有收载；除常规项目外，中国控制总杂为 1%，欧洲控制单杂为 1%，我国要求较高；欧洲要求供试品溶液临用新制较为合理；仅中国规定青霉素聚合物限度 0.08% 控制过敏杂质。美国采用 60℃减压干燥，其他国家均 105℃干燥至恒重。中国、美国药典收载了注射用青霉素钠，不同的是中国规定青霉素聚合物限度 0.10% 控制过敏杂质；干燥失重中国为 105℃，美国 60℃真空干燥。

3　"医药分家"与"整合医学"

3.1　防范药物不良反应需要多种举措

监测药物不良反应，尤其是新药备受关注。青霉素是最早应用的抗生素，所以一直吸引眼球。根据 Bebout K 统计，美国每年有 23 万人因药物不良反应（ADR）住院，抗感染类、中枢神经系统和血液系统用药居前三位。以国际医学科学组织委员会（CIOMS）推荐的药物不良反应发生率为标准，分析中国、英国及美国的相关数据，中国、英国青霉素/药物过敏常见，美国罕见（表4）；中国、英国青霉素/药物休克罕见，美国十分罕见（表5）。美国对安全规定和法律界限比较警惕，更多是通过统计方法指导生产、降低风险，青霉素应用不做皮试的规定符合"整合医学"的发展要求。

表4 中国、英国及美国青霉素/药物过敏比较

国别	药物不良反应发生率					
	十分常见	常见	少见	偶见	罕见	十分罕见
中国		10%	1%~0.7%	0.7%		
英国		10%				
美国					0.037%	

表5 中国、英国及美国青霉素/药物休克比较

国别	药物不良反应发生率					
	十分常见	常见	少见	偶见	罕见	十分罕见
中国					0.015%	<0.004%
英国					0.05%	<0.003%
美国						0.0007%

制定、实施批号和召回制度是防范药物不良反应的又一重要举措。各国药典对批号的共同解释是，由字母、数字、符号或它们搭配在一起形成的独特组合，通过这个编号可以确定一批药品或其他材料的制造、加工、包装、保存以及销售的全部历史过程。批号是药品的身份证，某药品一旦"闹事"，可依据批号迅速找到有问题的"同伙"，尽早召回问题药品，减少受害人群。如美国全护公司是专门面向老年人的大型医药服务公司，美国的全球500强企业之一，2006年7月以批号为线索全面召回被污染的青霉素，确保了市场上销售的青霉素绝对安全。

3.2 基因组学的发展与医药整合

遗传/基因多态性（genetic polymorphism）是物种进化和稳定繁衍、生物多样性与疾病易感性的基础，基因直接或间接影响疾病的致病性和易感性。目前，检测基因突变与多态性已经广泛运用于遗传病普查和产前检查及诊断，利用基因多态性对患者药物代谢的个体差异开展个性化治疗已经成功实施。2011年美国国立卫生研究院（NIH）免疫学家Maria-Grazia Roncarolo宣布基因治疗取得突破性进展，发现氨基糖苷类抗生素诱发的耳聋易感个体具有mtDNA12SrRNA基因的1555位点A→G的突变。从事药物临床前安全性评价研究的黄瑛认为，药物诱导性自身免疫性疾病是用药引发的一种不良反应，表现为免疫系统对自身抗原进行反应的病理学过程，并最终会因机体丧失对自身抗原的免疫耐受而产生。赵晶团队开展

的国家重大专项课题分析了 503 例速发型超敏反应患者与 879 例非速发型超敏反应患者影响因素，发现其母亲有过敏史（OR = 1.483，95% CI = 1.067 ~ 2.062）的人群是速发型超敏反应疾病的高危人群。张跃文、畅灵丽等采用 ELISA 检测青霉素过敏患者和健康人血清对比白细胞介素（interleukin，IL）浓度后发现，青霉素过敏反应与 IL 升高有关、与基因多态性显著相关；Dinarelloc 等发现 IL - 18 基因多态性与某些疾病的发生、发展之间的关系极为密切。

2013 年，哈佛大学遗传学家乔治·丘奇用 CRISPR 技术改变了人类细胞基因，为治疗疾病带来全新的可能性。大数据、药物合成方法、免疫学和分子生物学的发展，以及人们对青霉素超敏反应研究不断深入终将达成专家共识，护士头上青霉素批号之达摩克利斯之剑的解除指日可待。

参考文献

[1] 李艳平. 对青霉素更换批号重做皮试的质疑及用药护理注意事项 [J]. 现代中西医结合杂志，2002，11 (13)：1286.

[2] 许美芳. 对青霉素连续用药过程中更换批号重做皮试的探讨 [J]. 护理研究，2007，21 (1)：259.

[3] 黄香妹，林瑶. 青霉素连续使用过程更换批号后重做皮试的现状调查 [J]. 护理与康复，2010，9 (3)：250 - 251.

[4] 陈吉生，杨泽民. 对连续使用不同批号青霉素是否重做皮试的探讨 [J]. 中国药房，2005，16 (10)：796 - 797.

[5] 张宝伟，童云洪. 青霉素试验方法不规范，镇卫生所被判赔偿 [J]. 中国社区医师，2010，38：23.

[6] [美] Beauchamp T，Chirdress J. 生命医学伦理原则 [M]. 李伦，译.5 版. 北京：北京大学出版社，2014：384 - 401.

[7] 王洪礼. 特异体质过敏事故责任的经济分析 [J]. 法律适用，2008，1：162 - 164.

[8] 国家药典委员会. 中华人民共和国药典临床用药须知·化学药和生物制品卷（2010 版）[M]. 北京：中国医药科技出版社，2011：624 - 640.

[9] 樊代明. 医药互为师 [J]. 医学争鸣，2014，5 (1)：1 - 6.

[10] 肖平田. 医疗常规的遵守与打破 [J]. 医学争鸣，2014，5 (4)：11 - 14.

[11] 郭贵春，安军. 科学解释的语境论基础 [J]. 科学技术哲学研究，2013，30 (1)：1 - 6.

[12]《中国国家处方集》编委会. 中国国家处方集·化学药品与生物制品卷 [M]. 北京：人民军医出版社，2010：411 - 425.

[13] 万瑞香，刘涵云，韩志武. 新编儿科药物学 [M].3 版. 北京：人民卫生出版社，2013：9 - 19.

[14] 李小寒，尚少梅. 基础护理学 [M].5 版. 北京：人民卫生出版社，2012：355 - 359.

[15] 江文，邓云华，金文华，等. 口服青霉素脱敏疗法治疗青霉素皮试阳性 4 例 [J]. 医药导报，2006，25 (12)：1264 - 1266.

[16] [英] Sweetman SC. 马丁代尔药物大典 [M]. 李大魁，金有豫，汤光，等译.37 版. 北京：化学工业出版社，2013：202 - 204.

［17］美国药典委员会．美国药典—国家处方集［M］．29 版．北京：化学工业出版社，2013：562－567，2580，3382－3403.

［18］［美］Dambro MR．美国医学专家临床会诊［M］．王瑛，主译．天津：天津科技翻译出版社，2000：38－39，54－55.

［19］［美］Schwinghammer TL，［美］Koehler JM．药物治疗疾病手册：以患者为中心的治疗方案［M］．高钧，周宁，杜冠华，主译．7 版．北京：人民军医出版社，2011：95－96.

［20］《国内外药品标准对比分析手册——基本药物卷》编委会．国内外药品标准对比分析手册——基本药物卷［M］．北京：中国医药科技出版社，2014，4：290－298.

［21］Bebout K．Adverse Drug Reaction（ADR）Reporting at UIHC：program overview and update［J］．P&T News，2010，31（3）：14－19.

［22］樊代明．整合医学纵论［J］．医学争鸣，2014，5（5）：1－13.

［23］张若明，平其能，孙晓．中美两国药品召回制度比较［J］．医药导报，2011，30（11）：1536－1539.

［24］Nature Methods．Method of the Year 2014［EB－OL］．（2015－01－05）．http：//www. nature. com/nmeth/journal/v12/n1/full/nmeth. 3251. html.

［25］左伋，刘晓宇．遗传医学进展［M］．上海：复旦大学出版社，2014：81.

［26］黄瑛，林志，李波．药物诱导性自身免疫性疾病研究进展［J］．中国新药杂志，2013，22（19）：2244－2249.

［27］赵晶，张莉华，关媛媛，等．速发型超敏反应疾病影响因素病例对照研究［J］．中国公共卫生，2013，29（5）：654－656.

［28］张跃文，乔海灵．青霉素过敏患者白细胞介素 13 血清浓度及其基因多态性［J］．中国药理学与毒理学杂志，2010，24（2）：111－115.

［29］畅灵丽，窦会娟，陈旭东，等．青霉素过敏人群 IL－18 血清浓度以及启动子区基因多态性研究［J］．激光生物学报，2014，23（4）：374－379.

［30］Dinarelloc A，Novick D，Kim S，et al．Interleukin－18 and IL－18 binding protein［J］．Front Immunol，2013，4：289.

［31］［美］Vardanyan R，［美］Hruby V．基本药物合成方法［M］．徐正，周国川，译．北京：科学出版社，2007：351－387.

［32］李浩，宋宏彬．对免疫识别"危险模式"学说的思辨［J］．医学与哲学，2015，36（5A）：20－21.

［33］［美］郭培宣，Farzin Haque．RNA 纳米技术与治疗（生命科学前沿）［M］．马润林，译．北京：科学技术出版社，2014：399－402，485－487.

［34］American Diabetes Association．Standards of medical care in diabetes—2015［J］．Diab Care，2015，38（Suppl. 1）：S1－S93.

整合医学与严控静脉输液
理论依据的探讨

◎蒋术一，蒋宏岩

在整体整合医学（简称整合医学；holistic integrative medicine，HIM）思想的启发下，我们将河流自净原理与血液的自然运动相整合，提出人体内存在血流自净稀释原理，并试图运用这一原理对严控静脉输液进行理论依据探讨。

1 严控静脉输液亟待提出理论依据

世界卫生组织（WHO）提倡"能口服就不注射，能肌肉注射的就不静脉注射"的用药原则，加强对医师培训和指导，只有在患者出现吞咽困难、严重吸收障碍（如呕吐、严重腹泻等），以及出现病情危重，发展迅速，药物在组织中宜达到高浓度需要紧急处理这三种情况下才使用静脉输液。严控静脉输液在发达国家早已实施，我国刚开始全面跟进，国家卫生部门为规范医疗行为，提高治疗效果，减少不良反应，使患者得到更加安全、有效的治疗，要求全国各级医院要严格掌握静脉输液使用指征。但无论是国内还是国外都主要是从不合理使用静脉输液会带来医药费用上涨、就医时间延长、过敏等医疗风险增加等一系列实践中出现的问题提出管控措施。至于严控静脉输液的生理解剖理论依据在基础医学理论上还是一片空白，还亟待提出严控静脉输液的理论依据。

2 人体每天都要吸收大量的营养物质入血，而血液环境为什么能保持稳定？

食物经过消化后，各种营养物质的分解产物、水、无机盐和维生素，以及大部分消化液即可通过消化道黏膜上皮细胞进入血液和淋巴中，这个过程为吸收。现已证实，小肠每天吸收约数百克糖，100g或更多的脂肪，成人每天约摄入2L

水，分泌约7L消化液。因此，消化道每天就要吸收9L水，其中空肠吸收5~6L，回肠吸收2L，结肠吸收400~1 000mL，十二指肠净吸收水很少。另外，正常成人每天生成的淋巴液总量约为2~4L。而正常成人的血液总量约相当于体重的7%~8%，体重为60kg的人血液总量仅为4.2~4.8L。这就意味着每天正常成人几乎要有12~14L的消化液、水和淋巴液要进入血液中，血液与这些液体之比几乎达到1:3。大量成分复杂的外来液体每天都要进入血液，而血液环境又为什么能基本保持稳定呢？难道血液会自我保护？血流会自净？血流存在怎样的自净机制呢？我们将用整合医学的方法来探讨这一问题。

有人说，提出一个问题往往比解决一个问题重要，提出一个问题往往引领原创思想的方向。在科学研究的过程中，我们往往面对一些数据时已经习以为常、不以为然，难以发现科研线索，其中最大的问题是提不出问题。提不出问题就找不到方向。运用整合医学思想，如果能连续提出几个问题，就有可能将我们的视野扩展到另一个更广阔的空间。

3 血液自然运动与河流自净原理的整合

基础医学理论的研究亟须与其他学科的理论相整合。人类已认识到河流、海洋等存在水体自净原理。由于人为或自然原因，人们每天都要向河流或大海排放大量外来污染物，得益于河流和大海的自净功能，污染物一边不断地进入，也一边不断地被稀释、沉淀，河流和大海的自净得以实现。稀释是河流自净的首要方式。人体每天也要有大量的饮食通过肝门静脉进入血液，这些饮食实际上也是一种外来物，每天大量的外来物不断进入血液，而动脉血液成分却能基本保持稳定，人体的血液是如何实现自净的？在整合医学思想的启发下，我们将河流自净原理与人体血流自然运动出现的自净现象研究相整合，提出人体内存在血流自净原理。

4 血液自然运动与人体内存在血流自净原理的提出

4.1 《黄帝内经》中"人与天地相参"的哲学思想与血液自然运动的整合

"天人相应、人与天地相参"是中国古代自然哲学思想。大约4 000多年前，上古中国人发现血液在人体中的运动变化与自然界物质现象的运动变化规律密切相关，坚信自然界的阴阳公理、五行公理等也必定适用和存在于人体内，创立了阴阳与五行学说。在这一哲学思想的指引下，我们将河流自净原理与血液的自然运动相整合，期盼借河流自净原理对人体血液自然运动规律的基础理论研究愈加清晰和深刻。

4.2 由胃肠道吸收的外来物进入肝门静脉通过稀释实现血流自净

河流考察方法与血液循环理论相整合。河流的考察方法一般都是要涵盖对河流源头、流经区域、流向终端的考察。哈维认为血液是由心脏流向四周，又由四周流回到心脏。今天在血液流向都十分清晰的情况下，从新的角度观察旧的问题，我们将血液循环理论与通用的河流考察方法相整合，从动静脉血液的起源、流经、终点来考察血液的自然运动，可以发现，静脉血起源于全身毛细血管静脉端，由胃肠道吸收的外来物进入肝门静脉，经右心终结于肺脏；动脉血起源于肺脏，经左心流向全身，人体内存在以肺为中心的静脉血自然上行、动脉血自然下行的血液自然运动。在静脉血自然上行的过程中，人体内存在血流自净原理，解读血流自净原理将对严控静脉输液原理做出新的诠释。

4.3 血流自净原理——人体内静脉血自然上行运动过程中存在 5 次自净稀释方式

我们习惯上将血液分为静脉血与动脉血，但人体每天也要有大量的饮食通过肝门静脉进入血液，这些饮食实际上也是一种血液外来物（营养物质、药物等，以下同），每天大量的血液外来物不断进入血液，成为血液成分的一部分，而动脉血液成分却要求基本保持稳定，波动在一个正常范围。人体内存在血容量增减环，饮食经肝门静脉及淋巴系增加的静脉血容量几乎是全身血容量增加的唯一途径。外来物吸收入静脉血在上行入肺脏的过程中，可同时发生 5 次稀释自净（图 1）。

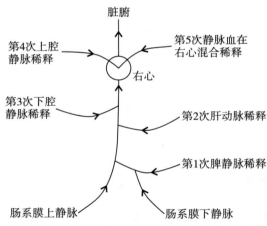

图 1　静脉血自然上行 5 次自净稀释示意图

4.3.1　第 1 次自净稀释方式——脾静脉对来自肠系膜上、下静脉外来物的稀释
脾静脉血液上行入肝脏的过程中与含有外来物的肠系膜上、下静脉血液相汇合，小肠吸收的外来物首先进入肠系膜上静脉，大肠吸收的外来物随后进入肠系膜下静脉，脾静脉血液与肠系膜上下静脉中的血液以相互挤压、互相制约、相生相克的方式，对外来物上行入肝脏在时间、速度、流量上起到控制作用，同时在第一时间对外来物也进行了稀释。

4.3.2　第 2 次自净稀释方式——肝动脉中小叶间动脉对门静脉中小叶间静脉外来物的稀释
肝脏像一个直角的容量瓶，其瓶底位于肝右叶，通过胃肠道吸收的外来物先经肠系膜上静脉、肝门静脉注入肝右叶，然后经肠系膜下静脉、肝门静脉注入肝左叶。肝动脉中小叶间动脉对门静脉中小叶间静脉的外来物具有稀释功能。外来物入肝门静脉从肝右叶开始，呈顺时针扇形分布入肝脏，肝动脉血流在肝脏内对肠系膜上、下静脉吸收的外来物具有稀释作用。

　　4.3.3　第 3 次自净稀释方式——下腔静脉血液（以肾静脉血液流量为主）

　　外来物进入肝脏后，出肝脏，以肝静脉血液的方式入下腔静脉，在上行入右心的过程中，下腔静脉血液，以肾静脉血液流量为主也是以挤兑、控制、携带、相生相克的方式引领肝静脉血液单位时间内分批量入右心，使得含外来物的肝静脉血液得到稀释。

　　4.3.4　第 4 次自净稀释方式——上腔静脉血液对下腔静脉外来物成分的进一步稀释

　　上腔静脉血液在右心对来自下腔静脉的外来物成分有进一步稀释作用。虽然上腔静脉中含有淋巴液成分，但上腔静脉的血液总量对下腔静脉的血液总量还会起到稀释作用。

　　4.3.5　第 5 次自净稀释方式——右心的最后混匀式稀释对外来物的自净作用

　　人体的腹肠系膜（三焦）为容量器官，外来物进入静脉血液存在量和时间问题，实际上，人体的 5 次自净稀释方式可以控制、减缓外来物的入血量。来自上下腔静脉含有外来物的静脉血液成分存在自然分类，在右心房、右心室肉柱等运动的作用下，右心最后将上下腔静脉含不同成分外来物的静脉血液进行充分混合、混均、泵出，经肺动脉分布于肺脏。整合医学理论显示，人体的 5 次自净稀释方式是维护动脉血成分稳定的关键。

5　严控静脉输液的理论依据

5.1　上肢静脉输液路径

　　上肢静脉输液路径是锁骨下静脉—上腔静脉—右心—肺动脉—肺脏。大量的外来药液只能靠上肢和头颈部收纳的静脉血液来稀释，受外来药液比重的影响，来自下腔静脉的稀释功能可能受到影响。上肢静脉输液路径缺失了脾静脉、肝动脉、肾静脉，以及下腔静脉的稀释作用。

5.2　下肢静脉输液路径

　　下肢静脉输液的路径是下腔静脉—右心—肺动脉—肺脏。与上肢静脉输液路径比较，下肢静脉的输液路径增加了下腔静脉、肝动脉的稀释作用，但也缺失了脾静脉的稀释作用。由于下肢静脉的输液路径稀释途径多于上肢静脉输液路径，很明显可以得出推论：下肢静脉输液路径的安全性要远高于上肢静脉输液路径。

5.3　静脉输液逃脱了人体血流自净稀释原理的管控

　　在中国，现有的静脉输液以上肢为主，其路径是经上肢静脉、上腔静脉路径。

整合医学理论显示，上、下肢静脉输液均可逃脱人体血流自净稀释的自然管控。所以，静脉输液产生的过敏等输液反应可能是人为使外来物逃脱人体血流自净原理带来的危害。

5.4 血流自净能力范围及风险评估

血流自净能力是有一定范围的，存在个体差异，药物的过敏等副作用在某种程度上可以认为是药物的摄入超过了人体的血流自净能力。在单位时间内，血液的流速、路径的长短、外来药物量的多少、温度等均将影响血流自净的能力，药物的用量应根据个体自净能力评估。通过整合医学理论，我们对静脉输液的路径做出以下风险评估：上肢静脉输液路径的风险大于下肢静脉输液路径，上肢肌肉注射的风险大于下肢肌肉注射，由于经臀部肌肉注射药物的上行路径与下肢静脉输液的路径相同，所以其风险也类似。

6 附脐静脉输液路径的选择与待开发

前面我们分析了上下肢静脉输液路径的风险，那么是否存在一条比较安全的静脉输液路径呢？答案是肯定的。基础解剖学告诉我们附脐静脉为数条细小静脉，起源于脐旁静脉丛，沿脐静脉索（即肝圆韧带）走行，经过该索近侧端残留的管道，与肝门静脉左支相通，选择开发附脐静脉输液路径，与肠系膜上下静脉上行路径类似，可以看到外来物的输注不能逃脱人体的 5 次血流自净稀释的自然管控，因此，附脐静脉输液路径相对来说比较安全可靠（图 2）。

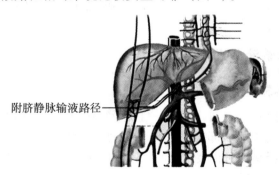

附脐静脉输液路径————

图 2 附脐静脉输液示意图

对一种基础医学原理的认识和提出是十分重要的，整合医学提示我们基础医学原理并没有被挖掘殆尽，它的完备性建设并没有完成，理论医学任重而道远。整合医学理论从新的角度看旧的问题也许会得出新的原创结论。提出人体内存在血流自净原理，依据这一原理可以发现，上、下肢静脉输液的危害首先是在生理上逃避了人体对外来体液的稀释等自净机制，其危害是严重的，甚至可能是致命的。整合血流自净原理，在基础生理解剖结构层次上阐明严控静脉输液的基础医学理论依据是十分必要和有意义的。

参考文献

［1］樊代明．HIM，医学发展新时代的必然方向［J］．医学争鸣，2017，8（1）：1-10.

［2］樊代明．整合医学教育之我见［J］．医学争鸣，2018，9（1）：1-8.

［3］姚泰，吴博威．生理学［M］．北京：人民卫生出版社，2007：192-195.

［4］王雅钰，刘成刚，吴玮．从河道自净角度谈影响河道水质净化的因素［J］．环境科学与管理，2013，3：35-40.

［5］王子钊，蒲文鹏，王冠平．江苏省某城市河流自净状态研究［J］．绿色科技，2015，12：177-180.

［6］何嘉辉，潘伟斌，刘方照．河流线型对河流自净能力的影响［J］．环境保护科学，2015，2：43-47，113.

［7］申浩．黄帝内经［M］．北京：高等教育出版社，2010：354，377.

［8］蒋宏岩，蒋术一．肺与血液的自然运动［M］．长春：吉林大学出版社，2012：11-25.

［9］中国医科大学．局部解剖学［M］．北京：人民卫生出版社，1979：167.

［10］中国医科大学．人体解剖学［M］．北京：人民卫生出版社，1979：328.

［11］郭光文，王序．人体解剖彩色图谱［M］．北京：人民卫生出版社，1993：129.

［12］蒋宏岩，蒋术一．是"心心说"，还是"肺心说"？——整合医学理论对哈维血液循环理论的修正［J］．医学争鸣，2015，6（1）：34-37.

［13］蒋宏岩，蒋术一，李琦．整合医学论三焦与腹（肠系）膜的吻合［J］．医学争鸣，2018，9（5）：4-7.

［14］李琦，蒋术一，蒋宏岩．关于血液自然分布单位组织全面血液关系流的实现与维护［J］．数学的实践与认识，2017，47（12）：129-135.

［15］蒋术一，李琦，蒋宏岩．血容量增减环的存在与阳有余阴不足论的吻合［J］．医学争鸣，2017，8（6）：49-51.

［16］蒋术一，李琦，蒋宏岩．血液真的循环吗？——整合医学与概念的更新［J］．医学争鸣，2018，9（2）：56-58.

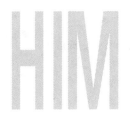

浅论中医学的整合医学特征

◎余泱川，刘　倩，董秀娟

《大英百科全书》将"医学"定义为"以保持健康，预防、缓解、治疗疾病为目的的实践"。故述其根植的历史、文化土壤，医学确乎曾有中西之别；而从本质和目的看，医学其实别无二致。近代中西医汇通的先行者谭次仲曾言："一国而有二医，孰得孰失？何去何从？于国民生死祸福为何如？"整体整合医学（简称整合医学；holistic integrative medicine，HIM）将医学的进程视作一个整合—分化—再整合的"N"字形，以史为鉴，中医作为一个独立医学体系的发展史亦证明了这一趋势的必然性。

1　HIM 概念及其与中医学的关系

HIM 是近年来学术界关于医学模式的一种新的认识体系，其内涵是将医学各领域最先进的知识理论和临床各专科最有效的实践经验分别加以有机整合，并根据社会、环境、心理的现实进行修正、调整，使之成为更加符合、更加适合人体健康和疾病治疗的新的医学体系。其核心有三：①整体观（holistic），强调人体本身，人与社会、自然环境是一个整体，重视局部与整体，微观与宏观，体内与体外，个体与群体间的联系。②整合观（integrative），提倡中、西医学体系，不同学科及分科，经验与理论之间的有机整合。③医学观（medicine），强调不应将医学的概念限于医学科学，而应视其为科学、哲学、社会学、人学乃至艺术的整合。HIM 的提出旨在解决现代医学发展中一系列局限及瓶颈问题，该医学模式的首倡者——中国工程院樊代明院士将其总结为：患者成了器官，疾病成了症状，临床成了检验，医师成了药师，心理与躯体分离，西医与中医抵触等现象。而针对上述问题，HIM 重视整合不同医学体系中有理、有效、有用的理论和经验，建立适应医学发展趋势的新医学模式。而消弭中、西医间的隔阂，探索和发现尽可能多而有效的治病方法和途径，是整合医学发展过程中的重要方法和目标。本文立足 HIM 的内涵与外延，以中医学的理论特征、教育思想、发展历程为主要内容，论述其中与 HIM 认识和要求一致的特征，为其未来的发展提供借鉴。

2 中医学理论与实践中的 HIM 特征

HIM 是一种全新的医学模式，根据 HIM 对未来医学发展模式的要求，中医学在学术体系、教育方法及体制建设等方面本身都需要进行整合。中医学在数千年相对独立的发展历程中，形成了一个迥异于西方医学的医学体系，其中一些具体的思想、理论、实践符合 HIM 在医学教育、人体观、疾病观、医药关系、身心关系、中西医关系的认识和要求，具有某些整合医学的特征，现从八个方面分别论述。

2.1 医学从业者的知识、素养、学科背景的整合

从 HIM 的角度看医学的发展，其趋势呈一个从整合到分化到再整合的"N"字形，当代医学从业者往往专注于自己本专业甚至某个研究方向上的精专，对于其他学科不求甚解乃至不闻不问，这固然体现了现代医学的专业化、分科化，但在临床实践中却将作为整体的患者划分成不同器官、系统的疾病，以至"各自为政"。相较同时代的西方医学，中国医学是一个"早熟"的体系，周代的医生便有"疾医""疡医""食医"之分，由隋唐至宋元，医学分科经历了由四科、九科至十三科的发展。然而中医学也很强调从业者知识、素养的全面培养和不同学科间的互相融合。唐代孙思邈的《大医习业》是关于医学从业者教育、培养的重要文献，其中提出"凡欲为大医，必须谙《素问》、《甲乙》、《黄帝针经》、明堂流注、十二经脉、三部九候、五脏六腑、表里孔穴、本草药对"，要求优秀的医生需对不同学科的专业知识有全面的掌握；又提到"若不读五经，不知有仁义之道；不读三史，不知有古今之事；不读诸子，睹事则不能默而识之；不读《内典》，则不知有慈悲喜舍之德"，强调从业者还必须具备医学专业之外的素养，注重医学与历史、社会、伦理的关系，这正是 HIM 教育所倡导的"医—文整合"。

2.2 以"脏象"整合内外及器官系统

HIM 力图纠正现代医学"患者成了器官"的倾向，反对把整体的病"人"按还原论的方法拆解成不同器官的"病"，割裂器官系统间的联系。而中医认为人体从外在的形体、官窍、爪甲、皮毛，到内在的经络、脏腑，乃至气、血、津、精等物质都不是孤立存在的，而是在解剖上有所连缀，在生理、病理上互相联系的。中医基础理论的核心是"脏象"，又作"藏象"，因为"有诸内者，必形诸外"，生命活动外在的"象"与体内的器官"脏"的功能息息相关，实际上是将人体的生理功能以五脏为核心整合成五大系统。例如："肝系统"就可以总结为"肝—胆—足厥阴经—筋—爪甲—目"这样一个由内而外的体系。而不同的脏象系统之间也有紧密的联系，五脏之间的相互关系在生理功能、疾病症状和治疗方法上有所

体现。例如中医认为肺与肝的关系是"金克木"，肺的肃降功能要能够克制肝气的上逆。临床上当某些患者同时出现气喘短息、胁肋窜痛的症状，其病机就是肝气上冲于肺，肺气不得下降，此时单治一脏难以起效，必须针对器官系统间的关系，"佐金平木"，补肺与抑肝并举才能解决问题。

2.3 整合症状间的联系，抓住疾病演变的规律——辨证论治而非辨"症"论治

现代医学的发展中出现了"疾病成了症状"的趋势，医生以教科书中的症状为教条，以某一症状为诊断的唯一依据，以消除某一症状为治疗的唯一目的，实则割裂了症状之间、症状与疾病本质之间的联系。中医学在诊断和治疗方面的基本思想是辨"证"而非辨"症"，"证"不是单一的症状，而是疾病某一阶段各种症状的集合，辨证就是整合症状间的联系，对该阶段疾病的病位、病因、病性、病势及机体抗病能力的强弱等本质问题进行判断。同时中医对"证"的鉴别、诊断又不是教条式的，《伤寒论·少阳病篇》提到"伤寒中风，有柴胡证，但见一证便是，不必悉具"，某一病证诊断的标准并不是要在临床上见到文献中记载的所有症状，而是要抓住能够反映疾病本质的典型症状。

2.4 整合检验、诊断与治疗——舍症从因

检验的结果、指征本应只是诊断的依据、材料，诊断则是医生对检验结果、临床观察、病史的整合分析，诊断不能被检验所替代。而在现代医学的发展中，由于片面强调诊断的客观性和标准化，出现了"临床成了检验"的错误倾向。传统的中医学没有现代医学的检验手段和工具，但同样要处理症状的表象不能反映疾病本质的问题，而中医学的选择是整合考虑症状、病史，充分发挥诊断中医生的分析、鉴别能力，在一定情况下可以舍症从因。一个典型的例子就是《素问·至真要大论》中记载的所谓"通因通用"之法：临床上有些患者腹痛泄泻，泻下物臭如败卵。如果仅从腹泻的症状判断，泄泻之症应用补、塞之法，但如果患者有食滞内停，阻滞胃肠的病史，则不能将症状的表象作为诊断和治疗的依据，而是应该舍症求因，采取消食、通利的方法针对病因进行治疗，实质是将诊断指征、疾病本质与治疗方法进行整合。

2.5 整合医与药——名医著本草，药书附医案

现代医学的发展中出现了"医师成了药师"的现象，造成这一现象的原因是医生对疾病和药物的本质都没有透彻的了解，或只针对各类症状群起攻之但求无过，或是只根据教科书、说明书上的教条用药，造成过度医疗。在当代的医学教育、产业中，医与药分属不同的学科和领域，但二者在临床上本应进行整合，"医学是药学的根据，而药学是医学的出口"。中医学则要求从业者兼通医、药，《周礼·天官》中对"医师"一职的定义便是"聚毒药以供医事"；而从宋代开始，熟读本草之书已成为国家医学取试中对医师的基本要求，《宋会要》中记载："今详《神农本草经》于医经中最为切用，自来多不习读。欲乞自今后每遇考试，于问义

十道中兼问《本草》大义三两道。如虽通他经，于《本草》全不通者，亦不预收补。"纵观历代本草著作，其中由名医所作者不胜枚举，编纂《本草纲目》的李时珍曾为明代楚王府的医生，同时也是著名的医学家，写过经络学专著《奇经八脉考》和诊断学专著《濒湖脉学》。而这些由医家编著的本草学著作则非常重视药物的临床应用，例如《本草纲目》每一则条文中除列有药物的性味、主治外，还有"发明"一项，其中的内容便是历代名医应用该药的病案、经验和心得，使读者在学习时不会流于理论教条，在临床用药时能够借鉴他人的经验。

2.6 整合"毒"与"效"——通过配伍减毒增效、转毒为效

《整合医学初探》一文论及"医师成了药师"从而造成药效医人、药毒杀人的现象时，提到了中药方剂能够通过"君臣佐使"配伍达成用药主次明晰和减毒增效。中医学自古就有关于药物毒、副作用以及不良反应的记载，但中医对于"毒"与"效"的认识并非截然对立的。《神农本草经》将药物分为上、中、下三品，强调下品药物"治病以应地，多毒，不可久服"，但是其治疗作用显著且起效快，可以"除寒热邪气，破积聚，愈疾"。同时中医还讲求通过炮制加工和药物配伍以减毒增效甚至转毒为效，例如巴豆的毒性成分巴豆油不溶于水，故经常将巴豆打粉入丸剂，以控制毒性物质的剂量。再如中药附子有大毒，但毒性成分也是其发挥药效的基础，在方剂"四逆汤"中，可以通过配伍甘草来缓解附子的毒性，也就是张景岳在《本草正》中所说的"附子之性急，得甘草而后缓；附子之性毒，得甘草而后解"。现代医学研究表明附子-甘草的配伍可以使毒性较强或作用较峻猛的成分在合煎过程中经过酸碱结构络合、多糖蛋白质等大分子包裹、基团亲和等成分间相互作用，延缓其在体内的吸收速率，增加机体对药物的代谢处置，使药物峻猛之性得到舒缓。

2.7 整合身心之间的联系——"心"病可身治，"身"病亦可心治

HIM认为现代医学中"躯体与心理脱离"的倾向需要得到纠正，医学不仅要治好人的"病"，还要关怀患病的"人"。中医学在理论与实践中均蕴含着整合身心的思想。中医强调心理疾病亦有生理基础，脏象理论认为心主神明，而五脏则既与人的魂、神、意、魄、志相关联，又与喜、怒、悲、恐、思五种情绪关联，反映于外还与呼、笑、歌、哭、呻五种情绪表达有关；而在气-元论中，各种情绪又与"气"的运动有关，如思则气结、悲则气消等。所以神志、情绪的异常可以从气机或脏腑的生理功能中找到原因。而在中医治疗学的视野下，心与身也不是割裂的。例如，逍遥散的功效是调和肝脾、疏肝解郁，既可治疗"身病"两胁作痛、月经不调，也能用于相同病机引起的抑郁症、焦虑症的治疗，此所谓"心病身治"。而"身病"亦能够"心治"，针对患者由心理原因产生的自觉症状，中医就提倡针药之功配合"移情"之法。例如张从正在《儒门事亲》中就记载："余又尝以针下之时，便杂舞，忽笛鼓应之，以治人之忧而心痛者。"需要注意的是，虽然中医学认为心理疾病可以通过药物治疗，但绝不是把"心病"当作"身病"，

忽视心理因素在疾病转归、预后中的作用。例如在《临证指南医案·郁》中虽然列举了大量药物治疗郁证的病例，但编者华岫云在篇末总结道："情志之郁，由于隐情曲意不伸……总属难治之例。盖郁证全在病者能移情易性，医者构思灵巧，不重在攻补。"

2.8 整合不同医学体系——西为中用，化西为中

在中国近、现代医学的发展历程中，中、西医相互抵触的思潮和活动屡见不鲜，HIM 提倡两种医学体系通过互相借鉴、取长补短形成新的医学体系。纵观中医发展的历史，至少在近代以前，中医学对于外来医学学术是敞开胸怀的，有过许多整合中西医的实践。例如：印度医学的理论最晚在魏晋时代就已经进入中国医学家的视野，陶弘景在整理《补阙肘后百一方》时便融入了印度医学的思想；中医眼科学的基础理论"五轮学说"其实是印度传统眼科学理论与中医学的结合，而中医眼科治疗白内障的"金针拨障术"系由印度僧医传入；元末阿拉伯医学的药学知识已经被整理、翻译成《回回药方》；而传教士将西方解剖学介绍入中国时，明朝士大夫给予其高度评价，谓其："缕析条分，无微不彻。其间如皮肤、骨节诸类，昭然人目者，已堪解颐。"由此可见，中医学并非是一个故步自封的医学体系，在引进其他医学体系的先进技术、理论并将其本土化方面，中医有过许多成功的尝试。近代以来中、西医间的论战、抵触掺杂了历史、政治、文化等多方面的因素，其随着两种医学体系的不断发展和成熟一定会结束。而随着对医学认识的不断深入，中、西医学及其他体系的医学在未来一定会被整合为适合全人类身体、心理、社会发展的新医学体系。

3 结 语

《整合医学的内涵及外延》一文中提到："HIM 本身不是医学体系，它是一种认识论，是一种方法学，通过它可以形成新的医学知识体系。"而重塑医学体系的关键则是"以交融促创新"。笔者认为"整合观"是 HIM 的基础，在此之上才能建诸内外统一、统分为整的"整体观"和兼容并蓄的"医学观"。中医学的脏象理论，辨证论治理论，符合 HIM 认识人体内部，人体与外界环境，症状与疾病的整体观；中医学强调对从业者综合素质的培养，注重心身关系则与 HIM 将医学视作科学、社会学、人学之整合的观点不谋而合；而要求从业者医、药兼通，对于外来医学理论与技术的吸纳和转化，说明中医学在发展历程中曾经有过整合不同学科、不同医学体系的实践。从 HIM 的视野看中医学，其理论、技术和实践中的精华是进行医学整合的"砖石"，而中医学的人体观、疾病观、医学观及其认识医药关系、身心关系、中外医学关系的角度亦可为 HIM 的发展提供启示和借鉴。

参考文献

[1] 樊星，杨志平，樊代明. 整合医学再探 [J]. 医学与哲学（A），2013，34（5）：6 –

11，27.

［2］刘运芳，杨志平，樊代明．从屠呦呦获得诺贝尔生理学或医学奖谈整合医学［J］．中医杂志，2016，57（14）：1171-1176.

［3］樊代明．整合医学初探［J］．医学争鸣，2012，3（2）：3-12.

［4］樊代明．HIM，医学发展新时代的必然方向［J］．医学争鸣，2017，8（1）：1-10.

［5］［唐］孙思邈．备急千金要方［M］．太原：山西科学技术出版社，2010：1.

［6］樊代明．整合医学教育之我见［J］．医学争鸣，2018，9（1）：1-8.

［7］邓铁涛，郑洪．中医五脏相关学说研究：从五行到五脏相关［M］．广州：广东省出版集团，2008：183.

［8］樊代明．HIM，医学发展新时代的必由之路［J］．医学争鸣，2017，8（3）：1-19.

［9］［清］徐松．宋会要辑稿·职官二二［M］．北京：中华书局，1957：2878.

［10］［明］张介宾．景岳全书·卷四十九［Z］．重庆：善成堂，1908：77.

［11］胡慧玲，傅超美，赵萱．中药制剂"毒"与"效"的整合探析［J］．中国中药杂志，2016，41（18）：3483-3489.

［12］［金］张从正．儒门事亲［M］．上海：第二军医大学出版社，2008：138.

［13］［清］叶天士，华岫云．临证指南医案［M］．北京：华夏出版社，1995：307.

［14］周年．阿拉伯医学在中国［J］．阿拉伯世界，1985，3：14，19-21.

［15］［明］毕拱辰．《泰西人身说概》序//张晓丽．近代西医传播与社会变迁［M］．南京：东南大学出版社，2015：243.

［16］樊代明．整合医学的内涵及外延［J］．医学与哲学（A），2017，38（1）：7-13.

［17］杨志平，刘运芳，樊代明．整合医学实践的本质及要素［J］．医学研究杂志，2017，46（7）：6-8.

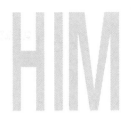

从整合角度思考中医理论发展与前景

◎付　兴，付　义

现代医学在还原论思维的引导下发展至今，已经在微观水平上呈现出突飞猛进的态势。而生命现象最为复杂，人体从来都是一个多层次、多维度结构的统一有机整体。基于整体思维的传统中国医学对于生命的思考既包括体内的生理功能紊乱，也包括外界的各种因素变化。不但研究生命体各部分间的功能互动，而且将影响生命的各种因素包括时间、气候、社会环境等对生命活动的影响都纳入对生命的探索中。

然而，中医学囿于其形成初期解剖学发展的停滞、人文思想的引导、时代背景的阻隔等因素，其理论演变成了一个归纳、推理和再归纳再推理的发展过程。在原始思维伴行中，其理论必然存在谬误与不足，现代中医面临的困难与挑战就是如何在中西医整合的浪潮中寻求自身理论的完善与发展、与现代医学进行有效的沟通与对话，而非简单地以中医浅薄的解剖知识联合阴阳五行等原始思维附会现代医学的生理和病理。

1　传统中医理论的再发展

中医思维的历史发展过程经历了从抽象思维到辨证思维的过渡，而抽象思维是以感性认识为前提的，必然存在理论糟粕。如五行理论，其从朴素的五材说发展到形而上学的五行学说后，背离了客观的人体生理活动，五脏六腑的生理变化变成了机械的五行生克，抛弃了对脏腑生理、病理的研究，忽略了脏腑的内在联系，反而陷入唯心论的逻辑推理之中。

自明末清初，西医东学渐起，中医经历过全盘西化、废止中医等艰难曲折，在特定历史条件下产生的中西医汇通派以中医理论直接解释现代医学的生理、病理实属无奈之举，如肝主疏泄的解释，"西医谓肝制胆汁，入胃化谷，即木能疏土之意"，又如肝能疏水释为"肝之总提随呼吸上下，抽出胃中之水，由津门入导水管，而为胃行水"，与临床而言并无裨益，反为现代医学所嗤。可见以上两种思路皆不可取，笔者认为在传统中医走进现代的历程中，把握唯物辩证的思维是关键，采取契合中医理论的方法是途径。

1.1　唯物辩证法与中医

传统中医始于解剖，也止于解剖，虽其脏腑概念皆从人体解剖而来，却推演、构架出另一套有别于现代医学的抽象而简略、略显粗鄙的理论体系。然而其理论经过数千年的理论与临证的发展逐渐脱离原始思维，走向唯物，更加证明其是古代中医群体智慧的结晶。

1.1.1　中医正邪观

始于《黄帝内经》时期的疾病传变是固化的脏腑、经络传变，即从太阳—阳明—少阳—太阴—少阴—厥阴的过程，其强调疾病发展传变整个机体之后，五脏六腑皆受病，致气血、营卫不通而死。当发展到汉代张仲景时，其赋予了六经病以疾病发展趋势和病位传变的概念，从太阳病邪气在表的"卫气不共荣气谐和"到阳明病邪气入里的"亡津液……转属阳明"，再到少阳病表里俱病的"血弱气尽，腠理开，邪气因入，与正气相搏"，又到太阴病里虚邪乘的"藏有寒"，少阴病里虚更甚的"亡阳也"，最后到厥阴病里虚至极而邪盛的"厥深者热亦深……脉微而厥"，较为完整地将外感疾病发展过程中邪气逐渐深入，气血逐渐虚损，病位由浅入深、从外向内的传变阐述出来，遗憾其并未将疾病发展趋势与脏腑经络剥离开。通过外感病的发展过程将脏腑、气血、经络等统一起来，使疾病发展趋势清晰起来，这正是张仲景在千年前运用唯物辩证法看待矛盾的结果，而不是拘泥于阴阳互化、五行生克乘侮之中。正邪的斗争引起正邪力量的此消彼长，推动机体的量变，当新的矛盾产生也造成了机体的质变，即传变。

经过唐宋元明的脏腑辨证的演化、邪气的重新认识、正邪观的建立等，再发展到后世温病学派的兴起，也将这一唯物观继续发展下去，"卫之后方言气，营之后方言血。在卫汗之可也；到气才宜清气；乍入营分，犹可透热，仍转气分而解……至入于血，则恐耗血动血，直须凉血散血"。可以说张仲景将疾病与机体对抗的发展历程横向拉开，而后世温病则将疾病与机体对抗的历经层次纵向展开，使得正邪的矛盾层次更清晰、核心更精确。

1.1.2　中医证候观

唯物主义辩证法把运动看作事物的自我运动，认为事物的运动、发展主要是事物内部矛盾引起的，同时也受外部矛盾的影响。邪气通过机体产生症状，中医根据人体表现的症状将其归纳为"某邪""某淫"，故症状是邪气的体现，而证候是症状的升华，所谓"证候"即是内因，即内部矛盾，是人体在多因素作用下表现出的内部矛盾。而体质因素是人体内部矛盾即证候形成的先决条件。在治疗方法上，"外邪"与"内生邪气"之间有着共通之处，这也是中医药外感与内伤可以异病同治的特色之处，传统医学的优势从来都是辨证论治，"观其脉证、知犯何逆，随证治之"，在解决潜藏在证候中的矛盾后，疾病向愈。

反观现代医学，随着抗生素的严重滥用、细菌耐药的惊人发展、抗生素效力的逐渐下降，全世界逐渐步入后抗生素时代，当面临这一局面时，现代医学着重关注的依然是新药的开发与耐药研究，中药传承至今数千年从未面临这一问题，正是因为中医药所针对的是证候，即邪气侵犯人体后出现的内部矛盾，而不是邪气本身。已有学者提出治疗感染不能采用千篇一律的对抗斗争形式，需将态度由"对抗"转变为"共生"，微生物群体效应的发现让人类对细菌有了新的认识，也为人类治疗细菌感染提供了新的思路，"抗致病性药物"就是通过减弱细菌致病性而不杀死细菌来治疗感染，这与中医治疗感染性疾病的思路相似，而现代一些中药药理研究过分强调和研究中药的抗病毒、抗细菌等作用则是本末倒置。

1.2　巨系统研究方法与中医

有学者以黑箱模型理论来比喻中医的发展则有些言过其实。首先，黑箱方法在认识论上是唯物的，中医的君臣佐使、阴阳五行、气味厚薄等理论充满了唯心主义气息；其次在操作上，黑箱模型强调大数据的"去伪存真"的分析和整理，建立模型以探究黑箱功能和特性，从而得出结论，而中医理论的发展在大多数时期都只是某些"名医"的创造性发挥，理论先于临床的案例比比皆是。由此可见，中医的发展在一定阶段内并不属于黑箱模型理论。

然而，当中医发展到现代正面临着机遇与挑战，黑箱模型或许成为中医发展的备选方案之一。钱学森先生对于研究复杂巨系统提出一个解决黑箱模型的综合集成思维的方法，综合集成法被认为将还原论与整体论优势互补，可以实现经验知识与科学理论、宏观研究与微观研究、形象思维与抽象思维等的有机结合和辩证统一。其实这就是整合医学提出的研究思路和思维。

2　传统中医与现代医学的互通之路

在人类生活早期传染病是人类生存的最大威胁，医学发展到今天，疾病谱发生巨大转变，人类部分控制和限制了传染病，现今对人类健康威胁最大的不只有传染病，还有慢性、非传染性疾病。疾病的主要矛盾发生着转化，以外感病为基础建立的辨证论治作为优势体现的中医面临着挑战，疾病病位传变模糊化，虚实变化细微化，病程发展迁延化，临床症状复杂化，现代中医该何去何从，如何寻找与现代医学沟通的契机？

2.1　精准医疗与中医

精准医疗是现代医学发展出的一个新热门，其依靠各类前沿技术，精确寻找疾病的病因及治疗靶点，从早期疾病的预防、筛查，到中期诊断和治疗，再到后期的康复治疗，均提供个性化的精准医疗方案。中医与精准医疗捆绑的观念近来成为中医发展的前沿思路，将辨证与"辨基因"结合似乎既有宏观，又有微观，而笔者认为如此仅是方法的合并而已，且对中医理论发展并无裨益。

首先，精准医疗的可行性值得怀疑，疾病发生的线性因果关系的推论已备受质疑，疾病是复杂的非线性关系的生命现象；其次，从中医理论形成的基础上讲，中医向来是以整体论为主要研究方法，将其迷失于微观而具体的基因、蛋白、分子水平中时，整体论的抽象方法是无法发挥作用的；最后，中西医结合只是在方法层次上的配合，而现代医学与中医学都作为研究生命规律的学科，更深层次的融合则需要唤起两者在理论层次上的共鸣。

2.2 系统医学与中医

当现代医学发现无法简单地以物理、化学的研究方法应用于研究复杂的生命规律时，以系统论与现代医学相结合解读生命与疾病的新学科应运而生，即系统医学。系统医学认为生命系统必须是内稳态的，自耦合系统是保持内稳态存在的前提，它对疾病的定义是：生命作为结构稳定的系统，当内稳机制受到某些外来或内在扰动时，使内稳态偏离原来保持的调节范围，而偏离即内稳态的移动本身也是一种稳态，这与现代病理学的概念有所不同。同时提出治疗是通过人为干预来防止内稳态整体崩溃或者消除内稳态偏离的手段或过程，这些观念与中医治疗疾病的思维方式不谋而合。中医理论即是通过辨识症状的属性，以治疗的偏性纠正疾病的偏性，正是消除内稳态的偏离以稳定内稳态的结构。因此，在系统医学的理论中，中医作为干预和治疗疾病的手段可以被包容在系统医学之中。系统医学现处于发展初期，中医理论如何与系统医学有效地互通也是未来中西医融合路上的关键节点。

2.2.1 与病共存

在看待疾病的观点上，系统医学与中医也可谓殊途同归。与病共存观念的提出对现代医学来说是无奈之举，如对于肿瘤的治疗，现代医学发明了多种消灭癌细胞的新方法，但仍未明确癌症的原因。汤钊猷院士提出"消灭与改造并举"的抗癌新观点，正是由被迫接受到主观认同的转变。沙伦·莫勒姆则从生命进化的角度阐释疾病与人类的关系，如糖尿病基因曾帮助远古人在晚冰期的寒冷中生存下来，正如消化系统中数以万计的细菌，它们与人体共存共荣，益害相伴，这却是人类对于生命、疾病等内涵的深刻思考。系统医学根据其基本公式得出对于不明原因疾病的治疗原则即治疗反馈的目标不再是治愈疾病，而是如何"与病共存"，保证内稳态结构稳定性。

2.2.2 子系统概念［神经内分泌免疫网络（neuro-endocrine-immune，NEI）与气血］

系统医学还认为整个内稳态系统分解成子系统不应是由解剖规定的，甚至不是功能判定的，而是根据内稳态来界定，即维持生命及其功能的内稳态的内稳机制是一个自耦合系统时，此内稳机制即是整体的子系统。这也为传统中医与现代医学的对话提供了新方案。从简单的脏腑直接对应发展到中医脏腑与某些器官功能对应是理论的一定进步，但以整体论为方法论的中医在细节上必然漏掉关键信息，导致与器官功能脱钩。当以内稳态的独立性来划分子系统时，则不再受解剖和功能的限制。

现代医学研究发现神经、内分泌和免疫系统间的相互作用是双向的，它们拥有一套共同的信息分子（神经肽、激素、淋巴因子等）及其相应的受体，即共用的化学语言，从而构成了神经、内分泌、免疫系统间极为复杂的网络关系和互相调节作用，称为 NEI，机体的各种生化代谢和生理功能活动都是在这个调节网络控制下进行的。此网络正是一个自耦合系统，交感神经—胰高血糖素与迷走神经—胰岛素两条神经内分泌调节构成自耦合系统的反馈机制。现代药理证实滋阴药如沙参、麦冬、生地、知母等，大多具有抑制交感—肾上腺功能或增强副交感神经功能，促进腺体分泌，抑制过高的内分泌和能力代谢活动，减少营养物质消耗等作用。这与中医临床治疗糖尿病典型症状——消渴有共通之处，中医治疗是通过调整自耦合系统纠正内稳态偏离的。

同时，赵益业等认为传统中医理论中的五脏相关的实质正是该网络。而笔者则认为神经内分泌免疫网络作为全身各系统生理功能活动的调节网络，与气血等物质基础濡养周身、调和五脏六腑的功能是异曲同工的；中医的五脏六腑、奇恒之府等概括了现代医学中呼吸系统、循环系统、消化系统、泌尿系统、生殖系统等，而脏腑所赖正是气血等物质基础的濡养方能各司其职，这与 NEI 调节人体各种生理活动是一致的。NEI 的功能与中医理论中气血等物质基础濡养周身、调和五脏六腑的功能是共通的；同时中医理论中的五脏六腑、奇恒之府等，它们实际是涵盖了现代医学中呼吸系统、循环系统、消化系统等一系列的功能系统，而气血等物质基础也就是神经内分泌免疫网络则构成了核心的调控系统。《黄帝内经》所云"以奉生身，莫贵于此"正是此意。如传统意义上的肺主气、心主血，是狭义的肺气、心血概念，强调的是呼吸系统和循环系统的功能，而并非广义的气血功能，中医的化气概念的演变即从"气化则能出"到五脏六腑皆有气化，正是"气"的独立功能体现。因此，中医概念中有很多脏腑的功能是重叠的，实际上是气血作为物质基础的基本功能。

综上所述，医学无论传统中医还是现代医学，皆是以研究生命活动规律为目标，这一核心点便决定了两者可整合的必然性，当然，具体整合方式还需要不断探究和摸索。同时，中医理论还需要在唯物辩证法的指引下不断完善和发展，在未来中西医融合的道路上，不是任何一方的委曲求全，而是高层次理论之间交集的不断扩大，进而融通、汇合为一体，共同担负起维护人类健康和生命的使命。

参考文献

[1] 彭卫华，刘康德. 基于传统生命哲学的中医生命教育探析 [J]. 中国医学伦理学，2017，30（2）：191 - 194.

[2] 周立东，胡炳祥. 试论中医逻辑学的形成和发展 [C]. 世界中西医结合大会. 广州：中国

中西医综合学会，2007：710.

［3］付兴，付义，李青，等．关于中医理论中原始思维的思考［J］．中华中医药杂志，2016，9：3405－3408.

［4］张如青，黄瑛．近代国医名家珍藏传薪讲稿：生理病理类［M］．上海：上海科学技术出版社，2013：12－20.

［5］周波，曾启全，彭卓嵛．《内经》脏腑经脉条文与现代系统解剖学实体关系的探讨［J］．辽宁中医药大学学报，2010，5：85－88.

［6］马克思主义基本原理概论（2010年修订版）［M］．北京：高等教育出版社，2010：44.

［7］刘昌孝．当代抗生素发展的挑战与思考［J］．中国抗生素杂志，2017，42（1）：1－12.

［8］李洪涛，宋建新．细菌感染性疾病中的对立统一规律与 Quorum Sensing 系统［J］．医学与哲学（临床决策论坛版），2007，28（6）：45－48.

［9］Rasmussen TB, Givskov M. Quorum-sensing inhibitors as anti-pathogenic drugs［J］．Int J Med Microbiol，2006，296（2）：149－161.

［10］李佺，汤国祥，李留记．中医学"黑箱模型"理论与唯物辩证哲学观［J］．中医研究，1994，2：6－8.

［11］陈艳玲，蔡普民．黑箱方法的认识论意义初探［J］．河南科技大学学报（社会科学版），1999，3：16－18.

［12］于景元．钱学森综合集成体系［J］．西安交通大学学报（社会科学版），2006，26（6）：40－47.

［13］徐鹏辉．美国启动精准医疗计划［J］．世界复合医学，2015，1：44－46.

［14］贾龙，张华．论精准医疗对中医辨证论治的思维创新探析［J］．中华中医药杂志，2017，12：5270－5273.

［15］金观涛，凌锋，鲍遇海，等．系统医学原理［M］．北京：中国科学技术出版社，2017：16－17.

［16］汤钊猷．消灭与改造并举：院士抗癌新视点［M］．上海：上海科学技术出版社，2015：133.

［17］沙伦·莫勒姆，乔纳森·普林斯，莫勒姆，等．病者生存［M］．南宁：广西科学技术出版社，2007：26.

［18］冯志强．整合应用生理学［M］．北京：人民军医出版社，2006：17.

［19］李仪奎．现代中医药应用与研究大系：第二卷，中药［M］．上海：上海中医药大学出版社，1995，2：82－83.

［20］赵益业，邹旭，吴焕林，等．从神经内分泌免疫网络理论试论中医学五脏相关理论［J］．广州中医药大学学报，2006，23（5）：433－436.

［21］樊代明．整合医学的内涵及外延［J］．医学与哲学（A），2017，38（1）：7－13.

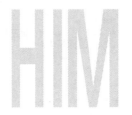

从医学的动态性和整体观谈中医优势

◎毕礼明，王朝晖，奉典旭，陆　曙

樊代明院士在整体整合医学（简称整合医学；holistic integrative medicine，HIM）的数篇文章中曾经提出一系列问题，包括：医生是否需要搞清楚医学与科学的关系，医学的本质是什么，医学与科学又有哪些异同，其关系如何，等等。在这里，我们同样要去思考中医与西医、中医与科学的关系，以增加自己的专业信心，坚定学好中医、用好中医的信念。医学、患者、疾病是动态变化的，同样医学也是虚实夹杂的整体，本文从医学的动态性和整体观探讨中医的优势。

1　从医学模式的动态性看中医优势

医学是随着人类的出现而产生的，一开始它是人类的本能活动，有时候动物也有自我疗伤的办法，这也是动物的本能。比如：动物用舌头舔舐伤口，因为唾液中含有抑菌的成分；森林中的猴子得了疟疾病，就会去啃咬金鸡纳树的树皮，这种树皮中含有奎宁，是治疗疟疾的特效药；山鹬的腿骨折时会在河边取些黏土敷在腿部，然后又拐着脚去收集青草，放在黏土中，一同"包扎"，就和人类对骨折进行石膏固定一样。而人类的智商远远高于普通动物，在生存中不断积累经验，之后逐渐发展出医学，并形成了初始的经验医学。人类是复杂的、进化的、善变的，人类的疾病亦是如此，医学也是不断进展的，不能仅仅使用 YES 或 NO 来评定。

近年来医疗界提出了 5P 医学模式，即预防性（Preventive）、预测性（Predictive）、个体化（Personalized）、参与性（Participatory）和精准医疗（Precision Medicine），其中个体化和精准化非常重要，现代医学的研究更多的是群体性，是否适用于个体难以确认。为什么现代医学要提出精准治疗呢？因为西医既往侧重的也是经验医学，但这个经验有时候不可靠；随着科学技术的发展，人类对人体解剖、生理、病理、药理开始研究，但是临床中很多药物的使用存在有效性和安全性的不确定性；后来就出现了循证医学，产生了大量研究证据，同样循证医学的研究证据常常不能推而广之；随之转化医学应运而生，就是要针对性地进行临床和基础研究；在这些基础之上提出了精准医疗。医学发展经历了本能、经验、药理、循证、转化、精准过程。其实中医发展也很早走过了类似的道路，因为中医的特点和优势包括了治未病思想（患者的参与性和疾病的预防性），辨证论治的个体化治疗，四诊合参的精准医疗，疾病动态变化的预测性（如六经、八纲、卫气营血辨证方法），这些与现代医学的发展极为相似。

现代医药学研究多数先从体外研究开始，而后对患者和正常对照人群进行验证。从细胞到动物似乎离人类近了一点，但医学面对的是每一个个体，不同的个体存在巨大的差异，包括遗传特性、环境影响因素、疾病特点、药物作用和代谢特点等。从体外研究到体内研究常常要经历数十年，而进入人体研究前绝大多数药物会被淘汰。

现在提出了靶向治疗、精准治疗、循证医学，但是对过于复杂的疾病和人体来说真的能找到靶标吗？靶向用药效果真的很好吗？况且这个靶标也可能不断变化。这不是医生决定的，也不是药不能靶向，实在是疾病太复杂了。因此所谓的目标和精准都是相对的。所以怎么改变这种现状，能不能换一种思路，除科学方法外用医学的方法来研究药品呢？应该用中医学的思路来研究医学。诺贝尔生理学或医学奖获得者屠呦呦教授根据文献记载的青蒿治疗疟疾，并且在古人的用法中得到启示，从而提取出治疗疟疾的特效药物青蒿素，这个就是不断精准的过程。

2 从药物作用的动态性看中医优势

药物如何起效呢？当前有学者认为疾病治疗 1/3 是安慰剂效应，1/3 是靠自愈，剩下的就是药物作用的可能性了，药物的药效是安慰作用、药理作用、启动作用的统一。2011 年《新英格兰医学杂志》(*The New England Journal of Medicine*) 发表治疗哮喘的研究性文章，沙丁胺醇可以增加 FEV_1 近 20%，而安慰剂组、假针刺组、未干预组仅仅为 7%。尽管如此，在这些哮喘患者中，沙丁胺醇治疗同安慰剂、假针刺组改善主观感觉没有差异，因此安慰剂效应同药物一样可改善患者的主观症状。正如美国医生特鲁多的墓铭志上写的"有时去治愈，常常去帮助，总是去安慰"。安慰有时候也能起到很好的疗效。

很多药物或方法可能是没有药效的，但是有疗效；有的时候很多经典的老药或者是传统的草药更有优势，为什么？我们用了千百年了，对中草药副作用了如指掌，而且疗效肯定，根据研究者或中医理论指导也可以治疗很多现代的疾病。有人提出中医具有调理作用，不能直接治疗疾病，因为中医认为健康人体是"阴平阳秘、精神乃治"，中药调理的是阴阳，现代医学对人体的认识也是强调平衡；另外，人体本身就是一个大的化工厂，可以合成和分泌很多种内分泌激素，这些激素可以当作药物；人体内有大量的细菌，有研究表明细菌总质量近 1kg，这些细菌与人是共生关系，如果这些细菌捣乱，人体必然发生疾病。关于粪菌的有趣故事很多，有中医的也有西医的。《肘后备急方》记载用新鲜的粪汁或发酵的粪水治病："饮粪汁一升，即活。"现代研究表明人体肠道菌群的种类约 1 000 种，发生紊乱后容易导致糖尿病、自身免疫性疾病、感染等，关于粪菌移植的现代研究也很多，适应证广，这其实也是对 1 700 年前传统中医治疗方法稍加发展罢了。

3　从疾病发展的动态性看中医优势

人与自然界是统一的，说明外环境非常重要，人类需要适应自然界的变化，否则就会如同几亿年前雄霸地球的恐龙一样灭亡。在现代社会里，自然界中充斥着无数人为因素的变化，在这样的环境中生存本身就存在着挑战。人体内部是一个整体，不仅仅是脏腑、器官之间，而且寄生在人体内部的微生物与人体也是统一的。同样人体也是处于动态变化的，生理上昨是而今非是常有的状态，因为人体老化了、环境变化了。疾病也会发生进展或者变化，如病毒性肝炎会发展到肝硬化，部分会发展为肝癌；而高血压也有部分会发展到冠心病、心肌梗死，最后发生心力衰竭；肾脏科有一种疾病叫局灶节段性肾小球硬化，在疾病相对早期做肾穿刺，后面进入慢性肾衰竭甚至终末期肾衰竭，再做肾活检就变为弥漫性球性硬化性肾小球肾炎，总之病变已发展变化了。

人类对疾病的认识是动态变化的，同样疾病本身也是变化的。"实践是检验真理的唯一标准"这句话能否完全应用于医学，值得思考。因为医学有极大的不可知性、难以预料性、不完备性，医学和疾病是动态变化的，针对疾病个体来说更是如此。虽然医学的不确定性正是需要实践来检验，但是对于医学来说临床实践并不能完善检验医学的正确性，因为临床有很多来自人为、自然社会等因素的干扰。现在是证据的时代，重视客观事实、分析临床数据，这些很重要，但是主观感受同样应该得到重视，因此客观数据应该与主观感受统一。

中医对疾病认识的动态性主要体现在三因制宜、重视疾病发生和传变等，它有自身的一套理论指导，这也是其优势。

4　从临床医学整体观看中医优势

人体的结构和功能是不可分割的，如果组织没有了结构，功能自然就无法存在；同样功能异常了，结构也会受到影响，而且功能都没有了，结构存在的意义也就没有了或者减弱了。在医学上单纯地去研究结构有一定意义，但是这个结构需要和功能联系起来，才会更重要。就好像一个国家在那里，没有变，但是随着朝代的更替，性质和功能发生了变化，你去研究国家呢还是去研究国家中发生的故事呢？

科学技术发展了，医学研究进入到细胞、分子、基因的微观层面，虽然对疾病的认识更加深入了，但是临床却不能完全依赖这些微观上的认识。因为过于微观则不容易全面，过于微观可能会走入死胡同，过于微观会导致"一叶障目"，因此，还是要重视宏观上的认识，宏观上认识疾病的优势在于患者、家属、同行都能理解，临床容易产生显而易见的疗效。

整体观念是中医最重要的特色，同样也应该是医学最重要的特点。这个整体包括了人与自然界、人与社会、人体内部等。局部是整体的反映，但是局部总和并不是整体，而且这个整体是有机的。同样对于疾病来说只是人体的一种局部反映，临床上不应该仅仅看到病，而要重视这个生病的人，重视这个人所处的自然环境、社会环境，正如希波克拉底所言："对于一个医生，了解一个患者要比了解一个患者患什么病重要。"中医历经 2 000 多年，在认识疾病和人的过程中始终强调整体性，并形成了很多独特的理论，这也是中医的优势。

5 医学是唯物主义和唯心主义的统一

在医学上，笔者发现唯物主义有时候无用、无情、无义，太唯物并不能认清楚和解决好问题，相反患者容易被吓到。唯心主义常常充满优美、遐想、智慧，有时候相信了上帝疾病倒是可以减轻，这就是心理上的作用。21 世纪是精神心理疾病暴发的世纪，过于唯物难以治疗疾病。医学不仅仅是自然科学，是唯物主义和唯心主义的统一。

我们常常说真理只有一个，这是从唯物主义角度和科学角度来谈论。然而医学本身过于复杂，从一元论来解释有时候比较困难，那又何时结合多元论来认识呢？这里面需要提及三个人，他们分别是奥卡姆、西汉姆和哈里森。奥卡姆的观点是：观察到的所有事情的根源只是一个原因，就是一元论解释所有的临床表现；"奥卡姆剃刀"原则主张，应当寻求更加简单的问题解决方案。西汉姆则认为任何患者都可能偶然地患有多个疾病，对于患者的临床表现，医生应该寻找多个解释理由，就是有必要应用多元论来解释临床表现。哈里森进一步建议 50 岁以下的患者易于使用"奥卡姆剃刀"理论，50 岁以上的患者可能同时存在多种疾病。然而临床疾病的确复杂，谁对谁错难以判断。但是临床医学诊断和治疗原则总归就是三个方面的整合，即将当前临床研究证据、医生的临床经验和患者本身的意愿充分整合，离开了这三方面，容易走偏，甚至走火入魔。中医也是如此，中医很多理论很难用现代医学解释，有时候又称为朴素的唯物主义，但是这不是中医的不足而是其优势。现代很多疾病是器质性的，同样患者存在心理疾病，治疗上正如希波克拉底所言："医生有三宝，语言、药物、手术刀。"临床医生应该充分用好这三宝。

总之，临床医学是极其复杂的，需要将疾病、人体、社会、自然充分整合，因为现代科学对疾病的认识非常短浅，如果仅仅从疾病去认识患者，容易误判、漏诊。因此需要从动态性和整体性去认识疾病和患者。在这一点上中医有优势，在两千年的中医发展过程中，中医始终强调人，强调了以人为中心的病因、病性、病位、病势的判断及治疗，强调了整体性和动态性。同样中西医学都存在唯物主义与唯心主义的统一，但是两种体系是从不同角度来认识疾病和人体的，强行用某一种标准来评估另一种医学的方法不可取，相反两种医学互补整合可进一步提高疗效，提升医学优势。

参考文献

[1] 樊代明. 再论医学与科学 [J]. 医学争鸣, 2015, 6 (6)：1 – 16.

[2] 王冬梅. 千奇百怪的动物自疗 [J]. 教师博览, 2011, 3：60 – 61.

[3] 巩睿智, 吴晋, 张琼, 等. 从 "4P" 到 "5P" 医学模式的转变及其对肿瘤研究的影响 [J]. 医学与哲学, 2017, 38 (5)：1 – 3.

[4] 毕礼明, 陈英兰, 奉典旭. 转化医学与中医防治肾脏病研究策略 [J]. 医学争鸣, 2016, 7 (5)：38 – 42, 46.

[5] 张伯礼, 张俊华. 屠呦呦研究员获诺贝尔生理学或医学奖的启示 [J]. 中国科学（生命科学）, 2015, 45 (11)：1153 – 1155.

[6] Wechsler ME, Kelley JM, Boyd I, et al. Active albuterol or placebo, sham acupuncture, or no intervention in asthma [J]. N Engl J Med, 2011, 365 (2)：119 – 126.

[7] 何权瀛. 对特鲁多先生墓志铭的感悟 [J]. 医学与哲学 (B), 2017, 38 (11)：76 – 77.

[8] 张发明, 范志宁, 季国忠. 粪菌移植的概念、历史、现状和未来 [J]. 中国内镜杂志, 2012, 18 (9)：930 – 934.

[9] 张发明, 李潘, 崔伯塔, 等. 粪菌移植：老故事与新未来 [J]. 医学争鸣, 2015, 6 (1)：17 – 22.

[10] 卢艳芹, 彭福扬. 人与自然命运共同体论析 [J]. 理论月刊, 2017, 6：42 – 47.

[11] 樊代明. 医学与科学 [J]. 医学争鸣, 2015, 6 (2)：1 – 19.

[12] 菲利普·波尔, 徐一潼. "奥卡姆剃刀" 在科学史上的误用 [J]. 国资报告, 2016, 9：107 – 110.

[13] 王云岭. 现代医学情境下死亡的尊严研究 [D]. 济南：山东大学, 2011.

[14] 马丽. 共情：叩开医患沟通之门 [J]. 实用心脑肺血管病杂志, 2015, 23 (4)：68.

[15] 郭建. 现代医学技术的异化及其哲学反思 [D]. 合肥：中国科学技术大学, 2017.

[16] 樊代明. 整合医学的内涵及外延 [J]. 医学与哲学 (A), 2017, 38 (1)：7 – 13.

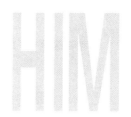

血容量增减环的存在与"阳有余阴不足"论的吻合

◎蒋术一，李　琦，蒋宏岩

中医学最具中国特色，能否用现代医学理论解读其相关理论已成为摆在中国学者面前的一个重要课题，这也是中国学者必须承担的历史使命。其完成的标准也只有在现代生理解剖实证的支撑下，才能够得到中国人自己和世界的认可。在整合医学思想的指导下，我们试图将现代医学与中医理论"阳有余阴不足"论相整合，以生理解剖实证，对该理论赋予现代科学诠释。

1　朱氏对"阳有余阴不足"论的解读

"阳有余阴不足"是元代名医朱丹溪先生的著名论断，记载于朱氏《格致余论》1卷，成书于公元1347年。朱氏继承诸家衣钵，集哲学、医学于一身，提出了著名的"阳有余阴不足"论，成为滋阴派的创始人。

"阳有余阴不足"为理学家的格言，如北宋理学的奠基者程颢在《濂洛关闽书》中说："天地阴阳之运，升降盈余，未尝暂息，阳常盈，阴长亏。"程颢认为："万物皆只有一个天理，天理是万物的本源，先有理而后有万物。"朱氏受其影响，并依据《黄帝内经》的观点，指出"阳有余阴不足"是自然界的普遍规律："天地为万物父母，天，大也，为阳，而运于地之外；地，居天之中，为阴，天之大气举之。日，实也，亦属阳，而运于月之外；月，缺也，属阴，禀日之光以为明者也。"以天地、日月为例，天属阳，地属阴，日属阳，月属阴，天体大而地球小，日恒圆而月常缺，说明自然界的现象符合"阳有余阴不足"的规律。依据天人相应的理论，朱氏又指出："人受天地之气以生，天之阳气为气，地之阴气为血，故气常有余，血常不足。"强调人体亦符合"阳有余阴不足"这一规律。

2 整合医学发现人体内存在以肺为中心的血液自然上行、下行运动

将现有的医学发现进行整合，如果将心脏视为右心、左心合抱一体、具有血液混合功能和泵血功能的特殊脉管，其中右心为特殊的上行脉管，左心为特殊的下行脉管。右心的泵血功能使静脉血上行入肺，左心的泵血功能使下行动脉血注入主动脉。考察静脉血、动脉血的起源与运动的终点，我们就能看到人体内实际上存在着以肺为静脉血、动脉血转换中心的静脉血液自然上行、动脉血液自然下行运动，并且，这一血液运行的路径和过程已得到现代医学的证实。

3 血液自然上行、下行学说与阴阳学说的吻合

以肺为静脉血、动脉血转换中心的静脉血液自然上行、动脉血液自然下行运动具有阴阳特性。《素问·阴阳别论篇》中记载："所谓阴阳者：去者为阴，至者为阳；静者为阴，动者为阳；迟者为阴，数者为阳。"笔者可理解为：在以肺为中心的血液自然上行、下行运动过程中，从毛细血管静脉端起源一直上行到右心入肺脏的静脉血属阴；起源于肺脏的动脉血下行经左心出主动脉终结于毛细血管动脉端的动脉血属阳。这样就可以将中医的"阴阳"等重要的概念作为实体来看待，使阴阳这种实体成为可具体研究的对象，从而完成了阴阳学说与现代医学的整合，并由此可见上行、下行血液中阴阳相互转化、互根互用、消长平衡、对立制约的阴阳特征。

4 朱丹溪也已认识到阴升阳降这一规律

朱丹溪认为，在生理情况下，人身之气"阳往则阴来，阴往则阳来，一升一降，无有穷已"。要达到阴阳比和，则必须以阴升阳降为基本条件。一升一降无有偏性是谓"平人"。

5 人体内存在两个独特的血容量增、减运动环

人体血液运行环节有两个开放途径，其中一个是由体内向体外的开放途径，导致全身血容量的减少；另一个是由体外向体内的开放途径，导致全身血容量的增加。

活体中，在以肺为中心的血液自然上行、下行运动中，血液的运行方向是顺时针的。将以肺脏为中心的血液自然上行、下行运行图进行分解，清晰可见人体内存在两个独特的血容量增、减运动环，一个是血容量减少环，一个是血容量增加环。

5.1 血容量减少环

血容量减少环是指能导致全身血容量减少的血液运行环节，即肺脏→左心→肾脏→右心→肺脏环节。

　　活体中，在正常生理情况下，尿液来自肾脏，肾脏对肾动脉血液的滤过功能导致全身血容量的减少；肾脏滤出尿液，只能使上行的肾静脉血液量减少，相对来说，可造成上行的静脉血液（阴）少于下行动脉血液（阳），即可出现"阳有余阴不足"的生理现象（图1）。

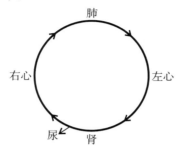

图1　血容量减少环示意图

5.2　血容量增加环

　　血容量增加环是指能导致全身血容量增加的血液运行环节，即肺脏→左心→脾脏胃肠→肝门静脉→肝脏→右心→肺脏环节。

　　活体中，在上行静脉血通过血容量减少环不断减少的同时，我们可以看到肝门静脉系可以使血容量增加。血容量减少环与血容量增加环，虽然均发生在静脉血液的上行过程中（属阴），但发生在静脉血液上行运动过程中的一减一增，不但可使上行的静脉血液（阴）维持相对平衡，还使上行静脉血容量处于一个稳定状态，保证了右心血容量乃至全身血容量的相对稳定（图2）。

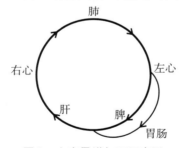

图2　血容量增加环示意图

6　血容量增减环的存在与"阳有余阴不足"论的吻合

　　血容量增加环能使血容量增加。肝门静脉血液，除一部分来自脾静脉，其他主要来自饮食，一旦饮食供应不及或缺乏，可导致上行静脉血液的减少，也可出现"阳有余阴不足"的生理现象。正常情况下，上行静脉血容量的一增一减环同时发生，引人注意的是，血容量的减少环与增加环均发生在属"阴"的上行静脉血液的运行中。肝门静脉几乎是使上行静脉血（阴）容量增加的唯一途径。尿液的排泄是使上行静脉血液（阴）减少的主要途径。

在活体中，生理情况下，无论何时，血容量减少环的功能总会导致上行静脉血容量的减少，而血容量增加环一旦出现供给不足也将导致上行静脉血容量的不足，与下行动脉血比较，会显现出下行动脉血相对有余，而上行静脉血相对不足，出现"阳有余阴不足"的现象，也可表现为"阳常有余阴常不足"，即血容量增减环的存在与"阳有余阴不足"论相吻合。

7 《黄帝内经》对"阳有余阴不足"的认识

关于上行静脉血容量的形成，朱丹溪在《吃逆论》中也已认识到人体"阴"的来源，"人之阴气，依胃为养……胃弱者，阴弱也，虚之甚也"。朱氏《格致余论》的"相火论"和"阳有余阴不足"论，体现了其学术思想的主要方面。并以此为基础，在"阳有余阴不足"论中，创立人身"阳常有余阴常不足"之说。

"阳有余阴不足"虽是朱氏提出的著名学术论断，但早在几千年前的《黄帝内经》中，无论在哲学层面还是在医学理论层次上，就已经对"阳有余阴不足"有了深刻的认识。例如，《灵枢·岁露论》中记载："人与天地相参也，与日月相应也。"《素问·太阴阳明论》中记载："阳者天气也，主外；阴者地气也，主内。故阳道实，阴道虚。"《素问·方盛衰论》中记载："至阴虚，天气绝；至阳盛，地气不足。阴阳并交，至人之所行。阴阳并交者，阳气先至，阴气后至。是以经人持诊之道，先后阴阳而持之。"《素问·五藏生成篇》中记载："诸气者，皆属于肺。"《素问·经脉别论篇》中记载："食气入胃，散精于肝，淫气于筋。食气入胃，浊气归心，淫精于脉。脉气流经，经气归于肺，肺朝百脉，输精于皮毛。……厥喘虚气逆，是阴不足阳有余也。"《素问·脉要精微论》中记载："粗大者，阴不足阳有余，为热中也"。《灵枢·五味》中记载："天地之精气，其大数常出三入一，故谷不入，半日则气衰，一日则气少矣。"

《黄帝内经》早已把食气水谷视为阴，并已准确了解其上行路径，静脉血动脉血的转化部位在肺脏，对"阳有余阴不足"的原因及生理表现已有深刻的认识。

把复杂的东西简化可以发现新的定律。近年来，我们把复杂的哈维血液循环理论与随后的医学发现进行整合，将血液循环理论整合升级为以肺为中心的血液自然上行、下行运动。在整体整合医学（简称整合医学；holistic integrative medicine，HIM）思想的指导下，发现了以肺为中心的公理化理论体系。依据这一公理，提出血容量增加环、减少环这一概念，可以对具有阴阳性质的血液的上行、下行自然运动有更加深刻的理解，观察到血容量增加环、减少环的存在与"阳有余阴不足"论是相吻合的，并得到现代生理解剖学实证的支撑。运用整合医学思想将《黄帝内经》、朱丹溪的"阳有余阴不足"论与现代医学进行跨时空整合，不仅使中医"阳有余阴不足"论从自然哲学层次上升到自然科学层次的解读，而且，还将现代医学理论得以完善和提升。

参考文献

[1] 樊代明．HIM，医学发展新时代的必然方向［J］．医学争鸣，2017，8（1）：1－10.

[2] 刘桂荣，江涛．中医各家学说（修订版）［M］．济南：山东中医药大学出版社，2005：112－115.

[3] 蒋宏岩，蒋术一．肺与血液的自然运动［M］．长春：吉林大学出版社，2012：13－23.

[4] 罗光乾．黄帝内经［M］．北京：中医古籍出版社，2007：24－25.

[5] 蒋术一，蒋宏岩．血液自然运动与中西医理论的整合统一［J］．医学争鸣，2014，5（3）：21－22.

[6] 蒋宏岩，蒋术一．是"心心说"，还是"肺心说"？——整合医学理论对哈维血液循环理论的修正［J］．医学争鸣，2015，6（1）：34－37.

[7] 姚泰，吴博威．生理学［M］．6版．北京：人民卫生出版社，2007：215－232.

[8] 中国医科大学．局部解剖学［M］．北京：人民卫生出版社，1979：166－169.

[9] 朱近人．朱丹溪学术思想在中风病防治中的应用［J］．浙江中医杂志，2015，50（3）：169－170.

[10] 张成．浅析《格致余论》阳有余阴不足思想及其心身医学雏形［J］．世界中西医结合杂志，2013，8（3）：325－326.

[11] 苏海臣，和金玲．读《格致余论·阳有余阴不足论》谈朱丹溪的学术思想［J］．内蒙古中医药，2011，30（6）：130.

[12] 李琦，蒋宏岩．整合医学对老年痴呆发病机制的探讨［J］．医学争鸣，2016，7（4）：31－34.

[13] 申浩．黄帝内经［M］．北京：高等教育出版社，2010：44－45.

[14] 蒋术一，蒋宏岩．整合医学理论与公理化体系的建立［J］．医学争鸣，2014，5（1）：22－24.

[15] 蒋宏岩，蒋术一，蒋宇彤，等．连续整合医学与《黄帝内经》公理化体系显现［J］．辽宁中医药大学学报，2017，19（1）：16－21.

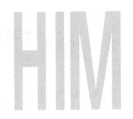

整合医学论三焦与腹（肠系）膜的吻合

◎蒋宏岩，蒋术一，李 琦

三焦是六腑之一，它源于《黄帝内经》，千百年来中国历代医家对三焦的认识不一，争论最多，可概括为"有名无形"与"有名有形"之争。若说三焦"有名无形"难以令人接受，若强调"有名有形"又描绘不出"形"在何处，难以言说，甚至现有的本科教材将心、肺两脏和头面部称为上焦，将脾、胃、肝、胆包括进中焦，又将肾、膀胱、大肠等归属于下焦。总之，概念上的自相矛盾，逻辑上的混乱，认识上的模糊，均与《黄帝内经》的论述背道而驰，谁是谁非？这些问题在现有的教材中始终没有得到解决和澄清，至于将三焦与现代生理解剖学进行整合定位更是难以想象。在整体整合医学（简称整合医学；holistic integrative medicine，HIM）思想的指导下，我们对三焦的实质进行探讨，得出三焦为腹（肠系）膜实体器官的结论。

1 三焦是脏还是腑？

1.1 现有教材解读三焦脏腑不分、自相矛盾

三焦是脏还是腑？现有的中医高校教材对三焦的解读脏腑不分，而《黄帝内经》已明确指出三焦是实体器官，是腑，为六腑之一。

"脾、胃、大肠、小肠、三焦、膀胱者仓廪之本，营之居也，名曰器，能化糟粕，转味而入出者也，其华在唇四白，其充在肌"（《素问·六节藏象论》）。"器，皿也"（《说文解字》）。

三焦一词最早见于《黄帝内经》，三焦属六腑之一。《黄帝内经》多处已做介绍，并且将三焦与脾、胃、大肠、小肠、膀胱平行并列，定义为仓廪之本，营之

居也，名曰器（官），而现有的教材中三焦的概念脏腑不分，上焦包括心、肺两脏和头面部，中焦包括脾、胃、肝、胆，下焦包括小肠、大肠、肾、膀胱等。后世关于三焦的论述，较《黄帝内经》而言，结构及功能范围变得越来越大，但实际意义却越来越小，致使三焦几乎成了五脏六腑的代名词。显然，三焦这种既包括五脏，又含六腑，脏腑不分自相矛盾的概念已明显违背了《黄帝内经》中对三焦的定义。

因三焦的概念源于《黄帝内经》，所以在论述三焦时，除了谈论后世三焦学说外，至少应该回归到《黄帝内经》原本的三焦理论中去，从而才能揭示一个完整的、清晰的三焦学说。

1.2 对三焦阴阳属性解读逻辑混乱

现有的教材对三焦的阴阳属性定义不清，逻辑混乱，而《黄帝内经》早已明确其为六腑之一，三焦属阳。

五脏六腑的阴阳定义在《黄帝内经》中相当清晰，五脏属阴，六腑属阳，五脏六腑的阴阳归属是一条不可混淆的红线。《素问·金匮真言论》中记载："言人身之脏腑中阴阳，则脏者为阴，腑者为阳。肝、心、脾、肺、肾五脏皆为阴，胆、胃、大肠、小肠、膀胱、三焦、六腑皆为阳。"《黄帝内经》中的三焦与其他五腑并列平等，后人的解读却是三焦还包括其他的五脏、五腑，而将三焦的阴阳归属，随意归配，上焦包括心、肺两脏和头面部，中焦包括脾、胃、肝、胆，下焦包括小肠、大肠、肾、膀胱，三焦到底是什么属性？属阴还是属阳？在现有的教材中，三焦阴阳不分，既属阴又属阳，显然，这些后人的解读明显违背了《黄帝内经》的基本思想，造成了基本概念和逻辑上的混乱。

1.3 中医高校教材对五脏与三焦的关系缺少理论研究

在现有的《中医基础理论》教材中，在论述五脏与六腑之间的关系时指出，脏与腑的关系，实际上讨论的是阴阳表里关系。由于脏属阴，腑属阳，脏为里，腑为表，一脏一腑，一阴一阳，一里一表相互配合，并有经脉相互络属，从而构成了脏腑之间的密切联系。并且讨论了心与小肠、肺与大肠、脾与胃、肝与胆、肾与膀胱这五种关系。表面上看，这一部分论述完美无瑕，无懈可击，然而，从审视标题上看，却丢掉了一个重要的问题没有回答，既然标题是讨论五脏与六腑的关系，可实际上教材在这一节只讨论了五脏与五腑的关系，三焦已明确是六腑之一，而对五脏、五腑与三焦的关系却没有任何描述。这种文不对题的中医高校教材难道有疏忽遗漏？建国近70年来多种版本的中医高校教材均疏忽遗漏了这一点？是刻意回避？为什么回避？是因为三焦与五脏、五腑没有关系，还是理论上认识模糊？三焦与五脏、五腑到底有没有关系？什么关系？难道是《黄帝内经》错了？是今人在中医基础理论上有新的突破，还是今人解读有误？三焦到底是什么？面对这些疑问，我们用整合医学方法得出三焦与腹（肠系）膜实体吻合的结论。

2 现代医学对腹（肠系）膜的认识

2.1 腹膜形成的各种结构

胚胎在第四个月以前，肠各部均有系膜。随着肠管的迅速生长发育，肠系膜也增长扭转，形成一尖端向后的漏斗形。以后仅留大、小网膜，小肠、结肠系膜，其余肠管贴于腹后壁，系膜均消失（图1）。

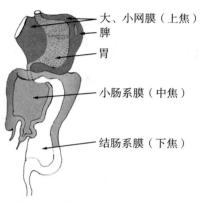

图1　系膜的发生与三焦示意图

系膜是由两层腹膜构成，其内含腹腔动、静脉，肠系膜上动、静脉，肠系膜下动、静脉，以及淋巴结、淋巴管等。系膜有小肠系膜、阑尾系膜、横结肠系膜、乙状结肠系膜、卵巢系膜和输卵管系膜等。

2.2 肠系膜功能

现代医学证实，肠系膜主要有四大功能：固定和连接肠道；通行动静脉，负责肠道的血供及全身营养；通行淋巴管，回流淋巴液；肠系膜内也是脂肪堆积的部位，肠系膜具有连续性。

3 整合医学显现了人体内存在以肺为中心的血液自然上行、下行运动环

将哈维的血液循环理论与随后的科学发现相整合后，从一个新的角度看待哈维的血液循环理论，就会发现，动脉血液起源于肺脏，由肺脏经左心流向四周，静脉血起源于全身毛细血管静脉端，由四周经右心流回到肺脏即终点。肺脏是血液运行的中心。人体内存在以肺为中心、为参照系的静脉血自然上行、动脉血自然下行运动环。

4 整合医学显现了活体中一种新的组织结构——血液自然分布收纳单位结构

活体中，任何组织器官都离不开血液的滋养。整合医学让我们发现，活体中肺脏可以看成是肺动脉分布与肺静脉收纳构成的一个完整的血液自然分布收纳单位。这一概念提出后，沿着这一新概念观察肾脏、脾脏、阑尾、牙齿、大脑、肝脏、视网膜、空肠、回肠、直肠等，几乎所有组织器官均可以看成是血液的分布与收纳构成的结构。虽然全身各动脉、静脉的大小和粗细不等，但每一条动脉血管分布滋养的范围均有一条静脉收纳血管负责该范围的收纳，即分布血管的分布范围与收纳血管的收纳范围均相对应（图2）。

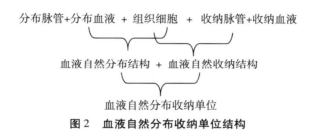

图2 血液自然分布收纳单位结构

5 《黄帝内经》与整合后的新医学理论的吻合

5.1 《黄帝内经》中人体的阴阳运动与以肺为中心的血液自然上行、下行运动的吻合

整合医学理论后出现的以肺为中心的血液自然上行、下行运动具有阴阳特征，即在以肺为中心的血液自然上行、下行运动中，上行静脉血液属阴与下行动脉血液属阳具有相互转化、互根互用、对立制约、消长平衡的阴阳运动特征。

5.2 《黄帝内经》的饮食精华"营""卫"的运行路径与人体营养吸收的运行路径的吻合

《黄帝内经》已有饮食入胃后吸收的精微物质经肝门静脉、右心上行入肺脏的正确路径的记载，如"人受气于谷，谷入于胃，以传与肺，五藏六府，皆以受气"（《灵枢·营卫生会》）；"营气之道，内谷为宝，谷入于胃，乃传之肺，流溢于中，布散于外"（《灵枢·营气》）。

5.3 《黄帝内经》中三焦与腹（肠系）膜是五脏与五腑发生联系器官的吻合

"三焦者，中渎之腑也，水道出焉，属膀胱，是孤之腑也，是六腑之所与合者"（《灵枢·本输》）；"饮入于胃，游溢精气，上输于脾。脾气散精，上归于肺"（《素问·经脉别论》）；"脾主为胃行其津液者也"（《素问·厥论》）。脾静脉与肝门静脉相汇，肝门静脉含有从肠系膜上、下静脉吸收的营养物质，脾静脉血液上行入肝脏，具有裹挟、统领肝门静脉血液顺利入肝的功能。《黄帝内经》通过上行、下行血液（阴阳）的运动，已掌握饮食营养进入肝脏和分布于肺脏的正确路径"食气入胃，散精于肝，淫气于筋。食气入胃，浊气归心，淫精于脉。脉气流经，经气归于肺，肺朝百脉，输精于皮毛"（《素问·经脉别论》）；"人受气于谷，谷入于胃，以传与肺，五藏六府，皆以受气"（《灵枢·营卫生会》）。由此可见，蕴藏于腹（肠系）膜中的肝门静脉系（三焦）是连接五脏与五腑的桥梁和纽带。

6 对《黄帝内经》三焦名称起源的解读

6.1 对《黄帝内经》"焦"的解读

焦，"火所伤也"（《说文解字》）。"凡气因火变则为焦。而五脏中心属火，上焦开发宣五谷味，味，滋味也"（《说文解字》）。味也是一种实体物质，味出上焦。营气出中焦，卫气出下焦，味、营、卫三气的运行将归到心脏（遇到火），所以，《黄帝内经》将味、营、卫三气的运动称为三焦。

6.2 三焦中上、中、下三支动脉的存在

同其他五脏五腑一样，三焦作为一腑，一个器官，也离不开血液的滋养，三焦中存在上、中、下三支动脉。

6.2.1 脾动脉

脾动脉位于腹主动脉上左部，为腹腔动脉发出的三个分支中最粗大的一条动脉，它发出胃网膜左动脉、胃短动脉、胰支。存在于胃网膜中，属上焦动脉。

6.2.2 肠系膜上动脉

肠系膜上动脉位于腹主动脉中部，在腹腔动脉的稍下方起于腹主动脉的前壁，经脾静脉和胰颈的后方下行，至胰勾突的前面，然后通过胰下缘和十二指肠下部之间进入小肠系膜根，肠系膜上动脉走行的全程均有同名静脉伴行于其右侧，属中焦动脉。

6.2.3 肠系膜下动脉

肠系膜下动脉位于肠系膜上动脉下方，约平第三腰椎高度，在十二指肠下部的下缘处起于腹主动脉前壁，沿腹后壁腹膜深面向左下方走行，至左髂窝越过左髂总血管的前面进入乙状结肠系膜根内，属下焦动脉。

腹腔动脉、肠系膜上动脉和肠系膜下动脉恰好位于腹主动脉的上、中、下三个位置，分别分布隐藏于腹（肠系）膜中，形成了上、中、下三个方位的血液自然分布收纳单位结构，并且《黄帝内经》在几千年前就认识到人体静脉血成分存在自然分类，即来自三焦的成分"味、营、卫"等水谷精微成分各不相同，性质各异，上焦如雾、中焦如沤、下焦如渎等，分别出自上（焦）、中（焦）、下（焦）三种实体结构。由此可见，《黄帝内经》中三焦概念的形成是有深刻的生理解剖学实证基础作为支撑的。三焦动脉的揭示也许是完成了一次古老的东方中医解剖学与现代解剖学的跨时空对接（图3）。

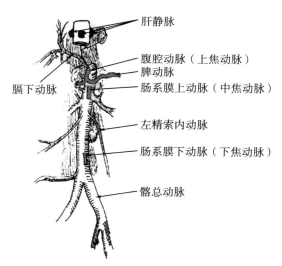

肝静脉

腹腔动脉（上焦动脉）
脾动脉
肠系膜上动脉（中焦动脉）

膈下动脉

左精索内动脉

肠系膜下动脉（下焦动脉）

髂总动脉

图3　腹主动脉与三焦动脉示意图

　　整合医学在更新某些现代医学概念的同时，破译并揭示了三焦与腹（肠系）膜实体的吻合，使我们对古老的《黄帝内经》又有了新的认识，用现代医学实证对古老中医学经典理论概念的解读使我们在理论认识上豁然开朗，相信古老三焦的新概念将为中西医理论的承前启后与统一带来新的贡献。

参考文献

［1］罗光乾．黄帝内经［M］．北京：中医古籍出版社，2007：28 - 29.

［2］魏睦新，杜立阳．中医学［M］．南京：东南大学出版社，2010：46 - 47.

［3］樊代明．HIM，医学发展新时代的必然方向［J］．医学争鸣，2017，8（1）：1 - 10.

［4］樊代明．整合医学教育之我见［J］．医学争鸣，2018，9（1）：1 - 8.

［5］李家帮，高鹏翔．中医学［M］．北京：人民卫生出版社，2013：61 - 62.

［6］中国医科大学．人体解剖学［M］．北京：人民卫生出版社，1979：245 - 254.

［7］蒋宏岩，蒋术一．是"心心说"，还是"肺心说"？——整合医学理论对哈维血液循环理论的修正［J］．医学争鸣，2015，6（1）：34 - 37.

［8］蒋术一，李琦，蒋宏岩．血液真的循环吗？——整合医学与概念的更新［J］．医学争鸣，2018，9（2）：56 - 58.

［9］李琦，蒋宏岩．参照系不同决定中西医理论不能结合只能整合［J］．医学争鸣，2015，6（5）：39 - 42.

［10］蒋宏岩，蒋术一．肺与血液的自然运动［M］．长春：吉林大学出版社，2012：58 - 78.

［11］李琦，蒋术一，蒋宏岩．关于人体血液自然分布收纳单位同型系统间联系的几个问题［J］．渤海大学学报（自然科学版），2016，37（2）：105 - 108.

［12］李琦，蒋术一，蒋宏岩．关于血液自然分布单位组织全面血液关流的实现与维护［J］．数学的实践与认识，2017，47（12）：129 - 135.

［13］蒋宏岩，蒋术一，蒋宇彤，等．连续整合医学与《黄帝内经》公理化体系的显现［J］．

辽宁中医药大学学报，2017，19（1）：16－21.

［14］裴兰英，牛乐，刘颖．整合医学视角下的中医和营养［J］．医学争鸣，2018，9（1）：56－58.

［15］徐国成，韩秋生．人体解剖学彩色图谱［M］．沈阳：辽宁科学技术出版社，2013：122.

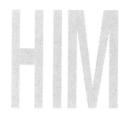

整合医学视角下的中医和营养

◎裴兰英，牛　乐，刘　颖

整体整合医学（简称整合医学；holistic integrative medicine，HIM）是从人的整体出发，将医学各领域最先进的知识理论和临床各专科最有效的实践经验分别加以有机整合，并根据社会、环境、心理的现实进行修正、调整，使之成为更加符合、更加适合人体健康和疾病治疗的新的医学体系。整合医学是传统医学观念的创新和革命，是医学发展历程中从专科化向整体化发展的新阶段。随着临床检验技术的进步，医学从宏观向微观迅猛发展。在这种研究思路下人不再是一个整体，而是由系统、器官、组织、细胞甚至分子构成的物体，研究人体疾病的临床也按照消化、血液、心血管、骨科等系统进行命名。但是无论是健康人或是患者，他们首先是完整的人，是各个部位有机整合、功能上相互协助的整体，而不是由单个的系统或器官机械地组织在一起的物件。这个整体除受外在环境的影响，还受到人自身复杂的心理活动的影响。整合医学强调人是一个整体，与中医的整体观点不谋而合。因此在整合的过程中，中医和西医的观点和内容可以相互补充，相互融合，共同发展。本文试从人类赖以生存的食物环境为例，通过寻找中医学中的"水谷精微"和营养学中的"营养素"的相同和不同之处，探讨在整合医学的模式下，两者整合的基础和可行性。

1　"水谷精微"和"营养素"的相同之处是两者整合的基础

中医学和西医学都非常重视食物在人体健康中的作用。中医学将食物中的有益成分称为"水谷精微"，其中"水谷"指人体摄取的食物和水分，而"精微"则是指食物中精纯微细的部分。水谷精微是人体摄取食物和水分后，通过脾胃运化，转化为人体所能利用的精微物质。现代医学将食物中的有益成分称为"营养素"，认为食物由多种营养素构成，食物中的营养素经过机体的消化吸收后可以发挥构成机体组织、调节机体代谢和供应能量的作用。两者在来源、转化和生理功能方面有诸多相同之处，为两者的整合提供了研究基础。

1.1　两者的来源一致

《灵枢·五味》云："谷入于胃，其精微者，先出于胃。""谷"泛指人体从外界摄取的各种食物，"精微"是指在脾运化水谷和水液的过程中产生的物质。谷入于胃，生成精微被机体吸收，因此"精微"来自食物和水。从现代医学角度来看，食物含有多种营养素，包括蛋白质、碳水化合物、脂类、维生素、矿物质和水，这些成分进入人体被吸收后发挥作用。虽然中西医学认识食物的角度不同，但是对水谷精微和营养素来源的认识是一致的，都来自食物。

1.2　两者的转化过程一致

《明医杂著·伤寒时气病后调养》云："人以脾胃为本，纳五谷，化精液。"可见这些精微物质是靠脾胃运化饮食所生成。而脾胃运化不仅仅是指消化吸收，还包括脾摄取水谷精微，将其进一步转化，生成精、气、血、津液，以利于营养全身的过程。《素问·太阴阳明篇》云："四肢皆禀气于胃，而不得至经，必因于脾，乃得禀也。"详细论述了水谷精微发挥作用离不开脾胃的运化功能，胃受纳水谷，为脏腑气血生化之源，但是需要通过脾的运化，才能把水谷精微输布到五脏六腑及四肢百骸，发挥作用。食物中的营养素也要借助机体的消化系统才能被吸收。研究表明中医学的脾胃和现代医学的消化系统结构及其功能是一致的。从解剖构成和生理功能来看，中医所讲的脾胃，不仅仅是"脾"和"胃"，而是概括了脾、胃、肠、肝、胆、胰等消化器官的生理功能，也就是现代医学所指的消化系统，可见水谷精微和营养素在机体内都要经过消化系统的消化吸收后才能发挥作用，两者的转化过程是一致的。

1.3　两者的代谢功能类似

《素问·经脉别论》云："饮入于胃，游溢精气，上输于脾，脾气散精，上归于肺……水精四布。"说明脾胃运化的水谷精微是气、血、津、液赖以生成的一个重要的共性环节。食物进入人体后，水谷精微由脾胃消化吸收，输送至全身各处，化生为人体所需要的精、气、血、津液、五脏之气、营卫之气等要素，以滋润濡养人体。由水谷精微化生的"气血津液"是构成人体的基本物质，也是维持人体生命活动的基本物质。

从现代医学角度来看，饮食通过胃肠道吸收入血后通过门静脉进入肝脏，在肝脏加工合成各种物质，再通过上腔静脉进入心脏，通过循环系统输送至全身。食物中的营养素进入血液后，在人体内重新合成人体所需要的物质成分，比如食物中的蛋白质经消化吸收后的产物为氨基酸，进入血液中的氨基酸按照人体的需要合成人体蛋白质，合成血红蛋白维持机体的呼吸，合成免疫球蛋白参与机体的免疫功能，合成酶类、激素等活性成分维持机体的相应功能，还可以为机体提供能量。其他营养素也是如此。从发挥功能的角度而言，水谷精微的化生物质"气血津液"与营养素的代谢产物在人体内的作用相同。

2 "水谷精微"与"营养素"的区别是两者整合的方向

2.1 两者的研究内容不同

"水谷精微"和"营养素"分别是中、西医学对人体依赖的外部食物中有益成分的称谓，"营养素"是基于结构和功能上的认识，结构类似、功能相似的物质都称为一类，因此"营养素"是一个准确的称谓，其包含的种类和数目是已知的，甚至化学结构都可以利用现代化检测仪器和技术测得。目前关于营养素的研究主要集中在对单个或多个明确的营养素的研究。受历史条件的局限，古代医家还不能对食物中具体的精微物质进行区分，因此水谷精微是一个整体上的称谓，指来自食物且可入血并被人体利用的物质成分的总称，目前只有对其作为整体在人体功能维持方面的描述，至于关键成分的名称、结构和功能的研究却甚少。"水谷精微"和"营养素"是中西医学对人体依赖的外部食物成分的描述，而营养素更多地从其成分构成方面进行研究，水谷精微更多地从其食物成分的整体水平进行研究。

2.2 两者的内涵不同

中医学用"水谷精微"总括了食物中所有入血成分，而现代医学却在不断寻找食物中入血且能发挥作用的具体成分。人们对营养素的认识受科学技术条件的限制，不可能找出所有的入血成分，只能在当前技术条件下尽可能多地发现。随着研究的不断深入，两者的内涵越来越相近，但不会相等，这一点从植物化学物的发现可以看出。20世纪80年代人们开始关注植物性食物中的生物活性成分，它们来自食物，可以被吸收入血并发挥作用，应属于"水谷精微"，但他们却和传统的营养素不同，被称为"营养素之外的营养成分"，开辟了营养学研究的新领域。但是，植物化学物种类繁多，目前得到分离鉴定的物质已逾10万种，认识的这些仍不及植物化学物总量的1/10。这些成分的发现使人们对食物的认识又前进了一步，但是若想找出食物中所有的成分几乎是不可能的。现代医学认为食物中含有蛋白质、碳水化合物、脂肪、维生素、矿物质和水等营养素，这些营养素消化吸收后可以合成机体需要的成分，因此营养素消化吸收后的成分是"精微"的构成部分，是基于目前的研究技术条件下人们发现的这一部分。

3 哲学辩证关系是两者整合的理论基础

唯物辩证法认为，一切事物都是由部分构成的有联系的整体，部分离不开整体，整体高于部分，两者相互依赖、相互影响。整体的性能状态及其变化会影响到部分的性能状态及其变化。在整体和部分的关系中，整体处于统帅的决定地位，反之，部分也制约着整体，甚至在一定条件下，关键部分的性能会对整体的性能起决定作用。

从整体与部分的关系来看，水谷精微是各种营养素的入血成分构成的总体，而水谷精微作为一个整体，又发挥着超越部分营养素的作用。在研究中，可以通过寻找营养素吸收入血的物质成分及其作用，来解释水谷精微发挥作用的物质基础，也要考虑多种营养素作为整体的水谷精微所发挥的整体作用。研究水谷精微可以引导人们寻找发挥作用的关键成分，而对营养素的研究，可以让人们明确水谷精微的构成以及其发挥作用的物质基础。在姚庆涛等的研究中，从"糖"这种水谷精微的代谢异常探讨中医干预胰岛素抵抗的思路将两者进行了很好的整合。

4 结 语

中西医学对于食物和人体认识的角度不同，中医对食物的认识是以"整体观"为基础，但微观研究不足。提出的"水谷精微"是整体上的描述，"水谷精微"是对食物中所有入血成分的总称，至于里面究竟有哪些具体成分并不是十分明确。而现代医学对食物和人体的认识是精确认识，研究食物的构成成分，并研究这些成分的具体结构和功能，因此提出的营养素既有明确的组成成分，又有具体的化学结构，也可借助仪器检测到。虽然两者均来自食物，却来源于不同的知识体系，源于不同的理论基础，因此还存在着一定区别。正是不同的认识和区别的存在，才有了整合的可能。中医学认为水谷精微在人体生理功能维持中起着重要作用，在疾病的发生、进展中也发挥了一定的作用。但是"水谷精微"只是一个总体上的称谓，至于水谷精微的具体组成成分和发挥功能的机制却受研究条件的限制，无法提供依据。而营养学可以利用现代检测技术检测食物和人体的营养素，并能阐明消化吸收机制和作用机制，但由于研究过于精细，忽略了食物整体上的特殊功能和人整体上的需求。樊代明院士提出局部之和不是整体，强调了医学整体研究的重要性，这正是现代医学研究所缺乏的。中医学研究可以提供整体性研究的思路，现代医学中营养学的研究可以提供证据，两者整合可以取长补短，相互融合。

参考文献

[1] 樊代明. 整合医学初探 [J]. 医学争鸣，2012，3（2）：3–11.

[2] 王家琪，王彩霞. 先秦至唐宋时期脾胃学说的研究 [J]. 中华中医药杂志，2017，32（1）：53–56.

[3] 郑敏麟，阮诗玮，林海鸣，等. 论中医"胃"相当于解剖学的整个消化道 [J]. 中华中医药杂志，2015，30（6）：1875–1878.

[4] 唐元瑜，梁海凌，纪立金. 从气血生化之源谈中医藏象大脾胃的构建 [J]. 中华中医药杂志，2013，28（2）：309–311.

[5] 佚名. 黄帝内经 [M]. 姚春鹏，译注. 北京：中华书局，2010.

[6] 孙广仁，郑洪欣. 中医基础理论 [M]. 北京：中国中医药出版社，2012：52.

［7］孙长颢．营养与食品卫生学［M］．北京：人民卫生出版社，2012：18.

［8］丁元庆．《内经》营卫理论回顾［J］．山东中医药大学学报，2017，41（1）：3-7.

［9］郭长江，顾景范．植物化学物及其生物学作用［J］．营养学报，2010，32（6）：521-523.

［10］庞凤艳．整体与部分的辩证关系在现实中的运用［J］．中国职工教育，2014，24：150.

［11］姚庆涛，董阳，黎慧英，等．从水谷精微分布紊乱机制探讨中医干预胰岛素抵抗的思路［J］．云南中医中药杂志，2016，37（2）：19-21.

［12］刘运芳，杨志平，樊代明．从屠呦呦获得诺贝尔生理学或医学奖谈整合医学［J］．中医杂志，2016，57（14）：1171-1176.

［13］樊代明．整合医学的内涵及外延［J］．医学与哲学（A），2017，38（1）：7-13.

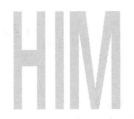

整合康复医学：康复医学
未来发展新模式

◎庄彩薇，陈　波，郭永明，夏庆梅，孟　翔，郭　义

　　整体整合医学（简称整合医学；holistic integrative medicine，HIM）是将医学各领域最先进的知识理论和临床各专科最有效的实践经验分别加以有机整合，并根据社会、环境、心理的现实进行修正、调整，使之成为更加符合、更加适合人体健康和疾病治疗的新的医学体系。康复医学是一门以加速人体在伤病后的恢复进程，预防和减轻其后遗功能障碍程度，弥补和重建人的功能缺失，尽力让残障人士能够重返社会为目标的医学学科，学科包括针对疾病导致的功能障碍预防、诊断、评估、治疗、训练和预后处理、判断。从认识层面上，整合医学可理解为与中医理论"整体观"相关联的概念——"整体观念"认为人是一个以脏、腑、体、窍共同构成的有机整体，人的内部各个部分互相联系不可分割，五脏六腑之间有着密切的联系；而又如《黄帝内经》所言："有诸形于内，必形诸外。"人体与其所处的外界环境也对应有整体性，包括自然与社会，两类环境发生变化皆会对人体造成影响。博大精深的中医理论虽历经千年，但仍需在整体观念的指导下才能辩证地对养生、疾病有进一步的诊治。以目前正在发展的整合医学来说，整合思想早已不局限于传统中医的理论和实践，而涉及应用于各个医学学科领域。无论对康复医学的整合、中西医内部整合，还是宏观上对不同医学理论技术的整合，实现的本质是需要医者们拓展思路，高度整合知识及治疗团队，实施多学科整合解决疑难杂症，为患者提供全面精湛的整合医疗服务。正如计划出行某地，应先定其计划——"道"；辨其方位——"法"；方法选择——"术"；器具使用——"器"；最后加入旅途核心参与者——"人"，才能共同组成一次完美旅程，整合康复医学也是同样的道理。本文将根据目前国内外不同康复治疗手段在康复医学中的应用实践发展，从"道、法、术、器、人"五方面阐述康复医学中整合

医学的应用现状及对日后整合医学在康复医学中的发展提出建议和展望。

1 道——整合多学科理论，建立整合康复医学

康复医学治疗的过程是对人体、心理与社会不同程度再整合的过程。康复医学源于整合，其发展更需要整合。目前医疗科技的发展正在面临新的挑战：许多急性疑难疾病如心脏病、癌症、糖尿病、病毒细菌感染等均可通过药物注射或手术得到快速明显的缓解，但接下来如何治疗长期后遗的慢性疾病并最终达到治愈则是当前许多机械医学领域无法完成的难题。康复医学正是在这种大背景下逐渐产生的。从狭义理解，康复医学可以是包括物理疗法（physical therapy，PT）、作业疗法（occupational therapy，OT）、言语疗法（speech therapy，ST）、康复工程、理疗等技术在内的康复治疗学；其主要通过康复训练恢复患者丧失的功能、设计辅助用具代偿无法恢复的部分功能来提高患者的生存目标。广义来看，康复医学的治疗理论与技术范围广泛，其可使用的手段也不仅局限于 PT、OT、ST 等专业划分出的治疗技术，笔者认为：包括任何对人体、心理、社会有益的治疗方法在内的疗愈手段其实都可算是康复医学的分支。目前对于疗愈的理解为：帮助人体实现、恢复、修补、更新和转变等在生理、意识、社会和精神各层面的运作过程，并由此增加整体性。整合康复医学，首先要从狭义和广义两部分着手：将狭义理论康复治疗中的 PT、OT、ST、康复心理、理疗等治疗思路和方法整合于患者一体，针对其目前功能障碍的特性整合施治，以使其能尽早达到功能的相对完整。广义康复医学整合在于将有关康复的各类主要或辅助治疗方法整合，并对狭义的康复治疗整合进行思路指导和临床实践的补充。康复医学发展至今，对狭义康复治疗的整合已有不少发展，但对广义上的康复医学整合仍待提高。纵观现今世界康复相关疗愈手段，其中不乏已经具有整合思想且发展较完备的康复医学相关理论，在整合康复治疗的实施过程中狭广并施，不但可以单独抽取某类康复医学理论整合应用于一位患者的治疗，更可以考虑将具有整合思想的康复医学理论再整合，系统地治疗患者。

很明显，医学的发展离不开科技，然而过度依赖科技反而会使我们忽略人体自身的疗愈系统，樊代明院士称之为人体自然力。整合康复医学之理念核心便是需要患者终身参与并主导疗愈的进程，即以"人"为治疗中心的整合。想要在康复医学领域中良好地应用整合医学的理念，我们首先要求康复技术人员必须有足够的临床专业知识和技能，尤其是用整体整合医学的思路为患者寻找更好的恢复方式。并且医患双方都需重新认识疾病与自身的关系，改变医疗教育与生活常识和健康习惯。其次，整合对康复此疾病的理论和技术并加以选择应用，在使用技术治疗时尽力让患者主动参与，以便患者的整体功能得到良好的恢复。全球目前发展的康复整合医学以中国的中医、西方的和疗医学、自然疗法、古老的藏医学、印度阿育吠陀医学为代表。每种医学都各有其理论指导：传统中医经典《黄帝内

经》是以阴阳五行、藏象、气血津液、经络系统以及八纲辨证为理论基础；和疗医学《医学方法论》中，其治疗法则遵循"同类相治、药效验证、单方用药、个体化治疗、计量最小化和赫林康复顺序"；自然疗法中"药食同源"，在不伤害人体的前提下，相信大自然的疗愈力；藏医学的《四部经典》中五源学说、缘起论、三因学说等通过对人体能量的研究来治愈疾病；印度阿育吠陀医学的《吠陀经》中指导五元素、三病素、七种体组织、三德学说也分别从不同层面了解和认识人体的身心状态。以上各学说通过对疾病的不同认识，辩证分类，形成各自不同的治疗理论体系，是在康复医学整合应用中可以参考借鉴的理论基础，它们在指导疾病的施治方面都有共同的特点——以考虑患者的整体、身心、环境中整合入手，为不同疾病设计的治疗方案也一定通过整合方法而行之，这些带有整合医学理论色彩的康复医学手段将医疗知识在医者、患者、环境中不断整合。从理论应用现状看，中医理论在全球发展日益壮大，其他康复整合医学理论也正在被广泛地应用于临床治疗中，对于日后康复医学的整合，我们已经首先有了一些康复的整体治疗理论，但不可否认，这些具有整合医学思想的理论基础在临床实际应用时还有其片面性，正如在综合型医院不会只用中药方剂专门治疗一种疾病，以人为整体的康复仍需要技术的多样化和全面化，如何学习并有效地应用这些相关理论是目前整合康复医学发展需要完善的地方。无论是医疗部门的重视和推广、医疗工作者自身的响应和学习热情还是患者积极地参与配合，都是影响这些治疗理论在康复整体医学发展中的关键要素。

2 法——以总体康复治疗思路整合为路径融入康复医学

在讨论整合康复医学理论基础后，我们如何从整体角度诊治疾病？笔者以为应该是针对不同的疾病找到正确的治疗路径，将上述"道"的理论灵活应用在具体的治疗操作中。所谓"路径"就是治疗某种疾病的总体思路，即治疗方向，康复一种或多种疾病，整合思路是关键，例如针对缺血性脑卒中的患者通过检查判断其为脑部栓塞所致，那么整体康复的思路便是：①尽快去除病因即溶栓再通；②根据发病时间结合功能障碍进行康复评定和制订康复计划；③最大限度地恢复由于梗死造成损害的功能和减少并发症；④早日让患者回归社会实现自我价值。确定了康复方向，才有之后的具体康复治疗方法和康复器具使用。上述示例的整体治疗思路为：去除脑部栓塞可能需要内科或外科手术治疗或药物介入，这就需要内、外科大夫和药剂师参与治疗；康复评定和康复治疗计划需要康复医师、物理治疗师、作业治疗师、言语治疗师、康复工程师等包括家属、患者、护工的全面参与。可以看出，整合康复医学不仅仅是康复科的事，针对缺血性脑卒中，涉及脑病科、神经内科、外科等；而患者也大多不可能只患有缺血性脑卒中这一种疾病，针对其身体不同组织器官的其他病变，又需要其他专科的诊治，只有用整合的思路汇总各学科理论，形成治疗路径，对患者的全身疾病"整体观"地诊断和治疗，才能尽快改善患者的功能障碍，达到使患者早日回归社会的治疗目标。

在确定了总体康复思路后，在具体治疗时我们也可以把上述"道"中所提到的中医"整体观念、辨证论治"，治疗思想"活力论"，自然医学"药食同源"，藏医"身心平衡"和印度阿育吠陀医学"整体与平衡"添加到整体康复医学的治疗思路中，成为治疗的一部分。因人而异、因病施治，对疾病的治疗和预后有选择地整合应用，对患者一定有更好的帮助。

3 术——康复医学各类治疗技术的应用整合

康复医学技术的整合包括康复医学下各理论治疗方法的整合：康复治疗在西医领域的康复主要分为 PT、OT、ST、理疗、康复心理等，其中 PT 又包括 Bobath 技术（英国物理治疗师 Berta Bobath 创立并应用于治疗偏瘫患者运动功能的康复训练治疗技术）、Brunnstrom 技术（瑞典物理治疗师 Signe Brunnstrom 创立的中枢神经系统损伤后针对运动障碍的治疗方法）等具体治疗技术，OT、ST、理疗同样有具体治疗技术。整合康复治疗能做的是将这些康复专业分科领域的技术理论通过整合医学模式灵活地运用到患者身上。康复治疗时，首先为患者进行各项功能评定，在评定各项功能的同时，整合患者目前的功能障碍，根据评定结果制订包括运动、作业、日常生活技能、工作等能力的训练治疗方案，并加以综合实施。如针对下肢截肢患者，用康复工程技术为其制作助行器或设计合适的轮椅，用 PT 和 OT 锻炼其残肢粗大和精细功能，应用理疗仪器配合药物促进骨骼肌肉系统恢复，同时对其进行康复心理随访疏导保持患者健康等，这其中已经包含着对患者目前治疗效果以及日后回归社会的整合。当然上述康复治疗理论的实施离不开康复医师领导的康复治疗团队的配合，以最大限度地发挥治疗技术的作用。

目前国内许多医院已将西医康复治疗技术和中医传统康复整合，中医"望、闻、问、切"的诊断方法和具体中药方剂、针灸、推拿学方法，包括拔罐、艾灸等技术经临床实践证实均完全可以应用于康复医学领域。在整合患者机体功能方面，可利用中医诊断与康复功能评定的整合，中药调理、中医针灸治疗与康复训练的整合，中医气功、八段锦与患者的康复锻炼整合等。目前传统中医康复方法已经在许多康复科作为主要或辅助的慢性疾病康复手段，这是现已应用的中西医康复整合。在康复医学的逐渐发展中，其只有不断接纳与整合各类治疗技术和方法，将其转化为康复医学的技术，才能达到更全面地治疗患者使其回归社会的目的。西方的和疗医学通过问诊、望诊、脉诊、叩诊、听诊和药剂在人体的使用对患者整体的观察来达到疗愈患者的目的。自然疗法通过远离有毒环境，亲近自然，并用最自然的食疗、维生素矿物质补充来对人体进行疗愈，说明了最简单的康复医学治疗手段通过人和自然的整合就可以达到。同理，藏医学和印度阿育吠陀医学的治疗技术整合，整合康复医学治疗技术一定不仅是某方面的治疗技术，而是各类康复治疗技术的大整合，可以将零碎的康复治疗技术相互整合为用，也可将已有整合思想的康复医学再整合，只有这样才能使康复整合医学的发展更加多元化。

4 器——整合多领域的"物器"提高康复效果

现代的康复治疗学范畴，虽然药物主要是作为康复治疗训练的配合治疗手段，但我们由此也应看到其中的整体性，如目前在临床为缺血性脑梗死康复治疗时，会选择给患者服用西药，如近期研究者证明用阿司匹林联合他汀类药物治疗，不仅可有效控制脑部动脉斑块的厚度和面积，还能增强治疗效果，改善生活质量和预后。张家港市澳洋医院三兴分院用推拿按摩联合牵引及中药外敷治疗交感型颈椎病，在治疗时将中医推拿和中药如红花、白芍、鸡血藤、防风、川椒等并用，起到更好的血络通顺、祛瘀去湿、邪散风寒的作用，这就是中医康复和药物结合的明确案例。使用中药外敷或者中药饮，再配合理疗的电生理刺激，可快速清除脑梗死后遗症患者的病灶，对疾病局部乃至全身的治疗效果都有极大的促进作用。另外，在整合应用中药和康复理疗的同时，再加上温针灸或艾灸，发现艾灸能减轻部分患者的术后疼痛，在临床上这种治疗整合可使疗效更加显著。通过头针久留结合 Brunnstrom 不同分期电针不同穴位，包烨华等发现能有效改善脑卒中后下肢运动及平衡障碍。在康复治疗中康复训练仪器的日常训练配合传统中医针灸、拔罐、艾灸治疗目前在国内已经较为普遍，各医院康复科也基本会设立传统康复项目。在康复治疗内部通过物理治疗技术中神经肌肉本体感觉促进疗法（proprioceptive neuromuscular facilitation，PNF）结合理疗经皮电刺激神经疗法（transcutaneous electrical nerve stimulation，TENS）针对脑卒中偏瘫患者运动功能的恢复证实较使用单纯技术有更明显的治疗效果。无论是西医的治疗仪器，还是在规范后现代化的中医传统医疗工具，最终目的都是促进患者更好地恢复健康。在治疗训练中规范使用康复治疗训练仪器，同时整合使用中医药物、针灸等治疗用具，正是整合医学在康复医学中工具整合的正确发展方向。

5 人——整合医学教育资料，培养整合康复医学人才

教育是一个专业学科能够发展的关键因素，康复医学教育整合目前在各地高校和医院已有实施。无论是中医院校还是西医医科大学，都已经开始注重中西医结合的康复教育理念，包括以西医课堂为主的医科大学加入了中医相关课程，中医院校的康复治疗要求学生也要掌握西医内外科、诊断等知识，在医院康复科工作的医生或者治疗师要求掌握中西医整合的康复医学知识。在全球康复医学技术大发展的时代，在逐渐很好地整合中西医康复医学教学的同时，也要看到其他有效的康复医学手段的实用性，不局限于中西医在康复医学的整合，通过"医－医整合"充分利用各类康复医学理论技术的优势，取长补短，整合治疗。

在社会资源分配方面，整合康复发展相关资源，可以建立包含残联、卫生、

教育、劳工、社会、财政等跨部门协调机制，整合康复优质资源，提高康复资源配置水平和效率。建立"管、办、评"分离的治理结构，扩大高等教育学校自主教学权，推动高校创新办学理念和转变发展模式，建设包容共享开放大学管理平台，构建协同创新开放共享办学模式。各类康复医学技术"为我所用"的前提则必须建立在"为我所有"的基础之上，即体现出教育在整合康复医学中的重要性。康复医学中整合医学的教育不单纯是对康复医师、治疗师的教育，也应该在新型医患关系中注重对患者的整体教育和指导，让患者对疾病的发展、过程、结果有所了解，同时也要树立为他人服务，增强自主权益的理念。对于新一代有整体观念的康复治疗师而言，他们在治疗患者时就应该重视对患者的多方面、多角度治疗方式的整合与思考，同时也需要在指导康复训练的基础上对其思想、情绪和生活环境有所把控，并对患者进行重新宣教。

6　结　语

把有关人体结构和功能的知识整合起来为人体健康服务是医学内部整合的根本目的。整合医学为康复医学提供了更好的发展空间。在康复医学领域整合，最主要的工作还是整合狭义康复治疗技术和广义的不同领域相关的各类康复技术，由于本文介绍的几类康复医学治疗系统都有各自的整体性，所以整合疗愈系统之间的关系、理论后开展临床应用，也是未来康复医学整合的主要方向。希望日后康复医学在不断发展各种康复治疗技术的同时，也能时刻保持整合观念，做到在发展中整合，在整合后再发展。康复领域的治疗师、医生应保持积极的学习热情，不断整合治疗方案，最终达到为患者的健康服务，为社会健康服务的目标。

参考文献

[1] 樊代明. 整合医学初探 [J]. 医学争鸣，2012，3（2）：3-12.

[2] 王宁华. 康复医学概论 [M]. 北京：人民卫生出版社，2008.

[3] 谢宁，张国霞. 中医学基础 [M]. 北京：中国中医药出版社，2016：3-4.

[4] 应美珂，韩婷婷，王永晨，等. 全科医学与整合医学的现状与展望 [J]. 中国全科医学，2018，21（23）：2896.

[5] 薛史蒂夫. 整合医学与康复 [M]. 北京：中医古籍出版社，2018.

[6] 张安仁，冯晓东. 临床康复学 [M]. 北京：人民卫生出版社，2012：20-45.

[7] 纪树荣. 运动疗法技术学 [M]. 北京：华夏出版社，2011.

[8] 孙桂杰，郭淑. 阿司匹林联合他汀类药物对缺血性脑卒中患者疗效观察 [J]. 中国处方药，2019，17（3）：102.

[9] 展浩. 推拿按摩联合牵引及中药外敷治疗交感型颈椎病效果评价 [J]. 按摩与康复医学，2018，9（23）：23.

[10] 张衍波，刘博武，邹广志，等. 康复理疗联合活血化瘀中药治疗脑梗死后遗症的疗效观察 [J]. 世界最新医学信息文摘，2018，18（82）：137-139.

[11] 张宗波. 康复理疗联合活血化瘀中药治疗脑梗死后遗症的疗效观察 [J]. 双足与保健，

2018，27（8）：171 – 176.

［12］包烨华，陈飞宇，刘小平，等．头针久留结 Brunnstrom 不同分期电针不同穴位对卒中后下肢运动及平衡障碍的影响［J］．中华全科医学，2019，17（2）：282 – 283.

［13］乔志恒，华桂茹．理疗学［M］．北京：华夏出版社，2013：71 – 74.

［14］马耿懋，谢敏韩，许淑清，等．观察 PNF 结合 TENS 治疗对脑卒中偏瘫患者运动功能的影响［J］．世界最新医学信息文摘，2017，17（85）：66，70.

［15］李欣章．建立与发展中国康复高等教育体系［J］．中国康复理论与实践，2018，24（9）：1001 – 1005.

［16］樊代明．整合医学教育之我见［J］．医学争鸣，2018，9（1）：1 – 8.

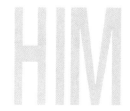

试论中西医哲学思维模式的分野与整合

◎吴寒斌，高　虹

中医是中国优秀传统文化的结晶，西医是现代文明的产物，二者的共同目标都是为维护人类健康服务。由于各自建立在不同的理论基础上，因此它们在诊疗疾病过程中所采用的思维模式有着巨大分野。厘清这种分野，并在此基础上使二者在思维模式上相互借鉴、走向整合，是在现代时空背景下应对各自缺陷，进而不断走向优化发展的必然选择。

1　中西医哲学思维模式的分野

1.1　理论基础分野：原子论对整体观

西医是现代科技发展到一定阶段的产物，其理论基础是建立在原子论哲学和现代解剖学技术之上的。随着科技的发展和进步，人类对于自然世界乃至人类自身的认识日益深刻，从摩尔水平到分子水平再到原子水平，世界万物越来越被还原成一个个原子。而作为人类现代医学代表的西医学，也越来越朝着分化和细化的方向发展。随着人体解剖学的发展，人体日益被看作一个个器官、组织和细胞的组合体，究其本质，不外乎是碳、氢、氧的化合物。因此，西医学在具体诊疗的指导思想上，具有重局部而轻整体，重分析而轻整合，重微细结构而轻相互关联的特点和风格。

中医学则产生于我国生产力相对落后的社会阶段，人们对于自然界和人类自身还缺乏足够了解，其产生初期主要是中国古代医家在医疗实践中的经验总结。在其产生和发展过程中，古代中医学积极借鉴当时各个学科的前沿知识，特别是受中国古代哲学思想的影响较深刻，形成了"医哲交融"的特色，并逐渐发展成为融"哲学思想－理论体系－临床实践"为一体的独特诊疗模式。在这个模式中，整体观一直处于中医哲学思维的基础地位，体现在中医养生、中医诊疗的方方面面，贯穿于全部过程。受中国古代哲学"气－元论"和"天人相应"说的影响，一方面，中医认为人与自然是一个和谐统一的整体，"人与天地相参，与日月相应"，二者以气相通，人只有顺应天时、起居有度、调养有法才能保证机体康泰、颐养天年。另一方面，中医认为人体自身也是一个有机整体，所谓"人一小天地是也"。因此，中医学在观察分析和研究人体生理病理的发生、变化等问题时，总是将其对象的各个部分作为一个相互关联的统一、完整的有机整体来看待，并将人体自身、人与自然、人与社会的和谐统一作为追求的终极目标。

1.2 方法论分野：还原分析对辨证论治

既然西医是建立在原子论哲学基础和现代解剖学基础之上的，那么它在分析人体结构和诊疗人类疾病的过程中秉承还原分析的方法论就是自然而然的事情了。原子论认为，世界万物都是由细小的原子组成的，因此一切事物都可以还原成一个个构成它的基本原子。还原分析的方法就是把复杂的整体层层分解为各个组成部分，直至分解到组成它的基本元素，然后对各个部分或元素再分别加以研究，借助现代手段详细了解其结构、特点和性状，再反过来由各个部分的总和来组合整体以及推知整体的功能。西医在对待人体和诊疗疾病的过程中，同样习惯按照还原分析的思维方法来进行分析，比如通过各种生理生化检验的指标来确定人体的健康状况。这种思维方式确实有利于加深对客体的认识，能够提高诊疗的精准度和效率，但是其缺点也是显而易见的，因为毕竟整体的功能并不等于而是大于各个组成部分之和，从部分之和推知整体的缺陷是不言而喻的。特别是随着学科研究的深化和发展，现代西医的科室越来越多、越分越细，各个科室分工明确、泾渭分明，各说各话、各管各家，头痛医头、脚痛医脚，能够看病乃至救治患者的全科西医师越来越少。很多人对此表示担忧，对由此造成的"人体碎片化"的现象更是引起了有识之士的猛烈抨击。

和西医学思维模式不同，基于整体观的中医学则认为世界万物包括人体都是由"气"这个本源派生而来的，因此万事万物之间都是有联系的。如《黄帝内经》就把人和万物一样看作是天地合气的结果。人的五脏六腑、气血津液都是气的存在形态，人的生老病死也都是气之化变所致。因此，《素问·六微旨大论》中说："升降出入，无器不有。"这正是看到了事物间联系的普遍性。中医在养生和诊疗实践中始终坚持辨证论治的方法论。辨证论治中的"证"，也称"证候"，它不同于某一具体病"症"，而是由疾病过程中各种变化的综合分析而产生的，是对机体在疾病发展过程中的某一阶段多方面病理特性的概括与整合。中医认为，相对具体症状而言，"证"能够更全面、更深刻、更正确地反映疾病的本质，有利于综合地分析病变的部位、原因和性质等特点，有利于对疾病的整体把握。在具体临床实践中，一"症"多"证"或一"证"多"症"的现象屡见不鲜，因此根据辨证论治的观点，中医同病异治、异病同治或者头痛医脚、脚痛医头的治法也就不难理解了。

1.3 治疗目标的分野：治愈论对平衡观

西医学的研究对象是致病因子或病理因素，所以西医学的治疗目标就是寻找疾病的致病因子或病理因素。若确定了致病因素，就会作出临床诊断，从而对症下药；若不能确定致病因子或病理因素，西医往往只能束手无策。因此，从治疗目标上看，西医学是典型的治愈论。西医无论是诊断还是治疗，都会始终盯住这个致病因子或病理因素，其目标就是消除这些病理因素或切除某个病变部位，认为这样疾病就被治愈了。但正是由于其第一任务就是消除这些致病因子或病理因素，而在有意无意中忽视了人体本身，这也就不难理解为什么那么多的西医疗法和西药对人体具有非常大的毒副作用，因为在很多西医看来，只要能够消除那些致病因子或病变部位，这些毒副作用就是必需的和值得的，甚至不惜损害人体的正常功能。

如果说西医学的治疗目标是"治人的病"，那么中医学的治疗目标则是"治病的人"。人本观念是中医学哲学思维的基本特色之一，而平衡观则贯穿于中医养生、保健、诊疗的全过程。中医认为，人的生命是元气的化变过程，通过升降出入始终保持一种动态平衡的状态，当外界（如六淫）或者自身（如七情）等原因造成了这种和谐状态的失衡，人体就出现了疾病的各种症状。因此中医治疗的目标就是要通过各种手段恢复人体与外界以及人体自身的动态平衡，一旦平衡重新建立，各种病症就会自然消失。与西医学把关注的重点放在致病因子或病理因素不同的是，中医学始终要求医生必须眼中要有"人"，通过"四诊"（望、闻、问、切）和八纲（阴阳、表里、寒热、虚实）对患者进行辨证论治，以联系和整体的观点进行综合分析，并在此基础上得出诊断结论。

1.4 治疗理念的分野：抗病论对调和观

在治疗理念上，二者的分野也是十分明显的。西医学在治疗上秉承抗病论，即对抗疗法（Allopathy），它是指一种针对症状进行直接对抗治疗的方法，它是现代医学（西医学）在诊疗疾病的过程中所使用的主要理念和治疗系统。在临床实践中，西医学主张通过还原分析的方法，首先明确机体的病变部位及其各项生理生化异常指标，然后采用现代技术和药物，直接对抗病变部位或引起疾病的病原微生物，使用药物的活性成分或物理操作（手术）等方式与疾病做抗争。如开刀切除肿瘤、抗生素抑制细菌等。这种疗法在临床上有时确实具有精准病灶、疗效迅速等优点，但作为一种治疗理念，它的弊端却是十分明显的。如发烧一直是西医的敌人，必须用退热药来对抗，但发热的原因却多种多样，有时候是病理反应，有时却只是机体的主动调节。对抗了发热，并不意味着治好了病，有时反而掩盖了病情。再如抗生素的滥用造成的"超级细菌"的出现、癌症放化疗导致的"玉石俱焚"、器官移植导致的人体排异反应等均是抗病论的产物。可见这种抗病论最大的缺陷是重结构而轻功能，重技术而轻人文，容易忽视整体联系，造成所谓的"医源性疾病"。最坏的结果莫过于"手术非常成功（某个部位的病治好了，生理指标恢复了正常），但最终人却死了"。

中医学在对待疾病诊疗问题上采用一种完全不同于西医的方式，即所谓的"调和观"，认为疾病的治疗在理念上应该是在"调"而不在"抗"。中医认为，人不仅和外部自然界是一个整体，天人相应，处于一种动态平衡之中，而且人自身也是一个和谐的整体。中医学认为致病因素主要包括外因、内因和不内外因三种，而它们又是通过"气"来相互关联、交互作用于人体，一旦它们破坏了人体的动态平衡，就会导致疾病。因此中医非常重视人体"正气"的养护，认为"正气存内、邪不可干"。在人体内外，气机通过升降出入的方式达到平衡，阴阳通过胜负的方式达到平衡，五行通过生克乘侮的方式达到平衡，从而使人体形成一个动态平衡的有机整体。故而《格致余论·相火论》中说："天之生物，故恒于动，人之有生，亦恒于动。"正是基于这种理念，中医历来有"养胜于治""上工治未病"等治疗原则，认为平时注重养生、保持机体动态平衡、维护人体整体和谐的状态远比得了疾病后的治疗重要和高效得多，因此应当关口前移，注重预防，谨察阴阳以调之，从而收到事半功倍的效果。同时中医坚信，人体具有自身调和的强大功能，可使机体始终处于一种动态平衡的状态。《素问·至真要大论》指出："谨察阴阳所在而调之，以平为期。"因此，诊疗的方向应该尽量激发人体内这种自我调和的积极力量，回归动态平衡状态，从而达到调和阴阳、扶正祛邪的目的，这样疾病也就不治而愈了。

2 中西医哲学思维模式的整合

"坚持中西医并重""坚持中西医结合的方针""推动中医、西医两种医学体系的有机结合"历来是我国医药卫生事业的指导思想。周恩来曾指出："中医好，西医也好，中西医结合更好。"然而，在实践中，中西医结合推进得并不顺利，"中西医结合两张皮""打中医旗走西医路""中医西化、以药养医、以西养中"等现象比比皆是。对于这个问题，有学者认为，中西医结合要分三个层次："第一层次是两种医疗手段的综合运用；第二层次是理论上的结合，形成新医学和新药学；第三层次是思维方式的整合，也就是哲学层面的整合。"可见思维模式的整合是中医学结合的最高层次，也是最难的层次。当前认真探讨中西医哲学思维模式上的整合路径，对于推进中西医结合进程具有十分重要的理论意义和实践价值。

首先，了解中西医哲学思维模式的分野是促进中西医哲学思维模式整合的前提。中、西医学是基于东西方各自传统文化基础上的两种不同的医疗体系，两者有不同的理论基础、不同的治疗目标和不同的治法治则。中医辨证，西医辨病，各有短长。西医是基于解剖、生理、病理基础上的分析科学，重视形态机构和病变局部。中医学是在系统论指导下的整体医学，强调人与自然和谐，重视人体功能状态和整体调节。但道本一体，路分两途，二者的目标是一致的，都是为保障人类的健康服务。两种医学站在不同角度和层次把握人体的健康，具有等同的科学价值，有很强的互补性，但不能相互取代。只有了解了中西医哲学思维模式在理论基础、方法论、治疗目标和治疗理念等方面的分野，才能更好地推进中西医在思维模式方面的相互借鉴和相互整合。

其次，提高认识、端正态度、转变思维方式是促进中西医哲学思维模式整合的基础。早在1913年，毛泽东就对中西医的特色有着科学的认识，他曾在《讲堂录》笔记中写道："医道中西，各有所长。中言气脉，西言实验。然言气脉者，理太微妙，常人难识，故常失之虚。言实验者，求专质而气则离矣，故常失其本，则二者又各有所偏矣。"中西医作为东西方优秀文化的结晶，必然有其独特的价值和存在的依据。然而现在许多欲废除中医的人士，用西医学的优点去攻击中医学的缺点，而那些热爱中医的人士，又常常用中医学的优势来反击西医学的缺陷。这些相互指责和攻击的做法没有经过深入的理性思考，而流于情绪化的表达，显然并不利于中医和西医的发展。其实，世界上万事万物都有各自的优缺点，所谓"尺有所短、寸有所长"，尊重彼此，相互借鉴、相互补充才是明智之举。因此，在对待中西医的问题上，必须提高认识，端正态度，自觉摒弃"非此即彼、非黑即白"的二分法思维模式，充分认识到中西医各自的优势和不足，并在思维模式上互相取长补短，达到和而不同的状态，才能促进各自朝着整合医学的方向发展，共同为人类的健康造福。

再次，中西医哲学思维模式的整合需要加强基础理论研究，并在此基础上树立整合医学的观念。整体整合医学（简称整合医学；holistic integrative medicine，HIM）是中国工程院樊代明院士大力倡导的一种医学体系，是指将医学各领域最先进的知识理论和临床各专科最有效的实践经验分别加以有机整合，并根据社会、环境、心理的现实进行修正、调整，使之成为更加符合、更加适合人体健康和疾病治疗的新的医学体系。分化和整合历来是一对相互对立而又相互统一的哲学范畴，所谓分久必合、合久必分，人类对事物和自身的认识就是在无数轮的分化和整合之中螺旋上升的。具体到中西医哲学思维模式的整合，就必须加强基础理论研究，明确在中西医这两种不同的医疗体系当中，哪些思维模式是表现不同但本质同一从而可以整合的，哪些是中西医独有的特色思维模式而不可整合的，哪些思维模式是可以相互借鉴的，等等。只有把这些基本问题在理论上弄清楚了，才能在实践中更好地推进中西医哲学思维模式的整合，也才能更好地树立起整合医学的观念。

最后，中西医哲学思维模式的整合还需要加强教育，培育出高素质的中西医整合医学人才。教育问题始终是中西医哲学思维模式整合的根本问题。要加强中医院校与西医院校的学科交流和知识渗透，积极推进医学教育模式转变，逐渐打破目前分系统、分专科教学法，从一开始就以整体概念学习局部知识，把"专"和"全"的培养要求整合起来，在教学实践中，应在医学生进入各科室学习之前就开设整合医学课程，传播中西医哲学思维模式整合的相关知识，以促使医学生向临床整合医学医生的过渡；同时在制度上也要做好培养高素质中西医整合医学人才的设计，比如可以借鉴西方一些国家的做法，如英国牛津大学医学教育分为6年，在前临床阶段的第一年和第二年都设有"患者与医生课程"，让医学生走入社区、医院，以自己的亲身经历学习怎样从心理学、社会学的角度认识患者、评估患者，了解他们的个体诉求、身心状态和个性特点；在临床阶段的第五年还有第二阶段的"患者与医生"课程，着重学习医患沟通技巧。这些做法目的在于帮助医学生学会首先从人的角度看待患者，才能在"专科化""专病化""人体碎片化"的唯器官论、唯细胞论甚至是唯基因论的时代"潮流"中，眼中还有完整的人，在客观上也有利于中西医哲学思维模式的整合。

　　总之，中医也好，西医也罢，二者都是人类健康的卫士，在人类的养生保健和诊疗疾病过程中都作出了巨大贡献，并继续发挥着各自的功能，实在没有必要非此即彼或厚此薄彼，而更应该静下来反思二者各自的优缺点和互补性，以整合医学的大医学观来审视这两种医学体系，特别是要采取实际措施来促进中西医在思维模式上的整合，从而促进中西医结合的发展，以便更好地为维护人类健康出力。

参考文献

［1］黄帝内经［M］. 姚春鹏，译. 北京：中华书局，2012：207.

［2］［元］朱震亨. 格致余论［M］. 鲁兆麟，点校. 沈阳：辽宁科学技术出版社，1997：15.

［3］王君平. 中西医融合是趋势［N］. 中国中医药报，2012 - 9 - 24（3）.

［4］孙隆椿. 毛泽东卫生思想研究论丛［C］. 北京：人民卫生出版社，1998：30.

［5］樊代明. 整合医学初探［J］. 医学争鸣，2012，3（2）：3 - 12.

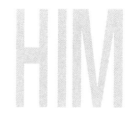

文化竞争视域下的中西医称谓之争

◎张　玲，张　勇

19 世纪中叶，西方殖民者以武力打开了中国的国门，中国逐渐融入世界。与此同时，西学东渐的浪潮在国内愈加汹涌。伴随着鸦片战争的隆隆炮声，西医作为西方文化的重要内容开始传入中国。在中国，医学从此开启了中西医竞争融合的新篇章。100 多年以来，中国民间、医学界、政界围绕中西医学的理论、价值、两者的关系及其在国家医疗卫生体系内的地位等问题产生的争议、冲突不断，甚至酿成严重的政治事件。鉴往可知未来，本文拟用长视角的眼光，理性审视 100 多年来的中国医学及医学思潮发展史，以不为一时一隅的偏见所限，体察中国医学发展的规律及趋势。

1　文化竞争视域下中西医之争的实质

何谓中医？何谓西医？从医学历史发展和文化交流的视角看，中医即中国医学，指产生于中国，为中国所固有的传统医学；西医即西方医学，指产生于西方，来自于西方国家的医学。在中国，无西医传入，则不需中医之谓。正是由于鸦片战争前后西医的传入，为了区别于西医，中国传统医学才有了中医的称谓。中医称呼，至今也不过一二百年的历史。中医、西医之名，是中西医学比较的产物。而所谓的旧医、新医、洋医、科学医、非科学医、国医等包含价值判断的附加物，与中医、西医本无必然关联。这些只是某个历史时期部分从业者、社会人士，有意无意贴在两种医学上的标签而已。这些称谓的存在反映了中国进入近代，变革与传统融合、冲突背景下，各方因为观念歧异、立场有别、利益纷争，从而博弈、平衡的状况。这些具有主观判断，反映一时一地部分社会民众心理的标签式附加物随时代的发展而逐渐被淡化，直至不再被人们提起。

美国著名汉学家费正清认为："中国近代以来的历史，从根本上讲，是一场广义的文化冲突。"中西医之争是近现代中西文化碰撞融合的缩影。文化具有鲜明的时代性和民族性。从时代性上看，近现代的中西医处在不同时代发展阶段。文艺复兴以后，西方医学开始从经验医学向实验医学转变，西医进入高歌凯进的大发展时期。当前正在发展中的近现代西方医学是在摒弃古代西方医学的基础上发展起来的一门全新的医学体系。尤其是随着近几个世纪科学突飞猛进的发展，西方医学吸取了生物学、化学、物理学、社会学、心理学等多种学科的营养，产生了包括人体解剖学、人体生理学、人体细胞学、胚胎学、人体血液学、医学细菌学、医学病毒学、医学寄生虫学等一系列成体系的基础学科。在这些基础学科支撑下，西医的诊断水平和治疗技术有了质的飞跃。与中医相比，西医是一门已经科学化和现代化的世界医学。

较西医而言，中医还没有完成科学化和现代化。正如知名老中医邓铁涛所指出的："中医发展两千多年以来只有量变，没有质变。"造成这种局面的原因在于：中国近代自然科学不发达，近代自然科学至国外传入的时间不长，中医界还没能使之很好地为中医所用。中医要科学化和现代化还有相当长的一段路要走。在完成现代化和科学化以后，中医必将为更多其他区域的人们所接受，成为真正的世界医学。但只盯着中医的弊端和缺陷，看不到中医强大的生命力和价值所在，简单粗暴而又武断宣布"告别中医中药"，是一种典型的"把脏水连同孩子倒掉"的思维。告别中医中药，在今天的中国，既不可能，也不合理、不合情、不合法。

2 中西医之争的过程及结局遵循文化交流发展的一般规律

文化的传播和多种文化竞争遵从一定的规律。某种文化因为其产生的地域不属于某特定区域，而被某特定区域人们拒绝接受，其根本原因不在于其产生的地域性，而在于这种文化科学性不强、适用性不够，不能应用于该特定区域。也就是说，西医如果不能被中国人接受，症结在于中国人用西医防病、治病效果不佳。中西医竞争主要取决于中西医各自的科学性及有效性。作为一种商品，中西医竞争还取决于两者的价格、成本、性价比、供应是否充足；作为一种服务，两者的竞争还取决于提供医疗服务的人（医生）的素质，服务环境的优劣，服务的质量、舒适度等。除此而外，文化传统、产生地（本土还是外来的）、从医习惯等只是短时期影响双方竞争胜负的微弱助力或阻力。随着时间的流逝、观念的更新、实践的教育，这些微弱助力或阻力愈来愈不能影响到竞争的结局，最后甚至对竞争变得毫无影响。因此，理论或口舌之争，对文化竞争并不具有决定性的意义。实践是检验真理的唯一标准。以此推断，中医要成为世界医学，需要更快速地发展，需要在防病、治病、公共卫生功能等方面发挥更大的效用，能够提供性价比更优的服务，进而得到更广泛的传播，被更多的人所接受和使用。

自 15 世纪的地理大发现以来，世界从分散向整体发展。伴随世界整体化的脚步，区域性的文明成果向全球扩散，被更大区域的人们所接受，得到广泛应用与快速发展。西医的传播和发展，并迅速成为世界医学，是近现代文明全球化中的典型案例。以其在中国的传播为例，至民国时期，西医不但为中国政府、民众所接受，成为国家医疗卫生体系中的支柱力量，而且压倒中国传统医学，取得强势的地位。当然，这一切取决于西医的科学性和有效性。在防病、治病、公共卫生功能等方面，西医整体上有着优于中医的表现。至少，在目前仍是如此。也许中医有朝一日会有突飞猛进的发展，甚至在效用上超过西医，那么中医就能在更大程度上成为世界医学。文明是区域性适用的，还是全球通用，取决于文明自身的水准。对于诸如医学、工学、理学，这类具有较强工具理性特质类文明，衡量其水准高低的重要标尺，就是科学性和适用性。

文明随着其传播不断丰富、发展。文明一旦离开其产生地，被其他区域、其他人群所认识、接受和应用，这种文明就不再仅属于最早的创造者和其产生的地域，而变成了所有参与该文明创造、分享的人们所共有的成果，从而隶属于更大区域乃至全世界，这是显而易见的事实。如印度的佛教，中国的四大发明，西医，中医，等等。因此，今天中国人所称的西医，只是说明这种医学产生于西方，自西方传入中国，并不包含归西方人所有的意思。今天，西医既属于西方，也属于东方（包括中国），是实至名归的世界医学，中医亦然。中医泰斗邓铁涛教授曾说过："不要紧的，即使中医在中国消亡了，在国外还是会存在的。"中医历经时间的考验，长存不亡，同样取决于其科学性和适用性。只是就目前应用的程度来看，中医世界化的程度还比不上西医而已。历史进化历程中的人们对中西医学持有价值判断的观念标签，如旧医、新医、洋医、科学医、非科学医、国医等，受制于历史和时代的局限。对于历史流传下来的概念和名词，今天的人们应以发展的眼光、开放的心态来看待。今天的我们对于中西医学有着更为理性、科学的判断，并不是因为我们比前人聪明，而在于随着历史的发展，实践的验证，中西医的科学性和有效性，以及中西医碰撞整合的后果日渐清晰地呈现出来。

3　中西医竞争融合推动世界医学发展，造福全人类

2015 年 10 月，屠呦呦因从事中药和中西药结合研究，发现抗疟药青蒿素和双氢青蒿素，获得"诺贝尔生理学或医学奖"。消息传来再次引发人们对中医中药对人类的价值和贡献的思考。屠呦呦获得诺贝尔奖的事实，印证着中西医竞争整合推动世界医学发展，并造福全人类的观点。同样，西医在中国的传播和应用也促进了西医的发展与光大。中国人在国际顶级西医医学期刊发表科研论文日益增多；中国人在国际西医学术会议上参与学术交流愈加频繁；中国人在西医领域申请专利，制售高品质药品，发明或改进诊治仪器，提升治疗技术等，这些现象表明在西医领域，中国人也已经从单纯的接受者、受益者变成为积极的发展者和推动者。多种文化交流、融合与竞争促进文化发展，提高文化的生命力。文化竞争带来了文化自我发展的压力与生存危机。对于有生命力的文化而言，与异文化的碰撞能

够促使本文化自醒与自我更新。有生命力的文化必须具备自我发展的能力，跟上时代发展的步伐，不断改变自已存在的形式，丰富和发展自己的内涵。当然，缺乏科学性、实践价值和自我发展能力的文化，有可能会在竞争中消亡。100多年来，中西医的交流、融合与竞争没能使任何一方消亡，反而促进了双方的自省、发展与自我更新。这一现象说明，中西医均具有强大的生命力和经得起验证的科学性。中西医在双方碰撞后的一百余年间，都有飞速的发展，呈现出共存共荣，整合互补的态势。但一者势强、一者势弱的格局，又显示出各自在现阶段符合人们治病、防病、保健需求的不均衡发展态势。

当前，从总体上看，中西医的竞争仍处于中医势弱的局面。中医科学化和现代化是中医成为世界医学的前提。那么中医如何实现科学化和现代化呢？笔者赞同以下论点，中医科学化就是"中医在坚持中医主体性和传统特色的前提下，按照科学的内在要求，运用科学的理论、方法和手段完善和发展中医"，实现将中医纳入近代科学体系中的目标。中医学界可以借鉴西医科学化的经验，使中医吸收近代自然科学和社会科学的营养滋养自己，实现中医在理论、诊断、疗效等方面质的飞跃。"这种吸收是全方位、多学科的，一切现代科学（包括现代医学）的理论、方法和技术都将为中医发展提供借鉴和可吸收的养分。""超越民族界限，实现科学统一，这是医学发展的必然归宿。"中医也将遵循着这一规律发展。

1909年，中国西医创办的《医学卫生报》指出："西医之入中国，几近百年，至今犹有西医之名，可耻也。"文章还以日本为例，说明在中国也应该只有一种医学。针对国人因西医之名而排斥该种医学的现象，作者发出"呜呼，中国何日始泯西医之名词哉"的叹息！至1930年，发表于《医事汇刊》杂志的"异哉政令中西医字样"再次呼吁，对西方事物加"洋"或加"西"称呼的做法均不合宜。文章认为以西医称呼来自西方的"科学医"，以西医不是国货，而贬低西医，抬高中医的做法，"思想之幼稚，眼光之浅近，至此而极矣！"自20世纪初以来的中国医学发展史印证了20世纪前期中国本土西医的远见卓识。在20世纪前期国人的观念中，中医、西医名词中包含的所有权之争还较为鲜明。但此一时，彼一时。经过100多年的实践验证，这一陈旧的观念在人们心中早已打破。今天的人们已经不再会因为西医来自西方，而排斥西医。西医是人类共同适用的文明成果这一观念已深入中国人心中。今天国人仍以中医、西医之名对两种医学加以区分，但两种名词不再具有或褒或贬的价值判断，成为中性名词。

中西医称谓争论及历史变迁，蕴含着中西医学100多年来竞争融合的历史线索。中西医学的竞争融合，直到整合，虽然历经曲折，冲突不断，但仍浩浩荡荡地向前发展。近现代中国医学发展史是近现代中国文化发展不可缺少的组成部分，也是国人追赶世界发展潮流和世界文明进程的重要方面。厘清了以上认识，站在中西医学竞争融合一百余年后的时间点上，对于中医、西医两种医学如何整合，我们会有更加理性、客观的认识；对于近现代中国医学思潮，我们能够拨开历史短时的迷雾，发现被利益之心遮蔽下的事实真相。作为服务于人类健康的医学，实现中西医快速整合，将成为整体整合医学（简称整合医学；holistic integrative medicine，HIM）又一个发展方向。

参考文献

［1］郝先中．民国时期围绕中医存废问题的论战［J］．中华医史杂志，2007，1：10－14.

［2］柴瑞震．"中医"古今名实考［J］．中国中医药现代远程教育，2005，2：28－29.

［3］郑洪．名分攸关：近代政制中的中西医称谓之争［J］．中国社会历史评论，2012，13：338－352.

［4］费正清．剑桥中国晚清史（上）［M］．北京：中国社会科学出版社，1985：53.

［5］李永明，王晓明．中、西医发展规律初探［J］．医学与哲学（人文社会医学版），1982，10：1－4.

［6］郭文杰，杨林．中西医文化差异浅析［J］．医学争鸣，2014，5（3）：45－47.

［7］邓铁涛．继往开来，开创中医学发展新局面［J］．中国软科学，2005，5：6－9.

［8］张功耀．告别中医中药［J］．医学与哲学（人文社会医学版），2006，4：14－17.

［9］［英］阿诺德·汤因比．历史研究（上）［M］．上海：上海人民出版社，2010.

［10］张玲．战争、社会与医疗：抗战时期四川公共卫生建设研究［M］．北京：中国社会科学出版社，2015.

［11］朱少均．科学化：中医现代发展的大趋势［J］．医学与哲学，2012，2：8－10.

［12］严灿．"中医现代化"探讨［J］．上海中医药杂志，2000，7：9－12.

［13］薛文礼，常存库．中医走向的哲学思考［J］．中医药学报，2005，1：1－3.

［14］佚名．军医学堂择地赠医施药［J］．医学卫生报，1909，1：31－32.

［15］念修．异哉政令中西医字样［J］．医事汇刊，1930，2：8－9.

［16］樊代明．HIM，医学发展新时代的必然方向［J］．医学争鸣，2017，8（1）：1－10.

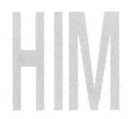

文化人类学视角下对中西医结合的再思考

◎唐汉庆

1977 年美国医生 George Engel 提出了新的医学模式，即医学模式应从单一的"生物医学模式"转变为"生物—心理—社会医学模式"。社会和心理因素对疾病的影响不容忽视，单纯将人体作为病体而不考虑人的社会性和情志心理显然是不够的。在此模式下，社会医学与心理医学得到了发展。中医学具有自然科学和人文学的双重属性，整体观念和人文精神渗透于中医学理论，适合这一新的医学模式。中医学主张整体治疗患病的"人"，即让患者保持身体和心理的双重健康，这与世界卫生组织（WHO）提出的健康新概念，即"健康不仅是没有疾病和虚弱，而且是身体、精神和所处社会环境的完美状态"不谋而合，折射出中医学的高瞻远瞩。

1　文化背景

文化人类学的观点认为，任何一门自然科学的形成都受到当时社会发展状况的影响，这其中包括历史文化背景。这个历史文化背景主要有医学伦理道德思想和哲学思想，自汉代以来，中国古代社会的发展主要受到儒家思想的影响，尽管自汉代以后，儒家出现朴学及宋朝的程朱理学的流派，但整体上儒家思想"仁者爱人""修身齐家治国平天下""达者兼济天下，穷则独善其身"等思想对中医的发展仍然有巨大的影响。此外，以《道德经》为代表的道学文化提倡"生道合一"，即人体生命和自然界高度和谐统一，这和"天人合一"的中医学思想是一致的，也对中医学产生一定的影响。中医学"上工治未病"的预防医学思想以及渗透在各经典著作中的养生思想，就是伦理道德思想和哲学思想在医学上的直接体现和实践。

西方医学文化起源于16世纪，在20世纪成为世界医学主流。考究其风靡全球的主要原因，就是这种现代医学文化除了本身具备了有效性和科学性以外，还有另外一个不能忽略的原因，那就是它是伴随着殖民主义的扩张、殖民主义意识传播而提高影响力的。这种文化的最大缺陷是高估了自己的历史地位，排斥和贬低其他非主流文化，以自己的标准衡量和评价其他文化是否"先进"或"科学"。中医学的核心文化背景即儒家思想，强调"和""同"思想，追求"天下大同"的社会境界。随着我国国力的不断增强和中医药事业的发展，中医药文化逐渐走出国门得以更广泛地传播，在国外如澳大利亚、德国都建立了孔子学院，这对于我们"软实力文化"的传播和交流有战略意义。

西方医学文化体现了西医的诸多特点，西医将会在医学的许多领域有新的贡献，例如新的诊疗方法、新药的研发、新的医疗设备和仪器的发明等，但西方医学文化的缺陷也使它在面对慢性病、老年病和一些功能性疾病及"亚健康"状态时缺乏足够有效的应对方法。尽管如此，西医仍然是一个具有自我修正、自我协调、开放性的体系。就西医的体制和科学理念分析，西医对新事物、新问题的研究是积极欢迎的。中医植根于我泱泱大国，有数千年的深厚文化积累和沉淀，中医文化承接了我国的开放和磅礴特征，古语曰："有朋自远方来，不亦乐乎？"又曰："三人行，则必有我师焉""择其善者而从之，其不善者而改之"。因此也同样具备了开放性特点和采取了兼容并包的态度，两种文化有着相容的基础，跨国界的文化沟通应该能够营造一个互利双赢的局面。

2　文化背景对中西医研究方法的影响

中医和西医各有不同的文化背景，中医在其发展历史过程中受到中国传统文化特别是儒家思想的影响较深，而对于西医，本质上是实验医学文化，两者不同的文化造成了两者研究方法的差异，中医学发展了系统论体系的研究方法，西医学则以还原论体系为其研究方法。

在还原论体系研究方法的指导下，西方医学取得了巨大的成就，表现在现代预防医学、临床医学和药物的实验室研究的优势。在现代预防医学方面，通过流行病学调查、疫苗接种及卫生防疫等，建立了整套的包含疾病预防措施和健康知识宣讲在内的机制并在世界范围内推广，有效地防止了很多重大传染病的流行。在临床医学方面，通过应用新技术，不断研发新型的高端医疗设备或诊断仪器，改进实验室检查方法，大大提高了对重大疾病早期诊断的准确率，同时由于抗生素、激素及维生素等系列化学药品的出现及外科学的进展，使其对许多疾病的治疗有了新的途径和较高的治愈率。在药物的实验室研究和临床研究方面，不断开拓新的领域，研发新的药物，为保障人类健康提供了有力的武器。

中医学主要采用系统论体系的研究方法，以整体观念为主要的指导思想，通过对人体脏腑经络的生理病理描述和四诊合参，发展了辨证论治的诊疗体系，这种研究方法主要还是借助古代哲学原理去认识人体和疾病的发生发展规律，注重对人体从整体上的把握和对疾病的定性认识。和西医学的还原论体系指导下的实验医学相比，中医学缺乏定量分析和微观层面的研究，使其对疾病的许多认识仍停留在表面的某些属性。

西医学发展了实验医学，注意应用当代最新科技发展的成果，借助仪器对人体或疾病的认识发展到了量子水平，开辟了人类认识疾病的新领域，在微观和定量分析方面前进了一大步，然而，过分注重微观分析和实体研究造成西医在整体上对疾病的把握不足，在治疗疾病和治疗患者的选择问题上，更倾向于治疗疾病而忽视了患者的整体性。

3 文化背景对中西医临床诊疗的影响

中西医学的不同文化背景使两者在临床诊断和治疗方面各树一帜。中医诊断以中医的基础理论为指导，以脏腑系统为功能核心单位，重视人体是一个整体，采用望、闻、问、切四诊合参进行辨证论治，辨证之法则有八纲辨证、六经辨证、脏腑辨证，以及气血、营卫辨证等。中医诊断尤其重视"证"，认为"证"比"病"更能反映出当前患者的病理状态，因为"证"是疾病发展到某一阶段的病理概括，针对"证"进行治疗，具有针对性强、易于取效的优点，如能把"证"治好，病也消除了，"证"是中医特有的一个概念。西医学的研究认为证可能类似于疾病的分期或分型，尽管在某种程度上指出了证的一些特点，但要阐明病、证的联系仍然有很长的路要走。中医望、闻、问、切四诊的目的都是为了收集当前疾病的病性、病位信息，为辨别属于何种证服务，因此，中医诊断注重定性和着眼于人体功能失调的严重程度，并在辨证的基础上遣方用药。

中医对疾病的诊断，除了对病做出诊断外，还加上对这一疾病的证型做出诊断，这才构成一个完整的中医诊断。由于中医学是在本土发展起来的医学，对有些疾病的命名富于本土文化色彩，能恰如其分地反映中医对疾病的本质认识。

西医伴随着近代解剖学、生理学、病理学及病原学等学科发展而来，注重实体和形态改变，西医诊断受到这一思维影响。在本质上，西医文化属于实验医学文化类型，多采用物理、化学或生物学实验检查等手段，借助高新的诊断设备和技术来查明疾病的致病因素和疾病的类型。西医诊断的依据是可以量化的指标，优点是直观明了、客观性强，整体上对疾病的诊断能力较强。

西医诊断对病名的命名直接明了，都有严格的定义，对疾病的专指性强，由于西医的诊断基础是器械检查和实验室生化检查结果，因此，不同的疾病有不同的致病因素和表现，一种检查结果支持一种病，这种一对一的关系有利于学习和交流，也反映了西医注重量化指标的一面。

关于中西医治疗学，值得一提的是中医注重预防，早在《黄帝内经》中就提出"未病先防""有病早治"以及"上工治未病"的预防医学思想，直到今天这一经典著作中的许多保健预防论说仍不断被现代预防医学借鉴。

对于治疗，"调整阴阳、扶正祛邪、治病求本、三因制宜"是中医治疗学的基本原则，中医注重人体功能的恢复，注重人体平衡的调节，体现了"和""同"的儒家思想，表现在用药方面是注重防病，并强调治疗和调养同等重要，正所谓"三分治，七分养"。中医用药不像西医那样采取对抗性方式，在很大程度上，中医着眼于激发和调节人体自身的抗病和修复能力，并综合考虑患者的心理因素和所处的环境，采用药物、针灸等多种治疗手段以提高疗效。中医的综合疗法更符合现代医学新模式的理念，这也是中医疗法被称为"绿色疗法"的原因所在。

西医治疗疾病，除了要求人体功能的正常恢复之外，还特别重视形态实体、生化指标的恢复，治疗模式比较固定，类似于标准化程式，一个疾病对应一种治疗方案，很大程度上忽略了人的社会属性以及"个体化"治疗的内涵，患者只是被动接受治疗，对于治疗过程中发生的变化或者患者的合理要求，由于医生和患者角色的差异，医生有可能忽略。这不利于患者恢复健康，甚至有可能导致医患关系的紧张。总而言之，西医的治疗模式是西医实验文化的反映，以可量化、标准化和程序化为特点。

4　不同文化背景下的中西医整合

比较中医、西医研究方法和临床诊疗，两者各有特点和优点，中医和西医整合，可取长补短，充分发挥各自的诊断和治疗优点，对于许多病种，可以降低治疗费用、缩短治疗周期而取得更好的效果。因此，中西医的整合对于疾病的预防、早期诊断和治疗有重要意义。例如，中医引入西医的诊断思维就可以很好地将辨病和辨证整合起来，有利于发展辨证思维。应用中医和西医在临床诊疗的互补性对于促进中西医整合有重大意义，因为人类的疾病谱不断变化和更新，面对一些西医无法治疗或缺少有效方法的疾病如严重急性呼吸综合征（SARS）、禽流感、猪流感等，中医按照辨证论治正好派上用场，在治疗上抢得先机；在治疗慢性病、老年病、癌症、艾滋病等，西医往往收效不大，这时应用中医至少可以在延缓病情、减少症状和患者的痛苦、提高患者的生活质量等方面有所作为。因此，在实践中不断发现和总结中西医整合的互补性和优点，并注意发挥这些优点，将会大大提高对一些疾病的治疗效果。

此外，中医学儒家文化和道家文化生态智慧均强调人体自身的抗病能力和自愈能力，注重人体和外部环境的统一关系，将此自然生态医学思想引入西医学的发展，在中医学生态理论的指导下促进中西医整合，有可能找到一种接近中医本质研究的真正的中西医整合研究方法，从而弥合了系统论体系研究方法和还原论体系研究方法之间的裂隙，实现真正的中西医整合。

参考文献

［1］郝金生．天人合一医学模式的发展方式与方法探讨［J］．广州中医药大学学报，2013，

30（3）：289 - 291.

［2］吴杞纳，刘丽，梁民联，等．中西医思维差异之我见［J］．浙江中医药大学学报，2013，37（9）：1066 - 1067.

［3］王文健．对中西医结合的思考［J］．中西医结合学报，2006，4（2）：114 - 116.

［4］张新仲．中西医学方法论之比较［J］．广州中医药大学学报，2005，22（5）：418 - 420.

［5］张京春，陈可冀．病证结合是中西医结合临床的最佳模式［J］．世界中医药，2006，1（1）：14 - 15.

［6］张森，陈文慧，贾勇．用对立统一规律看待中西医关系［J］．深圳中西医结合杂志，2013，23（5）：295 - 301.

［7］王世荣．整合医学及其有关疗法刍议［J］．中国微生态学杂志，2014，26（1）：106 - 109.

［8］樊星，杨志平，樊代明．整合医学再探［J］．医学与哲学（A），2013，34（5）：6 - 11，27.

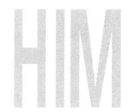

从追求真和理的角度理解
中西医如何整合

◎段为钢，袁嘉丽

中西医整合作为一门新的医学学科萌芽于 1840 年后的中国近代，诞生于新中国成立之初（1958 年）。可以说，中西医整合学科的创立和发展离不开新中国领导人特别是毛泽东同志的关怀。因此，中西医整合学科也是一门由我国创立的学科。从名称上看，该学科的内涵和外延涉及中医和西医两方面。从该学科诞生开始，不少学者继续探索该学科的内涵和外延，形成了一定的统一认识。在中西医如何整合方面，也有专家提出一些认识，认为中西医整合是医学发展的必由之路。但在中西医如何整合方面，缺乏指导性认识，对中西医整合的学术研究指导有限。当下，大多数的中西医整合停留在简单的"中医加西医"的层面，甚至还有人就中西医能否"真正"整合提出了质疑。为了推动中西医真正意义上的整合并产生出优秀医学成果，本文将先尝试总结中医和西医的特点，从认识论的角度提出中西医的整合方式，为中西医如何整合提供学术参考。

1 求真和求理都是科学追求的目标

科学是认识世界的工具，本质上就是追求真理。真理是符合客观实际的道理，即客观事物及其规律在人的头脑中的正确反映；"真理"也是哲学名词，它指客观事物及其规律在人们意识中的正确反映，而科学方法是由实践检验且无限趋近于真理的方法。真理拆开就是"真"和"理"："真"即本性本原，事物的客观存在；"理"的本意是玉的纹路，引申为事物的规律。科学追求真理，即认识事物的本原和规律。

然而，在认识客观世界的过程中，对事物的本原和规律的认识就存在"求真"和"求理"两个层面，并对这两个层面可能存在偏重。一般来说，"求真"比较直接，相对容易实现；而"求理"可能需要对观察到的现象不断进行加工，挖掘这些现象的本质和规律。这样也可以将具体科学归为以求真为主的科学和以求理为主的科学。当然"真"和"理"在一定程度上可以相互转化，也可以相互促进，使认识不断接近客观世界的本原。

综上所述，在方法上，求真偏重分析法；求理偏向于综合归纳法。求真偏重实证，求理偏重思辨；求真多依赖仪器设备和工具，求理多依赖理性思维；求真的过程有利于推动求理，而求理有利于指导求真。求真和求理本身是统一的。然而，求真有时具有较大的局限性，比如在研究微观世界时，由于测不准原理的存在，人们不可能同时精确观测粒子的位置和动量（求真）；或者在研究宏观宇宙时，也只能基于观测结果推测出有关定律（理）（如黑洞理论、虫洞理论），却很难直接实证。但是，求理几乎是无限制的，可以在归纳总结当时众多"真"的基础上充分发挥人脑的功能，挖掘背后的规律。实际上，爱因斯坦的相对论就是现代物理学求理的典范。

从某种角度上来说，古代的东方科学是以追求"理"为主，如《道德经》所说的很多"理"至今未过时。因此，理具有"永恒"性。现代西方科学以追求"真"为主，但"真"往往具有一定的时代性。

2 "求理"是中医学的显著特点

中医学是古代东方智慧的一部分。目前学术界基本认同中医学的理论体系于我国西汉时代基本定型，以《黄帝内经》的成书为其标志。其后，中医理论不断得到医家的补充和完善。"阴阳论""天人合一""元气论""五行论"等是中医治病救人的核心理论依据，对"脏腑""经络"的认识起到了直接的指导作用。显然，这些理论的源头与道家学说是一脉相承的。

鉴于古人的科技手段低下，在求真受限的情况下，中医学先哲们充分发挥了思维的主观能动性。基于对人体和疾病的众多"浅薄"的观察结果，从人与自然的相统一（天人合一）角度，经过长期思考、临床验证，总结建立了具有东方特色的医学理论体系——中医学。通读中医学典籍，自然就能发现该理论体系之完备，推理之严谨。如"肺与大肠相表里""肝开窍于目"、疾病与时令的关系等理论不但得到了众多临床验证，也不断得到了现代医学研究的肯定，指导着现代人的防病治病与养生保健。

作为科学，毫无疑问，中医学就是一门以求理为主的科学。中医学理论，经历了上千年的临床验证，由于"理"的"永恒性"，短期内不可能被推翻，除非人类赖以生存的地球环境发生了急剧变化。

3 "求真"是西医学的显著特点

西方医学，简称西医。毫无疑问，西医作为现代科学的一部分，主要兴起于欧洲文艺复兴时期，特别是在近代和现代得到了极大发展，取得了巨大成就，同时也面临很大的困境。

现代西医起始于维萨里的《人体结构》，该书采用解剖的思维，把人体分为很多部件，试图阐释人体的功能。因此，西医学一开始就是追求实证的，其中以"眼见为实"最为重要。为了实现该目的，利用现代物理学、化学、生物学和数学等学科的知识手段发明了各种显微镜、各种化学显色以"看到"组成人体的组织、细胞、细胞器、分子甚至原子；同时也发明了各种装置，以动态"看到"这些部件如何运动，继而推导出人体的"工作原理"和"发病机制"。

因此，西医在求真方面做足了功夫，是一种以求真为主的科学。西医的"真"很多是基于实验而非疾病本身做出的，且推理也存在一定的机械性。因此，经常会出现西医的"旧真"被"新真"推翻的现象。例如，实验发现缺血预处理能增强大鼠心肌抵抗缺血损伤的能力，而心绞痛发作一次实际上就是机体进行了一次缺血预处理，而临床事实是：心绞痛发作越频繁，生存质量和预后越差！强心苷能增强心肌收缩力，曾作为心衰治疗的首选药，而后鉴于其远期预后差，目前临床不再考虑为首选药。再如最近提出胆固醇无分好坏等。中医学和西医学的主要区别见表1。

表1　中医学和西医学的主要区别

学科	主要目标	理论的延续性	主要理论指导	主要手段	认识的深度	主要方法
中医学	求理	长期性	黄老道家思想	思辨（人脑）	穷原、求本	综合
西医学	求真	时代性	现代还原论	实验（仪器设备）	以现象为主，强调"直接的客观证据"	分析

学科	主要视角	主要对象	人文文化	继承和发扬	主要研究范围	结构与功能
中医学	宏观、整体观	治有病之人	重视文化、重视人文关怀	重视继承	环境与人	重视功能和能量
西医学	微观、局部观	治人之病	相对缺乏（技术医学为主）	重视创新	人（以及与人类疾病相关的生物）	重视结构和物质

4　中西医整合是"求理"和"求真"的整合

因此，针对中西医整合的方式可以进一步归纳为：用中医的"理"，指导、启迪求真；用西医的"真"丰富中医的"理"；推动医学"真理"的发展。简单地说，中西医整合可以归纳为"以理促真，以真求理，真理整合，真理共进"。

5 从"整合"方式认识中西医整合和中医学及西医学的关系

中西医整合虽然涉及中医和西医两方面，但中西医整合不包括所有的中医和西医。实际上，在广义医学体系内，"整合"就注定该学科是中医和西医之间的桥梁医学，是这两种不同医学体系的沟通者和推动者，共同的任务是推进人类对生命、健康、疾病、医疗和保健等事业的发展。

西医的学术界定：不涉及中医理论和思想的医学求真即为西医学。

中医的学术界定：中医学不能理解为狭义的"传统医学"。作为一门学科，与时代同步、利用现代基础科学丰富发展自己是必然要求。因此，整合利用物理学、化学、生物学和数学等学科知识和手段，在中医思想和理论的指导下阐释生命、健康、疾病等医学现象，继而回答、解决医学问题的理论都属于中医学的范畴。在中医的认识与实践中，不应有明显的西医学思维干扰。其主旨核心是中医的"求理"，为中医的医理服务，丰富中医的医理，扩充中医医理的内涵。

中西医整合的学术界定：在中医"理"的指导启迪下求"真"，或基于西医的"真"以求"理"。作为桥梁医学，中西医整合的学科领域必然与中医或西医产生一定的重叠。如何看待重叠？关键是看研究的主导。如果在中医理论的指导下求真，目的是为了求真，那么就应该属于中西医整合的范畴；如果目的仍然是为了丰富对中医理论的认识，那就属于中医的范畴，因为中医也是要利用现代科学知识手段进行发展的。如果在求真的过程中求理，缺乏中医理论和思想的指导和启迪，就属于西医的范畴；如果有中医理论和中医思想的指导，就属于中西医整合。可以说，屠呦呦发现青蒿素、吴咸中利用通里攻下法治疗急性胰腺炎是中西医整合的典范。

然而，以上的界定是人为的界定，三者的关系更多的应该是相互合作，相互促进，而非相互排斥。正如前文所述，三者都是医学，共同的任务都是更好地推动人类健康和卫生事业的发展。

6 该认识对中西医整合学术研究的指导意义

中西医的整合可以分为以下三个层次。

6.1 低层次整合：中西医混合

即将中医的方法和西医的方法联合应用，以更好地解决或回答医学问题。这种整合目前开展得较多，也有较好的群众基础。如联合使用中医药，可以减轻肿瘤化疗的不良反应，甚至还能提升疗效。这种整合的特点是：需求导向，自发形成，"真"和"理"整合的有序度不高，内在联系不多。

6.2 中层次整合：中西医组合

用中医的"理"解释现有西医认识的"真"，或者用西医的"真"支持中医的"理"。这种整合目前在中医药院校、学术氛围较好的科研机构和医院较为流行，如"肺与大肠相表里"的科学内涵研究，"四逆汤"的作用机制研究，将cGAMP/cAMP比值对呼吸道平滑肌张力的调节归结为阴阳平衡等。这种整合的特点是：面对医学问题，"真"和"理"开始有意识地拥抱对方，中西医的地位虽然是"并重"，但在实践中容易出现波动甚至波折。

6.3 高层次整合：中西医整合

基于中医"理"的指导，发现新的"真"，或者基于现有西医的"真"归纳总结出新的中医的"理"，从真正意义上解决已有的和新的重大医学问题。目前支持该阶段的示例较少，但出现了很好的苗头，有些成果让世界瞩目，其中发现新的"真"相对容易实现，例如利用青蒿截疟杀虫之功效发现青蒿素，以及现阶段在中医理论指导下，采用中西医整合治疗史无前例的新型冠状病毒肺炎取得的重大突破等。但要基于现有西医的"真"发现中医的新"理"是一个巨大挑战，如果有新"理"的发现，无疑对中医学乃至整个医学产生无可估量的推进作用。这种整合的特点是：面对医学问题，"真"和"理"融为一体，放弃争论，自觉主动地取长补短，产生出不可估量的新认识和新效果。

以上三个层次的整合是一个从易到难的过程，低中层次的整合对丰富中西医学术内容，增加学术的群众基础具有重要作用。以上三种整合方式分别类似数学上的加法、乘法和乘方，也类似于线性整合（串联式）、面式整合（并联式）和体式整合（交联式）。但只有中西医的高层次整合，才有望对人类健康、疾病乃至生命的认识产生根本性突破，因此整体整合医学（简称整合医学；holistic integrative medicine，HIM）是"医学新时代发展的必然方向、必由之路和必定选择"。

7 结 语

本文从认识与实践的角度进一步梳理了中医和西医的特点，为中西医的整合指出了参考路径，这将对以后的中西医整合开展学术研究，推动中西医整合的学术发展，从而最终形成整合医学，具有重要意义。

参考文献

[1] 杨云松，王忠红."中西医结合"概念的内涵是什么［J］. 光明中医，2009，24（6）：1035－1037.
[2] 文庠. 毛泽东对中国传统医药发展道路的探索［J］. 中国医学人文，2018，4（11）：10－15.
[3] 陈士奎. 中西医结合定义探析［J］. 江苏中医药，2005，1：5－10.
[4] 韦黎."中西医结合"定义的研究［J］. 中国医药学报，1995，2：10－15.
[5] 凌锡森. 中西医结合的内涵外延及其发展态势分析［J］. 湖南中医药导报，2003，2：1－3.
[6] 贾钰华. 加强中西医结合基础学科建设的几点思考［J］. 湖南中医药大学学报，2018，38（1）：106－109.

[7] 蔡晶, 刘献祥. 从"范式"理论看中西医结合临床发展——兼论中西医结合临床的内涵与外延 [J]. 中国中西医结合杂志, 2016, 36 (5): 522 – 525.

[8] 唐蜀华. 关于"中西医结合"若干问题的思考 [J]. 中国中西医结合杂志, 2015, 35 (3): 272 – 276.

[9] 陈仁寿. 关于中西医结合之"三思" [J]. 医学与哲学, 2004, 7: 57 – 58.

[10] 王继明, 孙伟. 中西医结合临床研究的思路与方法 [J]. 南京中医药大学学报 (社会科学版), 2005, 1: 25 – 28.

[11] 姚源璋, 张边江, 谢圣芳. 中西医结合医学的回顾及浅议 [J]. 医学与哲学 (人文社会医学版), 2007, 8: 64 – 65.

[12] 赵晓山, 贾钰华, 张曦倩. 中西医结合的困惑 [J]. 医学与哲学, 2000, 3: 46 – 48.

[13] 唐蜀华. 关于"中西医结合"若干问题的思考 (上) [J]. 江苏中医, 2000, 21 (3): 1 – 3.

[14] 尹常健. 中西医结合——中国医学发展的必由之路 [J]. 天津中医药, 2009, 27 (3): 177 – 179.

[15] 陈春生. "测不准原理"的认识论思想初探 [J]. 哲学研究, 1986, 11: 40 – 47.

[16] 徐瑞明. 心绞痛发作频率与生存质量相关性分析 [J]. 心脑血管病防治, 2015, 15 (5): 379 – 382.

[17] Adams KF Jr, Ghali JK, Herbert Patterson J, et al. A perspective on re-evaluating digoxin's role in the current management of patients with chronic systolic heart failure: targeting serum concentration to reduce hospitalization and improve safety profile [J]. Eur J Heart Fail, 2014, 16 (5): 483 – 493.

[18] 林新杰, 肖新华. 胆固醇、他汀类药物与帕金森病关系的研究进展 [J]. 中华老年多器官疾病杂志, 2017, 16 (6): 464 – 467.

[19] Scordo K, Pickett KA. CE: Triglycerides: do they matter? [J]. Am J Nurs, 2017, 117 (1): 24 – 31.

[20] 朱世荣, 李雨蒙, 王明镜, 等. 中西医结合治疗骨髓增殖性肿瘤经验 [J]. 浙江中西医结合杂志, 2018, 28 (11): 899 – 901.

[21] 何谷良, 吴涛, 卢芳国. "肺与大肠相表里"理论的临床应用及实验研究进展 [J]. 湖南中医杂志, 2018, 34 (12): 150 – 152.

[22] 王瑞忠, 叶文冲, 曾桐春, 等. 组分配伍四逆汤对甲状腺功能减退症大鼠下丘脑 – 垂体 – 甲状腺轴动态变化的调节作用 [J]. 药物评价研究, 2018, 41 (4): 552 – 556.

[23] 马露, 王俊峰. 基于 cAMP、cGMP 分布和比值探析六经辨证阴阳量化指标 [J]. 中医临床研究, 2017, 9 (27): 4 – 6.

[24] 夏文广, 安长青, 郑婵娟, 等. 中西医结合治疗新型冠状病毒肺炎 34 例临床研究 [J]. 中医杂志, 2020, 61 (5): 375 – 382.

[25] 仝小林, 李修洋, 赵林华, 等. 从"寒湿疫"角度探讨新型冠状病毒肺炎 (COVID – 19) 的中医药防治策略 [J/OL]. 中医杂志: 1 – 6. http://kns.cnki.net/kcms/detail/11.2166.R.20200217.2034.006.html.

[26] 樊代明. 整合医学的内涵及外延 [J]. 医学与哲学 (A), 2017, 38 (1): 7 – 13.

[27] 樊代明. HIM, 医学发展新时代的必由之路 [J]. 医学争鸣, 2017, 8 (3): 1 – 19.

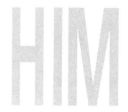

从共同语言谈中西医整合的发展道路及可行性

◎毕礼明，奉典旭

生活上男女朋友间有共同语言才会产生火花，中医学和西医学也一样，如果要让中西医在真正意义上整合则需要不断地寻找共同语言来进行沟通，因此寻找和建立共同语言是中西医整合的基础，这也符合中西医整合的定义，即整合中西医药学知识，创立新医药学。陈可冀院士认为中医、西医两种医学要互相取长补短，整合互补；中医辨证与西医辨病相整合，可以从不同的侧面揭示疾病的本质，赋予中医"证"，以现代科学的内涵，使中医传统的诊断和疗效判定有客观指标，避免只注重功能状态的调整，忽视对人体内在的病理变化的针对性治疗，中医要在标准化、规范化、可重复性上做进一步的深入研究，等等，所有的这些都是需要中西医工作者不断沟通，以寻找共同语言。中西医要整合首先需要我们熟知中西医理论，然后由浅至深进行研究，不断沟通，中西医整合研究无论对中医还是西医、无论对临床还是理论研究，对医学的发展都有着深远的意义，这是历史发展的必然。本文从中西医之间的共同语言回顾和展望中西医整合发展道路，探索其可行性。

1　早期：中西方文化交流中不同医学体系开始接触

中医学是中国传统文化的一部分，因此文化交流会带来不同医药体系之间的接触。中医学在 2 000 多年前就已经形成了完善的理论体系，中医基础理论是以中国古代哲学思想为基础，认识疾病和治疗疾病的思想均受到传统文化的深刻影响。中医学通过取象比类、思外揣内、见微知著等思维模式来认识疾病，在临床中形成了以精气学说、阴阳学说、五行学说等哲学理论为指导思想，以藏象经络理论为基础，以六经、八纲、脏腑、卫气营血、三焦等为诊断辨证方法，以辨证论治、整体观念为特点的疾病认识体系。现代医学起源于古希腊医学，也有2 000多年的发展历史，早期的西医与中医十分相似，其基本理论也是建立在西方古代哲学基础之上。

早期中医与其他医学之间多数是在文化交流中见面。汉朝至唐朝期间，中西文化有了第一次大碰撞，张骞出使西域带回核桃、葡萄、石榴、蚕豆、苜蓿等植物，同样带回来了一些药材，此时中医药的影响力远远高于西方医学或者其他医学。在汉唐时期由于经济的发展和佛教的盛行，中外交流更加频繁，僧人的交往是其重要表现，名僧常兼通医药，宗教交流也带来医药的交流。与此同时，中国僧人也出访国外，其中与医药关系较大的有唐代的玄奘、义净、鉴真等人，他们在交流中接触了大量的外来医药并带回中国。

从汉末佛教传入中原并至隋唐时达到了高峰，印度吠陀医学也随之走进中国。吠陀医学有一个中心思想，就是强调治病必先"净身"，这是受佛教"净心、净口、净名、无垢"的影响。如同中医学受到道教的影响引入阴阳五行、天人合一的思想，孙思邈把吠陀医学思想应用中医理论来溶解、沟通，并使之成为中医不排异而能吸收的学说，进一步促进中医学的发展，"仲景之学，至唐而一变"也是反映了他的贡献。因此干祖望教授称孙思邈为"中西医整合工作的第一人"。

总之，汉代"丝绸之路"使中国对外界有了更进一步的认识，汉唐时期的繁荣加深了文化、经济交流，中国对西方世界的认识更深入了，此间引入了大量外来的草药以及借鉴了吠陀医学的一些思想。但在13世纪以前，西方对中国的认识和了解还非常肤浅，不同医学之间直接对话少。因此不同医学体系间在早期主要通过文化交流相互接触、借鉴，但不得不承认共同语言不多。

2　中期：西学东渐的背景下中西医开始认识

西方自然科学的发展带来了医学的进步，工业革命后西医理论走上了实证科学的发展道路，与其他各学科的发展密切相关，如细胞学说的确立促进了细胞生物学的发展，化学的发展促进了分子生物学的发展，而物理学、电磁学的发展为各种医学检测仪器的发明奠定了基础。西医学正是在16世纪解剖学的基础上，经过了17世纪的生理学、18世纪的病理解剖学、19世纪的细胞学及细菌学的发展，并经19世纪末和20世纪的临床医学的发展，才形成了今天的医学体系。

欧洲东方学与汉学的兴起大致上是因《马可·波罗游记》所引起。众多的航海家、旅行家、探险家纷纷东来，从而促进了经济、文化交流。17世纪以后，西方传教士把有关中国的著述不断寄回欧洲，中国古代典籍也由传教士译为西文，这样便逐渐扩大了中西医交往的范围。此间涌现了一批具有国际影响力的人物，如利玛窦、邓玉函、卜弥格等，期间他们将中医学带入西方。《本草纲目》也在18世纪中叶通过海路传入欧洲。然而此后西方的中医药研究和中西对话并没有开展，或者由于多种原因中医学并没有在西方广泛应用。

明朝后期意大利天主教传教士利玛窦将真正意义上的西医学引入中国，带来了西方包括医学在内的自然科学知识。但在鸦片战争后才引起重视，各国在通商口岸、教会医院用西医治病（包括设立医院、开办医学校、出版书刊、吸引留学生），在传教的同时开展医疗及教育等。

19世纪下半叶到20世纪初，随着西方所谓科学思想在我国的广泛传播，掀起了一场以西方思想文化来批判中国传统文化的新文化运动，开启了中国近代思想转型的脚步。陈独秀在其主编的《新青年》上刊载文章，批判传统纯正的中国文化，提倡民主与科学。另外以胡适为代表的温和派支持白话文运动，主张以实用主义代替儒家学说。新文化运动中的先进分子大多有些偏激，对东西方文化的看法存在着绝对肯定或绝对否定的态度，这对中医药生存同样有很大影响。当时名家梁启超、严复、鲁迅、胡适、傅斯年、陈独秀等对中医的错误言论极大冲击了中医的生存及地位，中西医之间更是无法进行有效沟通。

虽然形成了中医和西医两种医学并存的局面，但是当时的医学界就中医学应该如何发展，怎样对待两种医学的关系，出现了几种不同的态度和主张，当然主要体现在中医内部。中医学家认识到当时的形势，以唐容川、张锡纯、恽铁樵为代表的一批人，深感中医学要想继续生存、发展、提高，就必须吸收西方医学的长处，摒弃中医学之短处，努力探索一条能够沟通中西医学的道路，并发展形成了中西医汇通派。这也可以看作是现代意义上中西医沟通和寻找共同语言的开始。

汇通派对于中医和西医，有分析、有比较，既看到长处也看到不足，认为中西医各有所长，主张两种学术汇通，"不存疆域异同之见，但求折衷归于一是"，认为："医学以活人为宗旨，原不宜有中西之界限存于胸中"；"中医无演进之价值则已，中医而有演进之价值，必能吸收西医之长与之合化，以产生新中医"。当时汇通派代表人物朱沛文认为"中华儒者，精于穷理，而拙于格物，西方智慧长于格物，而短于穷理""各有是非，不能偏主，有宜从华者，有宜从洋者"，强调中西医汇通应以临床验证为准则，尽管从生理解剖角度看，西医优于中医，但从治疗学角度看仍应保持中医之说，对中西医不能汇通者不必强合。这也提示需要以临床疗效作为检验汇通的标准，临床疗效也是中西医间沟通的筹码。

总之，在西学东渐的背景下中西医之间开始相互认识，虽然西方医学体系已形成但并不发达，而新文化运动的影响使得中医面临着前所未有的挑战，中西医之间并未寻找到更多的共同语言，中西医整合在实质上并未得到很大的发展。

3 现代：中西医整合正式提出并努力寻找共同语言

新中国成立后国家政策层面上提倡：中医学习西医，西医同样要学习应用中医，并正式提出了中西医整合。同时由于现代科学技术和医学水平快速发展，中西医整合在中国取得了很大的成绩。然而现代西医学发展快速，在中国已经取代了中医的主流地位；同样中西医相互之间深层次的理解也在不断发展，大量的西医学者开始研究应用中医，并取得了丰硕成果。

陈可冀院士从中医辨证论治的角度研究运用活血化瘀法治疗内科疾病特别是心血管疾病，致力于从现代科学的角度阐明血瘀证的机制，为使用活血化瘀法治疗疾病提供科学依据。

吴咸中院士主持的通里攻下法的研究揭示了其"胃肠效应"、"腹腔效应"和"整体效应"的作用机制，证明下法通过多种机制防治肠源性内毒素血症，进而防治急腹症多脏器功能障碍。这不仅使传统医学的经典方剂为防治危重症提供了可能，同时揭示出中医"釜底抽薪、急下存阴"治法的科学内涵，丰富了中医"肺与大肠相表里"等学说。而这些中医下法的现代语言解释，可以与现代医学进行有效沟通，并且有更多的西医医生治疗急腹症时主动使用通里攻下的中药。

黎磊石院士发现雷公藤可抑制白介素－2的产生及其受体效应、抑制核因子κ－B的活性、有一定的细胞毒作用等，从而产生抑制免疫、抗炎症、抗增殖的功效，其主要作用在活化的外周T细胞，对胸腺细胞无影响。雷公藤总苷可广泛应用于治疗免疫相关的肾小球肾炎；同样黎院士发现攻下药物大黄可以抑制系膜细胞增殖、减少细胞外基质的积聚，延缓肾脏纤维化；他还发现补益药物冬虫夏草与大黄有相反的作用，可以促进小管上皮细胞生长、成熟，进一步研究表明可以增加表皮细胞生长因子和其他生长因子表达，从而促进细胞再生，临床观察能显著减少急性肾衰竭患者的死亡率，缩短少尿期时间。黎院士的这些研究进一步拓展了西医的治疗方法，其贡献来源于寻找到了中西医治疗肾脏病的共同语言。

另外，现代医学已从"生物医学"模式向"生物—心理—社会"医学模式转变，与传统中医的模式相同，可以说是医学形式上的"复归"，因此中西医整合观和现代医学模式所要求建立的医学体系，在科学的层次上是相同的，可以深入地开展对话、交流。同样随着循证医学的提出并得到现代医学的推崇，中医也开展了多项高质量的RCT研究，正是这些研究为中西医之间的沟通提供了语言。另外，系统生物学是21世纪医学和生物学发展的核心驱动力，陈竺院士曾指出："中医强调整体论，西医则强调还原论，所以多年来许多学者认为两者格格不入，但事实证明，到了系统生物学时代，它们找到了共同语言。"

清华大学李衍达院士曾提到科学研究有三种方式：一种是实验研究；一种是临床观察；还有一种是讨论，即相互沟通交流。同样，中西医之间也应该多做相关研究，进行临床观察，尤其重要的是需要进行讨论，在讨论中寻找共同语言，从而产生火花，以寻找加快中西医整合医学发展的步伐。

我们也不得不承认即使在当代中医药研究广泛开展的情况下，中西医之间的差异同样存在相互批判、不理解、排斥等现象，两者并没有在真正意义上整合。当前中西医之间仍缺乏有效的沟通，也没有寻找到太多的共同语言，原因是大多数西医不懂中医，中医也未能了解西医的相关技术，更重要的是没有将传统中医转化为现代语言。

4 未来：共同语言带来中西医整合

在西医为主流医学的当代，中医面临着很多挑战。中医有时候被认为是无效的、单纯的调理或只起安慰剂的作用，根本谈不上治病，同样中医医生也容易受到否定。这时，沟通就显得非常重要，没有沟通就没有理解，没有理解就不可能整合，而寻找共同语言是中西医沟通的基础。

中西医学所要研究的内容是共同的，都是为了解决医学实践问题。从认识方面来讲，如果对某种确定的事物产生了多种理论认识，那么这些理论认识绝对不可能全对或者全错，而是需要不断地修正和发展。所以我们需要把这些理论或治疗方式整合起来，随着实践的发展，认识不断突破自身的限度，无限接近真理，这就是真理相对性与绝对性的统一。总的说来，为了使医学认识朝着科学真理的方向发展，我们应把中西医理论统一起来，从其理论中提取符合实践的科学认识内容，把它们整合到医学的真理之中。

寻找中西医之间共同语言的最终目的是能让中医西医整合并产生更有优势的医学体系，李恩教授认为中西医整合医学是一门研究中医和西医在形成和发展过程中的思维方式、对象内容和观察方法。比较二者的异同点，汲取二者之长、融会贯通，创建医学理论新体系，服务于人类健康和疾病防治的整合医学，这就是中西医之间寻找共同语言而后彼此整合并产生的新医学模式。

樊代明院士认为中医相当于一个画家，画了一栋非常漂亮的房子，但不能住人；西医则是注重每块精美的砖头，却忽视了要铸成漂亮的房子，两者加在一起就叫中西医的整合。这也体现了中医的宏观性和西医微观性的特点，只有将两者有机整合才会更美好的未来。陈可冀教授认为当前中西医实践应该求知、求同、求异、求真、求新。同样，张伯礼教授认为中西医整合应该注重错位思考。

从历史的角度看，目前中西医整合医学尚处于起步阶段，仅有临床实践的成效，还需要在广泛实践的基础上，逐步达到理论体系的整合。当前寻找中西医间共同语言是中西医整合的重要切入点，其中中医药基础实验研究、循证医学方法研究、系统生物学方法研究的成果一定会成为中西医沟通的共同语言，并为中西医间的真正整合提供黏合剂，未来中西医整合之后一定会孕育出新的医学体系。

5 结 语

大家公认人类的医学应归于一，仅仅是一种医学模式，不分中西，即整体整合医学（简称整合医学；holistic integrative medicine，HIM）。应注意医学的双向发展：一是向分子生物学、基因工程方向，更加微观化；一是向整体方向发展，更加宏观化。二者是统一的。因此在进行中医研究时，更应强调以中医理论体系为核心，紧密依托中医的脏象、病因病机、辨证论治等理论，进行全面、系统的研究工作，从而使宏观研究与微观研究达到统一，使医学最终会归于一，即庄子所言："至大无外谓之大一，至小无内谓之小一。"因此中西医整合的未来值得期待，最终目的并不是整合，而是产生新兴的医学体系，这一过程与人类相识、相知、相爱，继之整合后产生新生命相似。

参考文献

[1] 陈士奎. 中西医结合定义探析 [J]. 江苏中医药，2005，25（1）：5-10.

[2] 丁春.《陈可冀学术思想及医案实录》评价 [J]. 福建中医学院学报，2008，18（2）：52-53.

[3] 祝谌予. 历史的使命——我看中西医结合研究 [J]. 上海中医药杂志，2001，3：4-6.

[4] 毕礼明，朱冬云，马济佩. 中西医对慢性肾脏病进展机制的共同认识及思考 [J]. 辽宁中医杂志，2011，38（10）：2041-2043.

[5] 尹冬青. 论中国传统文化影响下的中医思维模式 [J]. 医学与社会，2008，21（11）：12-14.

[6] 卓廉士. 分析经验的方法决定着医学发展的道路——从思维方式看古希腊医学和中医学的演变 [J]. 中国中医基础医学杂志，2005，11（4）：256-259.

[7] 邓来送. 论佛教医药对中医药的影响 [J]. 五台山研究，2005，1：32-39.

[8] 刘润兰.《本草纲目》在海外的传播与影响 [J]. 世界中西医结合杂志，2014，9（1）：89-90.

[9] 江寒秋. 从鲁迅到钱学森：百年中医的哲学思辨 [J]. 齐鲁周刊，2014，14：16.

[10] 兰殿君. 民国名人对中医的怠慢与偏见 [J]. 文史杂谈，2012，3：76-79.

[11] 苏占清. 中西医结合是中医发展的现实和必然选择 [J]. 中国中西医结合杂志，2015，35（1）：9-13.

[12] 郑洪，黄景泉，刘小斌，等. 中西医汇通大家朱沛文 [J]. 广州中医药大学学报，1997，14（2）：140-142.

[13] 张京春. 陈可冀院士治疗冠心病心绞痛学术思想与经验 [J]. 中西医结合心脑血管病杂志，2005，3（7）：634-636.

[14] 张伯礼. 关于名老中医学术思想整理的几点意见——在陈可冀院士学术思想座谈会上的发言 [J]. 中国中西医结合杂志，2011，31（8）：1013-1015.

[15] 崔乃强，田在善. 吴咸中院士与中西医结合外科 [J]. 中国中西医结合外科杂志，2007，13（4）：323-325.

[16] 黎磊石，刘志红. 应用雷公藤治疗肾炎二十五载的体会 [J]. 肾脏病与透析肾移植杂志，2003，12（3）：46-47.

[17] 刘志红. 勤于思索善于观察勇于探索——记黎磊石院士的成长足迹 [J]. 中国医院，2003，12（7）：41-45.

[18] 孙荣. 试析中西医结合的内涵及其历史地位 [J]. 医学与哲学，1997，18（7）：357-359.

[19] Thoma A, Eaves FF 3rd. A brief history of evidence-based medicine（EBM）and the contributions of Dr David Sackett [J]. Aesthet Surg J, 2015, 35（8）：NP261-263.

[20] 姜劲峰，李玉堂. 形象思维研究——中医学现代化的必经之路 [J]. 医学与社会，2001，14（3）：32-33.

［21］余占海，赵健雄．对我国中西医结合医学发展的一点认识和思考［J］．中国中西医结合杂志，2007，27（8）：749－752.

［22］毕礼明，陈英兰，奉典旭．转化医学与中医治疗肾脏病研究策略［J］．医学争鸣，2016，7（5）：38－42，46.

［23］李恩．关于中西医结合的几个认识问题［J］．疑难病杂志，2012，11（1）：1.

［24］樊代明．整合医学纵论［J］．医学争鸣，2014，5（5）：1－13.

［25］陈可冀．中西医结合的原则和实践［J］．医学研究通讯，2004，3（7）：5－6.

［26］王宝恩，韩玉．中西医结合是历史的必然［J］．首都医科大学学报，2009，30（1）：8－10.

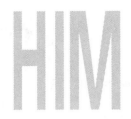

从生物化学的角度看中西医的一致性

◎鲍丽颖，夏庆梅，彭雁飞，王　蕾

中医和西医的形成和发展各有其土壤和条件，在对人体的认识以及疾病的治疗方面均存在巨大差异，但是从生物化学的角度看，二者在很多方面的认识又是殊途同归，具有高度的一致性。

1　从营养素的摄取方面来看

维生素分为脂溶性维生素和水溶性维生素，脂溶性维生素包括维生素 A、维生素 D、维生素 E、维生素 K，水溶性维生素包括 B 族维生素和维生素 C，广泛存在于肉、蛋、奶、动物内脏、坚果、植物油、蜂蜜、种子的外皮、胚芽以及新鲜的蔬菜和水果中；蛋白质除了可以促进组织的生长更新和修补之外，还在体内执行各种重要的生理功能。人需要每日补充一定量的蛋白质才能保持氮总平衡。参与构成人体蛋白质的标准氨基酸有 20 种，其中 8 种属于必需氨基酸，包括甲硫氨酸、亮氨酸、异亮氨酸、苯丙氨酸、色氨酸、缬氨酸、苏氨酸、赖氨酸。蛋白质的营养价值取决于其所含必需氨基酸的种类、含量和比例，动物蛋白的营养价值要高于植物蛋白，所以在日常生活中补充蛋白质营养时，首选动物蛋白，即肉、蛋、奶等。但是营养价值低的植物蛋白谷类和豆类可混合食用，通过互相补充所缺少的必需氨基酸，从而提高营养价值，称为食物蛋白质的互补作用，即八宝粥的营养价值是高于单食谷类或豆类的；必需脂肪酸属于多不饱和脂肪酸，包括亚油酸、α－亚麻酸和花生四烯酸，主要存在于植物油中。

以上提到的维生素、必需氨基酸、必需脂肪酸，三者对于人体的正常代谢来说必不可少，但是体内不能合成或者合成量不足，需要通过食物摄取。食物中缺乏以上任何一种营养素都会影响正常代谢，甚至导致疾病的发生，这实际上强调了合理膳食对于健康的重要性，提倡饮食多样化，谷类、豆类、蔬菜、水果、肉、蛋、奶、油脂等合理搭配，这和中医的食疗理论是一致的。《素问·脏气法时论》中提出："五谷为养，五果为助，五畜为益，五菜为充，气味合而服之，以补精益气。"

2　从食物的消化吸收方面来看

食物中的糖、蛋白质、脂肪等大分子难以直接吸收，必须在各种消化酶的作用下分解成小分子才能被吸收，比如淀粉要水解成葡萄糖才能被吸收，蛋白质要水解成氨基酸才能被吸收，而脂肪的消化，必须先通过胆汁酸盐的乳化作用，把大脂滴变成小微团，才能被脂肪酶进一步水解进而被吸收，这个过程需要胃、肠黏膜细胞，胰腺分泌的各种消化酶，以及肝脏分泌的胆汁酸的参与。

食物消化以后形成的小分子经肠黏膜细胞吸收入血，通过门静脉首先到达肝脏，然后通过体循环运送至全身各个细胞，这个过程也需要相应的载体蛋白和畅通的血液循环。这和中医的"脾主运化"理论是一致的。

另外，部分胆固醇变成 7 - 脱氢胆固醇储存于皮下，经阳光中的紫外线照射后转变成胆钙化醇即 VD_3，再经过肝脏和肾脏的羟化作用，最终生成 $1,25-(OH)2-VD_3$，其具有强大的调节钙磷代谢的作用，促进肠道对钙磷的吸收，促进肾小管对钙磷的重吸收，有利于骨骼的钙化和成骨，因此临床上长期肾功能障碍、尿毒症的患者可引起骨软化症，这和中医的"肾主骨"在认识上具有一致性。

3　从物质代谢方面来看

三大营养物质糖、脂肪、蛋白质在体内代谢，彻底氧化分解生成 CO_2、H_2O 和 ATP 的过程称为生物氧化，也叫细胞呼吸，是在细胞内温和的环境中发生的酶促反应。所谓的温和是指温度恒定（体温），pH 值恒定（7.35 ~ 7.45）。酶分为单纯酶和结合酶，对于结合酶来说，酶蛋白和辅助因子各自单独存在是没有活性的，必须二者结合在一起才构成有活性的全酶，部分辅助因子是由 B 族维生素的活性形式参与构成的，这也解释了为什么维生素缺乏会引起代谢障碍导致维生素缺乏症。另外，酶促反应具有可调节性，底物浓度、酶浓度、温度、pH 值、抑制剂和激活剂都会影响酶的活性。

三大营养物质糖、脂肪、蛋白质的代谢是相互联系的，同时和核苷酸代谢也有密切关系。物质代谢作为一个整体，维持稳态才能维持健康，过犹不及，会危害健康。例如糖若摄入过多，可以在体内转变成脂肪，人会变胖，长期下去可能导致糖尿病、高脂血症，继发各种心血管疾病；而糖若摄取不足或利用障碍，例如长时间饥饿、高脂低糖膳食以及糖尿病时，脂肪动员会加强，乙酰辅酶 A 相对过剩，酮体生成过多，会导致酮血症、酮尿症和酮症酸中毒。总之，在体内没有一条代谢途径是孤立存在的，各条代谢途径在体内形成一张纵横交错的网络，既相互转化，又彼此制约。这和中医的整体观是一致的。

4　从代谢调节方面来看

物质代谢受着极其精细灵敏的调节，当机体内外环境发生变化，代谢也随之改变，实现物质代谢和机体内外环境的变化相协调。人体内存在三个层次的代谢调节，即细胞水平的代谢调节、激素水平的代谢调节和整体水平的代谢调节。其中整体水平的代谢调节有中枢神经系统的参与，通过神经纤维或神经递质调节靶细胞内的代谢，或者通过影响激素的分泌，对靶细胞内的代谢进行调节，以实现物质代谢与环境变化的协调一致。这实际上与中医的"天人合一"思想是一致的，《素问遗篇·刺法论》认为"正气存内，邪不可干"。

同时整体水平的代谢调节中也强调了心理因素、情绪因素对于健康的重要性，这和中医的情志养生具有一致性。《素问·上古天真论》中提出："恬淡虚无，真气从之，精神内守，病安从来？"

5　从遗传方面来看

DNA 作为遗传物质，是编码蛋白质和各种 RNA 的核苷酸序列，DNA 突变或损伤导致的疾病是可以遗传给下一代的。目前发现 3 000 多种内科疾病属于遗传病，例如白化病、镰刀型红细胞性贫血、苯丙酮酸尿症、蚕豆病等。实验研究发现高血压、糖尿病等是多基因遗传病，乳腺癌、大肠癌等也具有家族遗传倾向。这和中医提到的"先天禀赋"是一致的。张景岳《类经》云："夫禀赋为胎元之本，精气之受于父母者是也"。

6　结　语

综上所述，中医重视归纳，擅长经验的总结，西医重视推理，擅长实验的验证，二者各具特色，不应厚此薄彼。从生物化学的角度来看，中医和西医在很多方面的认识殊途同归，具有高度一致性，这也是发挥中西医各自所长，进行中西医整合的部分理论依据。整体整合医学（简称整合医学；holistic integrative medicine，HIM）可以实现中西医的优势互补，是未来医学发展的必然方向，应该加以有序构建和大力发展。

参考文献

[1] 姚文兵. 生物化学 [M].8 版. 北京：人民卫生出版社，2016.
[2] 王会梅，徐桂华，王丹文. 中医食疗的理论与应用 [J]. 辽宁中医药大学学报，2008，10（4）：69 – 71.
[3] 黄帝内经 [M]. 姚春鹏，译注. 北京：中华书局，2010.
[4] 周丽，纪立金，梁海凌，等. 试论"脾主运化"的机制内涵 [J]. 湖南中医药大学学报，2015，35（4）：24 – 26.
[5] 裴宇鹏，杨关林，陈智慧，等. 从"脾主运化"基本概念诠释脾藏象理论模型 [J]. 中华

中医药学刊，2018，36（12）：3010-3013.

［6］谢院生，魏凯，尹智炜．用现代医学诠释中医"肾主骨"的科学内涵［J］．中国中西医结合肾病杂志，2016，17（6）：471-474.

［7］杨桂莲，陈明．从现代医学角度认识中医"肾主骨"之理论内涵［J］．内蒙古中医药，2016，35（17）：159.

［8］徐业，黄文．浅谈中医整体观在代谢综合征认识中的运用［J］．国际中医中药杂志，2006，1：37-39.

［9］毛德西．中医整体观有三论［N］．中国中医药报，2017-10-25（004）．

［10］朱书克，朱书辉，潘大柱，等．浅议黄帝内经天人合一的养生思想［J］．中国中医药现代远程教育，2014，12（5）：26-28.

［11］田国庆．《黄帝内经》中的天人合一［J］．北京中医药，2017，36（2）：99-101.

［12］李董男．中国传统情志养生道法［J］．中医杂志，2013，54（4）：357-360.

［13］董博，王宏利．《黄帝内经》中情志养生思想［J］．辽宁中医药大学学报，2018，20（10）：190-193.

［14］陈冰，杨秋莉，金香兰．阴阳五态人先天禀赋差异的物质基础初探［J］．中国中医基础医学杂志，2009，15（2）：141-142.

［15］何泽民，何勇强．整合医学的属性及其指导意义［J］．中医杂志，2018，59（18）：1535-1538.

［16］樊代明．HIM，医学发展新时代的必然方向［J］．医学争鸣，2017，8（1）：1-10.

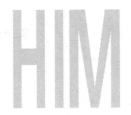

从疗效结合的角度谈中西医整合

◎纪晓栋，朱　敏

现代中医研究有一种"趋势"，诊断出某个西医病名，对应使用某一两个方剂来治疗，如高血压，一律使用天麻钩藤饮治疗，认为这样才能证明该方剂治疗高血压的可重复性；另一种流行的研究中医的方法是，提取中药的某些化学成分来治病，试图用化学成分替代中药或者方剂的作用。这些使用西医思维来研究中医的思路可能会丢弃中医的"精髓"。中医、西医很难在理论体系的层次整合，其原因主要与中医、西医的理论源头不一及各自不同的方法论有关。

1　中医、西医的理论根源不一

西医源于西方自然科学，对疾病的认识是建立在解剖、病理生理、微生物学等基础上。重视局部与微观观察，方法上注重直观分解、实验验证、技术使用和定量分析，具有确定性和可重复性等特点。

中医典籍《黄帝内经》的理论根源于中国古代哲学，与中国古代哲学著作《周易》的哲学体系有异曲同工之妙，反映了中国古代的朴素唯物主义思想。《周易》采用取象比类的方法，仰观天文，俯察地理，了知万物之情状，构造出一个天人合一的宇宙结构模型，《黄帝内经》描述的医学体系，与天文、地理、气象、物象、文化、哲学、心理等理论密切相关，提倡"天人合一"，通过对天地自然万物现象的长期观察，对人体的生理功能、病理改变的长期体验，推天道以明人事类比而得出人体生理、病理的理论及诊断、治疗方法。

中医、西医理论根源属于不同的认识自然、总结自然界各种规律的理论体系，决定了中西医的理论有很大差异，难以互相解释及印证。例如中医的经络学说一直没有得到自然科学的"印证"，通过解剖及各种仪器检测均证实不了"经络"的客观存在，而古籍《尚书》载有中医理论根源之一的五行学说，金、木、水、火、土五行是构成世界不可缺少的属性，这五种特性解释了宇宙万事万物相生相克的相互关系，五行同样无法用自然科学解释，跟化学元素不能一一对应，甚至根本找不到重合点。

2 中医、西医诊疗的方法论不一

2.1 微观与宏观

西医偏向于从微观的角度去研究疾病的规律及治疗方法。西医注重微观的研究方向有两个弊端：一是用静止的科学理论及方法研究动态生命体的结构和功能；二是人体与环境发生分离，凡事都在人体内找原因，将视角和努力只集中到人身上，忽略了人与自然、社会是共生、共存、共赢的。微观的视角"看"的主要是"病"本身，而容易忽略了病是生在"人"身上。

1996 年，世界卫生组织（WHO）指出："21 世纪的医学不应该继续以疾病为主要研究对象，而应该以人类的健康作为医学的主要研究方向。"中医研究的重点是患病的"人"，从宏观角度把握疾病规律，讲究"因人、因时、因地"三因制宜，认为性别、年龄、体质、社会环境、地理环境、季节、气候变化等因素对于人体健康均有影响，充分体现了中医学的整体观念。中医也讲究通过辨证寻找到病因，但不同于西医微观的"致病因子"，中医病因是宏观视角，即自然界的气候变化、心理状态变化，不良的生活习惯，饮食习惯偏颇均会成为病因之一。中医基于宏观角度的疾病分类系统的优势在于，它以临床证候来研究疾病，虽然证候看来是一些症状，却与中医治法建立了良好的对应，临床上找准了证型，相应的治法就确立了。

2.2 单病因与整体观念

西医习惯用单病因、单因素来分析疾病的发生及其对应的诊治，把医学研究的触角只投射到某一因素或机制，不仅脱离了作为整体的个体，容易将人与环境、社会和心理因素分开来，在精神性疾病、心因性、功能性疾病方面方法不多。中医强调整体观念，认为人体是一个有机的整体，构成人体的各个组成部分之间在结构上不可分割，在功能上相互协调，互为补充，在病理上相互影响，强调人体与自然界、时令气候、社会环境的统一性。在治疗局部病变时，也必须从整体出发，采取适当的措施。

例如西医认为消化道溃疡是幽门螺杆菌感染所致，予以规范的抗菌治疗后，仍有部分患者疗效不好，容易复发，西医将之归因为抗生素的滥用导致耐药情况的发生。然而，消化道溃疡的发生发展仅仅用一个幽门螺杆菌就可以完全解释清楚吗？针对这一类患者，在中医的视角，会从整体观念入手分析病因，详细询问患者存在哪些危险因素，有无饮食习惯的偏颇？如暴饮暴食，嗜食煎炸辛辣之品、烧烤类食物，酗酒等情况，有无心情抑郁、工作压力大等心理因素的影响？中医认为饮食习惯及心理因素对消化道疾病的影响是至关重要的，只不过这些因素的影响难以量化，西医没有将这些因素作为主要的"致病因子"来治疗。假如一位消化道溃疡患者在治病时继续饮酒，或长期心情抑郁，即使规范抗菌，估计也是收效甚微，故中医在治疗时会先要求患者摒弃不良饮食习惯，辨别心理状态对患者疾病的影响，予积极心理疏导，同时予以辨证论治，临床观察整合中医治疗消化道溃疡比单纯抗菌治疗疗效更佳。

2.3 "千人一方"与"一人一方"

西医诊断和治疗的关键在于找到病因并消除致病因子。感染性疾病，要找出致病微生物如细菌、病毒、真菌等，然后使用针对性的药物去杀灭病原微生物达到治愈疾病的目的；发现了肿瘤，直接把它切掉或者用化疗、放疗的手段把肿瘤细胞杀灭。西医治疗一个病因对应一个治疗方案或一种药物，并不太重视这名患者的体质、年龄、生活环境、心理状态等对疾病的影响，强调治疗的可重复性，即所谓的"千人一方"。

中医诊疗的精髓是"辨证论治"，亦即强调"治疗个体化"。辨证论证主要依据患者的症状和体征（舌脉象）等证候群，其中包含着病因、病变部位、病变性质、正邪双方力量对比状况等信息，从整体出发，全面分析患者的体质强弱，邪气盛衰，并整合地理环境、情志因素等的相互影响做综合分析，求得各种因素作用于机体整体反应的"证"，证同治同，证异则治异，避免千人一方、千人一药的泛化治疗，这是中医个体化治疗的基础。

中医辨证论治的特点在"一人一方"，在"方"不在药。小檗碱、黄连或葛根芩连汤都可以治疗腹泻，小檗碱是从黄连中提取出来的一种有效成分，治疗腹泻效果也很好，但从严格意义上来说运用小檗碱来治疗腹泻并不属于中医的范畴，使用它的指导思想是西医的方法论，体现的是某种天然植物中有效成分的药理作用，有腹泻症状即可使用小檗碱，治疗可重复性高。而按照中医理论，中药黄连之功效是清热燥湿、泻火解毒，葛根芩连汤解表清里之治则只适用于湿热泄泻，其治疗用药过程应通过运用辨证论治，明确患者腹泻证型属于湿热泄泻，然后相应使用黄连或葛根芩连汤治疗方可取得良好疗效，反之，如果患者证型为脾虚、肾虚或肝郁泄泻，使用葛根芩连汤治疗效果必然不会理想。

3 注重临床疗效的整合

按照现代药理学理论，很多中药被证实治疗疾病具有确切的作用，如干蟾皮抗消化道肿瘤，黄连降血糖，天麻、钩藤、罗布麻降压，红曲降脂等，部分医生在加减用药时喜欢直接按照西医病名选用有相关药理治疗作用的中药。治外感热病取板蓝根、黄芩的抗病毒作用来治疗，甚至一见感冒、感染、炎症之类的西医疾病，就把西医的这些"炎症""感染"等同于中医的热毒，中药治以清热解毒，大剂量使用银花、板蓝根、黄芩、大青叶、蒲公英之属。这种中西医"对号入座"，不分寒热虚实而用药，背离中医辨证论治的"基石"，影响中医疗效。

笔者认为，中西医整合应注重临床疗效的有机整合。任何一种医疗方式都有自身的优缺点，都不是"包治百病"的，关键是要扬长避短。

3.1 "早病"中医为主

按照疾病发生发展变化的过程可大体将疾病划分为早、中、晚三期，中医的特长是在疾病早、中期的治疗，包括"治未病"，以功能性疾病为主。通常说的生病是指器质性疾病，就是人体的组织结构发生了变化或影响了生理功能。随着社会环境变化、工作压力的增加，现代社会"亚健康状态"人群越来越多，各项仪器检查结果正常，无器质性病变，但又出现不健康的生理状态，如无法纳入疾病状态的咽部不适感、乏力、焦虑烦躁、精力不足等，西医难以找到器质性的病因，亦缺乏有效的治疗手段。中医在防治亚健康方面有明显的优势，《黄帝内经》明确提出"上工不治已病治未病""阴阳平衡"是人体健康的标准，对亚健康患者，中医认为其已出现气血阴阳失衡的情况，辨别其病因，有的是不合理的生活起居，有的是饮食习惯偏颇，有的是不健康的精神心理状态等，在根据不同病因进行相对应的生活、饮食、心理指导的同时，运用中医体质学说及中医证候把握亚健康，对其进行认识、分类，通过患者的证候表现可辨识为中医的某些"证"，如肝气郁结、瘀血内阻、气血亏虚、湿热内蕴等，从而开出具体处方用药论治亚健康人群，达到调整患者的亚健康状态的目的。

3.2 "中病"中西医并行

在疾病中期，即出现器质性病变时，中西医都可治疗，但中西医在不同疾病的治疗上有各自的优势，应找准中西医各自的"位置"，"辨证"灵活使用。例如细菌感染性疾病，西医抗菌药的疗效是毋庸置疑的，然而对于很多急性病毒感染性疾病，西医的抗病毒药往往疗效欠佳，中医辨证论治可在病毒感染性疾病的综合证候表现方面进行经验性辨证治疗，可较大程度上起到治疗作用，包括 2003 年的严重急性呼吸综合征（SARS），西医诊断为冠状病毒感染，使用抗病毒、糖皮质激素等药物效果不佳；笔者所属广州中医药大学第一附属医院急诊科团队，从温病学角度来分析疫情，SARS 属中医学湿疫的范畴，按卫气营血辨证，制订了中医药清解法为主的临床综合方案，治疗 70 例患者，全部痊愈，后期随访均无后遗症，提示 SARS 早期应用清解中药为主的中医综合治疗方案，可明显改善症状、缩短病程与降低病死率，且安全性高。

另外，针对同一患者，可分别发挥中医、西医的特长，用西医则贯彻西医思路，整合病史、症状、体征及辅助检查等明确患者的致病因子，予以针对性治疗。用中医就执中医思维，按照整体观念、三因制宜及辨证论治的原则处方用药，"一人一方"。譬如肿瘤化疗的患者，西医的化疗药物虽然把肿瘤细胞杀死了，但同时也会对正常的组织细胞产生伤害和影响，出现很多化疗反应或免疫力降低等。此时可以运用中医方法，对肿瘤患者进行辨证论治，从宏观的角度，气血阴阳、虚实寒热的角度来调理患者的身体，调和阴阳，从而达到治愈疾病的效果。

3.3 "晚病"西医为主，中医为辅

至于疾病晚期或者终末期，往往存在生命体征不稳定的情况，中医所发挥的作用有限。如休克患者急救时首选液体复苏及血管活性药物，中药针剂可辨证酌情配合使用，单靠中药汤剂想要"妙手回春"，可能性不大。心跳呼吸停止时必然以心脏胸外按压及人工通气抢救为主，不做心肺复苏而另寻针刺或灸法治疗是不可取的。

4 结 语

中医、西医很难在理论体系的水平上互相渗透，将中西医两套截然不同的理论体系杂糅整合效果堪忧，运用西医思路及方法解释和研究中医的方向可能导致无法充分发挥中医的优势及特色。医者应秉持以中医的思维方式去理解与运用中医，避免现代中医陷入西医诊断中医治疗的"怪圈"，中西医各有其优缺点，临床上应充分发挥各自的优点，争取两者在临床疗效上的有机整合，形成整体整合医学（简称整合医学；holistic integrative medicine，HIM），最终达到治病救人的最佳效果。

参考文献

[1] 樊代明. HIM，医学发展新时代的必由之路 [J]. 医学争鸣，2017，8 (3)：1–19.

[2] 徐海涛. 周易象数美学研究 [D]. 武汉：武汉大学，2016：13.

[3] 马凤岐，王庆其. 先秦文化与《黄帝内经》的思维方式 [J]. 中医杂志，2016，57 (21)：1801–1804.

[4] 姚春鹏.《周易》与《黄帝内经》[J]. 周易研究，2001，50 (4)：89–96.

[5] 佚名. 尚书精华·四部精华（上）[M]. 长沙：岳麓书社，1991：32.

[6] 孙超. 多元医学存在的人文基础和哲学基础 [J]. 医学与哲学，2003，24 (4)：37–40.

[7] 李志更. 历代中医学家对"三因制宜"学术思想的认识 [J]. 中国中医基础医学杂志，2010，16 (2)：98–100.

[8] 陈涤平，陈四清，王渝. 中医辨证论治客观化必要性及方法探讨 [J]. 南京中医药大学报（自然科学版），2001，17 (3)：139.

[9] 王世岩，周杰，王丽. 辨证论治才是中医的精髓 [J]. 中医临床研究，2016，8 (13)：61–62.

[10] 江泳，陈建杉，江瑞云. 论辨证论治的完整体系：人—症—病—证 [J]. 中医杂志，2011，52 (17)：1447–1450.

［11］师建平，郭静．中医辨证论治理论体系的研究现状与发展趋势［J］．中华中医药杂志，2013，28（9）：2508 - 2511.

［12］仝小林．论辨症、辨病、审因与辨证论治在临床中的应用［J］．中医杂志，2013，54（2）：93 - 95.

［13］倪红梅，何裕民，沈红艺，等．中医体质与亚健康状态探析［J］．中国中医基础医学杂志，2008，14（5）：335 - 336.

［14］赵晖，陈家旭．亚健康状态中医证候学研究述评［J］．中医药学报，2008，36（3）：1 - 4.

［15］左俊岭，朱敏，叶志中，等．清解法治疗 SARS70 例临床研究［J］．中国中医急症，2005，14（1）：1 - 3.

［16］樊代明．整合医学的内涵及外延［J］．医学与哲学（A），2017，38（1）：7 - 13.

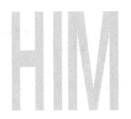

从医学科学前沿思考高血压病
中西医整合辨治

◎于　超，苟红好，迟相林

无论是基础医学还是临床医学，当下都处在一个十字路口，面临一个全新的抉择和转变，就是放弃固有的、守旧的认识，以开放的、包容的姿态接受一些我们不曾正面接触过的新理论、新学问。例如，中西医整合这一概念已为大家所熟知，然而对于很多业内人士来说，中、西医是否能够整合以及如何有效沟通和合理整合一直存在争议。笔者从现代医学科学角度对中西医如何整合进行了简单的分析，同时探讨了采用中西医整合防治高血压，对于高血压病的基础理论研究和临床防治或具有重要意义。

1　要认识物质的两种存在和信息交换形式

现代物理学认为，物质有三种存在形式——实物、粒子和场。实际上，实物也是一种粒子，只不过是超大的粒子，都具有波动性，只是很多时候被我们狭隘的眼识所障碍，正所谓"不识庐山真面目，只缘身在此山中"。例如，如果我们站在太阳系之外的角度来看，地球、太阳就是一个小小的球体，而且处于不断的循环波动中。也就是说，物质只有两种存在形式，即粒子及场。同样，物质之间的交换方式也有两种，一种是通过颗粒物质，一种是通过场。我们以前上百年的主流医学研究方向都是在颗粒物质上着手，一定是要找到一个肉眼或者显微镜下可见的实质物体，我们才认为有证据，是科学的，如果找不到，就是证据不足，这极大地限制了医学科学的深入发展。随着量子力学的发展，人们开始转变思考方式，不得不逐渐承认，物质可以是无形的，不一定必须要肉眼能够见到的才是物质。温度、压强、引力、电磁场我们能看见吗？看不见！但是它们却的的确确能够影响、改变和转化为物质，它们是物质的另外一种存在方式。因此，笔者认为，未来在医学科学领域，量子医学将异军突起、大有可为。

需要指出的是，实物与场是可以相互影响的，有实物必有场，有场却不一定有实物。所以临床上运用循经、循穴针灸，推拿及体感音乐等方法治疗疾病是切实可行的，因为能够通过改变场来影响身体的器官组织。例如，运用针刺穴位和经络进行治疗，可使人体微循环系统发生改变，表现为毛细血管通透性增加，紧张度降低，血流量增加；也能使体液中的许多物质如缓激肽、五羟色胺，乙酰胆碱、免疫物质等发生变化。因为穴位和经络的本质可能就是场，不是神经，也不是血管、淋巴。在高血压的防治上，这一点尤其值得关注。因为高血压作为一种全身性疾病，在早期具有明显的功能可逆性特点，通过整体辨证施治可以最大限度地获益。我们要在高血压的防治上有所作为，而不是空喊口号，盲目跟着指南走，要暂缓当下的脚步，开辟一条新道路，借助现代科学技术、生物医学技术、计算机网络等，探索一个包容和深入阐释中西医整合理论的新领域。

血压的调节，必然要摆脱单纯的生物流体力学原理，也绝非神经内分泌、基因调控等可以完全解释，也要和生物电磁场理论（也有人称为量子场、信息场、能量场等）整合起来。例如，在心血管动力系统层面，要考虑心血管系统的振动谐波和其他组织器官的谐波是否能够协调一致。在这一点上，如果能够和中医理论中的阴阳五行、气血脏腑经络等整合起来研究，必然可以取得突破性进展。在微观领域，可以关注血管壁内外的正负离子电位差对血管壁弹性的影响，血液酸碱度对血细胞变形能力及血液流变性的影响，体感音乐对微循环及经络系统的影响等。这可以通过现代最新的医学科学技术及对中医理论中的几个争议多年的问题进行阐明而获得答案。

2 关于气和经络本质的一点现代医学科学认识

如何用现代医学科学诠释中医理论中的气和经络一直是医学界的争论焦点。随着西方对针灸医学的重视，有关气和经络本质的讨论也是与日而著。在此引经据典或把很多现代医学研究证据罗列出来以探讨气和经络的本质可能并不适合，笔者唯有做几点概括性的、简单的分析和整理。目前人们已经认识到，气和经络有名而无形，绝不是现代医学理论中有解剖构造的实体物质和器官。所以那些有关气是线粒体、多种物质集合体、免疫功能、基因等假说，都不在考虑之内。而气是能量或电磁场的学说是目前最值得推敲和接受的。关于经络本质的研究也是众说纷纭，没有达成共识。徐天成通过取类比象的传统思维，根据经络与自然界事物间的密切联系，从洋流现象调节气候与经络特性的相似点提出，经络是由人体内环境局部差异形成的自然调控系统，不支持经络是人体组织间隙、流动的组织液等学说。最近有研究从经络能量代谢这一角度切入，成功展示十四经脉路线，并发现沿经组织具有更高的 ATP、更充足的氧供、更多的二氧化碳释放量及更丰富的血流灌注量。正因为组织中高能储备，使经络参与人体功能的调控成为可能。生物体是一个大的电磁场，不同的脏腑组织又都分别具有不同的生物电磁场频率，这一点已经获得业内共识。五行所对应的五脏及其经脉也就分别具有不同的电磁频率，即气。

目前研究已经发现，机体的任何组织或器官都有固有频率，由于不同组织或器官的密度、含水量、受力状态等的不同，其固有振动频率也不同，对应的经络同样具有不同的振动频率。例如，近期有人在研究血压测量共振理论时发现，血压听诊音是由受压肱动脉段与以左心系统的二尖瓣为主的房室瓣振动发生的共振所产生的。可以延伸一下，心脏搏动如果以一种宽频率振动通过和动脉以共振形式传播出去，将极大地节约本身的耗能，如果能够涵盖不同组织器官的共振频，则又可以以极低的耗能将血液灌注到组织器官中。如果这一设想被证实，则对于高血压病的防治具有重要意义。因为高血压在某种角度上来说都是有代偿性的因素，利用共振原理，理论上完全可以避免以血压升高作为代价。换个角度，从人体动力学系统角度来看，心脏作为推动压力泵，血管蠕动是循环的辅助动力，要将血液灌注到全身各个组织器官，一直到微循环，仅仅靠心脏是不可能的，这不同于机械物理系统。因为通过计算发现，实现一次循环，心脏的真实功率为 1.7W，而实际计算的功率 30W，因此要让血液在人体循环起来，需要心脏实际输出功率的数十倍，以克服血液循环阻力。而这个结论很显然是不能用现代医学中的循环理论所解释。台湾著名生物医学工程专家王唯工教授曾提出共振理论，企图以解释这一医学难题，但是因为共振无法打破能量守恒定律，仍存在局限性。后来有人试图通过血管运动波（Mayer 波）来解释上述问题，但是仍面临各种困难和瓶颈，包括无法解决 Mayer 波的性质和来源问题，以及无法融合东方生命科学和西方物理科学这一根本源头。

3 关于不同西医类型高血压的五行归类

多年来有关高血压防治上的研究存在大量循证医学证据，受其影响，目前临床上对高血压患者应用降压药常缺乏个体化，除非存在相对明确的适应证和禁忌证，是需要反思和做出调整的时候了。若是能够运用中西医整合思维，借助于五行辨治，从五行相生相克理论出发，"虚则补其母，实则泻其子"，就可以避免"头痛医头、脚痛医脚"的困境。例如，对一例原发性高血压患者，如果发现该患者存在明显的焦虑情绪、交感神经兴奋状态，就会发现其大多数存在较高的血压变异性。而从中医理论来看，这种患者大多数属于肝阳上亢型高血压，而肝阳上亢的原因又多是因为肾虚，不能滋养肝阴。此类患者的神经内分泌系统会处于阴阳失调的亢奋状态，如果不能够改变这个状态，单纯应用降压药物，只能部分降低血压水平，不能有效改变血压变异，也不能治其根本。

4 结　语

从量子力学的迅猛发展来看，当代物理科学已经接近一个顶峰，开始涉入"灵性科学"阶段。而同时，临床医学的发展却仍被禁锢在"身"的层面，这导致当下的主流生命医学理念远远不能阐释生命的本质状态。我们的疾病观和医学观是要做出转变的时候了，而这需要非生命科学和生命科学、边缘学科和主流学科的融会与贯通，需要合久而分、分久需合的整合医学体系的指引。对于科研工作者和临床医务人员来说，要把高血压这样的全身性疾病纳入整合医学的理论研究和防治中，而不是局限于一个心血管或者内分泌疾病。

医学曾经有过巫医化、神秘化的发展过程，但是现在落入了机械化的唯物主义中。把医学从狭隘的、机械的唯物主义中剥离出来，把我们传统医学中的好东西重新发掘出来，并和现代医学整合起来，借助现代化的、信息化的、透明化的、共享化的医学科学技术，使得现代医学步入真正的辩证唯物主义殿堂，这是当下医学发展的重任。这就是整体整合医学（简称整合医学；holistic integrative medicine，HIM）发展的重任。我们所有的医学科研和医务工作者都要有这个责任感和使命感。

参考文献

[1] 林丽娇，许金森，朱小香，等. 针灸影响微循环的研究进展 [J]. 中国针灸，2015，35 (2)：203 – 208.

[2] 王晚霞，李荣亨，王维. 血液黏度影响因素的研究概况 [J]. 中国老年学杂志，2008，28 (13)：1350 – 1352.

[3] 傅照华，江容安，郑桂杰. 高压电位对高血压病患者血压、血脂的影响分析 [J]. 中华物理医学与康复杂志，2010，32 (3)：239 – 240.

[4] 许继宗，汤心钰，郭雁冰，等. 体感音乐低频声波对 30 例健康人心经及小肠经循经微循环的影响研究 [J]. 世界中医药，2014，9 (9)：1210 – 1217.

[5] 郭东文. 一种被现代科学技术体系忽略的实验方法——对如何正确研究人体经络实质的一点见解 [J]. 医学争鸣，2017，8 (2)：29 – 32.

[6] 王九龙. 中医"气"学说研究概况 [J]. 江苏中医药，2008，40 (7)：88 – 89.

[7] 徐天成. 通过与洋流现象的取类比像重新认识经络的自然属性 [J]. 环球中医药，2015，8 (12)：1489 – 1492.

[8] 沈慈敏，许金森，郑淑霞，等. 经脉循行线上能量代谢特征的研究概述 [J]. 环球中医药，2015，8 (5)：636 – 640.

[9] 韩毓旺，侯亚义，都有为. 生物电磁特性与电磁生物学效应的概述及最新进展 [J]. 自然

杂志，2010，32（6）：319 – 325.

[10] 王滨涛，王柏岩. 血压测量共振理论的实验验证（二）：动脉脉音和血压听诊音的起源 [J]. 中华高血压杂志，2017，25（2）：157 – 162.

[11] 王巍. 试论量子理论与中医药现代化 [J]. 世界科学技术，2002，4（3）：17 – 21.

[12] 陈泳伊. 基于穴位电学特征的经络研究进展及现代应用探讨 [J]. 世界中西医结合杂志，2016，11（3）：433 – 438.

[13] 王维工. 气的乐章 [M]. 北京：中国人民大学出版社，2006：45 – 70.

[14] Seydnejad SR，Kitney RI. Modeling of Mayer waves generation mechanisms. IEEE Eng Med Biol Mag，2001，20（2）：92 – 100.

[15] 迟相林，乔晓红，张道强. 从中西医结合视角刍议高血压病的五行辨治：肝经篇 [J]. 中华高血压杂志，2017，25（9）：829 – 830.

[16] 樊代明. 整合医学—— 医学发展新时代 [J]. 中华医学杂志，2016，96（22）：1713 – 1718.

从类风湿关节炎研究困境看中西医
为主的整合医学必然趋势

◎张迪生，王积忠

喜读樊代明院士《整合医学在内分泌代谢病中的应用》特约专论，又读栗占国教授《氨基葡萄糖治疗骨关节炎的依据和必然趋势》，感慨良多；听了樊院士"三千年生命科学的进与退"的报告，并拜读了他的《再论医学与科学》，深感樊院士认知的高屋建瓴；而倡导整合医学则唤起早年对中西医两种疾病观的思考，以及 60 年来中西医重大理论的殊途同归，归于中医阴阳学说历史事实的回顾。

当年受命西学中颇不情愿，及至集中学习一个月哲学，随着《黄帝内经》学习的深入，始知原以为封建落后的中医阴阳学说，竟和辩证唯物论完全一致；学习越深入越发认识到中医辩证理论的真理性，进而为之痴迷。为教学时可激发学生兴趣，便将中西医加以对比，居然发现西医科学的光芒下，隐藏着不易察觉的致命弱点，意识到中西医必须互补；教学之余，便泡在协作医院大内科做住院医生，经过数年临床与《实用内科学》间的反复印证，所见疾病已然刻于脑际。

我曾在缺医少药的皖北农村历经了中西医互补十年的医生生涯，进一步认识到中西医互补，不单临床诊治左右逢源、快捷异常，每遇疑难以中医整体观遴选西医研究横向思维，往往直达本质；著名医学难题类风湿关节炎（rheumatoid arthritis，RA）即凭此顺利突破。现拟从整合医学，即生命科学研究方法论角度，浅析传统 RA 研究为何陷于困境，中西医互补则能顺利突破？

1 中医从整体探索人体执简驭繁

人是最复杂的 n 级对立统一生命体，阴阳学说即对立统一规律，中医以活人为对象，以阴阳平衡为目标探索，提纲挈领；历经数千年实践反复修正的理论蕴涵着真理，如"阴阳者，天地之道也，万物之纲纪，变化之父母，生杀之本始，神明之府也。治病必求于本。成败依伏生乎动，动而不已则变作矣"已涵盖唯物辩证法；"阴平阳秘、精神乃治，阴阳离决、精气乃绝"亦被现代机体内稳态理论——健康是这种或那种对立统一生命过程的维持、疾病是这种统一性的破坏——所证实。

哲学家、诺奖得主泰戈尔百年前曾盛赞"中医之伟大在于以宇宙规律为指导"；钱学森院士 1970 年代曾就医学泰斗邝安堃教授关于"中西医整合搞了 20 多年、搞不下去"指出：中医整合是把中医当成不科学，要用西医的科学改造中医，而中医从整体看问题，和当今最先进的系统论一致，西医最后也要走中医的道路；钱老预言现已验证：如美国恩格尔提出"生物——心理——社会医学模式"和维多利亚宣言"合理饮食、适度运动、戒烟限酒、心理平衡"早被"不治已病，治未病。法于阴阳，和于术数，食饮有节，起居有常，不妄作劳。虚邪贼风，避之有时，恬淡虚无，真气从之，精神内守，病安从来"所囊括。

"研究疾病状态中机体宏观与微观结构变化，必须以正常机体组织结构作为参照"的组织学准则与"知阳（功能）者知阴（结构）、知阴者知阳"如出一辙，昭示生命与医学是同一命题，故可执简驭繁。如沈自尹院士证明：中医"肾阳虚"系下丘脑——垂体——靶腺轴（肾上腺、甲状腺、性腺）隐潜性改变，通过中医"补肾"可改善此轴功能，增加靶腺激素/受体分泌，同时影响变态反应及非变态反应的主要环节，又无外源性激素的反馈抑制，为中医治疗哮喘等提供了理论依据。周俊院士发现中药复方有效成分达数百至千余种，其多靶作用比西医"单打一"更加切合病情，从而治愈西医无法治愈的大量疾病，亦是迭经战乱瘟疫，中华民族依然繁衍昌盛的根本原因。

2 西医内源性疾病研究陷于困境

西医和现代科技结缘，外因和外科领域研究进展飞速，烈性传染病的消灭居功至伟，诊疗技术的日新月异更令人叹服，西医理所当然地成为世界主流医学；然而分子水平研究已为揭示生命的真谛提供可能，生命本质的研究为何迄今无果？

西医研究以疾病为主体类同研究无生命物体，违背机体正常异常对立统一性以及牵一发动全局的整体性，如何切合人体规律？哈佛大学医学院前院长 Sydney Burwell 称"医学生在学校接受的知识 10 年后其中一半可能是错误的，但无人能预测哪一半是错的"即明证。

如 RA，组织学强调：研究疾病状态中机体宏观与微观结构的变化，必须以正常机体组织结构作参照；经典《骨科基础科学》中组织胚胎详尽权威，RA 作为代表病研究仅病理即占巨著的 1/7；传统 RA 研究竟舍本逐末，陷入"以果为因"自身免疫假说迷局长期不悟；为求精准，将生命与医学分开，医学进而分科、分系统，RA 更分 20 型，岂知正常机体已被分割为碎片，岂非越研究离本质越远？

自身免疫假说的唯一证据是"患者体内发现抗原及其抗体"，免疫论者并不讳言：生理性抗原源于组织凋亡中的变性，隐蔽抗原的释放发生在病理情况下，动物模型中唯有 II 型胶原诱导性关节炎模型（CIA）和人类免疫学病理学特征相似，但 CIA 以 II 型胶原作抗原必先从软骨中提取。综上所述，变性、病理、提取均是前因。循证医学（EBM）强调："病因学的因果效应证据，应按照时间顺序分析，一定是因在前，果在后"；以果为因的自身免疫假说竟然横行数十年！免疫抑制剂就成为伤害人体防御功能的利剑！再如现将恶性肿瘤归于基因突变，而基因突变究竟是因，还是果？

3　中西医互补医学难题迎刃而解

中山医科大学病理学家侯灿教授指出：中医数千年实际采用试错法、黑箱法和多输入/多输出的状态变量分析法，已掌握不少人体规律；并指出中西医具有互补性和互补的必要性。

我在农村时当地医生难免就复杂疾病询问，皆不假思索、脱口而出，有时自己亦感到不可思议。近年就此查证研究，方知中西医互补是集西医纵深研究的一维（空间），加中医阴阳二维（空间），以及整体观、相互关系、天人相应各一维（空间），生长壮老已之一维（时空），至少是在"六维时空"探索，面对 RA 及系列医学难题，便可洞察癥结，遴选关键性生物大分子一举突破，不入此境殊难理解。

在农村工作时，面对农药中毒高发病率和高死亡率，从 DDT 中毒昏迷抽搐，想到磷化锌中毒性肝大，豁然而悟：中毒性脑水肿→颅高压→脑疝形成必是中毒死因。将早期重用脱水剂融入原方案，抢救有机磷中毒均 0.5h 脱险、2h 稳定、次日出院、阿托品总量 <35mg，为常量的 $1‰ \sim 1\%$。抢救多种农药中毒百余例无死亡，其他中毒亦佳。

2006 年研读《骨关节炎》及其特异性药物氨基葡萄糖（下称氨糖），选择发育期罹病"来也疾、去也匆"少儿 RA（JRA）残疾试验，凸显因果效应。药物衍生物蛋白聚糖（PG）贯穿经典《骨科基础科学》组织胚胎及 RA 病理，还原证明 PG 在机体无可取代，PG 丢失是 RA 全身侵蚀性蜕变的根本原因。

4　试验研究和病因探索规律一致

EBM 表明，试验将"不可能"变为现实，符合"全"或"无"的规律，为"2001 年牛津证据分级与推荐强度"治疗、病因、诊断等研究 I 级成果（证据），专家意见 V 级；思路和病因探索重在临床剖析典型，并指出"对任何不明病因的认识，几乎总是从临床发现开始并进一步深入探索、升华认识、直到得出真实的结论；重点是探索真实的因果效应，而不是凭空设想，人体试验最可靠"等，故试验研究不容否决。

而研究生教材《风湿内科学》及 RA 专著坦言："所有这些发生在 RA 患者体内的自身免疫反应过程是如此复杂和多样，以至我们无法对 RA 发病机制有一个整体的概括和描述，继之大谈混沌现象及蝴蝶效应，将 RA 研究引入不可知论！

而且普遍以随机对照试验（RCT）取代 EBM：加州理工软件设定 >1 000 例才能进入系统，Duke 大学"研究指向群体而非个体，顺应大势而非个案"，如此岂非将难治病与少见病的病因研究等重大成果淘汰？

美国医疗保健研究与质量局（AHRQ）、美国卫生健康研究与质量管理局（AHRQ）、美国骨科医师学会（AAOS）等对于氨糖治疗骨关节炎（OA）六项系统回顾，支持其中一项"大样本、质量高"研究，根据"WOMAC 疼痛评分"认为氨糖无任何临床价值的研究，但其以"WOMAC 疼痛评分"评估既非公认的金标准，更缺少生物学及病理学依据。本研究恰恰证明：疼痛是药物营养激活干细胞增殖分化所启动的修复过程，所谓"大样本、质量高"研究，实为"冤、假、错案"；基于机构的权威性，长期封堵从糖生物学揭开 RA 之谜的途径。首席专家当年即据此否决试验研究。

5 研究再现科学认知规律与特性

多数人认为仅凭 4 例研究结论不科学，请看美国科学院颁发的美国国家课程标准：理解科学的本质是科学素养的重要组成，科学的本质在于可靠地概括事实，在偶然的东西后面找出必然的规律的东西，在个别的东西后面找出一般的东西，并在此基础上实现对各种现象、客体和事件的预见。科学是对客观存在的认识过程，是人类在已有经验、理论、知识基础上，运用感觉器官或仪器设备，探求未知世界的理性认识活动。

权威认定 RA 畸变不可能逆转，氨糖却以感受得到的修复逆转骨关节多年畸变。JRA 患者普遍矮小，试验组的 2 个少年发育停滞 7 年于治疗后身高猛长，昭示 PG 涉及基因与蛋白质的蜕变及修复，此类重大线索岂大样本/RCT 所能提供？

基于本研究长期被雪藏，只能为亲友治疗干燥综合征、骨质疏松、骨关节炎、血管炎、老年性痴呆等，均获良效。聂某乙肝肝硬化肝衰竭"死而复生"更令人振奋，符合科学的客观性、普遍性、创新性、可检验性、预见性、发展性等特征，且符合"全"或"无"规律。

6 中西医互补将创建世界新医学

当年乙脑、出血热、非典等大流行，西医未免应对失据，名老中医成竹在胸以高治愈率让世界卫生组织（WHO）官员叹服。余纯以中药治疗急性肺脓肿、急性阑尾炎、各型肝炎、麻痹性肠梗阻、哮喘、小儿慢性腹泻等疗效卓著。

笔者此生最大的感悟是：中医文化博大精深，如非当年殚精竭虑、废寝忘食，怎知中医辩证思维的先进性、真理性？焉能中西医互补，顺利突破系列医学难题？即便中医在治疗方面亦无可取代：如微创支架救治心肌梗死固然立竿见影，故友安装 7 个支架仍逝于斯。陈可冀院士弘扬中医活血化瘀等法，可改变全身性血液高凝状态，从根本上消除心、脑梗死隐患，让身体恢复常态。试管婴儿可让不孕症实现梦想，名老中医多可通过调经治愈。妇科专家称习惯性流产系免疫淘汰。余以古方"所以载丸"加减，治愈50余例连续流产3~7次（含双子宫畸形1例），一例连续两次死胎治疗后足月顺产，次年又自然产一子，岂非安全、可靠、简便、价廉？

综上所述，中医治本，西医治标并非妄言。遗憾的是国人对国粹多浅尝辄止，盲目跟着西医亦步亦趋。故张晓彤先生疾呼"如果中医在西化的路上回不了头，你我将是见证中医消亡的一代人"。余深以为然。留德医学博士刘为民临床科研30年颇有建树，但厌其思维紊乱、朝秦暮楚，倡导取消西医，固然偏激，应是刘博士对生命与健康的庄严思考。

如沿着沈自尹、陈可冀等院士的研究之路，以现代科研方法，彻底搞清针灸、经络、脏腑、治则等科学内涵，何难增强自信、振兴中医？再吸取西医科学内涵，必将创建可治愈绝大多数疾病的世界新医学——整体整合医学（简称整合医学；holistic integrative medicine，HIM）。

参考文献

[1] 樊代明. 整合医学在内分泌代谢病中的应用 [J]. 中华内分泌代谢杂志，2016，32（3）：177-180.

[2] 栗占国，任立敏. 氨基葡萄糖治疗骨关节炎的依据和必然趋势 [J]. 中华风湿病学杂志，2016，20（4）：217-219.

[3] 樊代明. 三千年生命科学的进与退 [J]. 医学争鸣，2010，1（1）：1-6.

[4] 樊代明. 再论医学与科学 [J]. 医学争鸣，2015，6（6）：1-16.

[5] 樊代明. 浅议肿瘤本质 [J]. 医学争鸣，2011，2（5）：3-5.

[6] 樊代明. 再议肿瘤本质 [J]. 医学争鸣，2011，2（6）：3-5.

[7] 邹仲之，李继承. 组织学与胚胎学 [M]. 7版. 北京：人民卫生出版社，2008：1.

[8] Buckwalter JA，Einhorn TA，Simon SR. 骨科基础科学——骨关节肌肉系统生物学和生物力学 [M]. 2版. 陈启明，梁国穗，秦岭，等译. 北京：人民卫生出版社，2003：422-457，387-388，422-425.

[9] 栗占国，张奉春，鲍春德. 类风湿关节炎 [M]. 北京：人民卫生出版社，2009：29，61.

[10] 王家良，詹思延，许能锋，等. 循证医学 [M]. 2版. 北京：人民卫生出版社，2010：29，67，85-93，97，110.

[11] 陈百成，张静. 骨关节炎 [M]. 北京：人民卫生出版社，2004：306，378-387.

[12] 陈顺乐，邹和健. 风湿内科学 [M]. 北京：人民卫生出版社，2009：111-116.

[13] 樊代明. 整合医学——医学发展新时代 [J]. 中华医学杂志，2016，96（22）：1713-1718.

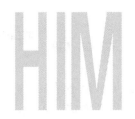

从中西医整合新视角看过敏性疾病及自身免疫性疾病的共性

◎赵鹏飞，张培彤

过敏，又称免疫过激，"过犹不及"。过激不等于过强，正像"肥大"不等于"强大"。过敏及自身免疫病的实质是免疫系统处于一种虚烦状态，免疫系统攻击能力正常或低下，但免疫系统识别能力下降，以至于风声鹤唳，草木皆兵，张皇失措，分不清敌我，误打误伤，甚至采取自残的极端形式自卫，把"敌我矛盾"扩大到"内部矛盾"，由"外患"引起"内忧"，最终导致内外交困，甚至于两败俱伤。如风湿病是由于人体免疫系统针对入侵的链球菌所产生的抗体与自身结缔组织发生了交叉反应，导致组织损伤，产生了自身免疫性疾病。这种"手足相残"可视为"内格"。"内格"即内部的格杀，等同于"自伤""自杀"。而正气充足的健康人也会有感染链球菌的机会，但是其免疫系统产生的抗体特异性高，有的放矢，能辨别地清除病原体而不会伤及无辜。可见，"外邪袭扰，正气不足，变生内格"是过敏性疾病及自身免疫性疾病的本质。外邪侵扰是始动环节，正气不足是疾病发生发展的关键。因此现代医学常规治疗中免疫抑制剂的使用无异于割肉疗疮、抱薪救火，这与中医学所提倡的"损有余、补不足"的治疗原则背道而驰，使原本存在功能缺陷的免疫系统雪上加霜、灾上加灾。因此，整体整合医学（简称整合医学；holistic integrative medicine，HIM）就显得尤为重要，特别是中西医整合势在必行。

基于上述论述，我们不难发现，中医药通过辨病辨证论治，可以改善和恢复免疫系统功能，从而在该类疾病的治疗上大有作为，但事实却未能如人所愿。尽管中医界不断有治验个案的零星报道，为临床研究提供了思路，但对于中医治疗该类疾病临床水平的普遍提高收效甚微。临床研究及理论探索依旧任重道远。需要看到的是，中医界比较倾向于针对其中的某一个疾病如类风湿关节炎、系统性红斑狼疮等各个击破，但共性研究却未受到重视，忽略了从大分类上将其视为一类疾病，进而对其病因病机的共性进行探究，以确定治法治则。现在虽然一些针对某个疾病的专病专方大量涌现，却又众说纷纭，不免会使临床抉择时歧路亡羊，莫衷一是。本文试图提出"外邪袭扰，正气不足，变生内格"作为过敏性疾病及自身免疫病发病的共性特征，并在此基础上指导临床策略的转变。

中医学基于"天人相应"的整体观念，认为人体和其所处的客观环境为一个和谐统一的有机整体。人体寄生着大量的微生物，二者之间可长期和谐共处、互利共生。微生物并不都是病原体。中医学中"正气"的概念包括了由这些微生物所构成的"生物屏障"，他们是机体免疫外邪过程当中"可以团结的朋友"，参与构成了"人体第一道免疫防线"。这些"朋友"不仅直接阻止了病原微生物的侵犯，同时可能对免疫系统特别是免疫细胞的功能成熟发挥了重要作用。自然状态下，免疫系统和微生物之间保持着微妙的关系，一般状况下，机体默许它的存在，也会在其势力过分扩大时予以打击。正是这样一种磨合，使免疫系统功能更加精确。近一个世纪以来，抗生素的发明和应用为人类健康做出了巨大贡献。但是，也需要意识到抗生素的普遍使用甚至滥用，与过敏性疾病和自身免疫病可能存在着某种重要联系。抗生素使病原体和各种寄生微生物一并被打击，破坏了原有的平衡结构，使免疫系统疏于锻炼，并可能导致免疫系统判断失误，造成免疫系统识别能力下降，诱发过敏和自身免疫病的发生。

目前一部分中医对过敏及自身免疫病的治疗在认识上存在误区。中医临床受到现代医学常规治疗"抑制免疫"的原则影响，特别慎重或忌讳使用补法，尤其回避使用一些补气功效、经现代药理研究有提高机体免疫功能的药味。如上所述，这类疾病的特征是"外邪袭扰，正气不足，变生内格"，在合适的情况下扶正治疗并没有原则性错误。提高免疫并不一定会加剧变态反应，关键是要提高免疫系统的识别能力，使其对攻击目标能够准确定位。如有医家从"外感风寒，肺气受伤，窍为之不利"认识过敏性鼻炎，以"黄芪桂枝五物汤"加味治疗，效果较好。有医家以"代激素方"为主通过补肾健脾治疗肾病综合征等，收效较好，其中多数单味药物及复方均有提高免疫的作用，可见"扶正""提高免疫"非但不是治疗该类疾病的禁忌，反而是提高临床疗效的一大法宝。治疗"正气不足"不仅仅需要补气，也不只是使用补法，而是需要辨证论治，恰当的"养阴""祛湿"等对证治疗均可获得扶正的目的。中医学"扶正"的治疗原则与提高机体功能是等价的，包括了提高免疫系统功能。

自身免疫病还应当从中医学的"神机"考虑。狭义的"神"是指神志，即精神思维活动，广义的"神"指的是神机。《素问·五常政大论》中说："根于中者，命曰神机，神去则机息。"这里的"神"是指生命活动有序的主导，整合现代医学即是遗传信息在特定时空准确的表达。神机的健旺正常是健康的根本保障，所以《素问》又说"失神者亡也"。机体针对外邪的侵扰，精确地产生免疫应答，而不会与自身组织发生交叉反应，便是神机健旺的表现。因此，过敏及自身免疫病是神机紊乱、失于明察的一种表象，这种"神机失察"是产生内格、导致手足相残的直接原因。因此可以尝试从调神治疗该类免疫系统疾病。中医学认为广义的"神"与狭义的"神"有相通之处，二者可以相互作用。清·鲍相璈《验方新编》所载"四神煎"治鹤膝风，组成为：远志、石斛、川牛膝、黄芪、银花等，现被广泛用于治疗类风湿性关节炎及其他自身免疫性疾病，其中远志的使用可视为寓有调神治法。其他如金银花主为祛邪，石斛旨在扶正，生黄芪扶正与祛邪并进，川牛膝归肝、肾经，性下行，为引经报使所设，使药物直达病所。调神的方法尚有很多，一是有充足的睡眠，睡眠要保质保量，可以养神；二是可以酌情使用远志、石菖蒲、郁金、灵芝、茯苓、徐长卿、夜交藤、珍珠母等安神的药物，但药味应少，用量宜轻，重则有喧宾夺主之嫌，反失其旨趣；三是环境安静，心境平静，勿要扰神。

参考文献

[1] 黄帝内经·素问 [M]. 田代华，整理. 北京：人民卫生出版社，2005：4.

[2] 樊代明. HIM，医学发展新时代的必然方向 [J]. 医学争鸣，2017，8（1）：1－10.

[3] 邓少贤. 黄芪桂枝五物汤加味治疗过敏性鼻炎 50 例 [J]. 实用中医内科杂志，2005，19（5）：450.

[4] 张荒生，王艺苑. 黄芪桂枝五物汤加味治疗类风湿关节炎临床疗效观察 [J]. 湖北中医杂志，2013，35（2）：18－20.

[5] 王卡珂. 黄芪桂枝五物汤加味治疗类风湿关节炎临床疗效研究 [J]. 亚太传统医药，2013，9（12）：183－184.

[6] 颜德馨. 中药治蛋白尿及代激素之探索 [J]. 新中医，1993，3：13－14.

[7] 金合. 《验方新编》四神煎临床应用进展 [J]. 中国中医药信息杂志，2013，20（5）：110－112.

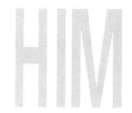

中药的误区：中西医整合中的迷雾

◎唐　旭，刘　青，苟兴春

中药是中医"理、法、方、药"完整体系中的重要组成部分，中药发展到今天已有数千年历史，并具备了相对独立且完整的理论体系。在全球化浪潮席卷世界的今天，中西医整合已成为中医生存与发展的内在需求，然而作为中药发源地的中国本土却出现了诸如"西病中治"的争论、"存药废医"的呼吁以及"中医必将亡于中药"的担忧等各种现象，严重干扰了现代医学的健康发展。从中药产生和发展的历史轨迹，特别是中药与西药之间存在的本质差异对这些现象进行思考，会发现这些现象的出现基本上都是源于忽略了中药的中医学整体背景以及随之而来的中药的西药化倾向。因此，坚持中医"理、法、方、药"体系的完整性，坚持中药药性基本理论和中药固有的认识和研究方法，不仅是事关中药和中医存亡的当务之急，更是中药现代化和中西医学整合的必由之路。

1　中药的起源及其哲学与医学特征

目前公认的中药概念是在中医药理论指导之下认识和使用的药物。相较于西药，中药至少具有如下四个根本特征。

1.1　具有深厚的中华传统文化根基

在文化理论方面，中药具有深厚的传统文化特别是我国道家哲学思想背景，利用气、阴阳、五行理论为基础展开对药物的认识、分类是中药的显著特征。

我国现存的最早的中药专著《神农本草经》记载药物365种以应周天之数，明显受道家思想影响；由它首先提出的四气概念与《黄帝内经》首先提出的五味概念，其中的中华传统文化意蕴均十分浓厚。传统文化和哲学认为万物皆秉阴阳二气而生，然因其时空不同，禀受阴阳二气有异，故而具有不同的四气五味。具体而言，天有春、夏、秋、冬四季，万物禀受四季之气而有寒、热、温、凉四气；

地有木、火、土、金、水五行，万物禀受五行之气而有酸、苦、甘、辛、咸五味，四气五味也因此成为中药最基本的功能特征。

此外，基于《易经》的象思维对中药的产生和发展起着重要作用。中医学采用观物取象、取象比类的模式对事物进行分类后，再根据"物从其类、同形相趋、同气相求""类同则召，气同则合"等自然感应原理，来推导、印证和应用中药的药性、功效，形成了中药学特有的"法象药理"模式。如青风藤形似人体经络故能通经活络；荷叶生于水湿沼泽地故能利水化湿；天麻之苗不随风动摇故具有熄风止痉之功效；鸡砂囊内壁能与石相磨故鸡内金具有化坚消石之功效。临床实践已证明了上述推导的正确性。

1.2　具有中医药理论指导

世界各国均有草药疗疾的事实，大多数草药的使用基于纯粹的经验，可以不依靠理论解释独立存在，本文不予讨论。中医药理论关于中药治疗疾病的基本原理是，利用其特殊的四气五味及归经、升降浮沉等特性（偏性），调整患者脏腑功能偏盛或偏衰的"阴阳失衡"之偏，即"以偏纠偏"或"纠偏求平"，最终达到阴平阳秘的最佳状态；也正因为如此，凡是具有某种偏性、能够为患者所用的物质皆可入药。四气之偏，如寒凉之药治疗热证，温热之药治疗寒证；五味之偏，如辛味药擅长行走发散故可用于解表驱寒；酸味药擅长收敛故可用于治疗遗精遗尿；归经之偏，如羌活善治太阳头痛，细辛、独活善治少阴头痛；升降浮沉之偏，如麻黄地上部分其气升散可用于发汗，地下部分其气沉降可用于止汗。甚至于砒霜之所以能够入药，正是基于其毒性以及中医学理论中"以毒攻毒"的治法。以非药物用途进口的外来物如乳香、没药在中国成为活血化瘀止痛的中药，以及西医学觉得不可思议的"童尿""紫河车""五灵脂"等之所以能入药，也是在中医药理论指导之下对药物进行认识和检验后的结果。中药的炮制也遵循着中医药理论。如以炭药"血余炭"为代表的"诸药炒炭皆能止血"，就是在中医五行学说"黑（水）可制红（火）"的相克原理指导下，推演得出"血见黑必止"的临床应用。

1.3　在与人的互动中发展成熟

在临床实践方面，以口尝的方式判断药性是中医学的传统做法，"药食同源"的概念与神农尝百草的神话也都间接证明了这一传统。中医药理论形成后，在其指导下根据人体对药物的反应，进一步认识药物的药性和功效，这是对药物进行最终确认的重要途径，也是进一步促进中药学理论建构的反馈环节。例如五味的概念被《黄帝内经》提出后，随着医疗经验的积累，古人对药物五味属性的认识在很大程度上参考了药物的治疗作用，因此成熟的五味概念已经不是原始的五种滋味，更是对药物功效的一种归纳形式。同时，临床实践检验既对传统文化和哲学思维在药物药性、功效的推演中正确的部分发挥了证实的作用，对其中错误的部分也发挥了证伪的作用，如西瓜瓤为红色，按象思维属火，对人为热性，而实际对人为寒性。上述种种历史性演变，凸显了中药发展过程中药与人的互动。

金元时期出现的药物归经、升降浮沉等理论，说明古人已将药物与人体反应相整合探讨药效及其机制，并将其结果上升到理论高度。我国特有的本草民俗，也称本草药物民俗，包含着人与人，以及人与自然相处、互动和相互理解的最基本的文化指令，更是从历史与事实的角度证明了我国古人通过药物与人体的互动实践来获得对药物功效的认识，并促进了药物学形成和发展的过程。

1.4　具有相对的整体性

中医学以整体观看待人体，也以整体观对待药物。中药的整体性体现在无论是单用还是组方，都是以单味中药为最小单位，无论是四气五味还是归经、升降浮沉，都是对药物作为整体的特性描述，不存在对其化学成分的分析和功能鉴定。中药炮制的目的很多，最重要的是增效减毒、改变药物的性能功效使其更加适应患者病情或扩大临床应用。无论是为增强或者减弱某种偏性，如寒凉药物经炒制可转为温热，还是引药归经，如咸味入肾故盐炒黄柏可引其入肾起效，都是对药物整体的改造。从历史角度看，中药化学成分的分析和功能鉴定在传统中药学中没有发展成一门独立的分支学科，固然是受制于较低的科技水平，而中华传统文化尊重、敬畏自然及自然之物，将药物视为富含灵性的整体，重"道"轻"术"，可能也是原因之一。

总之，中药的产生和发展有其独特文化、哲学背景和内在机制，与西方药学从巫术到药物学、从化学分析与合成到基因重组的发展过程相比较，两者既属于不同的药物学发展过程，更是迥异的人类药物认知途径。同时，中医药体系中医理与药理都是以传统文化特别是道家哲学思想为基础，是在实践的基础上不断检验和修正的成果，两者在临床人体层面完成了交汇和相互影响。正是两者之间的互动，才最终形成了相对独立的中药学以及完整的、具有内在逻辑性的中医学"理、法、方、药"体系。

2　中药目前值得思考的一些现象

2.1　"西病中治"的争论

"西病中治"即在临床上使用中药治疗以现代西医学手段所确诊的疾病，中药可以是单独使用，但常是同时或先后或交替使用西药与中药。"西病中治"现象在我国各级医院都十分普遍，但最近的院士激辩终于将其合理性置于舆论的风口浪尖。支持者认为"西病中治"是人们对中医、西医及中西医整合的新发展有了新的认识、新的理解与某些误解的结果。反对者则认为"西病中治"没有医理和药理根据，也没有长期经验，疗效不明。当然孰是孰非完全可以交给时间去检验，但可以肯定，即使是某"西病"经"西病中治"有效，其局限于一病、一法、一药或几种药的经验，大多没有相应的理论基础，无法推广到其他疾病的治疗和药物的使用中，碎片化的成果也无法上升到理论高度，无助于从整体上推动现代医学的进步。

事实上,开创中西药合用之先河的是近代名医张锡纯,在其著名的《医学衷中参西录》里介绍过中西药合用的"石膏阿司匹林汤",并对该汤原理进行了记载:"石膏之性,又最宜与西药阿司匹林合用,盖石膏清热之力虽大,而发表之力稍轻;阿司匹林味酸性寒,最善达表,使内郁之热由表解散,与石膏为伍,实有相得益彰之妙也。"显然,张锡纯的中西药合用是在中医药理论指导之下,对阿司匹林的中药学性能与功效进行认识之后,在中医的治法与中药的用药原则之下与中药联合使用的;在该汤之中阿司匹林属于中药应无异议,其联合形式冠名为"汤",也凸显了其联合背后的中医学背景。"石膏阿司匹林汤"对于今人的启示在于,无论是哪种联合用药方式都必须具备理论基础作为指导。张锡纯的中西药合用可能拉开了"西病中治"的序幕。然而遗憾的是,今人的"西病中治",无论是单纯使用中药还是中西药合用,常常是经验使然而没有理论根据,这不得不说是一种倒退。

2.2 临床和亚临床研究模式

不少临床和亚临床研究的模式都是某"西病"使用某中药或"某方"治疗,或兼用西药治疗,然后以西医学方式观察指标、评估疗效,试图说明中西医整合的优势。这种研究模式本质上是"西病"与中药药物或方剂之间关系的研究,可称之为"(西)病(中)方对应"研究,与临床实际用药的"西病中治"遥相呼应、互为因果。这种模式虽然不失为一种研究方法,但如果是作为中西医整合的主流研究方向,则值得商榷。对此,中医方剂学名家邓中甲教授曾精辟地指出其本质。西医学是辨病论治,即某"西病"对应某西药;中医学是辨证论治,即"有是证,用是方",属于两个完全不同的体系。上述研究模式不伦不类,既违背了方剂使用中最基本的"证方相应"原则,又没有所谓的"中西医整合"治疗横跨中西医或者说兼容中西医的理论基础作为支撑,实属混合而非整合。

总之,"西病中治"与"病方对应"研究都肢解了中医"理、法、方、药"的完整体系,单独将中药这一要素与西医整个体系进行"整合"。毫无疑问,在上述情况下的中药实质上属于西药,其研究结果应该属于西医而非中西医整合,更不属于中医。相反,将西药置于中医学体系中认识和使用,其研究结果应该属于中医,比如"石膏阿司匹林汤"中的阿司匹林应属于中药。

2.3 化学成分的分析研究

在基础研究方面,从单味中药或复方中分离、纯化和鉴定有效化学单体或活性成分,然后进行西医体系中的离体、在体实验以阐明其药理作用,这几乎成为当前中药研究的一个主流方向。不可否认这类研究取得了大量结果甚至是举世瞩目的成就,但如果以此类方式引领中药甚至是中医的发展则令人忧虑,因为这种研究本质上属于西药的开发而与中医无关。

以荣获诺贝尔奖的青蒿素为例,青蒿素尽管来源于中药青蒿,但从青蒿水渍后的绞汁中发现和提取出具有抗疟原虫的青蒿素，与从金鸡纳树皮中分离出具有抗疟原虫的奎宁这一典型的西药相比，两者在思路和过程上并无本质上的不同；进而言之，青蒿素的发现、化学结构的分析与之后的分子改造及临床应用，与从真菌培养物的滤液中提取得到青霉素这一众所周知的西药并开启了抗生素的历史演进，两者在认知与实践过程上也极其类似。更重要的是，青蒿素既未按照中医药理论进行四气五味、升降浮沉等中药药性与功效的认识，也未按照青蒿性寒，味苦、辛，入肝胆经等中药药性与功效使用，其作用对象是作为西医病因的疟原虫而非中医的与青蒿药性和功效相应的证，因此作为药物本身而言，青蒿素应属从中药中按照西药的逻辑，利用西药的研究手段开发而来的西药。

青蒿素的发现固然是在中西医交流这一大背景下的成果，可以将这一成果归功于中西医的一个交汇点，也可以将该研究模式发展成为一门交叉学科或者边缘学科，但如果把青蒿素的发现说成是中西医融会贯通的结果，似乎有些言过其实，因为这种所谓的"融会贯通"的背后并没有融会贯通中西医学的文化背景、哲学基础和医学模式，其本质是中药的西药化。也有人认为没有必要纠结于青蒿素的中药或西药属性，其实不然。中药与西药尽管都能控制与改变疾病，但在这一事实背后，其各自产生效应的原因、过程及机制等理论解释部分却有天壤之别，代表了不同医学体系的不同思维过程与思维方式。模糊了青蒿素的中药或西药属性，实际上是抹杀了中西医之间的差异，这不利于中西医各自的发展，更不利于中西医的整合。

进而言之，以化学成分的分析研究方法研究中药，不考虑中药的整体性，极似人体解剖学，其实质是西方分析－还原思维方式在药物学领域的延伸。如果这种研究方法在中医体系之中完全替代了中药本身固有的研究方法，那么基于西医强大的科学技术手段，其结果只能是中药和中药学被西药和西药学同化并最终被淘汰出局而消亡。

总之，上述几个层面的所谓"中西医整合"现象如果长此以往，中西医整合将成为没有理论作为基础的混合，混合的结果可能是混乱，其生命力不敢奢望。

3 中药发展方向：中西医结合导归中西医整合

基于中药本身的定义，中药的发展必须与中医的整体发展同行而不能在不同的轨道上各奔前程，否则，中药就不能称之为中药，其消亡也就成为必然。因此，中药要发展，首先要坚持中医"理、法、方、药"这一完整体系，包括其内在各要素之间"因理立法、按法组方、照方用药"的逻辑性和连贯性。其次必须坚持中药药性基本理论和中药固有的认识和研究方法，防止中药的西药化。具备了这两个基础，中医就不会亡于中药；在此基础上进行中药现代化，中药才能永葆青春。

历史的发展已经进入整体整合医学（简称整合医学；holistic integrative

medicine，HIM）时代，中西医整合作为我国整合医学的最重要组成部分，必然是将来的潮流。整合必须是以中医"理、法、方、药"的整体与西方医学的整合，将四个方面中某一方面单独抽离与西医进行整合虽然未必失败，但绝不是整合的宏观方向。从认识人体和疾病的方式上看，中西医属于完全不同的医学体系，但辩证地看，两者因为相异，故能互补，能够互补，方能整合。然而，整合的前提是构建更为宏大的、能够兼容两者差异的文化背景、哲学基础，特别是医学模式，而不是中医与西医各自独立探讨发展方向，这是时代留给当代医学家的历史重任。

参考文献

[1] 王怀福. 中西医结合是中医生存与发展的内在需求 [J]. 医学与哲学（A），2016，37（2）：71 – 74.

[2] 赵正孝. 中国哲学对中药药性阴阳认识的研究 [J]. 医学与哲学（A），2015，36（2）：86 – 88.

[3] 史业骞，初杰. 浅谈象思维在认识中药功效方面的应用 [J]. 中华中医药杂志，2015，30（4）：1163 – 1165.

[4] 夏循礼，姚文艳. 中国医药学多元化起源说的民俗学视角例证 [J]. 医学与哲学（A），2015，36（4）：81 – 93.

[5] 李彦昌，张大庆. 西方制药之术与药物认知之途 [J]. 医学与哲学（A），2016，37（2）：79 – 82.

[6] 财新网. 两院士理性辩论中药：目前流行的"西病中治"合理吗？ [EB/OL]. （2016 – 12 – 17）[2017 – 03 – 20]. http：//china. caixin. com/2016 – 12 – 17/101028108. html.

[7] 健康报. 西病中治要经得起检验 [EB/OL]. （2017 – 02 – 15）[2017 – 03 – 20]. http：//www. jkb. com. cn/TCM/industryNews/2017/0215/403225. html.

[8] 邓中甲. 中医学基本思维原理十讲 [M]. 北京：人民卫生出版社，2015：72 – 75.

[9] 严金海，徐静，黄毅. 从青蒿素的发现看中药的发展方向 [J]. 医学与哲学（A），2013，34（4）：4 – 7.

[10] 李超. 抗生素的历史演进及思考 [J]. 医学与哲学（B），2015，36（11）：80 – 83.

[11] 潘琳琳，王润春，高明周，等. 青蒿素的发现是中西医融会贯通的结果 [J]. 医学与哲学（A），2016，37（3）：14 – 27.

[12] 李晓强. 从医学体系的形成和变迁看整合医学 [J]. 医学争鸣，2016，7（2）：28 – 30.

[13] 邱鸿钟. 中西医比较的现象学解释 [J]. 医学与哲学（A），2016，37（6）：9 – 11.

[14] 刘运芳，杨志平，樊代明. 从屠呦呦获得诺贝尔生理学或医学奖谈整合医学 [J]. 中医杂志，2016，57（14）：1171 – 1176.

[15] 罗超应，罗磐真，谢家声，等. 医药认识模式创新与中医学发展 [J]. 医学与哲学（A），2015，36（2）：82 – 85.

[16] 张伟. 生物—环境—人文医学模式 [J]. 医学与哲学（A），2015，36（10）：92 – 94.

[17] 樊代明. 整合医学—— 医学发展新时代 [J]. 中华医学杂志，2016，96（22）：1713 – 1718.

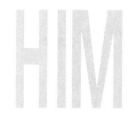

从砷剂治疗白血病谈中西医整合

◎庄彩薇，陈　波，夏庆梅，孟　翔，郭　义

整体整合医学（简称整合医学；holistic integrative medicine，HIM）理论自提出至今随着各医学科和流派不断发展壮大，各个领域学术人士的观点发表和思想交流碰撞愈发呈现多元化，其主要是从患者的角度出发，进行不同学科的学术整合与互补以及团队协作，为患者提供优化服务的一种医疗模式。总体来看，无论是哪个领域的整合医学观点，大致都可用"道""法""术""器""人"这五个层面进行思考和总结。《道德经》中，"道"是规则、自然法则，上乘；讲究的是追求阴阳调和的自然法则、宇宙运行规则。"法"是方法、法理，中乘；在自然规则的运行中寻找和总结出来的一种方法。"术"是行式、方式，下乘；在道的法理中进行的一种行为方式。后有的"器"则是指"术"在实际操作时可以使用的外在工具器械等。"人"则指将之前的研究整合结果在教育方面的实施。目前用砷剂治疗白血病取得的中国原始性创新成就离不开中西医学理论、技术上的整合。无论是中医、西医，都有其特性，也有共性，发挥各自的长处，去克服对方的短处，就能青出于蓝而胜于蓝，甚至远胜于蓝。本文试图通过以上五个层面的思路，分析探讨中西医整合条件下应用砷剂治疗白血病的理论和方法。

1　道：整合西医微观、中医宏观认识疾病的本质

砷剂早在中国古代中药文献中就被记载为剧毒中药。《本草纲目》中记载："砒，辛，酸，大热，有大毒。砒乃大热大毒之药，而砒霜之毒尤烈。"又曰："雄黄，苦平，寒，有毒。"三氧化二砷便是砒霜的主要成分。最初发现砷剂对白血病的治疗作用常用传统中医思想"以毒攻毒"来解释，因此使用砒霜、雄黄治疗白血病。白血病是一种恶性肿瘤，和淋巴瘤都属于血液淋巴系统恶性肿瘤。在中医学理论中，目前中医各家对白血病的认识不太相同，其发病机制通过辨证大致可

分为三种：虚证、实证和虚实夹杂。虚弱，气血不足，则易受外感；实邪入体而邪在体内不散，实在地消耗人体气血津液，最终导致阴阳两虚；虚实夹杂，邪气与正气相互抗争，正不胜邪，则病由此出。中医认为癌是由于邪毒淤结于体内而引起的，且邪毒一般为阴毒，所以攻毒驱邪多以辛温大热的药物为主，同时实验证明这些有毒性的中药对癌细胞的确有以毒攻毒的细胞毒作用。而砷剂作为中药砒霜的主要成分带有很大的毒性，这也是中医选取含砷剂的中药或砷剂中药制品来治疗白血病的主要原因。《医宗必读》中说："初者，病邪初起，正气尚强，邪气尚浅，则任受攻；中者，受病渐久，邪气较深，正气较弱，任受且攻且补；末者，病魔经久，邪气侵凌，正气消残，则任受补。"所以中医治疗白血病的主要思路为扶正祛邪，先用砒霜驱邪，再用雄黄扶正。而从西医角度来看，首先，白血病在当下仍是一种通过现代医学手段未能有很好治疗效果的疾病，是一种造血系统的恶性肿瘤。由于细胞内脱氧核糖核酸的变异导致骨髓中造血组织的不正常工作。白血病患者过多生产不成熟的白细胞，干扰到骨髓的正常工作，这使得骨髓产生其他血细胞的功能降低。而砷剂正是通过促进不成熟的白细胞凋亡、诱导白细胞的正常分化、抑制白细胞增殖以及抑制骨髓中毛细血管形成来治疗白血病的。这些研究结果可以作为砷剂治疗白血病的理论依据，指导其临床实施。在"道"的整合方面，参考中医思想以及对白血病的认识，再整合西医检测的具体细胞功能结构，针对砷剂治疗白血病的方向采用中西医整合理论对其治疗进行指导和完善。事实上，使用砷剂治疗白血病的中西医理论整合在下文叙述的"法""器"中也有重要体现。

2 法：在整合中西医理论指导下采用砷剂治疗白血病的方法

由于目前有关砷剂治疗白血病的许多理论解释均与细胞凋亡机制有关联，可以看到，通过使不正常的白细胞凋亡来治疗白血病就是西医研究中砷剂对白血病治疗的"法"的所在。而在中医药"砒霜"的定义中，砷剂的主要成分三氧化二砷被认为有蚀疮去腐、杀虫、祛痰、截疟的功效，归肺、脾、胃、大肠经，在相关中药治疗白血病的研究论文中指出，活血化瘀药是治疗急慢性白血病的常用药物，这与砒霜的治疗功效有相似之处，通过总结各中药治疗白血病的药方归经中肺、脾、胃经高居前列，这也与砒霜的归经相同。由此可以看出在中医治疗急、慢性白血病的理论中，热毒炽盛、气血两虚和气阴亏虚是二者共有的常见证型，而砷剂目前主要用于急性白血病的治疗，推测中医运用砒霜（砷剂）治疗白血病的作用机制是利用砷剂解热毒的功效，中医上使用的清热药主要以清热解毒、清热凉血、清热泻火、清热燥湿药为主，而由急性白血病属于急症可以看出中医治疗思路是先控制疾病之"热"，再应用补虚、活血药物辅助治疗。在西医方面，随着砷剂治疗白血病试验研究的不断深入，发现三氧化二砷治疗白血病的可能分子机制一方面为：高浓度三氧化二砷（$0.5 \sim 2.0 mol/L$）可诱导细胞凋亡，低浓度三氧化二砷（0.1～0.5mol/L）能促进细胞不完全分化。而一定浓度的三氧化二砷能明显抑制 NB4 细胞，其具有诱导 NB4 细胞凋亡和不完全分化的双重作用，快速调变及降解 PML/PML－RARα 蛋白的表达，而 PML/PML－RARα 蛋白恰巧是引起急性早幼粒细胞白血病（acute promyelocytic leukemia，APL）的主要致癌蛋白。另有学者在砷剂治疗白血病作用机制上有更深入的理论成果：砷剂可通过多种途径启动线粒体来介导细胞凋亡途径而影响细胞内氧化还原系统、激活 caspase——灭活、阻止细胞凋亡的细胞内物质或通过对细胞结构的直接降解而促进凋亡，作用于微管蛋白进而诱发细胞凋亡，作用于致癌因子，通过诱导分化、抑制细胞增殖、骨髓中毛细血管形成引起时间和剂量依赖的血管内皮细胞凋亡。综合以上中西医研究充分表明砷剂在治疗白血病的成效的确有据可循。通过对中西医运用砷剂治疗白血病的方法分析可以看出，西医使用砷剂治疗白血病主要在于使病变细胞凋亡，让新的完整的细胞代谢来补偿和替代治愈，而中医使用砷剂是注重其清热、解毒之效，驱除体内热邪，后辅助之扶正祛邪。根本的治疗思路都是先驱除体内患病状态，以便更好地进行后续治疗。这也体现了从治疗思路上实现砷剂治疗白血病之"法"的中西医整合。

3 术：整合中西医具体解决砷剂治疗白血病问题的方法应用

在有了道理和方法思路整合指导下，对白血病治疗"术"的阶段中，中西医知识的应用整合更加密切。哈尔滨医科大学附属第一医院就使用静脉注射方法治疗 APL，广东省茂名市人民医院使用口服砷剂治疗 APL，维持治疗的临床疗效研究发现如此方法应用砷剂治疗白血病确有疗效。应用砷剂治疗白血病的中西整合原理，应用中医中药和西药制药技术研制了癌灵一号、复方青黛片等含有砷剂成分的药物来辅助治疗白血病，同时整合中医辨证思路和西医制药的应用治疗 APL，通过调查跟进发现治愈率有明显提高。早期治疗白血病时使用的全反式维甲酸诱导分化治疗 APL 虽然缓解率高，但是由于其存在维甲酸综合征及耐药性，会严重影响患者的后期生活，而西医通过研究发现应用砷剂不仅能对维甲酸产生耐药的患者有治疗作用，而且能与维甲酸联合运用来治疗白血病，更重要的是两者合用的疗效比单用疗效更佳。维甲酸和三氧化二砷无交叉耐药，这些应用在传统治疗白血病的方法上有所突破，说明砷剂治疗白血病确有疗效。并且在使用砷剂配合维甲酸治疗白血病的同时配合一定的化疗，相比单纯化疗砷剂更有抑制细胞克隆的效果，能够降低癌症的复发率。对此整合思路可以将西医临床研究结果与中医药的应用整合，研制出更加有效的中药制剂来治疗白血病。

4 器：中西医治疗白血病使用的药剂整合

从目前砷剂治疗白血病的治疗手段上来看，"器"的使用在文献中并没有明确的体现，而如果宽泛地来说，在"术"中所提到的复方青黛片、癌灵一号药剂、还有临床上防止白血病复发而使用的亚甲酸，可与砷剂联合应用治疗 APL 的维甲酸也可以算是用砷剂治疗白血病过程中的具体药剂。在应用中药砷剂治疗白血病时，天津市中医院最早应用六神丸治疗了 10 例白血病患者，有效率竟达 90%；上海市白血病防治研究协作组曾用牛黄解毒片治疗 15 例患者，有效率达 86%；西苑医院用青黄散治疗 25 例慢性粒细胞白血病（chronic myelogenous leukemia，CML），总缓解率为 100%；黄世林等医家自拟中药复方青黛片，单用该药，或加用泼尼松，或小剂量化疗治疗 APL 60 例，每例患者坚持用药 1~2 个月以上，结果 60d 内获完全缓解 59 例，部分缓解 1 例，完全缓解率达 98.3%。蚌埠医学院附属医院 70 年代曾直接采用单味雄黄治疗 CML，通过应用他们认为单用雄黄治疗 CML 具有见效快、缓解率高、副作用较少、价格便宜的优点。其降低白细胞和缩脾作用与白消安相似，可作为治疗 CML 的首选药物。自 20 世纪 70 年代初，哈尔滨医科大学第一附属医院研制成癌灵 I 号（含三氧化二砷 1mg/mL 和氯化汞 0.01mg/mL），突破了传统的中药口服给药方法，将砷剂改为单体直接静脉给药，疗效较前进一步提高，目前他们已将此药作为 APL 的常规首选治疗方法。虽然通过中西医整合将砷剂应用在治疗白血病的例子不乏少数，但是由于目前砷剂治疗的白血病症型还比较局限，所以这些药剂的使用并不广泛，并且要对症下药，小心使用。在中药治疗的同时，也可以加用使血管扩张的西药药剂，如亚硝酸异戊酯吸入或硝酸甘油片含于舌下，普鲁卡因、阿托品、妥拉苏林等球后注射，口服维生素 C 片、路丁片等，在应用药物时整合中西医诊断，对因用药，使药物治疗能发挥更好的疗效。而通过这些药剂的产生和使用，也体现了中西医在制药技术、药物应用方面的整合。

5 人：中西医对白血病的认识在教育上的整合

在整合医学中，"人"主要体现在教育层面，而在砷剂治疗白血病的领域中，许多研究已投入应用并取得了一定成效，全国各大医院也都有自己的药物选择和治疗机制，那么在医院培养人才方面便可加强砷剂用于白血病的研究和学习；而在学校教育体制中，老师也可向学生多传授相关知识，鼓励学生进行此方面的课题研究。但是从目前形势来看，要想在此课题的"人"方面有所突破仍需多加努力，由于目前各个医院治疗方案不统一，而且对治疗白血病的机制原理还在深入研究中，我们可以通过在研究中学习来加强"人"的教育部分。在整合学习中，更要注意中医和西医理论两方面考虑疾病的学习研究和治疗，做到知识、经验的整合，这样才能使教育在更全面掌握和理解疾病发生发展规律中发挥其重要作用。

通过对整合医学上述五个方面整合砷剂治疗白血病的研究课题探讨，目前在砷剂治疗白血病的论题上，"道"、"法"、"术"层面研究与实践相对发展较好，而"器"和"人"层面还需要更多的发展和加强，由于无论应用中药砷剂还是西医治疗白血病，在许多文献和临床研究中都已经显示出具体的效果，所以笔者更有理由相信日后定会有更多相关的治疗药物和对应的教学内容产生。注重中西医诊断治疗的思路和方法整合是该研究方向发展的必要条件，而我国对白血病的治疗也会因不同医学的不断整合得到更大的发展。

参考文献

[1] 应美珂，韩婷婷，王永晨，等．全科医学与整合医学的现状与展望［J］．中国全科医学，2018，21（23）：2897.

[2] 樊代明．HIM，医学发展新时代的必由之路［J］．医学争鸣，2017，8（3）：1－19.

[3] 朱鸿义．含砷中药治疗白血病的机理探讨［J］．浙江中西医结合杂志，2001，11（3）：151.

[4] 陈思宇．氧化砷和维甲酸对 PLZF－RARa 阳性 U937 细胞的作用［J］．细胞与分子免疫学杂志，2007，23（9）：826－833.

[5] 中医系内科教研组．中医对白血病的认识和治疗（综述）［J］．福建医科大学学报，1975，2：99－107.

[6] 李俊娥，孙关林．砷剂抗白血病作用机制研究新进展［J］．国外医学：肿瘤学分册，2002，29（1）：66－67.

[7] 司富春，王振旭．白血病中医证型与方药分析［J］．中华中医药杂志，2013，28（7）：1972－1975.

[8] 申克明．全反式维甲酸联合砷剂治疗急性早幼粒细胞白血病 28 例［J］．现代中西医结合杂志，2011，20（15）：1881.

[9] 陈国强，朱军，石学耕，等．氧化砷诱导早幼粒细胞白血病细胞凋亡及其分子机制的初步研究［J］．中华血液学杂志，1997，18（1）：25－28.

[10] 董颖，张雄，曾权祥．口服砷剂对急性早幼粒细胞白血病维持治疗的临床疗效研究［J］．临床医学工程，2015，22（1）：33－34.

[11] 陈国强，史桂英，贾培敏，等．三氧化二砷对急性早幼粒细胞性白血病细胞株的双重效应研究［J］．中华医学杂志，1997，77（7）：509－512.

[12] 蔡循，贾培敏，石学耕，等．氧化砷诱导维甲酸耐药早幼粒细胞白血病细胞（MR－2）凋亡的体外研究［J］．中华血液学杂志，1998，19（7）：339－341.

[13] 吴晓丹．全反式维甲酸联合三氧化二砷治疗初发急性早幼粒细胞白血病的近期疗效分析［J］．中国医药指南，2018，16（1）：96.

[14] 镇涛．中药成分靶向治疗急性髓系白血病研究进展［J］．中国中西医结合杂志，2009，29（1）：14－16.

[15] 王振义．白血病靶向治疗的应用［J］．中国实用内科杂志，2005，25（6）：500－503.

[16] 杨新中，林淑芬，罗秀丽，等．中药砷剂治疗白血病的研究概况［J］．白血病，1998，7（1）：59－61.

[17] 王振义．开展砷剂治疗白血病的临床和机制研究［J］．中华血液学杂志，1996，17（2）：57.

[18] 张亭栋．含砷中药治疗白血病研究——谈谈癌灵 1 号注射液对白血病的治疗［J］．中国中西医结合杂志，1998，18（10）：581.

[19] 樊代明．整合医学教育之我见［J］．医学争鸣，2018，9（1）：1－8.

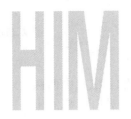

浅议基于耗散结构下乳腺癌的
中西医整合治疗

◎蔡振刚

    乳腺癌是目前威胁女性生命健康的主要疾病之一，癌细胞发生重要脏器转移是乳腺癌致死的直接原因。目前乳腺癌的现代医学（即西医）治疗方法主要包括：外科手术、化疗、放疗、内分泌治疗、靶向治疗、免疫治疗，在国内部分医院可以进行传统医学的辅助治疗。虽然现有的治疗手段能够使早、中期的患者得到较高的 5 年生存率，但总体复发率仍高达 30% ~ 70%。对于乳腺癌的研究虽已深入到分子水平，但治疗效果却没有显著提高。这一现象是否提示我们需要对乳腺癌的现有治疗理念进行思考？

1 现代医学与传统医学的分歧与共鸣

    现代医学研究是以还原论为基石，我们对微观世界进行了深入的切分，从器官→细胞→大分子物质不断地深入，这固然使我们更清楚地了解了疾病的分子结构，但是似乎遗忘了人是多系统组成的整体，而并非简单的分子堆积。这种观念具体到乳腺癌的治疗中，一旦有新的证据证明一种治疗方案有效，临床上就以分子分型为标准进行治疗。在临床医生的观念中患者间的差异不是体质的不同，而是分子分型的差异。目前所说的个体化治疗并不是针对单个个人而言，而是针对分子分型而言。

    在我国，传统医学（即中医）是被普遍承认的整体治疗，由于理论基础是气、阴阳、五行和脏腑学说，对于长期接受现代医学教育的临床医生而言难以理解和接受，尤其是从唯物论的角度难以找到与现代医学中物质组成相衔接的气及经络。而目前的中西医整合也是以中医的西医化为研究方向，中医的核心思想未能采用现代理论阐述清楚。

随着肿瘤治疗精准时代的来临，在 2014 年，美国癌症研究学会的癌症进展报告里面特别指出，针对精准癌医学的创新性临床试验可分成两大类，一类称为篮子试验（Basket Trial），即某种靶点明确的药物就是一个篮子，将带有相同靶基因的不同癌症放进一个篮子里进行研究，"Basket Trial" 的本质就是一种药物应对不同的肿瘤；另一类临床试验称为 "Umbrella Trial"，即撑起一把大伞，把具有不同驱动基因，如肺癌中 *KRAS*、*EGFR*、*ALK* 拢聚在同一把雨伞之下，将不同的靶点检测在同一时间里完成，然后根据不同的靶基因分配不同的精准靶药物。这种精准医学下的新观念是与中医理论中的"异病同治"和"同病异治"理念相契合的。由此可见，中西医对疾病的认识只是角度或治疗的侧重不同而已，中西医的整合是具有可行性的，重要的是要以新的理论框架重新解读中西医现有理论。

2　耗散结构理论下的生命活动特征

自 20 世纪 60 年代以后，随着现代物理、化学研究的盛行，新的理论不断涌现，对于世界的认识也从曾经的线性观念为基础的决定论进展到以非线性思维为基础的混沌论。尤其是诺贝尔奖获得者普利高津的耗散结构理论对生物学研究产生了重大影响，可是对于习惯于还原论的医学研究者似乎没有引起足够的注意，这可能和科学家过于专注分支研究有关。在国内，以耗散结构理论审视医学现状的文章仅限于中医理论研究，但是表述的形式和目的仍然是"衷中参西"的观念，希望用现代的理论进行中医理论的解读，结果是仅在理论研究上有所帮助，对于真正的发展、扩大中医的应用范围并没有产生具体影响。

耗散结构理论是探讨一个远离平衡的开放系统，在外界条件变化过渡到一定程度，系统内部某个变量变化过渡到一个临界值时，经过涨落系统可能发生突变，即非平衡相变，该系统将会由原来的混乱无序状态转变为一种在时间上、空间上或功能上的有序状态。耗散系统研究强调的是远离热平衡的开放系统，由外界提供能量和物质维持，一般包含大量的系统单元或多层次的组分，各子系统之间、不同的组分和层次之间存在着错综复杂的相互作用，尤为重要的是负反馈和非线性作用。正是由于系统的开放性、非平衡性和系统内部的这些非线性作用，使系统能保持高度的有序性。借助耗散结构理论，熵被成功引入生命科学中，用来度量生命活动过程的质量。按照热力学第二定律，熵的增量（正熵）等于过程中吸收的热量与温度之比。生物学上，熵是系统内分子热运动无序性或混乱程度的一种量度。薛定谔提出"生命赖负熵为生"的观点，"负熵"是机体有序性的一个量度。

人体作为远离热平衡的开放系统，由无数小单元（器官、组织、细胞、生物大分子等）组成。人体的新陈代谢就是不断地从外界摄取食物和能量作为负熵，抵消生活、工作等活动产生的正熵，这样才会维持身体的有序性。正常的机体是依靠热辐射、排泄废物等基本生理反馈方式持续向体外排除多余的"正熵"。当正熵增大时，机体内在系统会从有序变为无序，各种无序的物质在细胞内外堆积起来，具体到系统内某一细胞内分子或是某个基因片段产生反馈信息并回输到系统内部。此时系统内部的正熵流与来自外部的负熵流相互作用，正反馈的调节占上风时，会使机体内产生正熵大于摄入的负熵，内环境逐步远离稳态，使细胞和机体新陈代谢能力持续减弱，形成这些无序物质分解和消除速度不断减缓的恶性循环。所以肿瘤、衰老和一些慢性疾病本质上是体内正熵的长期、不可抗拒的增加，而负熵又不足以抵消身体产生的熵的积累，身体内部有序性降低。从整个生命的时间尺度上观察，人体正是由高级有序性向低级有序性发展，最终过渡到无序状态（热死寂），疾病是其中的一种有序性逐步下降的状态。

3　熵理论下乳腺癌的中西医治疗

以乳腺癌为例，如果将一位乳腺癌患者自发病前到整个疾病治疗结束放在患者生命时间尺度上观察，是一个高级有序→低级有序性①↓↓→低级有序性②↓→高级有序性③↓的过程（①乳腺癌治疗前，②乳腺癌治疗期，③乳腺癌治疗后），治疗的目的是恢复患者机体的有序性。假如我们以每一个治疗阶段为时间尺度来观察机体的有序性，手术（包括化疗、放疗）在减少肿瘤细胞、增加机体有序性的同时，这些措施本身也对机体的有序性产生负向效应，两者相加的涨落效应幅度将受到影响。对于如何减少手术、化疗、放疗本身造成的负向效应，目前现代医学虽然提出了快速康复理疗，但是具体治疗方式和效果仍欠佳。而传统医学模式在乳腺癌的治疗中对于杀灭癌细胞效果不明显，但对于机体内稳态失衡的调整效果良好。于患者个体而言，最佳的治疗模式是去除癌细胞，恢复机体失衡状态并减少对机体的伤害。

为了从整体上客观地量化评价疾病的治疗效果，国内外学者尝试将熵理论引入医学研究中。现代医学基于熵理论，在分子水平进行了 DNA 与 mRNA 序列分析、蛋白质折叠设计、信号通路研究，在细胞水平上进行了癌细胞与正常细胞熵流的研究。传统医学基于熵理论进行了证候与熵，用药规律与熵的研究。熵理论在现代医学和传统医学的研究中取得了一些积极成果，如陈小军和沙立人在各自的研究中认为熵理论可以用于阑尾炎量化诊断与肺性脑病的疗效量化评估；李海霞在血瘀证的研究中证明利用熵理论进行中医的量化研究是可行的。以熵理论来审视乳腺癌的现状，现代医学肿瘤研究聚焦点是癌细胞，诊断的依据是癌细胞的病理诊断，治疗的目标是癌细胞的完全消灭，也可以说是"去邪"，对作为癌细胞的宿主——人体本身关注很少；传统医学的关注点是罹患疾病的人体的证候，以此为基础进行辨证论治，治疗的目标是"扶正祛邪"，就目前中药治疗的效果来看，"扶正"效果明确，"去邪"效果不佳。在熵理论下，单纯的"去邪"和"扶正"在最终的量化标准下都是低效的，唯有两者兼顾，以最终恢复高级有序性为目标才能达到治疗要求。这也是整体整合医学（简称整合医学；holistic integrative medicine，HIM）所倡导的认识论与方法学。由此可见，以耗散结构为理论基础，以熵为评价标准，现代医学和传统医学的区别在于治疗手段的不同，追求的终极目标是统一的。

在乳腺癌的治疗中，多学科协作（MDT）是公认的最佳治疗模式。在 MDT 下，并不要求每位参与者是全才或通才，要求的是参与者的专业知识，MDT 的基础是所有参与者理念的统一。目前中西医整合的问题正是理论框架的冲突，还原论与系统论的不协调，治疗理念的不统一，构建能够包容两种理论的基石是首要问题。耗散理论中熵是中西医的交汇点，生命时间尺度的多阶段、人体结构的多层次是中西医的共识，在疾病时间尺度下恢复机体的有序性能够成为中西医临床医生的共同理念，即整合医学理念。在这一理念的支持下，明确两种治疗模式的优势及劣势是整合的基础，并非厚此薄彼。在 MDT 下，每个治疗阶段以恢复机体有序性为核心，进行熵的量化评价，从而通过现代与传统治疗手段恢复机体的有序性。熵理论下的量化研究必将乳腺癌的研究推向基于数据分析为标准的、真正的精准化和个体化整合治疗。

参考文献

[1] 吴凯南. 实用乳腺肿瘤学［M］. 北京：科技出版社，2016：658.

[2] 祝世讷. 开辟"后中西医结合研究"——纪念毛泽东提出"中西医结合"60 周年［J］. 山东中医药大学学报，2016，3：203－207.

[3] 袁冰. 复杂性科学视野下的精准医学［J］. 医学与哲学（A），2015，36（12）：3－6.

[4] Ding C，Luo L. Measurement of entropy production in living cells under an alternating electric field ［J］. Cell Biol Int，2013，37（3）：233－238.

[5] 祝世讷. "衷中参西"的普遍性说明了什么［J］. 山东中医药大学学报，2009，33（5）：355－356.

[6] 普利高津. 探索复杂性［J］. 成都：四川教育出版社，2013：221.

[7] 赵妍，王庭槐. 生物反馈治疗中的控制论和熵原理［J］. 中国实用神经疾病杂志，2009，12（13）：41－44.

[8] 王秀秀，刘艳丽，范华，等. 中医证与生物熵的同构性探讨［J］. 中国中医药信息杂志，2014，21（12）：1－4.

[9] Tarabichi M，Antoniou A，Saiselet M，et al. Systems biology of cancer：entropy，disorder，and selection-driven evolution to independence，invasion and "swarm intelligence" ［J］. Cancer Metastasis Rev，2013，32（3－4）：403－421.

[10] Teschendorff AE，Banerji CR，Severini S，et al. Increased signaling entropy in cancer requires the scale-free property of protein interaction networks［J］. Sci Rep，2015，5（28）：9646.

[11] Banerji CR，Severini S，Caldas C ，et al. Intra-tumoursignalling entropy determines clinical outcome in breast and lung cancer［J］. PLoS Comput Biol，2015，11（3）：e1004115.

[12] West J，Bianconi G，Severini S，et al. Differential network entropy reveals cancer system hallmarks［J］. Sci Rep，2012，2（4）：802.

［13］陈小军．信息熵的多属性决策方法在医学上的应用探讨［J］．数理医药学杂志，2008，21（5）：532－533.

［14］沙立人，杜绍兴．信息熵评估康复和预后［J］．中国心血管康复医学，1995，4（3－4）：14－16.

［15］李海霞，王阶，胡元会，等．基于信息熵的关联度的血瘀证量化研究［J］．世界科学技术——中医药现代化，2007，9（4）：18－21.

［16］陈赐慧，花宝金．张锡纯治疗肿瘤学术思想浅析［J］．浙江中医药大学学报，2014，38（6）：707－710.

［17］郭潇雅．MDT 打造肿瘤治疗最佳方案［J］．中国医院院长，2015，16：78－79.

［18］樊代明．整合医学的内涵及外延［J］．医学与哲学（A），2017，38（1）：7－13.

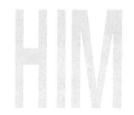

参照系不同决定中西医理论不能结合只能整合

——整合医学理论对中西医学参照系的认证

◎李　琦，蒋宏岩

近百年来，中西医理论不能成功整合的原因是什么？中西医理论的根本区别在哪里？中西医理论还能不能整合？这些都是没有得到圆满回答的问题。在医学发展的历史长河中，整体整合医学（简称整合医学；holistic integrative medicine，HIM）思想源远流长，是重要、有效的医学科学探索指导思想之一，先人们早已在医学发展的原始阶段就已自觉或不自觉地应用了该理论。如果有人认为整合医学思想仅仅是一个时尚的提法，而缺少科学性、指导性、实用性和创新性内涵，那可就大错大谬了。参照系是物理学的基本概念之一，指研究物体运动时所选定的参照物体或彼此不做相对运动的物体系。离开了参照系我们就无法研究、描写物体或物质运动的规律。只有在选定参照系之后，才能确定物体做怎样的运动。同一物体相对于不同的参照系，其运动状态的描述不同。中西医结合的关键是在理论层次的结合，如果中西医理论不能结合，那么决定中西医结合发展方向的必将是中西医理论的整合统一。将现有的中西医理论分别与物理学的"参照系"概念相整合，找到其分别对应的"参照系"进行整合分析，可以得出"由于中西医选择的参照系不同，所以导致中西医理论不能结合只能整合"的结论。

1 西医将心脏选择为血液运行的参照系

1 800 多年前，古罗马医生盖伦将心脏作为血液运行的参照系，根据对血液在心脏流出、流入运动的描述，定义了动、静脉血液与动、静脉血管。从此确立了以心脏为参照系的西方医学体系。如不确定参照系，将无法对运动的血液进行描述。大约在盖伦去世 1 500 年后，1628 年，哈维在完全接受盖伦以心脏为参照系的理念下，提出了血液循环理论。今天，将盖伦对血液运行的描述进行分析，可以认定盖伦关于血液运行的描述及对动静脉的定义是医学与物理学概念"参照系"整合的实例。

西医关于血液运行参照系的选择已清晰明确，那么中医是怎样描述血液运行的呢？是以什么为参照系的呢？中医与西医参照系一致吗？如果不一致又会得出怎样的结论呢？下面我们将对古老的中医理论与物理学参照系的概念进行整合，以期对中医关于血液运行的参照系进行求证。

2 中医将肺脏作为血液运行参照系的证明

至少比盖伦要早千年以上，对血液运行的描述，中医选择的参照系是肺脏。早在盖伦选择心脏为参照系对动、静脉定义之前，《黄帝内经》就已对人体的血液运行及选择的参照系——肺脏做了详细的描述。

2.1 肺的解剖位置较高

肺为藏长、肺主气、司呼吸。《灵枢·九针论》指出："五藏之应天者肺，肺者五脏六腑之盖也。""肺为华盖"，其中的华盖指古代帝王的车盖或画上文采的伞。肺有覆盖和保护诸脏抵御外邪的作用，故名。肺为藏长，《素问·痿论》中载："肺者，藏之长也，为心之盖也。"

2.2 肺脏为静脉血上行运动的终点、动脉血下行运动的起点

《素问·经脉别论》中载："食气入胃，浊气归心，淫精于脉，脉气流经，经气归于肺，肺朝百脉，输精于皮毛。"《素问·灵兰秘典论》中载："肺者，相傅之官，治节出焉。"

"肺朝百脉"：朝，即向，面对着的意思；由于人体中上行静脉血液成分存在自然分类，肺朝百脉，即指来自全身的数种不同成分的静脉血均上行聚汇于肺脏，转换为动脉血后又下行分布于全身。

"肺主治节"：治，始也。治：通"殆、始"。《说文解字》中载："以声。"与治、始为一音之转，故同义。《毛诗古音考》卷三"殆"字条中治又与始同义。钱大昕谓："古文故治与始通，《尚书》曰'在治忽'，《史记·夏本纪》作'来始滑'，《汉书·律历志》作'七始咏'，是'治'即'始'字。"《淮南子·主术训》中载："能多者无不治也。"《诗经·鲁颂·驹·思马斯作传》中作"始也"。

节，止也，检也，制也。《易·颐象》中载："君子以慎言语，节饮食。"《疏》中载："节者，制度之名，节止之义，制事有节，其道乃亨。"《说卦传》中载："节，止也。"

岐伯曰："五日谓之候，三候谓之气，六气谓之时，四时谓之岁，而各从其主治焉。五运相袭，而皆治之，终期之日，周而复始，时立气布，如环无端，候亦同法。"《素问·六节藏象论》中的"治"为"始"也。岐伯曰："天以六六为节，地以九九制会。"《素问·六节藏象论》中的"节"为"止"也。肺主治节意为肺脏既是（动脉）血液运行的起点、始点，又是（静脉）血液运行的终点、止点。肺主治节已得到现代医学的证实。

2.3 血液在肺脏中才真正生成

《灵枢·营卫生会》中更强调了肺在化生血中的作用："中焦亦并胃中，出上焦之后，此所受气者，泌糟粕，蒸津液，化其精微，上注于肺脉，乃化而为血。以奉生身，莫贵于此，故独得行于经隧，命曰营气。"中医认为真正的血液在肺脏中生成。

2.4 中医已认识到饮食中的精微物质入血液上行流入肺脏

《灵枢·营卫生会》中载："黄帝问于岐伯曰：'人焉受气？阴阳焉会？何气为营？何气为卫？营安从生？卫于焉会？老壮不同气，阴阳异位，愿闻其会。'岐伯答曰：'人受气于谷，谷入于胃，以传与肺，五脏六腑，皆以受气，其清者为营，浊者为卫，营在脉中，卫在脉外，营周不休，五十度而复大会，阴阳相贯，如环无端，卫气行于阴二十五度，行于阳二十五度，分为昼夜，故气至阳而起，至阴而止。'"《灵枢·营气》中载："谷入于胃，乃传之肺，流溢于中，布散于外。"几千年前的《黄帝内经》多处提到对饮食吸收入肺的认识着实让人震惊。对静脉血上行路径和血液成分的准确描述非经严谨的科学实验绝不可能得出此结论。

2.5 中医已了解掌握肺脏、心脏的上行（静脉）血液来源

《素问·五藏生成篇》中载："心之合脉也，其荣色也，其主肾也。肺之合皮也，其荣毛也，其主心也。"即（右）心的（静脉）血主要来自肾（静脉）；上行入肺脏的（静脉）血主要来源于（右）心。这与现代医学认识相符合。

2.6 在生理功能上中医认为肺脏为血液运行的转化中心

肺主宣发和肃降。宣：布也，散也，指全身来自（右）心的（静脉）血液分布于肺脏；肃：引进，进也，疾也；降：下降，指全身的静脉血液上行进入肺脏，转化为动脉血液后做下行运动下降、分布至全身。

3 中医以肺脏为参照系展现的关系

中医以肺脏为参照系，上行入肺的（静脉）血液属阴；出肺脏的下行（动脉）血液属阳，通过血液自然运动关系的展现，立即就可以彰显出人体的整体与部分（脏腑等）、部分与部分、部分与整体的关系；同时中医还将"阴阳"等重要的概

念作为实体来看待，使阴阳这种实体成为可具体研究的对象。而西医选择以心脏为参照系则完全束缚了这些关系的展开。至今，西方医学也缺乏这些重要的脏腑等相互关系理论。

3.1 上行、下行血液中阴阳的相互转化

在以肺为参照系的血液自然上行、下行运动中，上行静脉血与下行动脉血通过肺脏相互转化。上行、下行血液双方在一定条件下可以向其各自相反的方向转化，即上行静脉血液可以转化为下行动脉血液，下行动脉血液也可以转化为上行静脉血液。

3.2 上行、下行血液中阴阳的互根互用

上行静脉、下行动脉血液的互根互用关系是相辅相成、相互依存、互为根本的关系，即上行静脉、下行动脉血液中的任何一方都不能脱离对方而独立存在。上行、下行血液的双方互为另一方存在的前提条件。

3.3 上行静脉、下行动脉血液中的阴阳消长平衡

上行静脉、下行动脉血液成分的消长平衡使上行静脉、下行动脉血液彼此之间保持着相对的动态平衡，从而维持了人体组织器官的生理活动和正常的生长发育变化。

3.4 上行静脉、下行动脉血液中的阴阳对立制约

只有上行静脉、下行动脉血液的相互制约关系的存在，才能维持人体功能的动态平衡。

4 参照系不同是中西医理论不能结合的根本原因

从运动学的角度看，参照系可以任意选取，所有的参照系都是平权的，选用参照系时只考虑分析解决问题是否简便。历史上托勒密的地心说就是如此。为了描述当时对太阳和六大行星运动的观测结果，托勒密曾经不得不引入80多个"本轮"和"均轮"来补充说明其地心说理论。一旦换成哥白尼的日心说，即以太阳为参照系，天体运行的图像就变得简单多了。

对物体运动的描述，选择参照系是必须的。只有在选定参照系之后才能确定血液是做怎样的运动。对血液运行的描述，中西医学选择了两个不同的参照系，一个是肺脏，一个是心脏。参照系的选择具有任意性，即可选择心脏，也可选择肺脏，甚至肝脏、肾脏、脾脏等。选择以心脏为参照系，西医提出了大小循环理论。中医选择以肺脏为参照系，与自然哲学的阴阳学说相整合，诞生了中医的阴阳学说并演化出藏象学说、五行学说等。

从中西医整合的历史和现状来看，其最大的困难仍然是理论上的，首先是概

念上的不可通约性，即中西医理论没有可以逐点比较的共同的量度。中西医理论概念的移易只能在自身的概念系统中进行。一般来说，从中医的概念中是移易不出西医的概念来的，反之亦然。

中西医理论的本质差异是因为参照物不同，采用了不同的参照系，形成了两个不同的理论体系及概念体系，导致中西医的概念只能在自身系统内流易，而不能相互移易，从而造成了中西医两大理论体系的不可通约性。从血液运行的角度看，中西医学的参照系都可以很好地描述血液的运动。但从静脉血、动脉血各自的起源，即从静脉血成分起源处存在自然分类，静脉血、动脉血存在相互转化、互根互用、消长平衡等一系列关系的角度看，西医选择以心脏为参照系干扰了人类的视线，掩盖了许多人体自然秘密，增加了对血液运行描述的复杂性，阻碍了医学科学的进一步发展，并将医学的研究方向引入歧途。这是不合理、不科学的，甚至是错误的。中医以肺脏为参照系的阴阳学说对血液运行的描述简明扼要、去伪存真、击中要害，消除了西医肺动脉含静脉血、肺静脉含动脉血等一系列的矛盾困惑与复杂性，并认识到血液成分存在自然分类特征等现象，开通了走向真理的道路。这也是中医理论几千年来正确与不败的根本，是现代医学基础理论研究出现困惑的关键所在。

参照系选取的原则一般应以观察方便和使运动的描述尽可能简单。对同一运动的研究应选择同一参照系。中西医在不同的参照系中描述同一物体——血液的自然运动，其繁简、难易程度、结论往往不同，甚至差异巨大。将中西医理论与物理学参照系的概念相整合可以看出，由于中西医对同一血液运行的描述选择了不同的参照系，导致中西医对血液运行的起点、终点、运动轨迹等的描述结果均不同，从而形成了一系列完全不同的概念、定义和结论，这些都决定了中西医理论不能结合，只能整合。只有选择肺脏为共同的参照系，才可能更科学地描述血液的自然运动规律，中西医理论的整合统一才可能实现。

整合医学使中西医理论的关系得以澄清，中医将不再尴尬。参照系的不同决定了地心说与日心说两种理论不能结合。同理，参照系选择的不同也决定中西医两种理论不能结合，只能整合。是"心心说"还是"肺心说"？必须对中西医学的参照系做出明确的认证。参照系选择谁？抛弃谁？二者只能取一。古老的中医学可以对西医经典的血液循环理论说"NO"吗？中西医学近两千年来理论各自独立、互不认可、相互指责的两条发展之路还要继续吗？二者能整合吗？要整合必须在比理论更高一个层次，就是人体整体健康的层次。所以整体整合医学（简称整合医学；holistic integrative medicine，HIM）是未来医学发展的必然方向。该到抉择的时候了！

综上所述，中国医学必将引领世界医学走向自主原创、继承创新的整合发展之路。

参考文献

［1］樊代明．整合医学初探［J］．医学争鸣，2012，3（2）：3 – 12.

［2］董艳红．在物理学中要重视选取参照系的作用［J］．科技信息，2010，18：80.

［3］罗光乾．黄帝内经［M］．北京：中医古籍出版社，2007：138.

［4］蒋宏岩，蒋术一．肺与血液的自然运动［M］．长春：吉林大学出版社，2012：16 – 18.

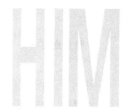

从冠心病诊疗谈陈可冀院士
中西医整合思想

◎刘宏艳，孔婧妍，房钰鑫

整体整合医学（简称整合医学；holistic integrative medicine，HIM）是樊代明院士提出的医学理念，是在将医学各领域最先进理论和各专科最有效的临床经验整合的基础上，将心理因素、社会因素和环境因素等加以整合，从而形成更适合人体健康和疾病治疗的新医学体系，其中，中医与西医的整合是整合医学的重要组成部分。在中西医整合诊治冠心病方面，中国科学院院士陈可冀研究了以活血化瘀及芳香温通方药治疗冠心病，其理论及疗效研究均取得丰硕成果。本文以冠心病的病因、病理及诊疗过程为核心，分析陈可冀院士的中西医整合思想。

1 整合中医病因及西医病理理论，诠释急性冠脉综合征的病因病机

中西医整合诊疗疾病非常注重发挥中医与西医各自的优势，协同治疗。但因中西医的思维方式不同，形成了不同的理论框架，容易导致诊疗中的中西医各自为政，难以实现完全意义上的整合。因此，实现二者在认知层面的整合非常重要，只有对疾病的认识达到统一，才能实现治疗用药的精准性。陈院士在接触大量冠心病心绞痛患者的过程中，注意到应用活血化瘀方药确有助于缓解疼痛，且可减少硝酸酯类药物的用量，由此联想到传统理论"气血流通，百病自已""通则不痛"的认识，与现代改善心肌供血思路之间具有极好的可通约性，创造性地提出"血瘀贯穿疾病始终"的理论，由此形成了心血管病治疗的"活血化瘀现象"。

陈院士在冠脉综合征致病因素的确定中，将冠心病发病过程中的血小板活化、黏附聚集和血栓形成等理化指标归于中医学"血脉瘀阻"范畴，将动脉粥样硬化斑块破裂、溃疡、出血、脂质成分外溢、血栓形成等病理改变归于中医学"痰瘀互结"的范畴，提出痰瘀互结、秽浊蕴积是急性心肌梗死病机的一个重要方面。

此外，由于斑块破裂、血栓闭塞引发的组织损伤坏死、炎症瀑布反应、氧化脂质沉积、细胞凋亡等病理改变，似非单一"血瘀"病因病机所能概括，陈院士认为其与中医学毒邪"起病急骤、传变迅速、直中脏腑、腐肌伤肉"的致病特点有相似之处，故考虑冠脉综合征存在因"毒"致"瘀"或"瘀毒互结"致病的病因病机问题。

在医学的发展历程中，病因认识上的每一次发展和创新都会带来治疗方法学的进步和相应疾病临床疗效的提高，而陈院士对血瘀证理论的诠释无疑是冠脉综合征诊疗史上的一次重大飞跃。

2 对血瘀证和活血化瘀药作出现代科学的系统阐释

2.1 根据血液流变学表现将血瘀证进行分型

由于血液流变学的指标有水平差异，如血液黏度、红细胞变形能力及聚集性、血小板黏附性及聚集性、红细胞沉降率的水平等均有高低、大小、快慢的不同，血浆蛋白和凝血因子也有数量多少之分，故虽已明确血瘀证是冠脉综合征的主要致病因素，且与血液流变学指标相关，但为了进一步研究其发病机制，筛选有效方药，需要对血瘀证进行分类。

陈院士整合现代医学概念，将血瘀证分为血瘀证Ⅰ型（血瘀证高流变性型）及血瘀证Ⅱ型（血瘀证低流变性型）。具体而言，存在一或多种血液高黏、高凝、高纤维蛋白原血症，高血栓素水平，或高血管反应性和血栓栓塞性疾病倾向的，为血瘀证Ⅰ型；而血液黏度偏低，血细胞比容偏低，或血小板总数/聚集力偏低，血浆蛋白等有形成分不足，凝血功能的某一环节不良的，则为血瘀证Ⅱ型。同时，陈院士指出，大多数血瘀证可归属于血瘀证Ⅰ型，如心肌梗死等。

2.2 根据西医理化指标对活血化瘀中药进行分类，以指导临床精确用药

2.2.1 血液黏度指标指导下的活血药分类

陈院士团队在明确活血药具有降低高血液黏滞性作用的基础上，进一步研究了不同类型活血药对血液黏滞性的影响，并根据其降低血液黏滞性的作用强弱将常用活血化瘀中药进行分类：①养血活血类药物指有养血和血脉作用者，包括当归、丹参、生地黄、鸡血藤等；②活血化瘀类药物指有活血、行血、通瘀作用者，包括川芎、红花、五灵脂、丹皮、益母草等；③攻瘀散血类药物指有逐瘀血下行作用者，包括大黄、元胡、苏木等；④破癥祛瘀药物指破血消癥作用峻猛者，包括乳香、没药、三棱、莪术、桃仁、山楂、郁金、刘寄奴等。破癥祛瘀类药物对降低血液黏滞性作用较为显著，其次为活血化瘀、养血活血类药物，攻瘀散血药力量最弱。

2.2.2 红细胞聚集性指标指导下的活血药分类

基于中医"血瘀证"与血液黏度的相关性，陈院士团队又按照活血药对红细胞聚集性的影响将其分成四类。具体分类如下：

一类：降低各种切速下血液黏度且降低红细胞聚集性作用明显，如益母草、郁金、桃仁。

二类：降低各种切速下血液黏度，但降低红细胞聚集性作用不如一类药物明显，如红花、三棱、当归、川芎及元胡。

三类：降低各种切速下血液黏度，但对降低红细胞聚集性作用不够显著，如莪术、乳香、没药、苏木、五灵脂、刘寄奴、赤芍。

四类：降低血液黏度及红细胞聚集性作用较差，如鸡血藤、山楂、丹皮。

活血药的理化指标分类法，有助于在冠心病"血瘀证"的治疗中，除了可根据血液黏度水平从传统四类活血药中做出选择外，还可根据红细胞聚集性水平选择活血药，使活血药的应用更加精准高效。

3 整合现代医学量化冠心病诊断标准

作为《冠心病血瘀证诊断标准》制订专家组组长，陈院士等在系统整理古今文献的基础上，通过完成系统评价、德尔菲法专家咨询、横断面诊断学试验及随机双盲对照临床研究，制订出冠心病血瘀证的诊断标准。诊断标准包括主要指标、次要指标及辅助指标，每项指标均由症状、体征及实验室指标组成，且均有相应赋分。诊断标准的制订使冠心病血瘀证的诊断无论在宏观整体还是在微观病理生理改变的诊断方面皆有法可依、有标准可据，更具实用性及可操作性，同时也为防治冠心病的科学研究提供支持，成为中医临床病证整合诊断方法的一个范例。

关于毒和"瘀""毒"互结的致病特点，整体和微观病理改变认识不够统一，辨证认识也不够规范，限制了中医药、中西医整合临床防治冠心病研究的深入和临床疗效的提高。陈院士等综合文献研究、实验研究、小样本临床随机对照研究和前瞻性大样本队列研究结果，整合现代信息生物学分析，从宏观临床表征和微观理化指标变化两方面，在冠心病血瘀辨证诊断的基础上整合临床所见，建立了冠心病稳定期患者因毒致病的辨证诊断的量化标准。该诊断标准的建立对早期识别冠心病高危人群，促进中医在冠心病防治领域发挥既病防变相关干预措施的优势，以及提高临床疗效，具有重要意义。

4 治疗、康复中的中西医整合

4.1 临床路径管理

临床路径是一种诊疗标准化方法，以缩短平均住院日、合理支付医疗费用为特征，是按病种设计最佳的医疗和护理方案。规范的临床路径不仅能有效降低住院时间和住院费用，同时也能显著提高医疗服务质量，对于构建和谐医患关系将具有重要意义。2014年，以陈可冀、张敏州、霍勇为发起人的专家组形成了"急性心肌梗死中西医整合诊疗专家共识"。专家组推荐中西医整合临床路径用于急性心肌梗死患者的治疗流程的管理。

4.2 治疗中的中西医协同

陈院士认为，冠心病的治疗应以多靶点合理的整体治疗为基础，包括有效调节血脂代谢控制血压过高、抗血小板活性等措施，以改善心肌缺血，减少心肌耗氧量，稳定易损斑块，改善预后，并降低心脑血管等事件，同时采用中药芳香温通开窍及活血祛瘀（化痰解毒），如此整合最有效的中西医治疗方案，以达到改善冠状动脉血流状态的目的。其次，在采用经皮冠状动脉腔内成形术、冠脉内支架植入术治疗冠心病、心肌梗死时，术后易并发冠脉再狭窄，陈院士提出再狭窄发生与传统中医"血瘀证"有相关性，在西医常规处理基础上加活血化瘀方药血府逐瘀汤进行治疗，为冠心病介入治疗后的患者提供了有效的中药干预手段。此后，陈院士还通过简化血府逐瘀汤的药物而研制出精制血府胶囊、芎芍胶囊等，用于预防冠脉术后再狭窄。另外，对于介入术后急性冠脉综合征，陈院士团队以益气活血中药（心悦胶囊＋川芎胶囊）进行干预，其有效性和安全性均得到临床证实。

4.3 康复中的中西医协同

合理的心脏康复能有效改善患者的生活质量，降低再住院以及血运重建率，降低死亡率，因此发展心脏康复对于心血管疾病的防治具有良好的前景和优势。陈院士倡导在心脏康复中，采用现代医学的康复技术手段、先进设备的同时，充分发挥中医特色，突出中医"未病先防、既病防变"的治病优势，整合传统的医疗方式，如中药，针灸、传统功法（太极拳、八段锦、易筋经）等，实现中西医整合，优势互补。陈院士提出心脏康复中要注重动静整合、形神共养，实现更高层面的康复。

5 活血化瘀中药治疗冠心病的效果评价

陈院士团队根据血瘀兼证虚实的不同，相继研制了冠心Ⅱ号方、抗心梗合剂、愈梗通瘀汤、愈心痛方、川芎嗪、延胡索素、赤芍801、芎芍胶囊等十余种活血化瘀方药治疗冠心病，并首先在国内采用随机、双盲、双模拟方法进行临床试验评价活血化瘀中药治疗冠心病的效果，证实活血化瘀法治疗冠心病心绞痛，具有改善心绞痛症状、抗心肌缺血的作用。此后，陈院士团队运用循证医学系统评价中常用的 meta 分析法，进一步证实了活血化瘀法防治冠状动脉介入治疗后再狭窄有一定的疗效，在改善患者心绞痛复发率方面也有一定的优势。

陈竺院士在"中国泰达生物论坛"中指出，科学家通过对中医本质的深入研究，逐步突破中西医学之间的壁垒，创造21世纪新的医学。"现代医学的整体化""传统中医的现代化""建立中西医整合的理论体系"，是中西医在其架构下实现的完美整合。陈可冀院士在冠心病的诊疗过程中，首先将冠心病理化指标归属"血脉瘀阻"范畴，进而量化冠心病瘀血证病证整合的诊断标准，并根据理化指标细化活血化瘀药的分类，最终实现以活血化瘀法治疗冠心病的中西医整合。

参考文献

［1］樊代明．整合医学初探［J］．医学争鸣，2012，3（2）：3-12.

［2］刘玥，高铸烨，付长庚，等．活血化瘀药物防治冠心病：循证与展望［J］．中国循证医学杂志，2018，18（11）：1145-1150.

［3］史大卓．陈可冀院士冠心病病证结合治疗方法学的创新和发展［J］．中国中西医结合杂志，2011，31（8）：1017-1020.

［4］陈可冀，马晓昌．关于传统血瘀证的现代分类［J］．中国中西医结合杂志，2000，20（7）：487.

［5］翁维良，王怡，马惠敏，等．20种活血药对血液黏滞性作用的比较观察［J］．中医杂志，1984，25（2）：69.

［6］中国中西医结合学会活血化瘀专业委员会．冠心病血瘀证诊断标准［J］．中国中西医结合杂志，2016，36（10）：1162.

［7］陈可冀，史大卓，徐浩，等．冠心病稳定期因毒致病的辨证诊断量化标准［J］．中国中西医结合杂志，2011，31（3）：313-315.

［8］陈可冀．稳步促进中西医结合临床路径的实施［J］．中国中西医结合杂志，2011，31（1）：6.

［9］中国医师协会中西医结合医师分会．急性心肌梗死中西医结合诊疗专家共识［J］．中国中西医结合杂志，2014，34（4）：389-395.

［10］陈可冀．Courage临床研究对中西医结合治疗冠心病的启示［J］．中国中西医结合杂志，2007，27（8）：677.

［11］Wang SL，Wang CL，Wang PL，et al. Combination of Chinese herbal medicines and conventional treatment versus conventional treatment alone in patients with acute coronary syndrome after percutaneous coronary intervention（5C Trial）：an open-label randomized controlled，multicenter study［J］．Evid Based Complement Alternat Med，2013：741518.

［12］于美丽，陈可冀，徐浩．心脏康复的未来：全程管理、多位一体、中西医结合［J］．中国中西医结合杂志，2018，38（5）：604-607.

［13］江巍，姚平，周凯欣，等．陈可冀院士"动静结合"康复理念在心脏康复中的指导意义［J］．中国中西医结合杂志，2018，38（5）：608-610.

［14］陈可冀，李连达，翁维良，等：血瘀证与活血化瘀研究［J］．中西医结合心脑血管病杂志，2005，3（1）：1-2.

［15］任毅，陈可冀，阮新民，等．活血化瘀中药防治冠状动脉介入治疗后再狭窄的Meta分析［J］．辽宁中医杂志，2008，35（5）：641-644.

［16］袁冰．整体医学——融汇中西医学的理论医学［M］．香港：现代医药出版社，2010：16-19.

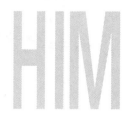

从陈香美院士团队诊治 IgA 肾病谈中西医整合

◎黄　锦，李姗姗，杨锦惠，崔银洁，李　丹，郭　义，徐枝芳

　　在目前医学发展过程中出现的因专科划分过细、知识碎片化带来的诊疗局限性问题的情况下，樊代明院士提出了整体整合医学（简称整合医学；holistic integrative medicine，HIM）的概念。他认为整合医学是从人的整体出发，将医学各领域最先进的知识理论和临床各专科最有效的实践经验分别加以有机整合，并根据社会、环境、心理的现实进行修正、调整，使之成为更加符合、更加适合人体健康和疾病治疗的新的医学体系。整合医学的内涵在于，它是一种认识论、方法学，通过它可以形成新的医学知识体系，因此需要不断地发展和完善。中西医整合作为整合医学的一部分，其思想和方法渗透在临床研究中。目前中西医整合诊疗临床常见病的研究出现了一系列中医辨证标准化及西医治疗局限性等问题，需要我们将临床经验与先进理论相整合，探讨出中西医整合模式的难题。陈香美院士作为国内肾病方面的专家，不断在探索有利于 IgA 肾病诊治的思想和方法。本文将回顾陈香美院士团队运用中西医理论、方法诊治 IgA 肾病的系列研究工作，探讨并发现其中蕴含的中西医整合方面的内容及优势，为中西医整合医学能够更好地指导今后的临床实践提供思路、方法和经验。

1　陈香美院士团队诊治 IgA 肾病蕴含的中西医整合内容

　　IgA 肾病作为我国最常见的原发性肾脏病，占原发性肾小球疾病的 30% ~ 40%，它是导致终末期肾脏病的最主要原因。临床表现常以血尿为主，伴有蛋白尿及肾功能受损等，病理表现常以肾小球系膜区 IgA 免疫复合物沉积为主。IgA 肾病无特定的中医病名，可属祖国医学"尿血""水肿""腰痛""虚劳"等范畴。目前，IgA 肾病的发病机制还不清楚，迄今西医尚缺乏有效的控制方法。中医辨证论治是我国治疗肾脏疾病的一大特色。陈院士团队在临床诊治 IgA 肾病的过程中，重视运用中西医理论和方法，不断探究其在诊疗方面的相关性，发挥中西医的优势，提高临床疗效。以下是我们通过探究陈院士团队诊治 IgA 肾病的相关临床研究，总结其中蕴含的中西医整合内容。

1.1 中医证候与临床指标的关系

陈院士团队开展了 IgA 肾病的中医证候分布规律及与主要临床指标关系的流行病学调查及相关因素分析的研究，为中西医整合诊治本病的规范化提供了依据。陈院士团队按照《慢性原发性肾小球疾病中医辨证分型方案》，对纳入的患者进行辨证分析，分为脾肺气虚、气阴两虚、肝肾阴虚、脾肾阳虚 4 个证型。本研究发现：其一，通过分析 1 016 例 IgA 肾病患者的中医症状，根据结果分析概率在 10% 以上的常见中医症状，表明 IgA 肾病是一种本虚标实的疾病，"本"虚以气虚和阴虚为主，气虚症状如神疲乏力、心悸气短、面浮肢肿、面色萎黄等，阴虚症状如口干咽燥、自汗盗汗、五心烦热、目睛干涩、大便干燥、心烦失眠等；"标"实以瘀血和湿热多见，瘀血症状如肢体麻木、腰痛、面色晦暗等，湿热症状如口黏口干、小便黄赤、四肢倦怠等。其二，通过分析慢性原发性肾小球疾病中医辨证分型的年龄分布特点，表明各年龄段均以气阴两虚证最多（41.5%）。随着年龄增长，脾肺气虚证的比例呈下降趋势，脾肾阳虚证的比例呈上升趋势，在湿热、寒湿、瘀血、风热等兼证中，以湿热和血瘀证最为常见。其三，由于蛋白尿、脂质代谢紊乱、高血压、肾功能水平是影响 IgA 肾病患者预后的重要指标，利用以上指标与中医常见症状及证型的关系进行分析，结果表明中医气虚相关症状如面浮肢肿、头晕耳鸣等多与尿蛋白有关；气（阳）虚兼瘀浊相关症状如夜尿增多、四肢倦怠、头晕耳鸣、面色无华等多与肾功能损害有关；肝阴不足、气机不畅相关的症状如目睛干涩、头晕耳鸣、恶心呕吐等多与高血压有关。从中医辨证分型来看，脾肺气虚、气阴两虚的 24h 尿蛋白、血肌酐、尿素氮和血压水平均显著低于脾肾阳虚证。

上述研究采用多中心、大样本的调查方法，基本反映了 IgA 肾病"本"虚以气虚、阴虚为主，"标"实以湿热和血瘀多见的分布特点。研究发现中医症状、证型与临床指标尿蛋白、高血压、肾功能损害水平的相关性，提示临床指标水平能够帮助判断中医证型标准化，同样，由气虚到阳虚的演变可以反映患者的病情严重程度及预后情况。

1.2 中医证型与临床病理分型的关系

陈院士团队认为本病早期发病隐匿，临床表现不全面，可能仅见尿检异常，有时会无证可辨，且 IgA 肾病最终多以免疫病理特征来诊断，加之中医辨证时对肾脏病理的认识不深，应该积极探索微观辨证的具体方法和依据，因此陈院士团队开展了关于临床表现及肾脏病理与中医辨证关系的研究。采用多中心协作的研究方法，通过不同证型的临床表现，收集汇总实验室检查和肾脏病理资料，建立数据库，分析 286 例 IgA 肾病患者中医辨证分型与病理的关系。

本研究发现：其一，中医证型与临床诊断的关系，根据 IgA 肾炎的诊断标准，纳入的患者分别有急性肾炎综合征、急进性肾炎综合征、肾病综合征、无症状性尿检异常、慢性肾炎综合征这五种类型，其中慢性肾炎综合征患者居多，按照《慢性原发性肾小球疾病中医辨证分型方案》，对纳入的患者进行辨证分析，分为脾肺气虚、气阴两虚、肝肾阴虚、脾肾阳虚 4 个证型，其中慢性肾炎患者中，脾阳虚型最多。其二，辨证分型与 Lee 分级的关系，Lee 分级能够反映患者的临床病理相关性，研究发现脾肺气虚、气阴两虚证较轻，Lee 分级以 Ⅰ～Ⅲ级为主，肝肾阴虚病理较重，以Ⅲ～Ⅳ级为主，脾肾阳虚证病理最重，以Ⅳ～Ⅴ级为主，此结果与脾肾阳虚患者临床指标最终的结果一致。其三，Katafuchi 积分是对肾小球疾病严重程度进行半定量的积分方案，陈院士团队通过分析中医辨证与肾脏病理 Katafuchi 积分关系，能够弥补在 Lee 分级方面病理医生主观性强的不足。研究发现脾肾阳虚证总积分、肾小球积分、肾小管－间质积分、血管积分明显高于其他证型；肝肾阴虚证积分情况明显高于脾肺气虚证、气阴两虚证。通过综合临床诊断、Lee 分级、Katafuchi 积分与中医证型的关系，发现中医证型由气虚→气阴两虚→肝肾阴虚→脾肾阳虚的演变在一定程度上反映了肾脏病理进行性加重的病变过程。陈院士团队将传统中医学宏观辨证与西医学微观流行病学调查整合，发现两者确实存在一定的关联性。这不仅提高了中医辨证的科学性、规范性、准确性，也弥补了临床上不能反复进行肾脏穿刺的不足，利用中医学证候资料分析判断肾脏病理类型，对于疾病的发展和转归起到了预见性的作用。

通过对上述研究的探析，我们发现陈院士团队运用该方法使得中医辨证微观化，诊断更加明确。由于 IgA 肾病的病程长、慢性迁延期的病机特点属本虚夹实，实证多见"血瘀""湿热"，陈院士团队开展了 IgA 肾病血瘀证与临床指标、病理的关系研究。研究发现血瘀证组血纤维蛋白原明显高于非血瘀证组，血肌酐、血甘油三酯亦较非血瘀证组明显增高，活化部分凝血活酶时间明显低于非血瘀证组，提示血瘀证患者的血液处于高凝状态，血瘀证还与肾功能损害及高脂血症密切相关。病理学方面，血瘀证组肾组织纤维蛋白原相关抗原沉积程度高于非血瘀证组。

根据临床大量研究发现高尿酸血症是影响 IgA 肾病预后情况的独立危险因素，提示伴有高尿酸血症的 IgA 肾病患者的预后不良率是尿酸正常者的 2.4 倍。近几年来陈院士团队开展了 IgA 肾病并发高尿酸血症的相关临床研究，发现患者的血尿酸水平、肾内血管病变程度与湿热证均相关，为该并发症的辨证论证提供了研究依据。

上述系列研究都充分体现了陈院士团队在诊疗肾病方面具有独特的思路，将中西医优势互补，将中医整体观与西医精准医学相整合，将宏观和微观相整合，探讨两者存在的深入联系，为临床上更加科学、准确地把握疾病的发展提供了依据，更为临床其他疾病的诊治提供了思路和方法。

1.3 中西医整合治疗 IgA 肾病

根据陈院士团队前期对 1 016 例肾活检诊断为 IgA 肾病的患者与中医辨证关系的研究，认为 IgA 肾病的病机特点为本虚标实，各年龄段均以气阴两虚证最多（41.5%）。陈院士团队多年的临床经验表明中药复方肾华片能够健脾益气、滋阴补肾以培其本，化瘀解毒以治其标，符合虚中挟实、实中挟虚的病机特点，因此开展了相关临床研究评价肾华片治疗 IgA 肾病气阴两虚证的疗效及安全性。结果表明肾华片能够显著降低患者的 24h 尿蛋白水平，改善 IgA 肾病气阴两虚证患者的中医主证积分，临床疗效优于福辛普利。根据前期研究血瘀证与临床指标、病理的关系结果，认为血瘀证组的肾脏损害程度要高于非血瘀证组。陈院士团队对以水蛭为主要活性成分的复方肾乐胶囊进行了系列基础研究，证实该方可通过促进细胞外基质降解等途径减轻 5/6 的肾切除大鼠肾小球硬化而改善肾功能和病理损伤，阻断凝血酶介导的病理反应如凝血障碍、细胞增殖等，减轻细胞外基质的积聚，从而使蛋白尿、血脂和血 FIB 水平下降。继而开展了肾乐胶囊治疗 IgA 肾病肺脾气虚证患者的前瞻性多中心随机对照临床研究观察疗效及安全性。结果表明治疗组主要观察指标 24h 尿蛋白定量、中医证候积分均明显下降，白蛋白水平明显升高，且治疗前后血纤维蛋白原明显下降，凝血酶原时间明显延长。阳性对照药福辛普利组比肾乐胶囊组起效快，但于第 4 周时下降幅度已较大，此后变化不明显，肾乐胶囊组于第 12 周时下降幅度与福辛普利组相当，说明了中药复方起效作用慢且持久的特点。

2 陈香美院士团队工作对中西医整合发展战略的启发

回顾陈院士团队的系列研究内容，我们发现将中西医理论、治法进行整合，弥补了单用中医或者西医的思维、方法所带来的不足，推动了 IgA 肾病诊治进程的发展，这种优势更为临床治疗其他疾病提供了新的思路。陈院士团队将中医证型与临床病理的关系做了多中心、大样本的研究，表明了将中医的宏观辨证与西医的微观检查相整合，能够有效地提高诊断疾病及判断预后情况的水平，促进了中医辨证的标准化发展，并给医学界起到了范式作用。张文生等通过对成人肾小球源性血尿患者的中医证型与肾脏病理类型、临床分型以及性别、年龄的相关性进行研究，发现患者中医证型表现以气阴两虚证和瘀血阻络证为主；不同年龄及性别的患者，肾脏病理类型分布不同，中医证型分布也不同，青年组患者外感风热型、阴虚内热型和气阴两虚型均明显高于中老年组，而中老年组患者瘀血阻络型和湿热内盛型均高于青年组；不同病理类型患者的中医证型分布也有显著差异，病理类型以系膜增生性肾小球肾炎为主的患者，中医证型以气阴两虚和瘀血阻络型为主；以硬化性肾炎和紫癜性肾炎为病理特征的患者，以瘀血阻络型为主，这些研究成果为中西医整合治疗本病的规范化提供了依据。

陈院士团队在 IgA 肾病中西医整合诊疗方面的研究中，从中医证候与临床指标的关系到中医证型与临床病理的关系以及中药复方等临床研究，为 IgA 肾病的中西医整合诊治思路和研究方向提供了先行经验。陈院士团队根据多年的临床观察及经验，运用中西医各自复杂的理论，将其有机地整合，得出 IgA 肾病的中医证候特点，并运用到病理学诊断与中医辨证关系的研究中，为中医辨证提供了微观学证据，发现由气虚到阳虚的证型变化是病情逐渐加重的过程，相应的临床指标及病理也能够预示其发展，这为临床上能够及时地采取相应治疗方法来减缓或避免疾病的进展提供了依据。在中药复方治疗 IgA 肾病的研究中，既注重整体，又把握单味药的药理作用，如临床应用肾乐胶囊能够活血养血祛瘀、益气健脾利湿、祛邪扶正、攻补兼施治疗肺脾气虚证，又通过先前的大量研究发现水蛭的药理作用能够抑制 IgA 肾病的病理变化，从而进行中药复方的疗效评价，表明采取中西医整合的方法能够提高疗效。

陈院士团队认为，应该利用中医的哲学思维、整体观及个体化的理念，指导现代医学临床和基础研究；利用西医的科学思维、先进的研究方法和技术，诠释中医理论的科学内涵；应将两者整合创立可量化、能重复、易推广的整合医学。目前中西医整合正在不断地发展，还将面临许多难题，我们应该深刻认识中西医各自的优势和不足，开展实质性的科学研究，推动医学向前发展。

参考文献

[1] 樊代明. 整合医学初探 [J]. 医学争鸣, 2012, 3 (2): 3-12.

[2] 樊星, 杨志平, 樊代明. 整合医学再探 [J]. 医学与哲学 (A), 2013, 34 (5): 6-11, 27.

[3] 樊代明. 整合医学纵论 [J]. 医学争鸣, 2014, 5 (5): 1-13.

[4] 樊代明. 整合医学的内涵及外延 [J]. 医学与哲学 (A), 2017, 38 (1): 7-13.

[5] Liu ZH, Li LS. Epidemiologic data of renal diseases from a single unit in China: analysis based on 13, 519 renal biopsies [J]. Kidney Int, 2004, 66 (3): 920-923.

[6] Lai KN. Pathogenic IgA in IgA nephropathy: still the blind men and the elephant [J]. Kidney Int, 2006, 69 (7): 1102-1103.

[7] Appel GB, Waldman M. The IgA nephropathy treatment dilemma [J]. Kidney Int, 2006, 69 (11): 1939-1944.

[8] 陈香美, 陈以平, 李平, 等. 1 016 例 IgA 肾病患者中医证候的多中心流行病学调查及相关因素分析 [J]. 中国中西医结合杂志, 2006, 26 (3): 197-201.

[9] 聂莉芳, 余仁欢, 于大君. 15 年来我国 IgA 肾病中医证候学研究分析 [J]. 上海中医药杂志, 2004, 38 (2): 59-61.

[10] Wu J, Chen X, Xie Y, et al. Characteristics and risk factors of intrarenal arterial lesions in patients with IgA nephropathy [J]. Nephrol Dial Transplant, 2005, 20 (4): 719-727.

[11] Delos Santos NM, Wyatt RJ. Pediatric IgA nephropathies: clinical aspects and therapeutic approaches [J]. Semin Nephrol, 2004, 24 (3): 269-286.

[12] 庄永泽, 陈香美, 张燕平, 等. 540 例 IgA 肾病高血压发生影响因素的分析 [J]. 中华内

科杂志，2000，39（6）：371－375.

［13］陈香美，陈以平，谌贻璞，等．286 例 IgA 肾病中医辨证与肾脏病理关系的多中心前瞻性研究［J］．中国中西医结合杂志，2004，24（2）：101－105.

［14］危成筠，陈香美，赵丹阳，等．IgA 肾病血瘀证与临床病理的相关性研究［J］．中国中西医结合杂志，2005，25（8）：687－690.

［15］乐伟波，梁少珊，邓康平，等．1 126 例中国汉族成人 IgA 肾病患者的长期预后及危险因素分析［J］．肾脏病与透析肾移植杂志，2011，20（2）：101－108.

［16］Syrjanen J，Mustonen J，Pasternack A. Hypertrigly － ceridaemia and hyperuricaemia are risk factors for progression of IgA nephropathy［J］．Nephrol Dial Transplant，2000，15（1）：34－42.

［17］王子承，魏日胞，高玉伟，等．102 例 IgA 肾病患者高尿酸血症临床病理因素及中医学研究［J］．中国中西医结合肾病杂志，2015，16（5）：401－404.

［18］陈香美，陈建，陈以平，等．肾华片治疗 IgA 肾病（气阴两虚证）多中心随机对照临床观察［J］．中国中西医结合杂志，2007，27（2）：101－105.

［19］李岩，陈香美，张颖，等．中药海乐得对部分肾切除大鼠残余肾脏表达 PAI－1、TGFβmRNA 的影响［J］．中国病理生理杂志，1999，15（7）：594－597.

［20］王文新，陈香美，叶一舟，等．肾乐和法安明防治大鼠肾小球硬化机制的探讨［J］．中国中西医结合杂志，2000，20（12）：923－927.

［21］董柯，陈香美，汤力．水蛭对系膜增殖性肾炎蛋白尿、脂质代谢及凝血机制的影响［J］．中华内科杂志，1995，34（4）：250－252.

［22］陈香美，陈以平，周柱亮，等．肾乐胶囊治疗 IgA 肾病肺脾气虚证患者的前瞻性多中心随机对照临床研究［J］．中国中西医结合杂志，2006，26（12）：1061－1065.

［23］张文生，汪卫华，闫俊慧，等．488 例成人肾小球源性血尿中医证型与临床病理关系的分析［J］．中国中西医结合肾病杂志，2013，14（7）：608－610.

［24］陈香美．中西医结合思考：机遇与挑战［C］//中国中西医结合学会肾脏疾病专业委员会2015 年学术年会资料汇编，2015.

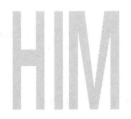

从中西医结合角度探讨整合医学

◎周　勇

21世纪随着科学技术的快速进步，现代医学迅猛发展。人类基因组计划取得突破，医学研究进入到分子生物学阶段，医学发展看似前景广阔，但这些美好的前景并不能掩盖当今医学的现实困境。在很多国家，医疗费用高昂。在某些医生眼里，患者好似一台等待检修的机器。面对高血压、糖尿病、心脑血管疾病、老年性疾病、恶性肿瘤、甲型H1N1流感、严重急性呼吸综合征（SARS）、艾滋病、埃博拉出血热等疾病的发病与流行，我们的防控措施并不十分完善。医疗和医改是许多国家无法回避的问题。在如此强烈的反差面前，现代主流医学——西医受到一些非议。北京大学王一方认为：如果潜入医学思想史的激流，并跳出"进步迷信"的光环，可以认为单纯追求医学技术"进步"是医学不可爱的根源。2010年全国人大常委会副委员长韩启德院士在《关于医学技术发展的价值思考》专题报告上强调："技术至上的盛行正在使医学与人渐行渐远"。

1　东西方医学共融成为趋势

1.1　西方现代医学与传统医学接轨——补充和替代医学概念出现

人们开始把目光投向传统医学领域，补充和替代医学（complementary and alternative medicine，CAM）被推向前台，得到了多国政府和世界卫生组织（WHO）的支持。1992年美国国立卫生研究院（NIH）成立了CAM办公室；1993年《新英格兰医学杂志》（*the New England Journal of Medicine*）对CAM在美国的使用情况进行了调查，显示市场和民众对CAM的需求日益增多并持肯定的态度，这推动了美国学术界和政界对CAM的关注。NIH于2001年1月23日至1月24日在伦敦举行学术会议，会议的议题为"CAM能否被并入主流医学"。其后CAM被越来越多的国家纳入高等教育体系，许多西方国家医学院纷纷开设CAM课程并成立结合医学中心。马里兰大学医学院的 CAM 中心于 1991 年率先成立，后改名为结合医学中心（Center for Integrative Medicine，CIM），1993 年美国洛杉矶加州大学医学中心成立东西医学中心。哈佛大学、斯坦福大学等 70 多所美国大学的医学院或附属医院也相继成立了 CAM 中心或开设相关课程。中医药以其注重人与自然的相互统一，因人、因时、因地制宜的个性化诊疗以及草药、针灸、推拿、气功的低成本、高安全性等特色优势，在 CAM 中占有举足轻重的地位。可以看出结合医学、CAM 概念的出现标志着西方现代医学与传统医学的接轨。

1.2　中西医结合——由中医西医化向系统化、整体化回归

近代以来西医学借助现代科技的发展手段获得了快速发展，迅速占据了医学的统领地位，许多传统医学都随着它的发展而逐渐销声匿迹。中国传统医学也受到严重诋毁与巨大挑战，乃至民国时期出现"废止中医案"逆流。通过斗争与争取中医得到了保留，但由于自身的不足也不得不做出改变。于是，"改良中医""中医科学化"等主张纷纷提出。真正意义上的中西医结合的概念源自 1956 年毛泽东同志提出的"把中医中药的知识和西医西药的知识结合起来，创造中国统一的新医学、新药学"。至此中医获得了与西医平等的地位，中西医结合医学成为一门独立的学科获得解放，医疗、科研、教学机构获得充实，政策法规制度日益完善。回顾新中国成立后中西医结合的历史，中西医结合医学作为一门独立学科，其发展主要经历了临床研究（20 世纪 60 至 70 年代）、临床与实验研究相结合（20世纪 80 年代）、中西医结合学科建设发展（20 世纪 90 年代）等阶段。这一时期取得的成果主要体现在技术层面的中医西医化，如用西医的方法来发展、研究、解释中医理论，用西医的方法来评价中医的诊断和疗效，用西医的方法来研究中药（药理分析、组方成分分析），中医和西医在治疗方面互相补充等，这些中西医结合方式虽然取得了不少成果，但基本停留在技术层面的互补。由于放弃了中医固有的医学思想，中医与西医在医学思想和医学基本理论层面上的结合非常有限，带有很大的盲目性和随机性。20 世纪 70 年代起受国外医学模式转变的影响，我国医学界出现了把系统科学应用于中医和中西医结合医学方面研究的探索，山东医科大学祝世讷先生 30 多年来一直坚持做医学系统论研究，出版了《系统中医学导论》《中医系统论与系统工程学》《中西医学差异与交融》《中西医结合临床研究思想与方法学》等专著。近年来系统生物学的概念得到追捧，不少学者提出系统生物学能够解读中医复杂理论体系的科学内涵，认为系统生物学是中西医结合的桥梁。但系统生物学是研究一个生物系统中所有组分（基因、蛋白质等）的构成，以及在遗传、环境等因素变化时，分析这些组分间相互关系的学科。它关心的只是建立在分子水平的微观生物学研究的系统论运用，距离以人为主体的中医理论和西医理论都有较大距离，达不到融合中西医理论的高度。北京中医药大学刘应科认为中西医结合医学因为缺乏独立的理论体系，不得不借用中西医的两套理论体系来解释现象、解决问题。这就犹如中西医结合是坐在以中医理论和西医理论

为支撑的凳子上，如果撤除凳子的任何一条腿，中西结合医学就无处可坐，这是一种"缺一则少二"的现象。值得肯定的一面是，无论是系统科学理论还是系统生物学理论在中西医结合研究中的探索，都给中西医结合医学的理论研究提供了一种系统思维的方法论启示，标志着中西医结合由中医西医化向系统化、整体化回归。

1.3 整合医学对医学技术化提出反思

不少有识之士多年前已经指出了现代医学的诸多不足，并不断产生一些新的理论和概念，以修正和弥补现代医学的不足。1977 年，美国学者提出了生物—心理—社会医学模式；1992 年，英美学者提出了"循证医学"的概念；随后，预测、预防和个体化治疗的 3P 医学（或有患者参与的 4P 医学）模式成为后基因组学时代的新医学模式；1996 年国际系统论与生物学会议提出以系统论方法研究生物学的体系；而 2003 年由 NIH 提出的转化医学是推动基础研究和临床医学互动和联合的新的医学研究模式。近年来国内学者如樊代明等认为现代医学分科的细化无疑提高了专科医师的技术水平和熟练程度，但是从反向角度分析，也造成了医学研究碎片化、医务人员知识片面化，进而造成了一些不良后果。这些问题靠简单的继续细分专科无法解决，建议发展更加完善的医学体系。因此提出了一种更加宏观、更高层次的整体整合医学（简称整合医学；holistic integrative medicine，HIM）概念。可以看出由于医学知识的融合和医学观念的改变，整合医学的兴起正在逐渐成为一种不容忽视的发展方向。

2 中西医理论融合路径探讨

2.1 中西医整合是医学理论融合的捷径

陈凯先认为，中医产生于经验医学时代，注重整体，但分析方法不足；西医产生于实验医学时代，分析方法为其优点，但整体综合不足。因此，实验医学时代向整体医学时代、生物医学模式向生物—心理—社会医学模式成功过渡的必要条件，必然是注重整体与局部的并重、整合与分析的并重、经验与实验的并重。当前无论中医、西医都存在不足，都不足以代表现代以及未来医学发展的模式，因而将两者的合理内涵有机地整合，吸取两种医学的理论精华，将现代医学体系的解剖概念、生理学、生物化学以及分子生物学、基因组学和蛋白组学等与中医的整体观、系统论相整合，以孕育出新的未来医学模式，即整合医学模式。而完成这一艰巨任务的希望就自然而然地落在了中西医整合医学实践的发展上，这种认识逐渐受到医学界的重视。

2.2 探寻医学理论整合的新角度

回顾医学发展的历史我们可以发现，中医理论的起源和基础是我国传统的阴阳五行学说的人体衡态观，注重对人体功能状态（阴平阳秘、五行生克）的平衡观认识，倾向于"衡"医学特点，诊治疾病倾向于定性分析。西医理论的起源和基础是对人体（解剖）结构单元的认识，具有"元"医学的特点，诊治疾病倾向于定量分析。两者起源的根基各有侧重，互有不足。中西医整合可以把中医的功能状态的平衡观认识论与西医结构观认识论整合，形成一种兼顾人体结构－功能－状态的整体医学观。由此我们提出了"元衡论"观点，认为医学研究应兼顾"元"（单元结构）与"衡"（功能状态），把定性研究与定量研究整合起来才较完善。使医学的局部结构研究向整体结构、层次结构、单元结构的联系性研究转变，疾病研究向人体的结构－功能－状态的综合研究转变，为中西医整合医学理论的根基构建提供可行的方法和路径。我们曾经用"元衡论"的思路，以理论分析与临床实践结合的方法研究临床慢性复杂性疾病，如痤疮、下肢慢性静脉性溃疡等，分析病情时在明确疾病的局部病理改变的同时，综合考虑了疾病在人体这个相对独立的环境内相关层次结构、功能和平衡状态的联系与变化，进而进行针对性的分层次调理，可以化繁为简，提高疗效，对临床有较好的指导意义。

3 结 语

回顾医学发展的历程，无论是中医还是西医其发展都经历了由简单到复杂、由低级到高级的过程。科学技术的进步和医学知识的积累促进了医学各学科的产生、发育和发展，促进了分科不断细化。但是目前靠分科已经难以解决医学自身存在的很多问题，"分久必合，合久必分"是事物发展的客观规律。医学科学由微观研究向整体研究转变，微观研究与整体研究并重已经形成共识。在西方出现了结合医学、CAM，在我国中西医结合也由过去中医西医化向中医固有的系统化、整体化回归，东西方医学融合已形成趋势。但必须看到，中西医整合医学作为一门学科还是很新的，要形成相对独立的理论体系需要有其相对独立的医学思想与基础理论的不断丰富。著名科技史专家李约瑟先生的研究表明，西方科技对中国古代科技融通的速度和进程，与各学科研究对象的有机程度相关，某一门学科越复杂，就越难实现东西方的统一。诺贝尔奖获得者普利高津曾预言："西方科学和中国文化对整体性、系统性理解很好地结合，将导致新的自然哲学和自然观产生。"陈竺认为："打破中西医之间的壁垒，是东西方两种认知力量的汇聚，是现代医学向更高境界提升和发展的一种必然趋势。"钱学森先生认为："人体是开放的复杂巨系统，研究开放的复杂巨系统不能用 Prigogine 的方法，也不能用 Haken 方法，只能用从定性到定量综合集成法。"可以看出中西医学的融合、融通必然是一项艰巨复杂的系统工程。目前无论是中医还是西医，都已经积累了丰富的理论和实践经验，取得两者理论的共融首先需要认识论和方法论的突破。"元衡论"思维作为对生命科学的一种认识论，提倡医学研究以"元衡态"即结构－功能－状态为着眼点。由此医学研究可以由局部结构研究向整体结构、层次结构、单元结构的联系性研究转变；疾病研究由局部病灶结构研究向疾病相关的结构－功能－

状态的整合研究转变。

当今我们又站在了新一轮改革时代的起点，随着整合医学概念的提出与发展，大医学的观念逐渐得到认可，中国传统文化与思想中的平衡观、整体观等人性化思想必然会融入并影响现代医学科学的发展与进步。正如毛泽东同志 60 年前倡导并预测的一样，随着中西医结合的发展必然会产生更高层次的新医学，为人类健康事业作出更大贡献。

参考文献

[1] 韩济生．主流医学、非主流医学与整合医学［J］．辽宁医学杂志，2001，15（4）：169 – 170.

[2] 王一方．不可爱的现代医学及其根源［J］．医学与哲学（人文社会医学版），2010，31（7）：9 – 11.

[3] 张卫军，苏大明，许家杰．结合医学在美国洛杉矶加州大学的发展和现状［J］．中西医结合学报，2012，10（9）：953 – 960.

[4] 朱茜，张翔．国外补充和替代医学的发展对我国中医药事业发展的借鉴［J］．医学与社会，2009，22（9）：36 – 37.

[5] 陈士奎．中西医结合医学发展 50 年［J］．学会，2007，1：30 – 33.

[6] 周勇．中西医结合医学创新理论的哲学基础［J］．亚太传统医药，2012，8（6）：1 – 4.

[7] 李心机．从中医系统论到医学系统论——读祝世讷新作《导流医学新视野》［J］．山东中医杂志，2011，30（5）：359.

[8] 陈海彬，程海波，卢伟，等．系统生物学是中西医结合的桥梁［J］．中国中西医结合杂志，2013，33（1）：119 – 124.

[9] 焦东亮，高艳．系统生物学将会促进心身医学的发展［J］．医学与哲学（人文社会医学版），2009，30（2）：54 – 56.

[10] 刘应科，魏飞跃．审视中西医结合医学［J］．江西中医学院学报，2009，21（5）：10 – 12.

[11] 胡盛寿，张浩．从整合医学视角看心血管学科未来发展［J］．医学与哲学（人文社会医学版），2013，34（3）：19 – 21.

[12] 樊代明．整合医学初探［J］．医学争鸣，2012，3（2）：3 – 12.

[13] 陈凯先，陆金根，郭修田．中西医结合发展思考［J］．上海中医药大学学报，2008，22（1）：4 – 6.

[14] 周勇，戴士冕，彭峥嵘．用"元衡论"的思路对痤疮病因及治疗的分析研究［J］．医学与哲学（临床决策论坛版），2007，28（8）：69 – 70.

[15] 周勇，戴士冕，彭峥嵘．下肢静脉曲张向下肢溃疡演变过程中相关因素研究［J］．医学信息，2007，20（4）：655 – 657.

[16] 播吉兴．李约瑟论文集［M］．沈阳：辽宁科学技术出版社，1986：215.

[17] I·普里戈金．从存在到演化［J］．自然杂志，1980，2（1）：13 – 16.

[18] 陈竺．打破中西医的壁垒［J］．中医药导报，2008，14（7）：1.

[19] 祝世讷．钱学森与中医系统论研究［J］．山东中医药大学学报，2010，34（1）：3 – 4.

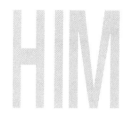

中西医整合之我见

◎曾富玲，孙维峰

从近代西医进入中国后，关于中西医的争论就从未停止过。"民国"时期，在批判一切旧事物的革命浪潮中，中医受到了前所未有的打击，其发展受到严重的限制，但由于其深厚的群众基础和不可磨灭的疗效，在摇摇欲坠中延续了下来。新中国成立以后，国家大力倡导发展中医药事业，中医的发展又迎来了新的春天，中医药的优势也逐渐显现出来，为了达到优势互补，便提出了中西医结合的观点。可几十年来，依然没有取得想要的成绩。那么中西医究竟能否结合呢？本文从中西医的指导理论、研究思路和对疾病的诊断、治疗方面进行论证，提出中西医不能结合的观点。并论述了整合医学与中医整体观念的相似性，从而使中西医在整合医学的体系下达到优势互补。

1 中西医能否结合？

1.1 在指导理论上没有办法结合

中医形成于人类社会的早期，旧石器时代人们就发现用比较尖锐的石头刺在人体的某些部位可以缓解疼痛，偶然被火灼伤而解除了某种病痛，针灸的治疗便是起源于此。中医理论体系形成于战国至两汉时期，现存最早的医学典籍《黄帝内经》就是成书于此时期，并受同时期的哲学思想、阴阳五行学说及精气学说的影响。阴阳的概念大约形成于西周，《诗经·大雅》有"既景乃冈，相其阴阳，观其流泉"的记载。《周易》中的易卦由阴爻和阳爻组成。中医的整体观念亦是受《周易》整体思维的影响。此后，古代医学家们便将阴阳学说应用到医学理论之中。《素问·上古天真论》："上古之人，其知道者，法于阴阳，和于术数。"《素问·阴阳应象大论》："阴阳者，天地之道也，万物之纲纪，变化之父母，生杀之本始，神明之府也。"将阴阳作为万物之本始，作为掌握医学的根本。而《老子》

第二十五章中指出："有物混成,先天地生……可以为天下母,吾不知其名,字之曰道。"这里的道指宇宙万物的本原,是最原始的东西。似是有形,亦似是无形。与《黄帝内经》所指的道应是同一物。因此,中医的指导理论受古代哲学思想的影响非常深刻,力求从宏观上去把握疾病。

西医的诞生从其奠基人希波克拉底开始,大约在公元前400多年,与春秋战国大致处于同一时期,其提出的"体液学说"就是将疾病归因于具体事物的结果,将人的性格及其外在的表现归因于四种不同的体液在人体内所占的不同比例形成的不同体质。而这四种体液"血液、黏液、黄胆汁、黑胆汁"均是具体有形的,其理论对后世医学的发展影响深远。随着现代科学技术的不断发展,西医学的研究不断细化,从器官、组织、细胞、分子,再到基因,力求从微观上了解疾病的发病机制。这与中医的整体宏观把握是相反的。比如中医与西医对食物的理解,中医认为食物入胃,转化为水谷精微,再通过脾的运化,输送到全身,而西医认为,人吃进去的食物,在消化酶的作用下转化成各种营养成分被人体吸收,营养成分是具体的,而水谷精微却是宏观上的概念。因此,从理论上没有办法结合。

再举个例子,比如糖尿病,中医称之"消渴"。为什么叫消渴呢?是因为得这种病的人会很口渴,要不停地喝水,古人就是根据这个症状而命名的。糖尿病患者不仅多饮,还多食、小便频繁及消瘦,根据精气血津液神的理论,中医认为,这是阴虚燥热所导致,于是采用养阴生津,清热润燥为基本的治疗原则。可是西医经过一系列的检验手段及实验研究发现,这是人体内的胰岛素缺乏或胰岛素β细胞受到破坏所致,可能与基因突变有关。这就是中医和西医不同理论指导下对疾病的认识,两者是截然不同的。

1.2 在研究思路上没办法结合

西药对疾病的治疗靶点很明确,比如高血压,虽然有很多种降压药,但每种降压药的作用机制很明确。可中医似乎未明确哪种药可以专治哪个病,中医以为防风可以祛风寒,却未说如何祛,也没给风寒患者吃单味防风,而是与其他药物组成一个方,于是学西医的人就不懂了,认为中医连机制都未搞清楚,就糊里糊涂地给患者吃药。中医治病思路是辨证论治,但西医认为辨证寒热虚实太虚了,没有依据。国家为实现中医药的现代化,鼓励中医深入研究,于是,各种研究中医中药的课题如雨后春笋般出现,从中医的基础研究到中药方剂疗效的研究,比如经络的研究,引进各种先进仪器设备,可几十年的研究却并没有找到经络的具体所在,而针灸学理论指导下的针灸治疗却依然取得了效果。众所周知,中医是内证实验。古人认为有经络、穴位的存在,正是基于内证实验的结果。这个内证实验是根据中医的理论和长期的临床观察得来的,并不是细胞、分子之类能靠外在的仪器测量的,或者说并不是肉眼可见的,但又确确实实存在。

例如中药的研究,西医说中药的作用机制不明确,于是中药学院便用现代医学的实验研究方法来研究单味中药的具体疗效和作用机制。又比如中医药在治疗卵巢早衰方面有良好的疗效，于是就搜集了报道治疗有效的方药里面出现频率最高的几味中药进行研究，且研究出其中的肉苁蓉有雌激素样作用，而淫羊藿分离出的异戊二烯化黄酮苷可以促进卵泡颗粒细胞分泌雌激素，研究结果似乎是正确的，但整个处方的疗效真的是等于各药物疗效的相加吗？根据中医药的理论，显然不是，方剂是有君臣佐使配伍的，每一味药在整个处方中所占的比例和起作用的比例是不同的，所以整个处方的作用绝非"1 + 1 = 2"那么简单。比如当归补血汤，方中明确指出黄芪为君药，且黄芪与当归的比例是5∶1，这是在中医理论指导下的处方，用现代医学的研究方法行不通。且《神农本草经》就有记载药物之间的配伍可以改变药物的疗效或毒副作用，并称之为"七情"，且不同的炮制方法也可以改变药性，发挥不同的药效。所以，即使研究了方中每一味药物的疗效，每一味药物作用于哪一个细胞或基因，也不能掌握整个处方的作用机制。因此，研究的方法、思路不对，就得不出正确的结果。既然研究单味中药不行，那就研究复方，把整个复方的活性成分研究出来。近来有人研究参芪益气滴丸，找出了24种生物活性成分。滴丸是一个固定的复方，如果是医生给不同的患者开的汤剂呢？每一个处方都这么研究吗？显然不适合。

1.3　在临床诊治上不能结合

中医治病的特点之一是辨证论治，注重个体差异，所以有同病异治、异病同治的疗法。同病异治是指同一种病，由于发病的时间、地域不同，或所处的疾病阶段或类型不同，或患者的体质不同，所表现出来的证候不同，所以具体的治疗方法也不同。异病同治是指几种不同的疾病，在其发展变化过程中出现的病机大致相同，有大致相同的证，因此治法和方药也可以大致相同。这样一来，中医就没有一个专治某一种病的固定的处方。这在西医看来是不可思议的，因为西医的治疗靶点很明确，什么病就得用什么药，因此，一旦疾病确诊了，你的用药方案也就基本确定了。举个例子，有10例外感风寒的患者同时被同一个医生诊治，可能10个出自同一个医生的方子包含的具体药物都会有所不同，原因就是每一个个体都有体质上或素有疾病的差异，这是中医运用整体观念和辨证论治相结合来诊治的结果。素有体虚的患者，则应该在固护正气的情况下祛风寒；而素有体热的患者，因身体有宿热，则应该辨别有没有化热入里的证候，所以处方又不一样了；素有脾胃虚寒的患者则应兼顾脾胃。而西医诊治上呼吸道感染，会查血常规以判断是病毒感染还是细菌感染，病毒感染用抗病毒药，细菌感染用抗菌药，高热的患者再配合退热药。因此，同样是病毒感染的患者用的药应该是相同的，同样是细菌感染的患者用的药应该也是相同的。

2　中西医不应该是结合，而是整合

2.1　中西医不能结合

综上所述，中西医是没有办法结合的，国家虽然开设了中西医结合专业，却没有取得中西医结合研究的进展，因为根本没有办法结合。只是既学中医，又学西医，医者既会用中医的理论看病，亦会用西医的理论看病，即既明白疾病的中医病因病机，又明白疾病的西医发病机制。用中医的理论指导中医的治疗，用西医的理论指导西医的治疗。

2.2 中西医可以整合

近年来提出的整体整合医学（简称整合医学；holistic integrative medicine，HIM）的概念与中医的整体观念非常相似。中医理论体系有两大特点，一是整体观念，二是辨证论治。而整体观念是整个理论指导的核心。中医理论认为，人是一个有机整体，而人与自然界、人与社会环境也是一个整体。人体自身的整体性体现在：①生理上的整体性，人体的五脏六腑在心的主导下密切配合，协调统一，维持人体的正常生理功能，人的形体与精神既相互依存，又相互制约，是一个统一的整体。②病理上的整体性，即在分析病证的病理机制时，既重视发生病变的局部的病理反应，又着眼于由局部病变引起的整体反应及对其他经络脏腑的影响，所谓有诸内，必形诸外，司外揣内，由局部反映整体。③诊断上的整体性，人体的局部与整体是辩证统一的，在诊察疾病时，可以通过观察外在的形体官窍来推测内在的病理变化。《灵枢·本藏》："视其外应，以知其内脏，则知所病矣。"中医通过对舌苔面色的观察、对脉象的感应来辨别病症之所在就是对整体性的应用。④治疗上的整体性，中医在治疗上也是从整体上进行调节，调整阴阳，扶正祛邪。

人与自然环境的统一性体现在：①自然环境对人体生理的影响。自然环境包括自然气候和地理环境。中医认为，气候是由天地阴阳二气不断运动变化产生的，人体的生理活动会受天地之气的影响。《素问·脉要精微论》："四变之东，脉与之上下……春日浮，如鱼之游在波；夏日在肤，泛泛乎万物有余；秋日下肤，蛰虫将去；冬日在骨，蛰虫周密。"讲的就是人体的脉象随着四时气候的变化而发生变化。而人体会受地理环境的影响产生一些生理上的变化，比如，北方多燥寒，故北方人的腠理多致密。②自然环境对人体病理的影响。人体对自然环境的适应能力是有限的，气候的变化、环境的变化会影响人体，比如南方气候湿热，故生活在南方的人容易得湿热之病，而每年春季，都是流感多发的季节。③自然环境与疾病防治的关系。自然环境可以影响人体的生理病理，也可以指导我们防治疾病，顺应自然环境的变化，趋利避害，就可以达到防病的目的。

人与社会环境的统一性体现在：①社会环境对人体生理的影响。良好的社会环境有利于形成良好的身体素质，使人身心健康。而紧张压抑的环境影响人体功能，危害身心健康。如很多考生考试前因为情绪紧张而导致腹泻。②社会环境对人体病理的影响。社会地位、经济条件的变化、家庭环境的改变影响人体气血阴阳的平衡，发生精神的改变；社会环境影响人的情绪，从而影响身体健康。有人从富贵突然变贫穷后精神萎靡，甚至癫狂，或遭受亲人离世之痛后失去生存的欲望。

结合医学（integrated medicine）早在国外就有学者提出，起初是因为发现很多慢性病患者症状的缓解并不是单纯靠传统西药治疗，而是掺杂了其他治疗方法，研究结果发现，这种治疗方法好像更有效，解决了临床上很多治疗无效的病例，于是就提出了将各种治疗方法结合到一起治病的概念。我国整合医学是由樊代明院士最早提出的，强调整体、整合的重要性，要求将现存与医学相关的最先进的理论知识与医疗相关各专科最有效的临床经验加以整合，将患者看作一个整体，不仅有医学的因素，还要有心理因素、社会因素、环境因素，整合多种因素，从而构建更全面、更系统、更科学、更符合自然规律、更适合人体健康维护和疾病诊断、治疗和预防的新的医学知识体系。实现整与合的统一。随后，樊代明院士还将 HIM 的理论基础概括为三个方面，分别为：①整体观。认为人是一个有生命的整体，并且有其独特性。②整合观。整合是将现有的一切对人体有关的知识经验加以收集整理，有所取舍，优中选优，精益求精，然后将其整合成更加符合、更加适合人体疾病的诊疗、保健和康复的新的医学知识体系。③医学观。医学不等同于科学，也不等同于哲学，而是一项与人体有关的学问。近期有学者提出"四全医学"作为整合医学实现的途径，即全身心、全通道、全昼夜、全过程。整合医学的构建是在哲学指导下实现的，体现了医学在辩证法、认识论、逻辑学方面的有机统一。整合医学的重要性正逐渐被医生学者意识到，近期又有学者提出将整体医学的观念融入系统解剖学的教学中，以期弥补专科细化的缺陷。而樊代明院士认为，要实现整合医学，还要实现中西医教育的整合，并强调整合医学教育是未来医学教育的方向。也有学者提出要实现现代医学的整合和中西医学的整合。最近有学者运用整合医学思想对中医"阳有余阴不足"用现代医学进行解释，认为血容量增减环的存在与"阳有余阴不足"的理论吻合，似乎有其合理性。樊代明院士最近亦提出整合医学的整体观与中医的人体自身是一个有机整体的观念是相同的，诊治上的整体性也与中医的观念相同，所以有学者提出整合医学是现代医学向传统中医学的回归。但笔者认为，整合医学不等同于中医学，它的体系比中医学的体系更大，它是一个大方向。也有学者认为整体观念是整合医学发展过程中不可或缺的部分，而整合医学是整体观念在新时期的理论创新。它不是回归，而是发展中的螺旋上升。

中医与西医不能结合是因为有完全不同的指导理论，就像一个方形和一个圆形，两者之间没有一个契合点，自然没有办法结合，就算强行粘在一起，也是不伦不类。而整合医学是一个大系统，其最核心的指导理念是给患者提供最好的治疗，即利用现有的所有诊断技术，不管是中医、西医还是其他医学，不管是哪种诊断技术，只要是对患者最好的治疗方案，都可以拿来用。比如最近有学者提出的利用整合医学的理念治疗肿瘤患者就是整合多种治疗方法，包括中医疗法、西医疗法、心理治疗、人文关怀等，整合医学就像是一个有多个凹槽的球体，不同的凹槽嵌合不同的治疗体系，中医与西医都可以在这里找到自己的嵌合点，实现彼此的优势互补。

参考文献

［1］罗桂青，李磊．论《周易》整体观对中医理论形成的影响［J］．国医论坛，2016（1）：60－61.

［2］裴兰英，牛乐，刘颖．整合医学视角下的中医和营养［J］．医学争鸣，2018，9（1）：56－58.

［3］马新飞，郑晓红，殷忠勇，等．我国中药学学科建设存在的问题及对策［J］．医学争鸣，2017，8（6）：10－13.

［4］Li F，Du BW，Lu DF，et al. Flavonoid glycosides isolated from Epimedium brevicornum and their estrogen biosynthesis－promoting effects［J］．Sci Rep，2017，7（1）：7760.

［5］Song H，Li WL，Liu BM，et al. Study of the estrogenic－like mechanism of glycosides of cistanche using metabolomics［J］．RSC Adv，2017，7（63）：39403－39410.

［6］张夏维，何家振，周贤，等．浅谈中药炮制中的整体观念与辨证论治观［J］．时珍国医国药，2017，3：671－672.

［7］Zhang Y，Yu J，Zhang W，et al. An integrated evidence-based targeting strategy for determining combinatorial bioactive ingredients of a compound herbal medicine Qishen Yiqi dripping pills［J］．J Ethnopharmacol，2018，219：288－298.

［8］孙广仁．中医基础理论［M］．北京：中国中医药出版社，2007.

［9］张雪，王昭，丁文涛．从古代医学哲学思想看中风的预防［J］．中医药导报，2016，21：13－14.

［10］方丽媛，王平．王平教授运用中医整体观念诊疗疾病的验案举隅［J］．时珍国医国药，2016，8：2005－2006.

［11］常兴，张恬，孟庆岩，等．从《灵枢》探析五脏"司外揣内"思维［J］．辽宁中医杂志，2018，6：1193－1195.

［12］张艳滨，李斌，纪立金．再析中医学整体观念［J］．国医论坛，2018，2：61－63.

［13］屈重阳，徐玉锦．论朝医学与中医学的整体观念［J］．中国民族医药杂志，2018，3：1－2.

［14］黄旦，刘健，万磊．中医整体观念在强直性脊柱炎治疗中的应用［J］．中医药临床杂志，2016，9：1216－1218.

［15］Brien SB，Bishop FL，Riggs K，et al. Integrated medicine in the management of chronic illness：a qualitative study［J］．Br J Gen Pract，2011，61（583）：e89－e96.

［16］Brinkhaus B，Falkenberg T，Haramati A，et al. World Congress for Integrative Medicine & amp；Health 2017 in Berlin—Invitation to participate in shaping the future of comprehensive patient care［J］．Forsch Komplementmed，2016，23（5）：272－273.

［17］樊代明．整合医学初探［J］．医学争鸣，2012，3（2）：3－12.

［18］樊代明．HIM，医学发展新时代的必然方向［J］．医学争鸣，2017，8（1）：1－10.

［19］邓云龙，马鑫．四全医学——整合医学实现的途径［J］．医学与哲学（B），2018（3）：1－3.

［20］崇为伟，刘振，文庠．整合医学模式的哲学审视［J］．医学争鸣，2018，9（4）：1－3.

［21］赵晓平，骆降喜，王俊锋，等．将整体医学观念融入系统解剖学教学实践初探［J］．教育

现代化，2018，19：267－270.

［22］樊代明．整合医学教育之我见［J］．医学争鸣，2018，9（1）：1－8.

［23］袁冰．走向整合时代：现代医学的整合与中西医学的整合（二）——兼与樊代明院士商榷
［J］．中医药导报，2018，15：4－8.

［24］蒋术一，李琦，蒋宏岩．血容量增减环的存在与"阳有余阴不足"论的吻合［J］．医学
争鸣，2017，8（6）：49－51.

［25］袁冰．回归中医学传统：走向整体医学——后精准医学与系统生物学时代的现代医学
［J］．医学与哲学（A），2018，1：15－20.

［26］赵媚，杜晓泉．整合医学与整体观念之浅论［J］．亚太传统医药，2017，20：54－56.

［27］王颖．将整合医学理念应用于肿瘤治疗的初步思考［J］．医学争鸣，2017，8（6）：1－5.

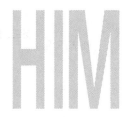

整合医学视域下的中西医整合之"道"

◎苗蓓亮，孟　翔

医学技术在快速进步的同时也有很多地方不尽如人意，这也使得多种新的医学思想、医学理论、医学理念不断出现，其中尤以中国工程院樊代明院士在《整合医学初探》中提出的整体整合医学（简称整合医学；holistic integrative medicine，HIM）最为引人瞩目。即医学需要整合，整合医学就是还器官为患者，还症状为疾病，从检验到临床，从药师到医师，身心并重、医护并重、中西医并重、防治并重。至此，整合医学不仅在西医界掀起了一股研究的热潮，而且也在中医界引起了强烈的共鸣。本文拟探讨一下在整合医学观念下的中西医整合之"道"。

1　整合医学

1.1　整合医学概念

整合医学是在人体整体论指导下，将各领域最先进的知识理论和临床各专科最有效的实践经验分别加以有机整合，并根据社会、环境、心理的现实进行修正、调整，使之成为更加符合、更加适合人体健康和疾病治疗的新的医学体系。

笔者认为，整合医学体系，本质上是一种生命观、一种整体观、一种治疗观，即主张"以人为本"的医学本质；注重复杂系统思维的"整体观念"：对生命与健康给予从整体到局部的全面系统把握；采用"有机整合"的治疗方法：对患者采用更适宜的诊疗手段和方式，达到更"个性化"的最佳临床效果和更小代价。它是立足于当下医疗利弊得失现状和健康挑战而提出的一种理念和策略。

1.2　整合医学观念

1.2.1　医学生命观——"以人为本"

整合医学体现了医学的本质即"以人为本"。关于医学本质的认识，笔者赞同赵美娟教授提出的"医学是'以人为本'的对生命现象和健康疾病转归的认识理念与救护帮助方式的服务体系"。所以"以患者为中心"的医学目的是永恒"不变"的,"变"的是"理念、方式和手段"。而整合医学的实质是重新回归"以患者为中心"的医学本质,重新回归把"人"看作一个整体,一点也不可分割,一刻也不能分割,是围绕"人"而展开的医疗保健卫生服务。这不但是整合医学的归宿,更是生物—心理—社会医学模式的价值追求。

1.2.2 医学整体观——"整体观念"

樊代明院士在解释整合医学的整体观时提出了"三间"健康学。第一个是空间健康学,即人要服从于自然与社会。这与中医"天人合一"以及"形与神俱"的理念不谋而合。两者都强调人不单单是"生物的人",而且还是"社会的人"。人的生理、心理活动可以受到气候、地理等自然环境以及经济、文化、婚姻及宗教等社会环境的影响,进而影响病理变化。第二个是人间健康学,即要对人体从整体到局部进行全面系统的把握。要认识到人体内部是一个整体,不仅仅是脏腑、器官,寄生在人体内部的微生物与人体也是统一的。第三是时间健康学,即从宏观到分子都随着时间的变化而变化,1分钟之前是这样,1分钟之后就不是这样了,人体要顺应时间,疾病亦是如此,也会随着时间的变化而变化。如病毒性肝炎会发展到肝硬化,部分会发生肝癌;高血压可以发展到冠心病、心肌梗死,最后发生心力衰竭;局灶节段性肾小球硬化的早期做肾穿刺,发展为慢性肾衰竭甚至终末期肾衰竭时诊断也发生变化了,再行肾活检就诊断为弥漫性球性硬化性肾小球肾炎,总之疾病已经随时间发生变化了。

1.2.3 医学治疗观——"有机整合"

整合医学强调在治疗时要进行医学系统内整合、医学系统间整合和跨领域整合的几个层次的"有机整合"。①实现主流医学的系统内整合。即要加强学科之间的学术交流,在临床工作中各相关科室要加强相互支持与合作,提高共同应对疾病的能力,最终实现各学科高效的整合。②实现中医学与西医学间的整合。对此后文将进行详细讨论。③跨领域整合。要求科普、保健、临床、生产、科研等相互整合,共同发展。

2 整合医学观念与中医学观念的差异与整合

2.1 整合医学整体观与中医学整体观的差异

注重整体观是中医学理念和整合医学理念天然的相似之处。中医学的整体观是中国古代唯物论和辨证思想在医学的体现,它贯穿于中医学的生理、病理、诊法、辨证和治疗的各个方面。中医学将人体看成一个统一完整的有机体,认为构成人体的各个组成部分之间在结构上不可分割,在功能上相互协调、互为补充,在病理上则相互影响。因而中医学在治疗上常常是将重点放在局部病变引起的整体病理变化上,通过全身调理来达到局部恢复的效果。中医学虽然有自身的理论体系和研究范式,如阴阳平衡、五行学说、五脏六腑、经络血气,等等,但其最大的问题在于理论与实践之间的黑箱太多，也就是在具体结构、量化、微观方面研究不足，忽视了对研究对象内部各要素的本质研究。而整合医学不单强调人体是一个有机整体，同时也重视对机体内部各要素本质的研究，关注全局亦不忽略局部，真正做到"局部"与"整体"的统一。

2.2 整合医学观念与中医学观念的整合之"道"

2.2.1 生命观的整合

前文所言医学的本质"以患者为中心"是永恒"不变"的，"变"的是"理念、方式和手段"，基于此，中医学与西医学的医学生命观都要秉持此理念——"以患者为中心"。此是中西医在生命观上最大的公约数，将尊重、热爱、敬畏生命放在首位，将维护人类生命作为医学的高尚使命和职责。换言之，中西医之"以患者为中心"的"道"是相通的，不同的只是"方式与手段"之"器"层面的差异。

2.2.2 整体观的整合

中医理论的起源和基础是我国传统的阴阳五行学说，注重对人体功能状态（阴平阳秘、五行生克）的"动态平衡观"认识，诊治疾病倾向于"定性"分析。西医理论的起源和基础是对人体（解剖）具体结构单元的认识，诊治疾病倾向于"定量"分析。中西医整体观的整合可以把中医的功能状态的"动态平衡观"认识论与西医"具体结构观"认识论结合，形成一种兼顾人体结构－功能－状态的整合医学的整体观念。整合医学的整体观认为医学研究应兼顾"具体结构论"与"动态功能状态"，把"定性研究"与"定量研究"整合起来才较为完善。使医学从局部结构研究向整体结构、层次结构、单元结构的联系性研究转变；疾病研究向人体的结构－功能－状态的综合整体的研究转变，为中西医整合医学理论的构建提供可行的方法和路径。陈竺院士为此方面的典型代表，他以中国传统辩证角度看待问题，从一款毒药中发现了其潜在的药用价值；而西方的科学训练、现代的分析能力与技术也让他得以一探病魔的每一步动向，阐明药物的具体作用机制，实现"结构－功能－状态"的综合整体的研究，使得急性早幼粒细胞白血病5年无复发，生存率高达94.8%，完全缓解患者的总体生存率更是高达97.4%。

2.2.3 治疗观的整合

中西医在治疗观上要实现相互整合，各自必须先从思想上认识到自身所存在的局限性，努力从相互的系统中吸收确实有利于促进患者健康的诊治手段。中西医医生们全面、充分地掌握双方的知识和手段，在发挥自身特色的同时，给患者的诊治提出更为合理的建议。并在双方互通"语言"后，真正实现医学系统间的交流与对话，从而促进中西医学科学进入整合医学在治疗观的新境界。屠呦呦研究员为此方面的典型代表。正如诺贝尔生理学或医学奖评委让·安德森评价的那样："屠呦呦既有中医学知识，也了解药理学和化学，她将东西方医学相结合，达到了1+1>2的效果，是这种结合的完美体现"。

3　结　语

在以西医学为主导，其他各类医学百花齐放的今天，相互包容、整合、促进，共同服务于人类已成为时代的主旋律，其中，中医学的发展在全球传统医学中最具代表性。整合医学作为一种以"新医学为了新生活"为核心思想的整体医学的新理念，为西医与中医学的整合提供了新的整合之"道"，亦架构了新的桥梁。笔者期望通过中西医的共同努力整合，达到整合医学的新境界，为推动医学进步，维护人类健康做出更大的贡献。

参考文献

［1］樊代明. 整合医学初探［J］. 医学争鸣，2012，3（2）：3 - 12.

［2］樊代明. 整合医学纵论［J］. 医学争鸣，2014，5（5）：1 - 13.

［3］赵美娟. 医学，从哪里来到哪里去？——关于医学的本质与特点再认识［J］. 中国研究型医院，2016，3（4）：32 - 33.

［4］赵美娟. 从哲学视角看：整合医学之"整合"意味着什么［J］. 中国医学伦理学，2017，6（6）：670 - 674.

［5］樊代明. 整合医学的内涵与外延［J］. 医学与哲学（A），2017，1：7 - 13.

［6］毕礼明，王朝晖，奉典旭，等. 从医学的动态性和整体观谈中医优势［J］. 医学争鸣，2019，10（1）：12 - 14，18.

［7］暴洁，俞郦，潘卫东. 整合医学的理念与模式思考［J］. 世界中西医结合杂志，2013，8（11）：1164 - 1167.

［8］杨志平，刘运芳，樊代明. 整合医学的理论与实践［J］. 中医内科杂志，2016，55（6）：480 - 482.

［9］袁尚华. 中医整体观念对疾病整体预防的指导作用［J］. 中华中医药杂志，2015，30（7）：2313 - 2315.

［10］周勇. 从中西医结合角度探讨整合医学［J］. 医学争鸣，2016，7（6）：1 - 3.

［11］Chen S，Zhou G，Zhang X，et al. From an old remedy to a magic bullet：molecular mechanisms underlying the therapeutic effects of arsenic in fighting leukemia［J］. Blood，2011，117（24）：6425 - 6437.

［12］杨志平，刘运芳，樊代明. 从屠呦呦获得诺贝尔生理学或医学奖谈整合医学［J］. 中医杂志，2016，57（14）：1171 - 1176.

［13］Tu Y. The discovery of artemisinin（qinghaosu）and gifts from Chinese medicine［J］. Nat Med，2011，17（10）：1217 - 1220.

［14］张伯礼，张俊华. 屠呦呦研究员获诺贝尔生理学或医学奖的启示［J］. 中国科学（生命科学），2015，45（11）：1153 - 1155.

［15］胡大一. 现代医学发展探寻多学科整合之路［J］. 医学与哲学（人文社会医学版），2009，30（2）：8 - 10.

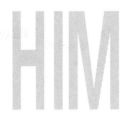

整合医学对中西医结合未来发展的启示

◎别玉龙

自 16 世纪利玛窦等人将西医学中关于解剖、生理等知识不断传入中国以来，在中国医生临床实践中就一直进行着中西医结合的尝试与思考。在以后 400 多年的实践中，中、西医学各自在自身研究领域取得了举世瞩目的成就，二者结合的尝试与实践也对人类健康做出了不可磨灭的贡献。结合最新医学发展趋势，回顾中西医结合发展历史，总结经验教训，将对未来中西医结合医学发展方向带来启示。

1 中西医结合的发展历史

明清时期中医学为主流医学，西医学知识通过传教士传入中国，对当时中医界产生了一定影响。如：汪昂在《本草备要》中关于辛夷的论述中就曾引用当时著名传教士金正希关于"人之记性，皆在脑中"的记载，并对其观点用传统中医理论进行分析。他认为"人每忆往事，必闭目上瞪而思索之，此即凝神于脑之意也"。其后随着西医学在解剖学、生理学等学科取得的先进知识的不断传入，中医界对人体结构与功能的认识逐渐得到深化。在药物学方面西医学中的一些药物及制药方法对中医制药实践也产生了重要影响，如：赵学敏在《本草拾遗》中"露乃物质之精华，其法始于大西洋传入中国"，并详细记载了金银花露、薄荷露的制备方法，这些制药方法丰富了中药炮制学的内容。尤其是薄荷露及金银花露的出现对温病学临床实践产生了重要影响，在《温病条辨》《湿热病篇》中就有多处使用露制品的记载。如唐容川认识到血液在心脏与血管中循环运行规律符合中医学中"营周不休，五十而复大会，阴阳相贯，如环无端"的认识；张锡纯认识到中风病位在脑，病理为脑充血，与中医学中血之与气，并走于上的病机一致。

20 世纪 30 年代以后，中国主流医学逐渐发生了变化，西医学逐渐取代中医学，成为医学实践的主体。一方面由于外界战乱频繁，导致中国经济衰退，中医学缺乏其发展进步的环境，另一方面中医学自身理论闭塞，治疗手段简单，加上常年战乱导致疾病谱发生很大变化，中医学原有的实践经验难以应付当时的临床问题。西医学在现代科学技术的推动下，在处理由于战乱产生的急性外伤、感染性疾病等方面体现出疗效稳定、治疗手段多样的优势，因此逐渐得到公众的信任，在临床实践中取代了中医学的主流地位。尽管如此，在这一阶段中西医结合实践主要在中医界进行，核心思想为以中医理论为主体，西医知识为补充或验证，这两种思想在当时历史条件下是进步的，对中医学界产生了重要影响，如恽树珏提出用西医知识改进中医，陆渊雷用现代科学知识解释《伤寒论》中六经辨证之机制。以上对中西医结合的思考与实践对后世中西医结合的发展奠定了基础。

20 世纪 50 年代，在党中央中西医结合政策的支持下，同时在中、西医学界进行了中西医结合的实践。这一时期的实践不仅包括临床治疗，还包括中西医结合实验研究等方面，即运用科学的验证方法，对中医学中一些疑难问题进行探索，对证候本质的研究、中医四诊方法及实质的研究均取得了丰硕的成果。但在解决一些临床实际问题时，中西医结合往往只落在口号上，中医治疗手段仅成为辅助或陪衬，对于一些疾病中医脏腑气血理论已不再作为中医药使用的指导思想，仅靠现代循证医学或以实验研究为基础的药效学知识作为指导。这些都是目前中西医结合学科面临的尴尬。2012 年樊代明院士在国内系统提出整体整合医学（简称整合医学；holistic integrative medicine，HIM）这一概念，即将医学各领域先进的认知与实践经验加以有机整合，结合社会环境及心理现实进行调整，使之成为更适合人体健康或疾病治疗的医学体系。这一概念的提出对于中西医结合医学的未来发展指出了一条光明大道。

2　中西医整合的历史必然性

2.1　中西医整合所涉及的问题

中西医学在整合过程中所涉及的问题由整合医学自身性质决定，同时受到中、西两种医学自身学科特点的影响。整合医学是在既往所倡导的生物—心理—社会医学模式基础上的进一步拓展与延伸。中医学是传统中医天人合一、整体和谐理论指导下发展出来的实践医学，其秉承的疾病防治理论与整合医学内在要求具有一致性。因此中、西医学在整合时具有先天的优势。对中、西医整合的具体要求包含以下三个层面：①个体层面，整合中、西医学在生物因素、心理因素、社会因素和环境因素的不同认识，从多个角度认识以上四个因素，深化其认识；②专业层面，以实践问题为导向，整合中、西医学相关领域最先进的科学发现和相关各专科最有效的临床经验，探索最有效的治疗模式；③思维层面，整合西医学中以自然科学为基础的线性思维模式与中医学中以哲学为范式的多元思维模式。通过以上三个层面对中西医结合医学在临床中所取得的成果和优势进行整合，构建更全面、更系统、更合理、更符合生命规律、更适合人体健康维护和疾病诊断、治疗与预防的新的医学知识体系。

2.2 中西医整合是中西医结合的进一步深化

虽然中西医结合指导思想早已提出，其学科内涵也基本明确，但是在具体实践中仍存在不少问题，亟待解决。首要的问题是在中、西医两种学科的基本指导思想上仍存在巨大分歧。具体表现在：①中医学以阴阳五行理论作为指导思想是否已经落后应该抛弃，即弃医存药。②中西医主体地位的问题，究竟是用中医辅助西医临床实践，即所谓的"替代医学"还是以中医为主体，用西医学科研手段验证中医疗效。③方剂及中药中化学成分、结构等解析之后，究竟是用中医学辨证理论指导使用这些新成分，还是用药效学及药代动力学等知识进行指导用药。解决上述问题对中西医结合将带来一场革命。整合医学在这方面为我们指明了前进的方向，首先中西医整合不只是知识的叠加，需要在思维层面进行交叉碰撞。西医学的线性思维有着明确的物象，可以被人直接感知，易于被人接受。中医学中的阴阳五行理论及脏腑气血等概念为哲学思维，具有模糊性，虽然有一定的"象"去描绘，但其真实内涵早已超脱物质层面，进入"形而上"的范畴。这种具有浪漫主义色彩的哲学思辨模式有其自身的优势，能够提纲挈领，抓住事物发展运动过程中的主要矛盾。现阶段采用的中西医结合模式就是在西医学学科理论体系指导下的中医生理病理知识的总结，这种结合模式显然违背了这两种医学对自身学科体系的要求。整合医学在这一方面体现出自身优势，整合医学要求的不是知识的简单叠加，或用一种思维模式认识、解释另一学科知识，而是在其整合实践中要求采用不同思维模式认识问题，对临床问题进行多维度、多层次的剖析，最终实现符合患者整体利益的最优诊疗，以便充分体现不同思维模式整合带来的优势。

2.3 中西医整合是当今临床实践对中西结合医学发展的要求

近年来，随着社会经济的发展，生活水平及工作方式的改变，我国医学工作重点已发生很大变化，主要体现在以下几个方面：①恶性肿瘤、心脑血管疾病高发，这些慢性疾病已成为威胁民众健康的主要病因。②新发或再发传染病不断涌现，病毒、细菌等致病微生物层出不穷，且受到环境因素影响，这些致病微生物变异速度加快，对药物耐受性越来越强，单一学科知识在应对这些问题时，倍感力不从心。③人均寿命延长，对健康的要求也日益提高，目前不管是西医学还是中医学，现有的知识都难以满足人类日益增长的健康质量需求，且老年疾病往往多脏器受累，具有复杂性，需要多学科联合攻关，多种治疗技术手段有机结合，才有可能真正解决人口老龄化带来的健康问题。④环境心理因素导致的健康问题日益突出，西医学替代医学思维在这方面具有局限性，解决这类问题不仅要注重躯体疾病的治疗，还要重视心理问题的疏导。以上疾病谱的转变及社会发展公众健康意识增强对治疗效果的期待，使我们重新审视中、西医各自学科发展遇到的瓶颈。近年来在西医界许多专家呼吁建立整合医学体系，以克服专科的局限性，倡导以患者为核心，将各种防治手段有机整合，优化整合医疗资源和相关学科资源，以满足人们对医学和卫生保健服务的需求，应对目前所面临的医疗挑战。在中西医结合领域更应如此，当以解决临床实际问题为导向，不要追求地位上的谁主谁次。解决实践中遇到的共同难题是中西医整合的最终目的，在这一过程中应当是相互补充，相互完善，取长补短。

3　中西医整合是未来中医发展的必由之路

中医学的发展离不开临床实践，更离不开自身理论的指导。因此在整合过程中不能走弃医存药的错误路线，应当充分发挥中医学整体辨证思想，对临床问题进行分析。如 20 世纪 80 年代岳凤先提出的西药的中药样特性研究，这是以传统中医学四气五味归经理论为指导，结合西药临床使用过程中发挥的作用认识西药。卢依平通过临床观察认为：利血平性寒凉，能够清肝降火，平肝潜阳；碳酸氢钠性温热；钙剂能够补益肝肾，滋阴清热。孙雪对小檗碱、青霉素Ⅴ钾、秋水仙碱、环磷酰胺、阿司匹林和干酵母片进行分析，认为这些药物都具有寒（凉）药性，而地塞米松、硝酸甘油和阿托品具有（温）热药性。并通过动物实验进行验证，初步证明西药（单一成分）同样具有四气（四性），即在发挥药效（药味）治疗作用的同时，对机体可发生物质代谢、能量代谢的"药性"影响。这一研究结果对于中西医结合研究过程中发现的单体及新化学成分的临床应用提出了新的要求，即应该在进行药效学验证的同时展开四气五味归经的总结。传统中药四气五味归经理论也不是自古即有，每一味中药性味归经也都是在实践中不断总结认识的，最终得以完善定型。目前中药及方剂的有效性研究大部分是以西医学科研手段为基础进行还原论，这种方法对认识中医学作用模式有一定价值，但是却不能很好地服务于临床实践。同时，中医学在临床实践中也同样存在着药物资源短缺，药物质量参差不齐，制药加工过程耗费人力成本等问题，需继续拓展用药资源。西医学在其临床实践中总结大量药物使用经验，药物品种也在不断更新，因此在其中引入中医学四气五味归经概念，一方面能深化对西药作用特点的认识，另一方面能够扩大中药收录范围，使这些药物更好地服务于中医临床。药物是用来治疗疾病的，不管是单体成分、化合物还是以全草的方式入药，均有一个共同的目的，就是驱除疾病，保持健康。因此中西医的整合不仅仅是用一种医学研究模式解释另外一种医学效果，而应该是对于共同问题，扩宽视野，找到解决的方法。

4　结　语

中西医结合在未来会进一步发展为中西医整合医学，必将是整个整合医学发展浪潮中最为耀眼的一部分。在整体上具有中医学哲学思辨优势，局部上又能充分发挥精准医学细致入微的优势。二者不是简单的拼凑，而是两种思维模式的交叉碰撞，展现在我们面前的不再只是西医病理、生理、治疗方案，同时还要加上中医治疗方案；更是在阴阳、五行、气血、脏象理论指导下，人体各脏器、组织、细胞、蛋白、基因与具有寒热温凉性质物质之间发生的能量、信息、物质三个层面的交换，为我们展现的不仅仅是西医学中静止的、可被替代的物，同时还是中西医两种不同认识论指导下，各自具有不同属性，彼此之间存在制约或促进关系的元素。中西医整合是中西医结合未来发展的必由之路，我们期盼着这一天早点到来，为人类健康做出更多贡献。

参考文献

[1] 曹峰祥. 明末清初中医接受西方医学研究［D］. 北京：中国中医科学院，2007.

[2] 陈藏器. 《本草拾遗》辑释［M］. 尚志钧，辑释. 合肥：安徽科学技术出版社，2003.

[3] 赵立勋. 湿热条辨类解［M］. 成都：四川科学技术出版社，1986.

[4] 唐容川. 《血证论》评释［M］. 北京：人民卫生出版社，1980.

[5] 张锡纯. 重订医学衷中参西录［M］. 柳西河，重订. 北京：人民卫生出版社，2009.

[6] 魏焕. 中华医学会与民国时期的西医职业化［D］. 温州：温州大学，2015.

[7] 秦倩. "西医东渐"下中医的调适［D］. 苏州：苏州科技大学，2017.

[8] 蔡定芳. 恽铁樵中西医汇通流派代表人物萃谈——恽铁樵（上）［J］. 上海中医药杂志，2019，53（3）：5－8.

[9] 蔡定芳. 恽铁樵中西医汇通流派代表人物萃谈——陆渊雷（上）［J］. 上海中医药杂志，2019，53（5）：5－9.

[10] 陈德华，张明英. 中西医结合的诞生与发展——纪念毛泽东西医离职学习中医批示60周年［J］. 南京中医药大学学报（社会科学版），2018，19（4）：278－280.

[11] 高雅，安宏，徐世杰. 中西医结合的困境与希望［J］. 中国医药导报，2019，16（15）：108－110.

[12] 樊代明. 整合医学初探［J］. 医学争鸣，2012，3（2）：3－12.

[13] 何泽民，何勇强. 整合医学的属性及其指导意义［J］. 中医杂志，2018，59（18）：1535－1538.

[14] 岳凤先. 西药的中药特性和功效研究［J］. 中医药信息，1985，1：39－40.

[15] 周立华，卢依平. 西药的中药样特性研究及其临床应用［J］. 中医研究，2004，5：11－12.

[16] 孙雪. 基于UPLC/Q－TOF－MS代谢组学的九种西药寒热药性评价研究［D］. 哈尔滨：黑龙江中医药大学，2014.

从整合医学角度看幽门螺杆菌
感染的治疗策略

◎刘　倩，张学智

1983 年，巴里·马歇尔（Barry J. Marshall）和罗宾·沃伦（J. Robin Warren）第一次从人胃黏膜中培养出幽门螺杆菌（*Helicobacter pylori*，Hp），此后的多项研究表明，其与慢性胃炎、胃溃疡、胃癌等多种消化系统疾病乃至心脑血管、内分泌、呼吸等系统的疾病均有相关性。1994 年世界卫生组织（WHO）已经将 Hp 列为一类致癌因子。最新发布的 Hp 感染胃炎京都全球共识首次将其定义为传染性疾病，且 Hp 感染性胃炎无论有无症状、伴或不伴消化道溃疡和胃癌，均应定义为一种感染性疾病。目前 Hp 感染情况不容乐观，治疗面临诸多挑战。本文将从感染性和传染性疾病的角度，探讨 Hp 感染性胃炎的防治策略。

1　Hp 感染的流行病学特点及现状

Hp 主要通过粪—口、口—口等方式传播，被感染的人是最主要的传染源，且感染呈家族聚集性，与被感染者亲密接触及共餐、接触被污染的水源或进食不洁食物等行为均可能导致感染。同时，Hp 感染呈世界性分布，感染全球半数以上人口，被认为是世界上最广泛的感染之一。不同国家和地区 Hp 感染率差异较大，与年龄、职业、教育、卫生、社会经济状态等密切相关，发展中国家及经济不发达地区感染率更高。被感染后部分患者会有反复反酸、胃灼热、呕吐、腹部疼痛等症状，也有部分患者可无不适表现或仅表现为轻微不适，调查显示有消化系统症状的患者 Hp 检出率为 59.04%，而无明显消化道症状的人群感染率并不低于有症状的人群，其检出率也可达 56.90%。

在我国，自然人群 Hp 的感染率约为 54.76%，最高的地区可达 90% 以上，且感染范围涉及我国全部地区。Hp 感染可促进胃癌的发生，"2015 年中国癌症统计报告"中显示我国人群的胃癌发病率为 679.1/10 万，死亡率为 498.0/10 万，均位居第二位。因此，Hp 感染问题不容忽视，如何有效控制疾病是目前亟待解决的问题。

2 Hp 感染防治面临的问题

一旦感染 Hp，很容易在胃内定植，对胃黏膜产生持续性的损害，只有极少数会自然消退，因此药物治疗必不可少。京都共识建议所有 Hp 感染者均应接受根除治疗，除非有抗衡方面的考虑。但是临床中根除 Hp 的效果却不尽理想，治疗方案由最初的单药发展到二联、三联，甚至四联治疗，Hp 清除率却在不断下降，多数方案的清除率仅为 70%~85%。有研究表明传统的抗 Hp 三联疗法对细菌的清除率已低于 80%，而理想的 Hp 根除方案的根除率应在 90% 以上。目前根除 Hp 主要面临以下几个方面的困难。

2.1 细菌耐药性的问题

耐药性并非某种微生物的特有属性，而是所有的微生物都会产生的对抗药物的一种自我保护的性质，Hp 也不例外。不仅如此，对 Hp 敏感的药物有限，临床常用的为阿莫西林、甲硝唑、克拉霉素等药物，然而随着细菌的耐药性提高，这些药物对 Hp 的清除率也在不断下降。在我国，有调查显示，Hp 对抗生素的耐药率为：甲硝唑 50%~100%（平均 73.3%），克拉霉素 0~40%（平均 23.9%），阿莫西林 0~2.7%。而且耐药性呈显著增长的势头，2000—2009 年，北京地区 Hp 对克拉霉素、甲硝唑等药物的耐药率明显上升，分别增长至 50.6% 和 39.9%，上海地区 Hp 对甲硝唑的耐药率虽稍有下降，但对克拉霉素、左氧氟沙星的耐药率均有显著增加。

2.2 不良反应限制药物的应用

任何治疗方案都会带来疗效之外我们不期望看到的另一面，即药物的不良反应，这些不良反应不仅会使药物的使用范围变得局限，更会对健康造成威胁，甚至因发生不良反应而中断治疗，从而难以达到预期疗效。如使用抗生素的过敏反应、肝肾毒性、神经毒性等，长期大量使用抗生素亦会导致肠内菌群失调、真菌感染，而其发生率、严重程度均与使用抗生素的时间和剂量成正相关；再如质子泵抑制剂（PPI）被认为是安全性高、副反应小的药物，但是近些年的一些研究发现，长期应用也会导致离子吸收障碍、胃黏膜屏障功能减退、腹泻等；铋剂是一种很难被人体吸收的药物，作用于胃黏膜不仅可以直接起到保护胃黏膜的作用，而且与抗生素协同作用，可降低 Hp 的耐药性，提高疗效，但是因其长期使用对肝肾产生损伤，在一些国家和地区已经明确禁止使用。

临床上为了应对细菌耐药性增加、清除不彻底、反复感染等问题，治疗方案从单一抗生素、二联、三联甚至发展到四联治疗，Maastricht Ⅲ 共识意见中提出一线治疗方案时疗程 14d 的疗效优于 10d，而 10d 又优于 7d。药物种类不断增加，治疗周期不断延长，必然带来更多潜在的风险，反而限制了药物的应用。

2.3 儿童与老年人用药受多种因素的限制

儿童 Hp 感染率略低于成人，但不可盲目乐观。儿童用药禁忌诸多，用药可能会对机体造成严重损伤，需严格控制疗程和剂量。目前对已感染 Hp 但无症状或症状轻微的儿童，并不主张为了预防成人期 Hp 相关性并发症而进行根除治疗。值得注意的是，虽然多数儿童感染 Hp 并不会引起相应症状，但细菌潜藏于体内，易在成年发病，危害健康。

老年人不仅是发病率最高的群体，而且可能因各种疾病或不恰当用药，服用过多种抗生素，因此耐药率高于年轻人，相同的方案在老年人群 Hp 根除率降低 5%～10%。同时，老年人身体各项功能均处于下降阶段，甚至合并其他多种疾病，对药物的耐受性降低，因此在药物的选择上也会受到多方面的限制。

2.4 人口基数大与人口老龄化

调查显示，Hp 感染的发病率与公共卫生、社会经济状况等因素均有密切联系，故在发展中国家更为流行。我国人口基数大，人口密度高，感染范围广泛，进行大规模普查与治疗并非易事。加之中国人的饮食习惯、生活方式等因素为疾病的传播创造条件，因此难以做到有效控制。当今中国已步入老龄化社会，老年人作为发病率最高的群体，在治疗方面亦受到各方面因素的限制，对于本病的防治工作也是巨大的挑战。

2.5 Hp 可反复感染

Hp 是非终身免疫性疾病，使用药物干预清除，若饮食卫生等不加注意，仍有可能再次感染。有调查显示发展中国家根除 Hp 后在 1 年、2 年、3 年的再感染率分别约为 8%、11% 和 13%。若 Hp 反复感染，会因细菌耐药、菌群失调、机体不耐受等原因影响清除率，增加治疗的困难。而且多次用药也会对人体产生更加严重的不良影响。

3 Hp 感染防治策略探新

在 Hp 发现至今近 40 年的时间中，一直坚持的杀菌疗法虽取得一定成效，但并未很好地控制感染率，而且受上述几个方面因素的影响，传统的治疗思路和方案越来越难以取得良好的疗效。不仅如此，随着研究的深入，其与多个系统（消化系统、心脑血管系统、内分泌系统、呼吸系统、血液系统等）疾病的相关性得到证实，危害严重。这使得控制 Hp 感染成为更加迫切的任务，这就要求我们转变思路，进一步探求完善的防治方案。

3.1 从治大于防到防治并重

作为对抗传染性疾病的重要一环，预防的重要性不可替代。在感染性肝炎、艾滋病等传染性疾病的防治指南上，均强调预防的重要性并提出了相应的预防方法。多年来我们对 Hp 感染一直强调杀菌治疗，对预防却未给予足够的重视。鉴于上述制衡因素的影响，如果仍然期待通过增加药量、延长治疗周期、联合多种药物等方式提高 Hp 清除率，必然会受到越来越多的限制，难以达到控制传染、治疗疾病的目的。所以针对 Hp 感染所关注的重点不应当仅仅是治疗，而应当将预防放到同样重要的位置上，防治并重，以更有效地抵御疾病。

3.2 从中医优势防治 Hp

在西医治疗 Hp 感染面临诸多挑战的同时，中医因其完全区别于西医的整体观念和辨证论治的理论体系，越来越受到人们的关注。首先，在药物选择上更加丰富，如黄连、黄芩、黄柏、大黄等都具有较好的抗菌活性，且中药副作用少，不易产生耐药性。其次，中医有深厚的理论为指导，重视整体观念、相互联系，四诊合参，病症结合，进而辨证施治。目前较一致的观点认为 Hp 感染与脾胃湿热关系最为密切。Hp 感染为外邪侵入人体，属中医"痰湿""湿热"等范畴。痰浊为病，见症多端，有"百病多因痰作祟""怪病多痰"之说。痰湿阻滞中焦，则升降失司，胃气壅塞，从而引起胃脘部不适、嗳气、反酸、胃灼热等表现；脾胃相为表里，胃气不和，则脾运失常，日久脾虚。因此，治疗以清热化湿为原则，辅以理气健脾。同时，通过中医特有的舌诊可初步判断 Hp 感染，为治疗 Hp 感染提供最简便可行的检测方法。

在预防方面，中医在长期的发展中对传染性疾病逐渐形成了较为完整的预防思想和防治原则，早在《黄帝内经》中就曾提出"上工不治已病治未病"，中医预防医学核心内涵据此为基础，提出"未病先防、既病防变、瘥后防复"，时至今日，这仍然对我们的临床治疗有着重要的指导意义，即重视一级预防。

3.3 从经济学角度分析防治的利弊

在传染病的防治工作中，降低医疗成本、优化资源配置、提高医疗质量同样是值得重视的问题，即用最低成本获得最大收益。在当前 Hp 感染控制不佳的情况下，若一味延续目前的治疗思路与治疗方案，极有可能因不能有效控制疾病、降低 Hp 清除率而再次增加药物种类或用量，因此增加相应的治疗费用。其次，我国人口基数大、人口密度高、经济发展不均衡，都是导致感染率居高不下的重要原因，在这种情况下若仅对已感染人群进行治疗，无疑会耗费巨大人力、物力、财力，还难以达到期望的效果。而加强预防力度，从源头治理，防微杜渐，则可以事半功倍。

3.4 从整合医学角度看防治并重

随着医学的不断发展进步，人们越来越认识到将人体作为一个整体看待的重要性，人体各系统之间关联协作才能保证机体的稳态，疾病对机体的损伤亦不会局限于某一系统或某一器官。整合医学强调将医学各领域最先进的知识理论和临床各专科最有效的实践经验分别加以有机整合，并根据社会、环境、心理的现实，以人体全身状况为根本，进行修正、调整，使之成为更加符合、更加适合人体健康和疾病治疗的新的医学体系。在整合医学思路的指导下，强调重视预防不仅仅是关注预防本身，而是综合预防和治疗的不同侧重点，集合中医西医的优势，同时结合理论研究、社会、个人、环境、卫生、经济等因素，共同抵御疾病的侵袭，降低 Hp 感染率，减少其对机体的伤害，整合多方面力量维护人体健康。

4　预防措施

可通过以下几个方面进行预防：①宣传教育。通过医院、学校、社区等多方面的宣传教育，增加群众对防治 Hp 重要性的认识，树立治未病的思想，学习相关防护知识，只有充分了解这一疾病，才能做到不轻视、不恐慌，正确对待疾病。②通过患者自查、普查等方式早发现、早治疗，减少传播。③定期体检。并非所有 Hp 感染患者都会有相应的症状表现，故体检这一环节必不可少，建议将 Hp 的筛查加入常规体检项目。④目前有研究表明药物治疗 Hp 感染的根除率与患者的牙周状况和口腔卫生状况有关，这为我们的防治带来新思路，即关注口腔卫生与健康，可用对防治 Hp 有效的中药制剂漱口，保持口腔卫生。⑤已感染 Hp 的患者为重要的传染源，家人应及时检查，行分餐制。治疗阶段过后复查。⑥注意个人卫生，保持良好的生活习惯。⑦医务工作者在进行胃镜等检查时注意操作规范，避免医源性传播。

5　结　语

综上所述，当前 Hp 感染波及范围广，涉及人口多，导致的后果严重，已然成为影响公共卫生健康的严重问题；而对 Hp 感染的治疗虽在不断进步，但目前难以取得突破性进展，传统单一杀菌的治疗思路逐渐暴露出其弊端；尤其是细菌耐药性的增加严重影响根除效果，药物的不良反应限制药物的使用范围；同时综合我国国情，人口众多且密度大，许多地区经济水平、医疗条件仍很落后，控制 Hp 感染并非易事。因此，我们认为在当前阶段，综合疾病特点、感染传染现状、经济与卫生等多方面因素考虑，尤其针对传染病的特点，很有必要将对 Hp 感染的预防提升至更重要的层面来对待，在防治工作中将重心前移，重视一级预防，源清则流清，在疾病发生之前采取措施，可以更有效地控制疾病的蔓延，减少高感染率带来的诸多不利影响；其次，整合医学为大势所趋，对本病的防治工作有重要指导意义，无论是控制 Hp 传播还是取得良好的治疗效果均非某一单方面力量可及，应当整合预防、治疗、中西医学、社会、环境等多方面优势，以为防治 Hp 感染和传染作出更大贡献。

参考文献

[1] IARC Working Group. Schistosomes, liver flukes and *Helicobacter pylori* [J]. IARC Monogr Eval Carcinog Risks Hum, 1994, 61: 1-241.

［2］ Sugano K, Tack J, Kuipers EJ, et al. Kyoto global consensus report on *Helicobacter pylori* gastritis ［J］. Gut, 2015, 64 (9): 1353 – 1367.

［3］ 石宏, 董福生. 幽门螺旋杆菌的感染与传播 ［J］. 现代口腔医学杂志, 2004, 18 (4): 372 – 375.

［4］ 张万岱, 胡伏莲, 萧树东, 等. 中国自然人群幽门螺杆菌感染的流行病学调查 ［J］. 现代消化及介入治疗, 2010, 15 (5): 265 – 270.

［5］ 罗祖媚. 健康体检者消化道症状与幽门螺旋杆菌感染的相关性分析 ［J］. 现代医院, 2012, 12 (1): 50 – 51.

［6］ 周丽雅, 林三仁, 丁士刚, 等. 根除幽门螺杆菌对胃癌患病率及胃黏膜组织学变化的八年随访研究 ［J］. 中华消化杂志, 2005, 25 (6): 324 – 327.

［7］ 李一鑫, 李秀明, 张楠, 等. 幽门螺杆菌感染与胃癌发生发展及预后的相关性研究 ［J］. 中华肿瘤防治杂志, 2015, 22 (2): 91 – 94, 108.

［8］ Chen W, Zheng R, Baade PD, et al. Cancer statistics in China, 2015 ［J］. CA Cancer J Clin, 2016, 66 (2): 115 – 132.

［9］ 刘文忠. 根除幽门螺杆菌预防胃癌: 希望和困惑 ［J］. 胃肠病学, 2015, 20 (1): 2 – 4.

［10］ 中华医学会消化病学分会幽门螺杆菌学组/全国幽门螺杆菌科研协作组. 中国幽门螺杆菌耐药状况以及耐药对治疗的影响——全国多中心临床研究 ［J］. 胃肠病学, 2007, 12 (9): 525 – 530.

［11］ Gao W, Cheng H, Hu F, et al. The evolution of *Helicobacter pylori* antibiotics resistance over 10 years in Beijing, China ［J］. Helicobacter, 2010, 15 (5): 460 – 466.

［12］ Sun QJ, Liang X, Zheng Q, et al. Resistance of *Helicobacter pylori* to antibiotics from 2000 to 2009 in Shanghai ［J］. World J Gastroenterol, 2010, 16 (40): 5118 – 5121.

［13］ 张爱红, 孙素芹, 刘阳, 等. 肠道菌群失调与广谱抗生素应用的相关性分析 ［J］. 华北煤炭医学院学报, 2006, 8 (5): 619 – 620.

［14］ Ladirat SE, Schols HA, Nauta A, et al. High – throughput analysis of the impact of antibiotics on the human intestinal microbiota composition ［J］. J Microbiol Methods, 2013, 92 (3): 387 – 397.

［15］ 杨雪松. 质子泵抑制剂研究进展及临床应用评价 ［J］. 中国医院用药评价与分析, 2011, 11 (5): 396 – 398.

［16］ Lambert JR, Midolo P. Theactions of bismuthin the treatment of *Helicobacter pylori* infection ［J］. Aliment Pharmacol Ther, 1997, 11 (Suppl. 1): 27 – 33.

［17］ Malfertheiner P, Megraud F, O'Morain C, et al. Current concepts in the management of *Helicobacter pylori* infection: the Maastricht III Consensus Report ［J］. Gut, 2007, 56 (6): 772 – 781.

［18］ 丁召路, 徐樨巍. 儿童幽门螺杆菌感染治疗进展 ［J］. 中国实用儿科杂志, 2009, 24 (6): 447 – 449.

［19］ 郑松柏. 幽门螺杆菌感染的药物治疗 ［J］. 老年医学与保健, 2002, 8 (1): 59 – 62.

［20］ 张万岱, 徐智民. 幽门螺杆菌研究现状及共识 ［J］. 世界华人消化杂志, 2000, 8 (10): 1084 – 1088.

［21］ 林志辉. 幽门螺杆菌的根除治疗与复发的预防 ［J］. 世界华人消化杂志, 2000, 8 (5):

554 – 556.

［22］中华医学会肝病学分会，中华医学会感染病学分会 . 慢性乙型肝炎防治指南（2015 年更新版）［J］. 临床肝胆病杂志，2015，31（12）：1941 – 1958.

［23］吴尊友 . 中国艾滋病防治面临新形势与新挑战［J］. 中国公共卫生，2011，27（12）：1505 – 1507.

［24］樊星，杨志平，樊代明，等 . 整合医学再探［J］. 医学与哲学（A），2013，34（5）：6 – 11，27.

［25］Song HY，Li Y. Can eradication rate of gastric *Helicobacter pylori* be improved by killing oral *Helicobacter pylori*［J］. World J Gastroenterol，2013，19（39）：6645 – 6650.

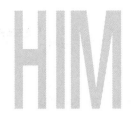

用整合医学理念再论幽门螺杆菌感染诊疗中存在的问题与对策

◎陈　瑶，张学智，成　虹

自从 1983 年幽门螺杆菌（*Helicobacter pylori*，Hp）被澳大利亚学者发现以来，Hp 感染一直被认为是人类最常见的慢性细菌感染，是胃肠道疾病的最常见病因。近年来大量研究发现，Hp 感染不仅与消化系统疾病（慢性胃炎、消化性溃疡、MALT 淋巴瘤等）密切相关，而且与心脑血管、内分泌、呼吸、泌尿、血液等多个系统疾病存在一定相关性。很多临床专家为 Hp 感染的研究进行了不懈努力并取得了卓越成就，但是在 Hp 诊疗中仍有许多问题亟须解决。

1　Hp "检测和治疗" 策略

Hp "检测和治疗" 策略是：对年龄≤55 岁、没有报警症状的消化不良患者推荐首选 Hp 检测，并对检测阳性者立刻实施 Hp 根除治疗。国外多个指南对 Hp "检测和治疗" 策略有所推荐，但其是否适合中国却是一个备受争议的问题。

1.1　Hp "检测和治疗" 策略的风险评估

1.1.1　上消化道肿瘤的发病率

在西方国家，上消化道肿瘤患者占所有消化不良患者的 0 ~ 3.4%。我国上消化道肿瘤的发病率和死亡率均高于世界人口标化率，处于较高水平，而且地区差异性很大。有一项针对陕西关中 3 019 例消化不良患者的研究表明，上消化道恶性肿瘤患者在消化不良患者中占 10.5%，在无报警症状的消化不良患者中占 2.9%，而且因年龄不同发病率差异很大。但是这些研究范围小、人数少，且时间久远，并不能全面反映我国上消化道肿瘤的发病情况。

1.1.2　Hp "检测和治疗" 策略的安全性评估

李晓波等采用回顾性调查的方式，对 2002—2003 年在上海仁济医院接受胃镜检查的 14 101 例消化不良患者的胃、食管、十二指肠恶性肿瘤检出率、报警症状及 Hp 感染情况进行调查，结果显示：对无报警症状、年龄 <45 岁的患者采用"检测和治疗" 策略，漏诊胃癌 13 例（72.2%）。Sung 等对香港地区（胃癌发病率每年 24/10 万）2 627 例未经调查的消化不良（UD）患者前瞻性地评估 Hp "检测和治疗" 策略的安全性，结果表明：在 1 017 例年龄 <45 岁、无报警症状的患者中检出了 3 例胃癌和 1 例食管癌（4/23 例），3 例胃癌患者 Hp 均阳性，实施 Hp "检测和治疗" 策略癌症漏诊率为 17.4%。

这些研究结果使 Hp "检测和治疗" 策略的安全性遭到了质疑。但是我们也发现，这些数据差异很大，可能与研究方法、地区恶性肿瘤发病率不同有关。另外这些研究都未考虑胃镜胃癌漏检率。日本有研究发现，电子胃镜检查胃癌的漏诊率男性为 25%，女性为 18%，并且胃癌的漏诊与胃镜操作医生的临床年资及经验直接相关。我国胃镜检查虽已普及，但是乡镇医院医疗技术水平低，胃镜胃癌漏诊率较高。因此笔者认为单纯用 Hp "检测和治疗" 策略癌症漏诊率来评估其是否适合中国是不合适的。或许我们应该分地区，分别评估即时胃镜检查与 Hp "检测和治疗" 策略癌症漏诊率，比较差异是否具有统计学意义。

1.2　Hp "检测和治疗" 策略的费用评估

费用和风险评估是确定 Hp "检测和治疗" 策略是否适合中国的关键。西方国家应用此策略的前提是内镜检测费用高且上消化道肿瘤发生率低，实施这样的策略可以获得更大的效益费用比。而我国的胃镜检查技术成熟、普及率高，费用与 Hp 非侵入性检测基本相当。但是若综合电子胃镜检查前的附加检查如心电图、艾滋、乙肝等产生的费用来看，胃镜检查的费用要远大于 Hp 检测的费用。若患者选择镇静胃镜，则费用差别更加显著。而且在临床上，胃镜检查因舒适性差、痛苦等缺点，大多数患者都表示难以接受。

2　根除胃 Hp 的利与弊

2.1　根除 Hp 的意义

Hp 感染率在功能性消化不良、慢性活动性胃炎、胃溃疡、十二指肠球部溃疡的患者中分别为 51%、80%~95%、80%、90%~100%。根除 Hp 可以使绝大多数胃炎的活动性消退并阻止肠化生，促进溃疡愈合，减少溃疡复发率，甚至能够治愈早期低度恶性 MALT 淋巴瘤。

1994 年世界卫生组织（WHO）将 Hp 列为 I 类致癌因子。国内外大量研究表明：Hp 感染导致胃炎，并进一步促进胃黏膜炎症，使萎缩与肠化生逐渐发生并进行性加重，进而发生胃癌。亚太共识强调，在胃癌高发病率的人群中进行 Hp 感染的筛查和治疗是预防胃癌的有效策略。根除 Hp 感染后可延缓或阻止胃黏膜萎缩及肠化生的进展，从而在一定程度上减少或延缓胃癌发生。另外，根除 Hp 可降低胃癌患者一级亲属的胃癌发生风险。有研究显示：经内镜证实无癌前病变的 Hp 感染者在根除 Hp 治疗后胃癌的发生率降低，提示根除 Hp 降低胃癌风险的最佳时间为萎缩性胃炎发生之前。

2.2　Hp 感染治疗中存在的问题

2.2.1　Hp 治疗根除率下降

目前，临床对于 Hp 的治疗已经经历了从单一抗生素、两种药物联合及标准三联甚至四联治疗等阶段。在我国，标准三联疗法的根除率已从数年前的 90% 降低到 75% 左右，含铋剂四联疗法被推荐为 Hp 根除的一线治疗方案，且延长疗程到 10d 或 14d。Hp 治疗根除率下降的主要原因是其对抗生素产生了耐药性。有研究显示，Hp 对甲硝唑、克拉霉素和阿莫西林的耐药率分别为 75.6%（257/340）、27.6%（94/340）和 2.7%（8/294）。细菌通过突变或表型适应产生耐药性是一种生物适应的必然。Hp 对抗生素的耐药率必将随着抗生素使用量的增加和使用时间的积累而不断升高。新的治疗方案对 Hp 的高根除率也会随着 Hp 耐药性的增加而逐渐降低，最终因不能满足要求而被淘汰。

2.2.2　Hp 根除治疗药物的不良反应

新的治疗方案在一定程度上提高了 Hp 感染的根除率，但随之而来的药物副作用日益突出。铋剂因存在肝肾损害等副作用，部分国家和地区已明确禁止使用。广泛使用抗生素会导致人体菌群失调和继发感染，对人的听力、肝、肾等产生危害，还会产生过敏和毒性反应。近年来很多研究表明益生菌＋标准三联疗法能够提高 Hp 的根除率并减少抗生素所带来的副作用。然而，益生菌菌株种类的选择、剂量的大小、给药的方式及时间在临床研究中不尽统一，还需要更多的设计严谨的多中心临床研究来证实。

3　中西医结合治疗 Hp 感染的优势及问题

近年来，对中医药治疗 Hp 感染的研究取得了很多可喜的进展，但同时也凸显出许多问题。主要体现在以下几个方面：①初步阐明了 Hp 感染相关性疾病的中医病因及 Hp 感染与中医辨证分型的关系。大量文献表明，Hp 感染率与中医的不同证型有关，一般而言脾胃湿热证＞脾胃虚热＞肝郁脾虚证＞脾胃虚寒证。湿热证越重，Hp 感染的程度越重。因而有人提出湿热之邪与 Hp 感染在病因学上应该是等同的，属于同一病原，只不过名称不同而已。但是在临床上，湿热所包含的范畴更加广泛，两者不能完全等同，其相关性有待进一步研究。②很多单味中药或中药复方制剂被证实有体外抑菌和逆转细菌耐药性的作用。体外实验表明：黄连、黄芩、大黄、丹参、吴茱萸、延胡索、陈皮、土荆芥、左金丸、香连丸等中药单药或复方制剂的体外抑菌作用很强，与抗生素联用对 Hp 具有良好的体外协同杀菌作用。但是体外的抑菌研究忽视了中药制剂经肠胃吸收后起到的整体调节而达到抗 Hp 的作用，因而无法从本质解释中药抗 Hp 的真正机制，有必要借助动物模型进一步探讨和研究。而且有高度抑制 Hp 作用的中药多集中于清热燥湿解毒的药物上，清热药为苦寒之品，过用苦寒必会损伤正气而犯虚虚之戒。③单纯应用中药治疗，Hp 的根除率明显低于西药的三联疗法，中药 + 西药的铋剂三联疗法或 PPI 三联疗法可以使 Hp 根除率提高到 90% 左右。有不少文献报道中药与西药的联合治疗能提高 Hp 根除率，改善因抗生素所致不良反应，而且能够提高 Hp 相关性胃病的症状缓解率。但是在中西医结合治疗 Hp 感染的临床实践中，临床医生多根据自己的经验辨证治疗，缺乏规范。而且中西医结合疗法缺乏大规模循证医学依据，难以得到国外的认可。

4　探索 Hp 感染诊疗新方案

中国有 13 亿人口，民族背景和经济条件都与其他国家不同。流行病学研究发现，Hp 感染率在发展中国家较高，而在发达国家较低，并且随年龄增加而增加。我国 Hp 感染率为 40% ～ 90%，平均为 59%。Hp 感染率最低的地区是广东省（42%），最高的地区是西藏（90%）。为此，我们应该组织中、西医专家，综合考虑患者的年龄、饮食习惯、地区 Hp 感染率、肿瘤、消化道溃疡等 Hp 相关性疾病发病率等因素，根据我国国情，探索 Hp 诊疗的新路径。

4.1　在 Hp 感染的诊疗中加强多学科整合诊治

Hp 感染相关性疾病涉及全身多个系统、多种疾病，而 Hp 感染患者常常同时患有多种疾病，这使得诊疗变得更为复杂。在临床上，大多数消化科医生都对 Hp 感染相关性疾病有比较深刻的认识，但是其他科医生则不然。那些根除 Hp 后有望治愈的贫血、紫癜、顽固皮肤病等疾病可能会因为医生对 Hp 缺乏了解而被延误。因此，在 Hp 感染的诊疗中加强多学科整合诊治非常重要。

4.2　建立整合评价体系

临床上经常发现，部分 Hp 根除治疗成功的患者，其临床症状并没有缓解甚至有所加重。这可能是过分强调 Hp 根除率而忽略了人体的整体性导致的。因此笔者认为应该建立新的评价标准，将客观指标与患者主观感觉共同纳入 Hp 感染治愈的评价标准。

4.3　重视预防

Hp 全球感染人数众多，接种疫苗可能是预防 Hp 感染相关性疾病的最有效策略。就大多数疫苗可预防的疾病而言，发病人数和死亡人数分别下降了 80% 或 80% 以上。但是目前 Hp 疫苗的临床研究结果并不理想，有效抗原的精选和联用、替代性佐剂的筛选还需要进一步研究。另外，阻断 Hp 传播途径对于 Hp 感染的预防具有重要意义。有研究证实，口—口途径是 Hp 传播的主要方式。因此，在民众中加强卫生防范意识，普及分餐制概念，在医务人员中纠正重治轻防的观念，树立治未病思想就显得尤为重要。

4.4　实行个体化治疗

Hp 感染患者的体质、年龄、生活地域、生活环境不同，侵入人体的 Hp 菌群基因型与毒力因子不同，Hp 菌群的定植密度、定植部位也有不同，这些均会影响疾病的发生与发展。因此，对所有 Hp 感染患者都应当采取个体化的治疗策略。笔者认为对于 Hp 感染初次治疗的患者，应当结合其临床疾病、合并疾病、既往药物应用史、合并用药情况、Hp 感染检测情况、生活习惯等因素来确定治疗的方案和疗程，最好的治疗方案就是首次治疗成功的方案。对于反复根治失败的患者必要时可以行 Hp 培养及药敏试验选择合适的抗生素。

4.5　Hp 感染的整合医学方案

4.5.1　整合医学是大势所趋

现代医学发展到今天，人们逐渐意识到人体是一个整体，各个系统相互联系才能共同完成调节生理状态平衡的任务。Hp 感染相关疾病的复杂性和人体的整体性要求我们探求一种新的治疗模式。整体整合医学（简称整合医学；holistic integrative medicine，HIM）强调将医学各领域最先进的知识理论和临床各专科最有效的实践经验分别加以有机整合，并根据社会、环境、心理的现实进行修正、调整。整合医学有望成为 Hp 感染治疗的最有效途径。

4.5.2　建立辨证—辨病—辨体的中西医学整合模式

辨证论治是中医的精华，是中医整体观念指导下的个体化治疗。但是对 Hp 感染治疗来讲，单纯辨证论治是不够的。辨证论治因医生认识和信息采集角度不同会有很大差异，难以形成用药规范。治疗效果也因医生水平不同参差不齐，难以获得大量循证医学证据。

随着 Hp 感染病程延长，Hp 相关胃病展现出从炎症—溃疡—肠化生、不典型增生—胃癌的进展过程。而中医的最常见证型也呈现出脾胃湿热—脾胃虚寒—脾虚血瘀变化。辨病（中医辨病和西医辨病）论治可以把握疾病的基本矛盾变化，有利于从疾病的全局考虑治疗方法。

对 Hp 感染所致的疾病，中医辨证多属湿热证，而湿热体质是导致湿热证的主要因素，湿热体质之人患病后易于出现湿热证。因此我们可以认为，湿热体质是 Hp 的易感体质。对 Hp 感染患者进行体质分类，根据患者体质的不同，结合现代中医药的研究成果，在西医标准治疗的基础上选择适合患者的中药。从体质角度看问题可以把握复杂事物的共性，对于现阶段实现规范化的中西医结合治疗 Hp 感染具有一定价值。

王琦教授认为：体质、证候、疾病对个体所患疾病本质的反映各有侧重，三者指向不同，但相互联系，密不可分，归于统一。因此辨体、辨病、辨证在临床诊疗中三位一体，缺一不可，由此构成一个完整的诊疗体系，它充分体现了中医临床思维的多元性和复杂性特征。

在 Hp 感染的治疗中，中西医学都积累了很多成熟的经验，在治疗上各有千秋。中医治疗具有安全、有效、低毒等优势，有着深厚的群众基础，其本质是一种建立在整合医学观念下的个体化医疗，和现代整合医学的概念一脉相承。因此采用中西医学整合的方法，对于深入研究 Hp 相关疾病，提高临床疗效具有深远的意义。

参考文献

［1］Warren R，Marshall B. Unidentified curved bacilli on gastric epithelium in active chronic gastritis ［J］. Lancet，1983，321（8336）：1273 - 1275.

［2］房静远，刘文忠，李兆申，等. 中国慢性胃炎共识意见［J］. 胃肠病学，2013，18（1）：24 - 36.

［3］Malfertheiner P，Megraud F，O'Morain C，et al. Current concepts in the management of *Helicobacter pylori* infection：the Masstricht III Consensus Report［J］. Gut，2007，56（6）：772 - 781.

［4］胡伏莲，胡品津，刘文忠，等. 第三次全国幽门螺杆菌感染若干问题共识报告（2007.10，庐山）［J］. 胃肠病学，2008，13（1）：42 - 46.

［5］Mendall MA，Goggin PM，Molineaux N，et al. Relation of *Helicobacter pylori* infection and coronary heart disease［J］. Br Heart J，1994，71（5）：437 - 439.

［6］田贺暖，谌剑飞，严颂琴，等. 甲状腺功能减退症、甲状腺功能亢进症与幽门螺杆菌感染的关系研究［J］. 现代中西医结合杂志，2013，22（7）：755 - 756.

［7］白莉，刘湘，李亚斐. 幽门螺杆菌感染与呼吸系统疾病研究进展［J］. 成都医学院学报，2013，7（1）：1 - 5.

［8］侯菲，缪洁萍. 幽门螺杆菌感染与泌尿系统疾病［J］. 中国水电医学，2007，20（4）：246 - 247.

［9］王文怡，杨镜明. 幽门螺杆菌感染与血液系统疾病［J］. 临床血液学杂志，2006，19（3）：185 - 186.

［10］Talley NJ，Vakil N. Practice Parameters Committee of the American College of Gastroenterology. Guidelines for the management of dyspepsia［J］. Am J Gastroenterol，2005，100（10）：2324 - 2327.

［11］Rabeneck I，Wray NP，Graham DY. Managing dyspepsia：what do we know and what do we need to know［J］. Am J Gastroenterol，1998，93（6）：920 - 924.

［12］邹小农. 2003—2007 年中国胃癌发病与死亡情况分析［J］. 肿瘤，2012，2（32）：109 - 114.

［13］王星，张宽学，罗金燕，等. 陕西省关中地区消化不良病因诊断的影响因素分析［J］. 中华流行病学杂志，2003，24（8）：715 - 718.

［14］李晓波，刘文忠，戈之铮，等. 幽门螺杆菌"检测和治疗"策略对未经调查消化不良患者处理的安全性评估［J］. 中华内科杂志，2005，44（3）：195 - 197.

［15］Sung JJ，Lao WC，Lai MS，et al. Incidence of gastroesophageal malignancy in patients with dyspepsia in Hong Kong：implications for screening strategies［J］. Gastrointest Endosc，2001，

54（4）：454 – 458.

[16] 细川治. 内镜下胃癌的筛查 [A] //夏玉亭，吴云林，房殿春. 胃病诊治进展 [M] . 上海：上海科学技术出版社，2005：101 – 103.

[17] 王崇文. 溃疡病治疗的进展 [J] . 现代诊断与治疗，1999，10（2）：65.

[18] Abid S, Siddiqui S, Jafri W. Discriminant value of Rome III questionnaire in dyspeptic patients [J] . Saudi J Gastroenterol, 2011, 17（2）：129 – 133.

[19] 金珠，林三仁，沈祖尧，等. 根除幽门螺杆菌对胃黏膜肠化的影响 [J] . 中华消化杂志，2003，23（3）：161 – 163.

[20] 李子旭，杨海涛，张万岱，等. 根除幽门螺杆菌在消化性溃疡治疗中的作用 [J] . 新消化病学杂志，1994，2（4）：246 – 249.

[21] 李岩. 根除幽门螺杆菌临床意义 [J] . 中国实用内科杂志，2013，33（3）：179 – 181.

[22] 周丽雅，沈祖尧，林三仁，等. 根除幽门螺杆菌对胃黏膜炎症变化的人群随访研究 [J] . 中华内科杂志，2003，42（3）：162 – 164.

[23] 周丽雅，林三仁，丁士刚，等. 根除幽门螺杆菌对胃癌患病率及胃黏膜组织学变化的八年随访研究 [J] . 中华消化杂志，2005，25（6）：324 – 325.

[24] Shin CM, Kim N, Yang HJ, et al. Stomach cancer risk in gastric cancer relatives：interaction between *Helicobacter pylori* infection and family history of gastric cancer for the risk of stomach cancer [J] . J Clin Gastroenterol, 2010, 44（2）：e34 – 39.

[25] Wong BC, Lam SK, Wong WM, et al. *Helicobacter pylori* eradication to prevent gastric cancer in a high – risk region of China：A randomized controlled trial [J] . JAMA, 2004, 291（2）：187 – 194.

[26] Lam SK, Talley NJ. Report of the 1997 Asia Pacific Consensus Conference on the management of *Helicobacter pylori* infection [J] . J Gastroenterol Hepatol, 1998, 13（1）：1 – 12.

[27] 郑青，潘嫣，张林，等. 评估以雷贝拉唑为基础的三联和四联方案根除幽门螺杆菌的疗效 [J] . 胃肠病学，2006，11：645 – 647.

[28] 刘文忠，谢勇，成虹，等. 中华医学会消化病学分会幽门螺杆菌学组/全国幽门螺杆菌研究协作组. 第四次全国幽门螺杆菌感染处理共识报告 [J] . 胃肠病学，2012，17（10）：618 – 625.

[29] 成虹，胡伏莲，谢勇，等. 中国幽门螺杆菌耐药状况以及耐药对治疗的影响—全国多中心临床研究 [J] . 胃肠病学，2007，12（9）：525 – 530.

[30] 张莉，张澍田，于中麟，等. 根除幽门螺杆菌的抑酸治疗促进铋剂在肾脏中蓄积的形态学观察 [J] . 中华医学杂志，2005，85（4）：257 – 260.

[31] 李晓平，邵宏. 抗生素滥用现象剖析与建议 [J] . 医学与哲学，2005，26（10）：20 – 24.

[32] 赵保明，赵曙光，李慧艳，等. 益生菌提高幽门螺杆菌根除率的临床研究 [J] . 胃肠病学和肝病学杂志，2010，19（11）：1016 – 1018.

[33] 范文伟，李国斌，吴文华，等. 双歧三联活菌制剂根除幽门螺杆菌的临床研究 [J] . 实用临床医药杂志，2013，17（5）：88 – 92.

[34] Jijon H, Backer J, Diaz H, et al. DNA from probiotic bacteria modulates murine and human epithelial and immune function [J] . Gastroenterology, 2004, 126（5）：1358 – 1373.

[35] Rioux KP, Fedorak RN. Probiotics in the treatment of inflammatory bowel disease [J] . J Clin

Gastroenterol，2006，40（3）：260 –263.

［36］张万岱，胡伏莲，萧树东，等．中国自然人群幽门螺杆菌感染的流行病学调查［J］．现代消化及介入诊疗，2010，15（5）：265 –270.

［37］Roush SW，Murphy TV，Vaccine-Preventable Disease Table Working Group. Historical comparisons of morbidity and mortality for vaccine-preventable diseases in the United States［J］. JAMA，2007，298（18）：2155 –2163.

［38］樊代明．整合医学纵论［J］．医学争鸣，2014，5（1）：1 –13.

［39］蒋燕．湿热体质与疾病的关系探讨［J］．中华中医药杂志（原中国医药学报），2006，21（5）：293.

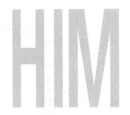

幽门螺杆菌感染全民根除治疗及其对"微生态系统"平衡的影响

◎廖远泉，鲍　旭

　　幽门螺杆菌（*Helicobacter pylori*，Hp）由澳大利亚学者巴里·马歇尔（Barry J. Marshall）与罗宾·沃伦（J. Robin Warren）于 1983 年率先发现并分离培养成功的一种革兰阴性微需氧的螺旋杆菌。它是迄今所知能在人胃内生存的微生物之一。Hp 感染可致人胃炎，基于其在消化性溃疡中的作用，可以在人—人之间广泛传播，Hp 所致的胃炎已经被定义为感染性疾病。Hp 感染后机体无法自行予以清除，"Hp 感染胃炎京都全球共识"提出对 Hp 感染检测阳性者进行根除治疗，除非 Hp 感染者同时伴有其他疾病、或者医疗资源优先度等某些抗衡因素。

　　Hp 感染者实行全民根除治疗可行吗？Hp 感染者全民根除治疗有可能会给胃肠道"微生态系统"的平衡带来负面影响。

1　Hp 感染者实行全民根除治疗可行吗？

　　在人体胃中生存可能有十多万年的 Hp 被发现迄今已经 30 多年了，人类对慢性感染、炎症和癌症之间关系的认识逐渐深入，但人们对 Hp 感染与胃癌等发生的相关机制仍然尚未十分明了。

　　我国是 Hp 感染高发区域。据中国 Hp 科研协作组对全国 19 省、市区的自然人群所进行的 Hp 感染率调查资料（2002—2004）显示总体感染率为 56.22%。人类 Hp 感染人口众多，全世界近 50% 的人口已被感染，其中发展中国家和地区约占 80%。但是，仅有某些人群发展为与 Hp 感染相关的慢性胃炎、十二指肠溃疡等胃肠道疾病，有可能进展为胃癌者尤其发生于无炎症的胃黏膜的胃癌却极为罕见，其高感染率与临床发病率并不相符。

　　在国内相关学术研讨会上讨论对所有 Hp 感染者实行根除治疗时，一些学者提出在现阶段对所有 Hp 感染者实行全民根除治疗是否可行、是否有必要等问题，应该值得我们认真地思考。

中华医学会消化病学分会 Hp 感染/消化性溃疡学组在第 5 次全国 Hp 感染处理共识会议 1 年后，2018 年 1 月又召开了 Hp 专题会议，其中就再次探讨了根除治疗 Hp 可能的负面影响；以及在重视根除 Hp 预防胃癌的同时，亦应考虑到 Hp 的根除对胃肠道的微生态平衡等的影响。国内学者程永波等就曾提出"Hp 感染者需要全民根除治疗吗"的质疑。Hp 感染的自然人群人口众多，根除治疗医药耗费巨大，对机体"微生态"失衡的结局尚未明了，Hp 感染所致胃癌的病变程度及其机制亦不明确。此外，相关的某些疾病也未必单纯是因 Hp 感染所致。对于 Hp 感染者是否都要进行全民根除治疗，仍然有必要继续深入研究和探讨。

我们赞同程永波等学者的上述见解。在我国，对所有 Hp 感染者进行全民根除治疗，尤其是对筛查或者健康体检发现的所有 Hp 感染检测阳性者进行全民根除治疗，在现阶段可能并不现实。我们亦认为 Hp 感染者全民根除治疗可能会对患者的胃肠道"微生态系统"的平衡造成负面影响。

我国"第五次全国幽门螺杆菌感染处理共识报告"主张针对已经具备根除 Hp 感染指征，例如消化性溃疡、胃黏膜相关淋巴组织淋巴瘤、慢性胃炎伴有胃黏膜萎缩或糜烂、慢性胃炎伴有消化不良症状、早期胃癌已行内镜下清除或胃次全切除手术、长期服用质子泵抑制剂、具有胃癌家族史的感染者可以进行抗感染治疗；此外，如计划长期服用非甾体抗炎药（含低剂量阿司匹林）、有不明原因的缺铁性贫血者、特发性血小板减少性紫癜以及其他 Hp 感染性相关性疾病（如淋巴细胞性胃炎、增生性胃息肉、Menetric 病）患者中的 Hp 感染检测结果阳性确诊的、具有胃癌高风险者实行抗感染治疗，或者通过根除治疗可以获得显著治疗效果的某些疾病患者也可以进行抗感染治疗。

上述所列具有 Hp 感染指征、以及与 Hp 感染相关性疾病患者的根除治疗的"国内专家共识"，表明我国在 Hp 感染者根除治疗的临床实践和理论上与"Hp 胃炎京都全球共识"在主要方面仍然十分相近，但凸显了符合中国国情、以最有可能进展为胃癌的 Hp 感染者为根除治疗的高风险重点人群，向"精准治疗"的方向前进了一大步。惟望在重视根除 Hp 预防胃癌的同时，亦应该考虑到根除 Hp 治疗可能造成的负面影响。"国内专家共识"是否完全可行仍有待今后在我国 Hp 感染临床和预防的实践中予以检验。

2 Hp 感染者全民根除治疗可能会导致胃肠道"微生态系统"平衡的负面影响

人是高级的生物体，而生物体是由人体和与其共栖共生的微生物群所构成。因为胃液的 pH 值仅为 1.0 ~ 3.5，人们曾普遍认为胃是"无菌"的消化器官，直到发现 Hp 感染的存在，所以胃肠道微生物群的研究如今已备受关注。研究提示健康人群胃内寄居的微生物已达百多种，微生物的密度达 $10^2 \times 10^4 CFU/mL$，主要分布在厚壁菌门、拟杆菌门、变形菌门、梭杆菌门及放线菌门。在这几类微生物中尤以链球菌属、韦荣球菌属、嗜血杆菌属等细菌最为常见。与人共栖共生的这些微生物在人的胃肠道微生物群中具有"微生态系统"平衡的作用。在人的能量代谢、胃肠道的消化和吸收、机体免疫与抑制等诸多方面具有重要功能，如果其稳态结构或功能紊乱，就会引起人体的多种疾病。

Hunt 及 Engslrand 等的研究表明，Hp 仅是胃肠道微生物群中极小的组成部分。Hp 在患者胃内定植后，患者胃内微生物群的多样性显著被改变，以变形菌门细菌大量增殖最为显著，达 90% 以上。而萎缩性胃炎患者胃内的普罗菲登斯菌属转移为链球菌属。胃癌患者胃内菌群中则以口腔巴斯德菌、咽峡链球菌、微单孢菌以及有害肺小杆菌等显著增殖。

研究也表明，Hp 的存在显著降低了胃内微生物群的多样性，导致变形杆菌、螺旋菌、梭杆菌属细菌的相对丰度增加，使得微生物种群发生改变。同时，放线菌、拟杆菌和厚壁菌的细菌数量不断减少。Thorell 等的研究也有相似的结论，提示健康人群胃内寄居的微生物群与 Hp 感染者、胃癌患者胃内所寄居的微生物种群及胃炎患者胃内所寄居的微生物种群之间存在显著的差异。但是 Hp 感染影响到人体胃肠道微生物种群的变化及其机制尚不明确，国内相关的研究文献鲜有报道。

临床上根除治疗 Hp 感染可能会导致胃肠道的"微生态系统"改变，"Maastricht V"共识已经就此有所表述。但是，目前我国临床主要推荐铋剂 + 质子泵抑制剂 + 两种抗生素组成的四联疗法进行 Hp 感染的根除治疗，疗程长达 10 ~ 14d。在 Hp 根除治疗的口服药物中，抑酸药以及至少配伍有两种抗生素是治疗方案用药，感染者消化道吸收的药物浓度很高，且胃内的酸性环境被极显著地改变，在根除 Hp 的同时也可能杀灭其他与人体共生共栖的微生物。因此，使得胃肠消化道内对抗生素敏感菌株逐渐衰减，相反导致耐药菌株的逐渐生长、增殖；而且，长时间大剂量使用抗生素会显著改变消化道微生物群的菌群结构、生物功能及其多样性，胃内或肠道内的"微生态系统"失衡，致使胃内、肠道内的"微生态系统"在较短时间内发生了改变，但对"微生态系统"长期的影响还不清楚。这应该是一个长期的、持续研究的过程，国内外迄今尚鲜有相关的研究论述。

在人体胃中生存已有十多万年的 Hp 如果"消失"，其结局将会如何？而非 Hp 菌群"如果"也同样面临"消亡"，其后果又会怎样？Hp 感染者的根除治疗及其与 Hp 感染者的胃肠道"微生态系统"平衡已经逐渐成为 Hp 感染性疾病预防与治疗的研究热点。

由于抗生素的长期滥用，致使耐药或多重耐药的 Hp 菌株不断增多和变迁，其结果无一幸免地致使胃肠道内的"微生态系统"失衡；也许 Hp 菌群并不会从此"消亡"，只是敏感的 Hp 菌群不断地被耐药菌株乃至双重耐药菌株（或多重耐药菌株）所取代以致"复发"（"再感染"或者"复燃"）。在根除治疗的同时，对微生物群（致病菌/益生菌）之间的相互作用又会产生哪些影响？

Hp 感染者的全民根除治疗的结局有无可能也会像医院感染的重要病原菌——耐甲氧西林金黄色葡萄球菌感染出现多重耐药菌株那样，又会出现耐万古霉素金黄色葡萄球菌那样的另类超级细菌？这是临床和预防医学工作者不得不认真思考、并应积极防范的十分棘手的难题。

此外，相关的肠道微生物群的研究多为粪便标本，研究结果显示的菌群究竟源自胃还是肠道？Hp 感染患者根除治疗前后自体消化道的菌群变化又如何？对于 Hp 感染者的根除治疗是否会使人类机体"微生态系统"平衡受到影响？这些问题都尚不得而知，迄今尚鲜见有中国自然人群感染，影响人类机体"微生态系统"平衡及其机制相关的研究文献。这些未知确实应该令我国的临床医生、公共卫生医学工作者及 Hp 感染者深思。

3　Hp 感染的防治应该以健康为中心，采用"整合医学"理念

Hp 感染导致的各种各样的临床结局可能与 Hp 感染菌株的异质性，或者 Hp 致炎因子的多态性，或者被感染者的遗传背景、宿主的生活环境等的不同，亦可能与它们的共同作用密切相关。这些都还有太多的未知？均有待国内外学者更进一步的探讨和研究。

人体肠道菌群与消化道形成了微生态系统，微生态系统对机体的疾病发生、发展和健康维持起着重要的作用。张伟、魏舒纯等对 Hp 与人体微生态系统的相互影响及由此所产生的对人类健康积极的、负面的影响做了较系统的阐述，也探讨了 Hp 与人体胃肠道微生态系统及其在胃肠道相关疾病中的相互作用、机制等，对于人们辩证地去认识 Hp 及其感染可能有所裨益。

Hp 可以长期定植于人的胃黏膜，是自然人群中感染率很高的革兰阴性病原菌。虽然也有学者如 Mishra 研究认为，Hp 是一种与人类息息相关的"共生细菌（symbiotic bacteria）"，不可以简单地归类为致病菌或正常菌群。鉴于 Hp 感染者的根除治疗与人类机体"微生态系统"的平衡，以及生物种群的多样性，在我国 Hp 感染及其危害的预防和控制中融入"整体整合医学（简称整合医学；holistic integrative medicine，HIM）"理念，借鉴先进经验，创建具有中国特色、适合中国国情的、"以健康为中心"的 Hp 感染的防治方略，提高我国 Hp 感染的防治水平，应该是国人共同努力的方向。

参考文献

［1］Warshall BJ, Warren JR. Unidentified curved bacilli in the stomach of patients with gastritis and peptic ulceration ［J］. Lancet, 1984, 1 (8390)：1311 – 1315.

［2］前田慎. *Helicobacter pylori*の基礎知識［J］. 臨床検査, 2010, 54 (2)：133 – 140.

［3］Sugamo K, Tack J, Kuipers EJ, et al. Kyoto global consensus report on *Helicobacter pylori* gastritis ［J］. Gut, 2015, 64 (9)：1353 – 1367.

［4］ Malfertheiner P，Megraud F，O'Morain CA，et al. Management of *Helicobacter pylori* infection—the Maastricht V/Florence consensus report ［J］. Gut，2017，66（1）：6 – 30.

［5］ 张万岱，胡伏莲，肖树东，等. 中国自然人群幽门螺杆菌感染的流行病学调查 ［J］. 现代消化及介入诊疗，2010，15（5）：265 – 270.

［6］ 浅香正博. 我が国からの胃癌撲滅は可能か ［J］. 日本臨牀，2011，69（1）：173 – 182.

［7］ 刘文忠，吕农华，谢勇，等. 幽门螺杆菌胃炎京都全球共识研讨会纪要 ［J］. 中华消化杂志，2016，36（1）：53 – 57.

［8］ 中华医学会消化病学分会幽门螺杆菌/消化性溃疡学组. 幽门螺杆菌专题会议纪要 ［J］. 中华消化杂志，2018，38（4）：270 – 274.

［9］ 程永波，姚萍. 幽门螺杆菌感染者需要全民根除治疗吗？ ［J］. 医学争鸣，2017，8（5）：24 – 27.

［10］ 中华医学会消化病学分会幽门螺杆菌/消化性溃疡学组. 第五次全国幽门螺杆菌感染处理共识报告 ［J］. 中华内科杂志，2017，56（7）：532 – 545.

［11］ Hunt RH，Yaghoobi M. The esophageal and gastric microbiome in health and disease ［J］. Gastroenterol Clin North Am，2017，46（1）：121 – 141.

［12］ Hunt RH，Camilleri M，Crowe SE，et al. The stomach in health and disease ［J］. Gut，2015，64（10）：1650 – 1658.

［13］ Schulz C，Koch N，Schutte K，et al. *H. pylori* and modulation of gastrointestinal microbiota ［J］. J Dig，2015，16（3）：109 – 117.

［14］ Engslrand L，Lindberg M. *Helicobacter pylori* and the gastric microbiota ［J］. Besl Pract Res Clin Gastroenterol，2013，27（1）：39 – 45.

［15］ Bike M，Eckburg PB，Gill SR，et al. molecular analysis of the bacterial microbiota in the human stomach ［J］. Proc Natl Acad Sci USA，2016，103（3）：732 – 737.

［16］ Coker OO，Dai Z，Nie Y，et al. Mucosal microbiome dysbiosis in gastric carcinogenesis ［J］. Gut，2017，14（2）：1 – 9.

［17］ Das A，Pereira V，S axen AS，et al. Gastric microbiome of Indian patients with *Helicobacter pylori* infection，and their interaction networks ［J］. Sci Rep，2017，7（1）：15438 – 15442.

［18］ Thorell K，Yahar AK，Berthenet E，et al. Correction：rapid evolution of distinct *Helicobacter pylori* subpopulations in the America ［J］. PLoS Genet，2017，13（4）：e1006730.

［19］ Moodley Y，Linz B，Bond RP，et al. Age of the association between *Helicobacter pylori* and man ［J］. PLoS Pathol，2012，8（5）：e1002693.

［20］ Abdallah J，Hassan T，Kyprianou A. Re：proton pump in hibitors and risk for recurrent Clostridium difficile infection among inpaticnts ［J］. Am J Gastroenterol，2014，19（4）：601 – 602.

［21］ Zhernakova A，Ktarishikov A，Bonder MJ，et al. Populationbased metagenomics analysis reveals markers for gut microbiome composition and diversity ［J］. Science，2016，352（6285）：565 – 569.

［22］ 何利华，周丽雅，刘国栋，等. 2008—2014 年间北京地区幽门螺杆菌耐药变迁分析 ［J］. 疾病监测，2018，33（4）：285 – 288.

［23］ 赵付菊，胡玢婕，王小飞，等. 上海市某三甲医院幽门螺杆菌耐药性和毒力与其生物膜形

成能力的相关性研究［J］．微生物与感染，2017，12（6）：340－347．

［24］廖远泉．耐甲氧西林金黄色葡萄球菌医院感染研究进展［J］．疾病监测，2012，27（7）：580－585．

［25］Shiota S，Suzuki R，Yamaoka Y. The significance of virulence factors in *Helicobacter pylori*［J］．J Dig Dis，2013，14（7）：341－349．

［26］Percival SL，Suleman L. Biofilms and *Helicobacter pylori*：dissemination and persistence within the environment and host［J］．World J Gastrointest Pathophysiol，2014，5（3）：122－132．

［27］张伟，李华军．幽门螺杆菌感染的微生态学认识［J］．胃肠病学和肝病学杂志，2019，28（3）：255－261．

［28］魏舒纯，党旄旄，彭磊，等．幽门螺杆菌与胃肠微生态的研究［J］．胃肠病学和肝病学杂志，2019，28（3）：262－266．

［29］Zamani M，Ebrahimtabar F，Zamani V，et al. Systematic review with meta-analysis：the worldwide prevalence of *Helicobacter pylori* infection［J］．Aliment Pharmacol Ther，2018，47（7）：868－876．

［30］Eusebi LH，Zagari RM，Bazzoli F. Epidemiology of *Helicobacter pylori* Infection［J］．Helicobacter，2014，19（suppl1）：1－5．

［31］Mishra S. Is *Helicobacter pylori* good or bad？ ［J］．Eur J Clin Microbiol Infect Dis，2013，32（3）：301－304．

［32］樊代明．医学与科学［J］．医学争鸣，2015，6（2）：1－19．

［33］陈柯羽，张华，詹启敏．我国精准医学计划实施的保障［J/CD］．转化医学电子杂志，2017，4（6）：1－5．

［34］樊代明．整合医学——医学发展新时代［J］．中华医学杂志，2016，96（22）：1713－1718．

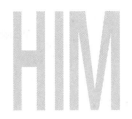

整合医学对淋巴瘤样丘疹病分型及治疗的探讨

◎李　渊，王　雷，马翠玲

淋巴瘤样丘疹病（lymphomatoid papulosis，LyP）是一种相对常见的低度恶性皮肤淋巴瘤，与原发性皮肤间变性大细胞淋巴瘤（primary cutaneousanaplastic large cell lymphoma，PCALCL）同属于皮肤 CD30+ 淋巴细胞增生性疾病。1965 年 Dupont 于德国首次报告该病，1968 年 Macaulay 将其命名为淋巴瘤样丘疹病。随着越来越多病例的发现，以及免疫组化的广泛运用，我们对各型 LyP 的组织病理特点有了更深入的分析和归纳。但是我们的分型越多就越感困惑，因为同样的临床表现与预后，却有着如此截然不同的组织病理学特点，甚至有学者怀疑将这些组织病理特征完全不同的疾病归为一类是否真的合适，尤其是那些免疫表型为 CD30 - 的 LyP，和那些虽然是肿瘤细胞 CD30 + 但却表现为多克隆，而 CD30 - 的小淋巴细胞则检测到单克隆的 LyP？这些问题仍有待于进一步的探索。在临床工作中，现有的组织病理诊断水平和分子基因检测条件下，制订合理有效且易于操作的诊治策略是当务之急。我们通过回顾 LyP 的文献归纳总结出目前最新的组织病理学分类、对临床预后具有影响的分子和基因，以及可以用来靶向治疗的分子。根据整合医学的思想，制订出一套在现有的技术水平下可以实现的、合理的且易于操作的诊治流程。

1　LyP 分型之庖丁解牛

Cerroni 在其编著的第 4 版《皮肤淋巴瘤图解指南》中将 LyP 分为 A、B、C、D、E 和 F 六大病理亚型，以及一些特殊的组织病理亚型。其实 LyP 的经典分型只有 A、B、C 型，A 型是最常见的病理亚型，肿瘤细胞形态类似组织细胞；B 型是一种罕见的亚型，肿瘤细胞为小的类似蕈样肉芽肿的脑回状淋巴细胞；C 型为病理类似间变性大细胞淋巴瘤的交界型 LyP。A 型的肿瘤细胞形态是最经典的组织细胞样，而 C 型的细胞则更大，异形性更明显，浸润的范围更广泛，这两型的肿瘤细胞形态体现了一个恶性程度逐渐递增的过程。而 B 型的肿瘤细胞在形态上与经典的组织细胞样或者大的异形性淋巴细胞完全不同，甚至因其细胞很小，而被质疑是否应该归为 LyP 亚型。但其实在 LyP 的早期和消退期的皮损中都不存在非典型淋巴细胞，且在 LyP 的早期皮损中发现小的淋巴细胞显著存在。这提示随后在皮肤中发现的大的非典型淋巴细胞有可能是这些小的淋巴细胞基因突变而来的，而不是另有起源。因此，所谓的 B 型可能只是 LyP 早期或者消退期的表现。

2010 年 Saggini 等首次提出 D 型 LyP，其在病理上类似原发皮肤侵袭性亲表皮 CD8 + 细胞毒 T 细胞淋巴瘤，但在临床上却是典型的 LyP 表现。而 Kempf 等则认为所谓的 D 型 LyP 其实是急性痘疮样苔藓样糠疹（pityriasis lichenoid et varioliformis acuta，PLEVA）的 CD30 + 变体，并认为 LyP 和 PLEVA 可能属于同一疾病谱。

在本科室的临床工作中，我们发现所有的 D 型 LyP 病例都可见基底细胞空泡改变，而 50% 的病例可见角质形成细胞的坏死。我们的观察和 Saggini 等的原始报告不同，Saggini 等认为 D 型 LyP 不存在角质形成细胞的坏死，也没有描述过基底细胞空泡改变。我们推测引起空泡改变和角质形成细胞坏死的原因是浸润的 CD8 + 细胞毒性淋巴细胞所释放的细胞毒蛋白，比如 TIA－1。而 PLEVA 在组织病理学上通常表现为空泡改变、角质形成细胞的坏死，这提示两者在病理上有更多的共同点。我们还发现 2 例 LyP 患者具有淋巴细胞性血管炎，表现为血管周非典型淋巴细胞的浸润和小血管的栓塞，而在 CD30 + 的 PLEVA 中，少数患者也发现有淋巴细胞性血管炎。且有大样本研究发现约 1/3 的儿童 LyP 患者在发病前都曾患 PLEVA 或者慢性苔藓样糠疹，因此有学者认为 PLEVA 造成局部免疫环境改变，诱发 LyP。目前已报告超过 15 例儿童苔藓样糠疹的患者皮损中发现了 CD30 + 细胞的浸润，且研究发现在部分 PLEVA 中可检测到单克隆 T 细胞。同时，我们还发现两者都可以表现为 CD56 和 TCR－γ 阳性。综上所述，我们认为所谓的 D 型 LyP 很可能就是 PLEVA 的一种亚型，是其在疾病发展的过程中恶变的一种表现。

而以淋巴细胞性血管炎为特征的 E 型和以亲毛囊现象为特征的 F 型是否为独立的亚型均值得商榷。因为在我们的临床观察中，均可以在其他亚型中发现血管炎或者亲毛囊现象。

2　机制探寻及靶向治疗 CD30 单抗一枝独秀

几乎所有的研究都证实这些组织病理学分类尽管表现各异，但是对疾病的预后及治疗没有影响。近年来对 LyP 的癌变相关分子事件（carcinogenesis associated key molecular events，CAKMEs）及靶向治疗有了更深入的研究，其中预后好的标志为 Fox－P3 调节 T 细胞增多；预后差的标志包括：IRF4 的转位，ID2/Fra2 的表达，Bcl－2 的表达上调，ki－67 表达上调，TCR－r 单克隆，CD45Ro + 导致 CD2 上调，microRNA 的不正常甲基化，TOX 的表达，以及 *TYK*2 基因重排。

目前只有抗 CD30 抗体已完成临床 Ⅱ 期研究，有效率为 100% ，不良反应主要为周围感觉神经病；未来可能的治疗靶点为 microRNA 的不正常甲基化、TOX 的表达及 TYK2 基因重排。

3 现有的治疗方法略显鸡肋

由于这种疾病是自愈性的，很多 LyP 患者并不需要特殊的治疗。治疗通常是为了控制广泛出疹的症状和降低复发的频率。没有证据表明任何一种治疗方案能够减少复发的频率和数量，而且在任何治疗中断后皮损都必然会复发。更重要的是，没有一种治疗能够有效地预防继发淋巴瘤的发生。

目前采用的局部用药包括：糖皮质激素，氮芥子气，皮下注射干扰素，皮下注射氨甲蝶呤，局部应用贝沙罗汀、咪喹莫特软膏，放疗，光疗（308nm 激光，补骨脂素 + PUVA）。目前采用的系统用药包括：低剂量的氨甲喋呤联合叶酸，糖皮质激素、UV - A1、α2a 干扰素、γ 干扰素和类视黄醇（单独或者联合使用），抗 CD30 抗体 brentuximab 治疗，以及皮下注射槲寄生。

4 舍本求末纷繁杂，以终为始寻整合

目前学术界关于 LyP 的争论主要集中在其是肿瘤性疾病还是局部反应性疾病，以及其与 PLEVA 和其他相关淋巴瘤的关系。目前的各种证据都无法得出统一的结论，但是如果按照最新的整合医学的思路去思考这个问题，或许能得到正确的答案。樊代明院士提出了整体整合医学（简称整合医学；holistic integrative medicine，HIM）的理念，他认为人体是由同一个受精卵发育分化而成的整体，不像机器那样是由不同的零部件组合而成。既然是一个卵子形成的，那这个局部出了问题，别的局部也可能出现同样的问题。同样一种致病机制，作用于某一器官出了问题，那它不会只局限在这个器官，它还会导致全身其他器官也出现病理变化。因此，几乎所有的疾病都存在局部和全身两种形式，只是孰重孰轻、谁先谁后而已。比如皮肤病多达数千种，其实只有少数几种如单纯性毛囊炎或接触性皮炎等专属皮肤器官，其他可能都与整体有关，因为这些疾病都需全身治疗，仅治疗局部是难以治愈的。肿瘤是一种全身性疾病，是整体调节失调促发局部某种 CAKMEs 的恶果。这种恶果又反作用于整体，形成恶性循环，最后置人于死地。而 LyP 作为一种低度恶性皮肤淋巴瘤，已有研究在骨髓甚至小脑中发现了与皮损中相同的 T 细胞克隆，越来越多的证据说明其是一种全身性疾病，只不过在皮肤局部促发了某种 CAKMEs 的发生，其中具有代表性的就是 CD30 的表达。当然，由于肿瘤抗原表达的异质性，会出现少数 CD30 - 的 LyP，或者 CD30 + 细胞表现为多克隆，而 CD30 - 细胞表现为单克隆，这是肿瘤发生发展过程中的必然现象，不能因为有例外就否认了这一类肿瘤的总体特性。根据目前的靶向治疗经验，证明 CD30 单抗在 LyP 患者中几乎能达到 100% 的有效率，这足以证明其在发病机制中的关键作用及

靶向治疗的可行性。同时由于其是一种全身性疾病，为了防止复发，应该结合槲寄生的长期治疗以巩固疗效。这样才能达到在局部控制CAKMEs，通过全身调节整体的功能失调，从而在现有的知识和条件下达到最好的疗效。至于其是否为肿瘤性疾病，以及其与PLEVA和相关淋巴瘤的关系其实对于该病的诊治并没有太大的影响。这是一类谱系性疾病，其实在CD30单抗用于LyP的治疗之前，就已经有关于CD30单抗用于治疗霍奇金淋巴瘤和蕈样肉芽肿的研究，而且有效率能达到70%以上。可见总结出这一类疾病中具有共性的CAKMEs，在这里以CD30为代表，并且通过靶向治疗控制局部症状，同时使用槲寄生等经验医学的成果进行全身调节就可以适用于这一具有CAKMEs的疾病谱。世界医学的发展史遵循着分久必合、合久必分、螺旋上升、波浪前行的规律，医学不等于科学，在不断细分的基础上也要重新整合，回归医学治病救人的本质。

这里要强调的是LyP的整体治疗上的一些新的思考。在欧洲，槲寄生是癌症患者常用的辅助治疗措施，并且没有不利的或长期的副作用。2007年德国学者Seifert等首次报道了使用槲寄生皮下和皮损内注射治疗LyP的成功病例。尽管该患者在减少剂量或者停止治疗后，经历了3次复发，但是每次都在仅仅使用槲寄生皮下和皮损内注射治疗2周后就迅速消退，且作者认为皮损的消退是药物的作用，而不是自然消退。2011年Kameda等再次报道了一例使用槲寄生成功治疗ALK-淋巴结间变性大细胞淋巴瘤（ALCL）伴发LyP样的CD30+皮肤淋巴组织增生性疾病的患者。该患者拒绝联合化疗，前3d分别静脉注射槲寄生0.02mg、0.2mg、2mg，之后每周两次皮下注射槲寄生，起始剂量为0.02mg，之后按照0.2mg、2mg、20mg递增。在治疗1周后皮损和淋巴结明显好转，治疗4周后完全消退。之后以每周一次皮下注射槲寄生20mg维持治疗，随访结束时已经1年没有复发。该患者诊断为系统性ALCL，且ALK-，其预后往往比ALK+的系统性ALCL更差。而出乎意料的是，在没有使用联合化疗的情况下，仅仅使用槲寄生就达到了临床治愈的效果，且用其长期维持治疗可以预防复发。可是由于其机制不明，以及西医长期对草药的轻视，在Cerroni的第4版《皮肤淋巴瘤图解指南》中甚至没有将其写入治疗方法之中。目前西医针对LyP的系统维持用药公认效果较好的且应用最广泛的是低剂量的氨甲蝶呤，氨甲蝶呤治疗LyP的原理是其可以抑制淋巴细胞的增生，从而对抗LyP的淋巴组织增生，但是只要一停药就难免复发，而长期使用会导致肝纤维化等严重副作用。其实这就是西医的局限性，根据樊代明院士提出的整合医学的思想，要把全科医学、转化医学、循证医学、互补医学，还有其他医学的精髓加以整理整合，使之适合、符合患者的全身整体治疗。将经验医学已经证明的有效的草药槲寄生作为调整LyP患者整体状态的基础用药，在此基础上进行针对性的局部和系统用药，从而标本兼治，甚至可以预防LyP向恶性程度更高的淋巴瘤发展。当然这一推测需要大样本的临床研究来证实。

5　探索一个新的具有临床指导意义的 LyP 诊治策略

根据临床病理诊断为皮肤 CD30＋淋巴增生性疾病（无须分型），如果病程较长，出现皮疹消长变化的 LyP 的典型临床表现，则诊断为 LyP，进行治疗。如果病程很短，还没有观察到皮疹消退的现象，无法确定是 LyP 还是 PCALCL，应避免消极的临床观察，积极进行干预。

治疗策略为：轻度患者外用糖皮质激素或咪喹莫特软膏，光疗，系统使用槲寄生；中度患者外用氨甲蝶呤或干扰素，光疗，系统使用氨甲蝶呤＋槲寄生；重度患者局部使用氮芥子气或贝沙罗汀，光疗，系统使用氨甲蝶呤或抗 CD30 单抗＋槲寄生。所有患者均建议长期系统使用槲寄生维持治疗，根据病情逐渐减量至停药。

参考文献

［1］ Macaulay WL. Lymphomatoid papulosis. A continuing self-healing eruption, clinically benign—histologically malignant ［J］. Arch Dermatol, 1968, 97 (1)：23 - 30.

［2］ Cerroni L. Skin lymphoma—The illustrated guide ［M］. 4th ed. Chichester：John Wiley & Sons, Ltd, 2014：85 - 99.

［3］ Willemze R, Meyer CJ, Van Vloten WA, et al. The clinical and histological spectrum of lymphomatoid papulosis ［J］. Br JDermatol, 1982, 107 (2)：131 - 144.

［4］ Willemze R, Beljaards RC. Spectrum of primary cutaneous CD30 (Ki - 1) -positive lymphoproliferative disorders. A proposal for classification and guidelines for management and treatment ［J］. J Am Acad Dermatol, 1993, 28 (6)：973 - 980.

［5］ Weinman VF, Ackerman AB. Lymphomatoid papulosis. A critical review and new findings ［J］. Am J Dermatopathol, 1981, 3 (2)：129 - 163.

［6］ Saggini A, Gulia A, Argenyi Z, et al. A variant of lymphomatoid papulosis simulating primary cutaneous aggressive epidermotropic CD8 + cytotoxic T-cell lymphoma. Description of 9 cases ［J］. Am J Surg Pathol, 2010, 34 (8)：1168 - 1175.

［7］ Kempf W, Kazakov DV, Palmedo G, et al. Pityriasis lichenoides et varioliformis acuta with numerous CD30 (＋) cells：a variant mimicking lymphomatoid papulosis and other cutaneous lymphomas. A clinicopathologic, immunohistochemical, and molecular biological study of 13 cases ［J］. Am J Surg Pathol, 2012, 36 (7)：1021 - 1029.

［8］ Kempf W, Kazakov DV, Belousova IE, et al. Paediatric cutaneous lymphomas：a review and comparison with adult counterparts ［J］. J Eur Acad Dermatol Venereol, 2015, 29 (9)：1696 - 1709.

［9］ Boccara O, Blanche S, de Prost Y, et al. Cutaneous hematologic disorders in children ［J］. Pediatr Blood Cancer, 2012, 58 (2)：226 - 232.

［10］ Gill K, Ariyan C, Wang X, et al. CD30 - positive lymphopro-liferative disorders arising after regional therapy for recurrent melanoma：a report of two cases and analysis of CD30 expression ［J］. J Surg Oncol, 2014, 110 (3)：258 - 264.

［11］ Miquel J，Fraitag S，Hamel-Teillac D，et al. Lymphomatoid papulosis in children：a series of 25 cases［J］. Br J Dermatol，2014，171（5）：1138－1146.

［12］ Bowers S，Warshaw EM. Pityriasis lichenoides and its subtypes［J］. J Am Acad Dermatol，2006，55（4）：557－572.

［13］ Kempf W，Kazakov DV，Scharer L，et al. Angioinvasive lymphomatoid papulosis：a new variant simulating aggressive lymphomas［J］. Am J Surg Pathol，2013，37（1）：1－13.

［14］ Kempf W，Kazakov DV，Kerl K. Cutaneous lymphomas：anupdate. Part 1：T-cell and natural killer/T-cell lymphomas and related conditions［J］. Am J Dermatopathol，2014，36（2）：105－123.

［15］ Nasit JG，Patel SC. Primary cutaneous CD8（＋）CD30（＋）anaplastic large cell lymphoma：an unusual case with a highKi－67 index-A short review［J］. Indian J Dermatol，2015，60（4）：373－377.

［16］ Robson A，Assaf C，Bagot M，et al. Aggressive epidermotropic cutaneous CD8＋lymphoma：a cutaneous lymphoma with distinct clinical and pathological features. Report of an EORTC Cutaneous Lymphoma Task Force Workshop［J］. Histopathology，2015，67（4）：425－441.

［17］ Sandoval J，Diaz-Lagares A，Salgado R，et al. MicroRNA expression profiling and DNAmethylation signature for deregulated microRNA in cutaneous T-cell lymphoma［J］. J Invest Dermatol，2015，135（4）：1128－1137.

［18］ Morimura S，Sugaya M，Suga H，et al. TOX expression in different subtypes of cutaneous lymphoma［J］. Arch Dermatol Res，2014，306（9）：843－849.

［19］ Velusamy T，Kiel MJ，Sahasrabuddhe AA，et al. A novel recurrent NPM1-TYK2 gene fusion in cutaneous CD30－positive lymphoproliferative disorders［J］. Blood，2014，124（25）：3768－3771.

［20］ Duvic M，Tetzlaff MT，Gangar P，et al. Results of a phase II trial of Brentuximab Vedotin for CD30＋cutaneous T-celllymphoma and lymphomatoid papulosis［J］. J Clin Oncol，2015，33（32）：3759－3765.

［21］ Seifert G，Tautz C，Seeger K，et al. Therapeutic use of mistletoe for CD30＋cutaneous lymphoproliferative disorder/ lymphomatoid papulosis［J］. J Eur Acad Dermatol Venereol，2007，21（4）：558－560.

［22］ 樊代明. 整合医学纵论［J］. 医学争鸣，2014，5（1）：1－13.

［23］ 樊代明. 医学与科学［J］. 医学争鸣，2015，6（2）：1－19.

［24］ 樊代明. 医学发展考［M］. 西安：第四军医大学出版社，2014：1175－1208.

［25］ Francisco JA，Cerveny CG，Meyer DL，et al. cAC10-vcMMAE，an anti-CD30-monomethyl auristatin E conjugate with potent and selective antitumor activity［J］. Blood，2003，102（4）：1458－1465.

［26］ Kameda G，Kempf W，Oschlies I，et al. Nodal anaplastic large-cell lymphoma ALK-1‾ with CD30＋cutaneous lymphoproliferation treated with mistletoe：spontaneous remission or treatment response［J］. Klin Padiatr，2011，223（6）：364－367.

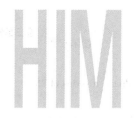

成功的手术　失败的治疗

——对一例规范但"败笔"手术的思考

◎任雁林

信息革命催生现代医学体系，从生物、心理、社会全面综合的水平上认识人的健康和疾病，重视人的生物生存状态，更加关注人的社会生存状态，探求疾病现象后面的复杂机制，诊断并决策适宜的治疗方法，实现对人的尊重。

1　当前患者就医需求与医生专业精细的矛盾

当今医学专业划分精细，在大型医院单妇产科就分为妇科、产科、计划生育、生殖等亚专业组。医生从做住院医师开始就精研某一专业方向，忽视了患者疾病的整体性与系统性，使医生在医学生阶段系统学习的全科医学教育和知识体系构建形成的整合思维逐渐丧失，"只见病不见人"。现实中人的疾病是复杂的、变化着的，是由多种矛盾构成的矛盾体系，其中居于支配地位的主要矛盾（或者说因素）决定了疾病的进展及转归。故在诊治疾病过程中，医者有必要运用哲学思维方式，提纲挈领、统筹兼顾地分析病情，反复实践，综合考量，适时做出最佳的治疗决策，最大化地为患者谋取健康。

2　临床具体病案分析

笔者接诊了一例不孕症病案，患者经历了一次规范的妇科常规手术，但就是这次"规范"的手术使她不孕症的近期诊治骑虎难下——成功的手术，失败的治疗。患者30岁，已婚3年，未避孕未孕，体检超声发现多发子宫肌瘤3年，最大的肌瘤增大至7cm左右，月经规则，偶有痛经，有生育需求，男方精液正常。近2年内动态超声提示：子宫后壁浆膜下肌瘤直径由5.6cm增至7.3cm，子宫右前壁两个肌瘤由1.5cm增至1.9cm。在国内知名医院行全麻下腹腔镜子宫肌瘤剔除术、左侧卵巢子宫内膜异位囊肿剔除术、盆腔粘连分解术、左侧输卵管马氏囊肿摘除术。术中所见：子宫增大，如孕10周大小，后壁下段外凸一直径7~8cm的肌瘤，表面见咖啡样结节及粘连带，右前壁可见2个肌瘤，直径约1~2cm；左侧卵巢见直径2cm的巧克力囊肿，粘连于左侧阔韧带后叶，左侧输卵管系膜见2个直径1~2cm的马氏囊肿；右侧附件、子宫直肠窝及宫骶韧带正常。手术经过：提起左卵巢，锐性分离左卵巢周围的粘连，见巧克力样液体流出，吸净其内巧克力样液体，剪开卵巢表面至囊壁，游离囊壁，剔除囊肿，创面少量渗血，双极电凝止血；提起左侧输卵管，摘除系膜处马氏囊肿。子宫右前壁肌瘤包膜内注射稀释的垂体后叶素，电刀纵行切开肌瘤表面包膜，钝性剥离肌瘤，进宫腔，1-0薇乔抗菌缝线分两层连续缝合关闭瘤腔；同法剔除子宫后壁肌瘤，同法缝合关闭瘤腔。子宫创面放置防粘连膜。肌瘤钻粉碎肌瘤取出，肌瘤切面呈旋涡状，附件囊肿内壁光滑，送病理。病理诊断：（子宫肌瘤）富于细胞性子宫平滑肌瘤，局灶伴梗死；（左卵巢囊肿）子宫内膜异位囊肿；（左侧输卵管囊肿）符合马氏囊肿。术后医嘱：密切随访，避孕半年。

从"一次性治愈"的角度看，这次手术如果发生在"无生育需求"的女性身上，堪称"完美"，但此患者是不孕症，手术虽然恢复了盆腔、卵巢、输卵管的结构功能，但过度"完美"地剔除了并不影响怀孕的子宫右前肌壁间的两个小肌瘤、并进入宫腔，极大地破坏了子宫的完整性，因为肌纤维恢复弹性及韧性需要时间。尽管历经"疤孔"的疤痕子宫妊娠破裂很少发生，但一旦发生却是致命的。2017年10月14日腾讯新闻的一则报道：胎儿"踢破"子宫，医生紧急抢救。患者妊娠35周，腹痛异常，超声发现胎儿一条腿"踢破"子宫，进入腹腔，大腿卡在子宫壁上，2016年初该患者做过子宫肌瘤剔除术，术后半年怀孕，诊断为疤痕子宫破裂，命悬一线。

具体问题具体分析，不同部位的子宫肌瘤对怀孕造成的影响区别很大：黏膜下和直径大于4cm的肌壁间子宫肌瘤可能会影响受精卵着床；而浆膜下和直径不超过4cm的肌壁间子宫肌瘤可在医生指导下妊娠。术式、缝合、切口局部有无感染及全身营养状况等因素都会影响子宫切口的愈合，子宫体部纵形切口切断了横行的肌纤维，损失大，不如子宫下段横切口愈合好，而子宫下段横切口术后2~3年瘢痕肌肉化程度达最佳状态，此类术式的患者应严格避孕2年。

患者的富于细胞性平滑肌瘤是特殊类型子宫肌瘤，属于良性肿瘤，预后较好，因存在复发率及恶变倾向，术后应严密随访。李优收集的山东大学附属省立医院近10年富于细胞性子宫肌瘤患者120例，复发3例，其余患者均健在，120例患者中28例行腹腔镜下子宫肌瘤挖除术并使用子宫肌瘤粉碎器者术后短期随访6~48个月，情况尚好。再者，术后单纯依靠临床症状与体征难以早期发现是否复发，B超检查可提示子宫剔除肌瘤处的疤痕状态，如包块界限、内部回声及血流信号等；尤其对未生育年轻女性，最好不要用肌瘤钻粉碎肌瘤一并取出腹腔，不同部位的肌瘤要逐一标记后送病理检查，便于术后超声随访。

子宫内膜异位症是进展性、易复发的常见妇科疾病，在不孕症女性中其发病率为20%~52%。有子宫内膜异位症的不孕患者，通过手术分解粘连、剔除输卵管系膜囊肿、浆膜下大型肌瘤，恢复盆腔正常的解剖位置；剥离卵巢巧克力囊肿、减灭病灶，减少腹腔内影响生育的炎症因子，术后须尽快怀孕，最佳自然受孕时限为术后1年内；况且患者因年龄增长，卵子数量、质量下降，手术中应谨慎使用电刀，避免损伤残余的正常卵巢组织。子宫内膜异位症保留生育手术的术后复发率达50%，该患者待子宫完全愈合能孕育胎儿时，子宫内膜异位症复发，此前的手术已毫无意义，此时必须辅以药物预防、延时内膜异位症复发时间，耐心等待1.5~2年后治疗不孕，同时还要期盼卵巢功能良好。

此病案手术也改变了该患者2年后妊娠的分娩方式，因为目前疤痕子宫阴道试产的条件是产妇骨盆正常、有紧急剖宫产的麻醉及手术条件限制，子宫无其他瘢痕，此前有1~2次子宫下段剖宫产史。此患者之前的手术疤痕位于子宫体部，安全起见只能剖宫产分娩。

术者所在的这家知名医院的很多知名教授曾给我们基层医生制定临床指南，该例患者的术式肯定是规范的，能规避医疗风险，但也是教条的，没有抓住"不孕"这一主要矛盾。如果术者充分考虑患者的个体情况和病情发展，不"画蛇添足"地剔除前壁的两个小肌瘤，仅剔除子宫后壁浆膜下的肌瘤，半年后子宫疤痕愈合良好，内膜异位症尚无复发，是妊娠的最佳时机，而且可以选择阴道分娩方式。当然这样做，必须与患者充分沟通共同决策，留着小肌瘤，保持子宫的完整性，先解决当前妊娠的矛盾，才能整合出使患者受益最大化的结果。

3 解决当下临床诊治的突出矛盾，引入"整合医学"理念

时下的规范只适合多数人群，不能医好100%的患者，故医生治疗疾病时需要认识发生疾病的整体状况，在众多因素中权衡利弊，然后有的放矢或整体调节达到治疗目的。这一关乎人整体的临床思维和实践过程体现了整合的基本思想，即整合医学。整合医学是临床医生的实践模式，医生运用已掌握的全科医学知识，向上级或同级医生请教，用现有的临床依据，甚至检索文献资料，鉴别相似，与患者及家属沟通，共同决策出当前最合适的治疗方案。医生通过面对一个患者、一类患者、"专科轮转"中的各类患者，甚至"院内会诊"的疑难杂症，经历了螺旋式循环、整合、上升，方能不断地充实广泛而深刻的医学知识，最终成为整合医学专家。多年来《实用妇产科杂志》开办的"临床病案讨论""疑难病案讨论"专栏就为妇产科医生诊疗疾病提供整合思维的平台。

当前，急诊和重症医学急需发展整合医学。其实临床面临的疾病多数都没有明确的病因，仅靠专科救治效果有限，专科医生必须建立整合医学的临床思维。2017 年河北省继续医学教育公共必修课程中有"综合医院常见精神卫生问题的识别"，体现了躯体疾病与精神障碍的整合，临床各专科未来发展的方向是技术与人文并重。

樊代明院士提出的整体整合医学（简称整合医学；holistic integrative medicine，HIM）的理念逐渐被国内医学界及科学界所认识、接受及应用。目前教育部联合原国家卫生与计划生育委员会综合改革医学教育，教育改革以医学生职业素养和临床能力培养为导向，推进基础医学与临床课程的整合，优化课程体系。笔者现在讲授的《女性生殖系统疾病》是在既往《妇产科学》教材的基础上进行了"器官—系统"整合，尤其在"异常子宫出血"章节，如果将病因从不同层次划分为内因与外因、全身与局部、系统与器官、器质性与功能性、精神障碍与躯体疾病、遗传与环境等，灵活授课，远比照搬国际妇产科联盟（International Federation of Gynecology and Obstetrics）的"育龄期非妊娠妇女异常子宫出血病因新分类 PALM-COEIN 系统"更有意义。

参考文献

[1] 樊代明. HIM，医学发展新时代的必由之路 [J]. 医学争鸣，2017，8（3）：1 – 19.

[2] 孙新红，匡奕珍. 医学是"人"学——基于樊代明院士"整合医学"理念 [J]. 医学争鸣，2017，8（3）：20 – 23.

[3] 王锡山. 为什么说好医生一定是"哲学家"[N]. 健康报，2014 – 07 – 11（6）.

[4] 夏晓梦，方小玲. 子宫肌瘤手术的相关策略与妊娠结局 [J]. 实用妇产科杂志，2017，33（4）：254 – 256.

[5] 熊钰，李笑天. 瘢痕子宫产生的常见原因及其对远期妊娠的影响 [J]. 中国实用妇科与产科杂志，2010，26（8）：577 – 579.

[6] 王云霞，余艳红，钟梅，等. 剖宫产后再次妊娠时机的安全性探讨 [J]. 现代妇产科进展，2013，22（12）：975 – 978.

[7] 狄文，吕煊. 特殊类型子宫肌瘤分型及其诊治要点 [J]. 中国实用妇科与产科杂志，2012，28（12）：884 – 888.

[8] 李优. 恶性潜能未定型子宫平滑肌瘤（SMTUMP）的临床研究 [D]. 济南：山东大学，2017.

[9] 李旭，徐从剑. 女性生殖系统疾病 [M]. 北京：人民卫生出版社，2015：349 – 356.

[10] 狄文，张宁. 如何提高子宫内膜异位症患者的受孕能力 [J]. 广东医学，2008，29（6）：887.

[11] 陈小芸. 4 年剖宫产率及剖宫产手术指征变化研究 [D]. 福州：福建医科大学，2014.

[12] 狄文，高华. 重视诊疗规范避免妇科疾病治疗中的过度与不足 [J]. 中国实用妇科与产科

杂志，2011，27（7）：481 – 483.

［13］赵保民. 临床医生与整合医学——浅谈对整合医学的认识［J］. 医学争鸣，2013，4（2）：35 – 38.

［14］李丽君，高彦霞，陈尔秀. 整合医学发展应始于急诊和重症医学［J］. 医学争鸣，2014，5（1）：19 – 21.

［15］刘喆，谢国丽，王艳玲. 浅谈眼科医师整合医学临床思维的建立［J］. 医学争鸣，2015，6（5）：37 – 38.

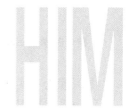

整合医学理念在中西医结合妇产科临证中的应用

◎戚梦飞，李世梅，徐　芸

在我国，整合医学萌芽始于 20 世纪 90 年代，2012 年原第四军医大学校长、中国工程院院士樊代明正式提出了整体整合医学（简称整合医学；holistic integrative medicine，HIM）理念。HIM 是指从人的整体出发，将医学各领域最先进的理论知识和临床各专科最有效的实践经验分别加以有机整合，并根据社会、环境、心理的现实进行修正、调整，使之成为更加符合、更加适合人体健康和疾病诊疗的新的医学体系。其目的在于通过整合使医学回归其原有的人文属性，顺应生物—心理—社会医学模式要求，解决专科和专业过度细化所导致的医学知识碎片化，给临床医生诊疗疾病带来局限性的问题，从而更好地为患者的身心健康服务。HIM 的核心理念是整合观、整体观和医学观。人类社会发展史中"分久必合，合久必分"的现象同样存在于医学发展史，中医最早的典籍《黄帝内经》是先秦几百年间医学成就的整理和总结，可谓中国 HIM 的雏形。樊代明院士指出："中医学是 HIM 最重要的组成部分，也必将成为未来医学体系的主要贡献者。"中医学的整体观念和 HIM 有相通之处，HIM 也需要汲取中医学的精髓来不断发展和完善自身体系。这些年 HIM 用其整体观、整合观和正确的医学观推动着中西医医疗事业的发展，HIM 观已逐步融入医学教育、科学研究、人才培养和临床实践。

1　中西医结合为 HIM 奠定了基础

HIM 之整体观包括"空间健康学、人间健康学和时间健康学"，涵盖了传统中医学"人是一个有机整体、人与自然环境相统一、人与社会环境相统一"的整体观念。"中医学在宏观、定性、动态研究方面，确有独到之处，但在微观、定量、静态方面，存在不足……西医的测试、检验、实验手段先进，逻辑性很强，加上中医理论和实践经验，如虎添翼。"国医大师邓铁涛教授将中医治未病理念与现代预防医学思想、传统宏观辨证和现代微观辨证相整合，在传统四诊八纲的基础上加入"查"诊和"已病、未病"辨证，形成现代中医"五诊十纲"临床诊疗新模式，实际也体现了中国特色的 HIM 理念。现代科学先进的诊疗技术给中医注入学术发展的活力，在许多复杂疑难病治疗方面取得突破性进展。中医在功能性、精神性、心因性疾病等方面，解决了大量西医解决不了的问题，具有不可替代性。

中西医结合一直是我们国家所提倡的政策，中西医两套医学体系在华夏这片土地上不断碰撞、交流、结合，逐渐形成了以"中西医结合"为核心的中国特色医疗体系，在保障人民健康中发挥着愈加重要的作用。中西医结合的前提是更有效，而有效的前提应为减负，即治疗一种疾病的同时，不能再给其他脏器或组织带来更大的伤害。中西医结合不是简单的中西药相加使用，而是临床治疗平衡点的艰苦探索，是整体与局部的统一。中、西医的整合是 HIM 的核心内容之一，中西医结合为 HIM 奠定了基础。中、西医妇产科都是临床重点学科，也是重点整合学科。中西医结合妇产科学无论从基础理论还是临床实践，从人才培养还是科研成果都为 HIM 时代妇产科学的中西医整合做出了贡献。当前及今后西医妇产科如何与中医妇产科整合，中医妇产科如何与西医妇产科整合，形成中西医整合妇产科学，是医界同仁共同努力的方向和目标。

2　HIM 理念在中西医结合妇产科临证中的应用

在 HIM 背景下开展中西医整合妇产科临床，需将中医宏观辨证与西医微观诊查相整合，根据患者的年龄、个性、病情和需求、环境等制订适合患者的个体化整合治疗方案，衷中参西、身心并治。比如对身心、家庭等影响比较大的复发性流产、不孕不育患者，过去总注重女子一方的调理，在 HIM 理念引领下，重视夫妻同诊同治，强调男方的配合对治疗效果的重要作用。丈夫作为伴侣必须了解妻子疾病的因果，如若男方体质偏颇或疾病缠身者，同时施以药食身心并治，对患者的疗效及家庭的和谐都有积极作用。夫妻同诊同治属于 HIM 内容之范畴。

围绝经期综合征属于妇科病中典型的身心疾病，中医学传承的"形神合一"整体观中强调了情志在疾病中的重要作用。整合医学观为围绝经期综合征进行诊治及健康管理带来了契机，在辨证求因遣方用药治疗的同时，辅以"话术"为主的心理疏导，鼓励患者建立积极向上的乐观心态，以健康的生活方式配以适度的身体锻炼，药食两用的科学饮食，丈夫及家庭的支持，进行全面的生活方式指导和健康管理，帮助患者顺利度过绝经期，防治围绝经期近远期并发疾病。身心并治是中医的优势，是中国特色 HIM 不可或缺的组成部分。

本文举例验案以示通过有效整合医院间的医疗资源，指导患者精准就医，化险为夷，保障母婴安全；整合现代科学技术与中医优势治疗，整合科学与人文，保全了生殖系统的完整性。

2.1 整合医院间资源，指导精准就医

患者王某某，41 岁，主诉为结婚 5 年未孕，早孕自然流产后 1 个月。患者 36 岁结婚，月经量少，月经周期正常。丈夫系弱精症，希望接受治疗后能再次孕育。遵中医辨证论治，女调经男养精，治疗半年后女方月经规律，男方精液转正常，试孕 3 个月后复孕。孕早期时感腹痛下坠，查舌淡苔薄白，脉细滑，辨证肾气虚弱，胎元不固，予寿胎四君汤加味：菟丝子 30g，续断 10g，桑寄生 15g，阿胶 10g，黄芪 15g，党参 15g，茯苓 15g，白术 10g，当归 10g，炙甘草 6g，砂仁 6g，共 5 付，每日 1 付，水煎至 400mL 分早晚服，腹痛消失。妊娠 17 周出现阴道少许流液 1 次，伴腹部不适，绝对卧床后消失。妊娠 32 周感冒咳嗽，予中药 7 付煎服治愈。因当时产检医院条件有限，孕妇听从建议，至妊娠晚期转诊于省妇幼保健院。妊娠 37 周时出现高血压，医生建议 1 周后住院。妊娠 38 周当日早晨 7 点，其丈夫在省妇幼保健院排队挂号准备办理入院手续时，孕妇突然阴道流血不止，很快陷入昏迷，胎儿心音消失，医院立即开通绿色通道，直接进入手术室急诊剖宫产。胎儿抢救成活，产妇输血 800mL，母婴化险为夷，新生儿住院 1 个月转危为安。

体会： HIM 要求以患者为中心，从院前—院内—院外，从器官—系统—个体，从心理—社会—环境等多环节，多层次紧密衔接，做到身心并重，防治并重，医患并重。该例患者有月经不调、自然流产史，丈夫弱精症，给予中西医结合调治后助孕保胎，考虑到患者系高龄高危妊娠，权衡利弊，力劝孕妇去有条件的医院产检分娩。省妇幼保健院开通绿色通道抢救及时，母胎化险为夷，最终保全了产妇及新生儿的生命，生命只有概率，而无定数。产科疾病因其险、急、恶，危及母婴生命。对一些高危患者，把有利于患者的包括医疗平台及医疗资源进行归纳整合，确定科学合理有效的诊疗方案，必要时指导患者精准就医也属整合医学内容，所谓知己知彼方能百战不殆。

2.2 整合现代技术与中医辨治，回归科学人文

患者杨某某，43 岁，患"子宫腺肌症，痛经，功能性子宫出血，贫血"8 年，经孕激素断续周期治疗 5 年，在外院诊断性刮宫 5 次，就诊前 1 年内在外院诊断性刮宫 3 次，多次病检报告为"子宫内膜简单性增生过长或子宫内膜腺瘤性增生过长"，均排除恶性病变。患者拒绝继续孕激素治疗且强烈要求保留子宫而求治。经过分析病情及充分沟通，制订了"宫内放置曼月乐＋口服中药"的保守治疗方案。经过综合治疗，痛经得到了明显缓解，月经周期规律，经量逐渐减少，4 个月后闭经，贫血也得到了治愈。半年后因环位下移，为防止病情复发，重新放置"曼月乐"。至今该患者年近 50 岁，无明显不适，准备取环。

体会： HIM 的核心主要体现在中医与西医的整合、基础与临床的整合、医学与药学的整合、研究与转化的整合。过去总认为子宫的作用就是主月经和生育，常常一叶障目不见泰山，草率采取切除子宫治疗功能性子功出血、子宫肌瘤等良性病变，使得尚处于生育年龄的患者术后卵巢功能衰退，随之引发自主神经功能

紊乱、心脑血管疾病、骨质疏松等并发症，部分患者生活质量严重下降。随着子宫内分泌功能的研究及微创技术的发展，临床治疗中子宫及卵巢的保留不仅出于对机体长期影响的考虑，也逐渐倾向女性回归家庭社会后的心理影响。治病保宫的方法提高了患者的身心健康，保全了家庭的幸福。

现代医学技术与中医整合治疗也是整合医学之范畴。给予该患者宫内放置左炔诺孕酮宫内节育系统（LNG-IUS：曼月乐）及中医药保守治疗，保全了其子宫，提高了生活质量。因当时曼月乐应用于临床时间不长，治疗前医患需进行充分的沟通和交流，并签订知情同意书。退一步讲，即使保守治疗效果不佳，不得已要切除子宫，患者此时也会接受现实坦然面对手术，术后的负面心理影响也会相应降低。充分尊重患者的人格与尊严，体现整合医学之人文属性。

3 结 语

HIM 是中医整体观念在新时代的创新发展，继承了中医的整体观、系统观、预防观和养生观及医学人文等思想，所以说 HIM 源于中医学，高于中医学。我国 HIM 虽然提出不足 10 年，但其理论体系已日趋成熟，在临床初步应用中显示出高效性，预示其在医学各领域中有良好的适用性和亲和力，具有引领未来医学发展，促进医学教育方式的改变，指导医学管理的意义。HIM 丰富多样的整合内容不是随意的，也不是随机的，而是围绕"以人的健康为本"这个中心展开的，一切有益于人的身心健康的理论知识和经验技能都可为其吸收和利用，当然这里有一个合并、交融、取舍、融通，特别是整合的过程。

HIM 的提出为妇产科学引领了发展的方向。HIM 在中西医妇产科基础理论、诊断治疗、多系统交叉多学科协作都有理论和实践价值，要求我们不仅要去关注妇产科疾病的诊断和治疗，同时不能忽略患者的心理、精神，以及社会和生活环境因素的作用。目前整合医学观也逐渐融入中西医结合妇产科学的各个层面，尤其是对培养 HIM 时代的创新性人才具有深入的思考，为未来中西医妇产科学的整合发展奠定了人才基础。今后如何在临床实践、科学研究方面取得进展，尚需广大中、西医妇产科学同道们的共同努力。

参考文献

[1] 樊代明. 整合医学初探 [J]. 医学争鸣, 2012, 3 (2): 3 – 12.

[2] 樊代明. 整合医学纵论 [J]. 医学争鸣, 2014, 5 (5): 1 – 13.

[3] 吴卫疆, 卢小东, 杨文静, 等. 五年制临床医学生殖系统整合课的 PBL 教学构建 [J]. 基础医学教育, 2019, 21 (7): 527 – 530.

[4] 姬秀红, 马晨, 王玉玲. 中西医结合加速康复外科在妇科围手术期的应用进展 [J]. 中国中西医结合外科杂志, 2017, 23 (6): 693 – 695.

[5] 王慧香, 张玉洁, 倪成香, 等. 整合医学理念在妇科临床实习教学中的应用 [J]. 中华医学教育探索杂志, 2018, 17 (11): 1150 – 1153.

［6］任雁林．整合医学在生殖内分泌病患诊治中的应用与思考［J］．医学争鸣，2019，10（2）：14－17.

［7］樊代明．整合医学的内涵及外延［J］．医学与哲学（A），2017，38（1）：7－13.

［8］朱良春．医学微言［M］．北京：人民卫生出版社，1996：9－10.

［9］金政，都治伊，魏伟超，等．邓铁涛"五诊十纲"诊断思路在心包积液诊治中的应用［J］．广州中医药大学学报，2017，34（6）：919－921.

［10］仝小林．中西医结合不要被"传统"束缚［N］．健康报，2020－09－04（008）．

［11］陈新海，李世梅．再论中国特色的整合医学［J］．世界最新医学信息文摘，2019，19（71）：67－68.

［12］陈新海，李世梅，徐丽娟，等．中医辨治与整合医学初探［J］．医学理论与实践，2018，31（24）：3666－3668.

［13］赵媚，杜晓泉．整合医学与整体观念之浅论［J］．亚太传统医药，2017，13（20）：54－56.

［14］张洪雷，张宗明．健康中国视域下整合医学的哲学思考［J］．医学争鸣，2018，9（6）：5－8.

［15］何泽民，何勇强．整合医学的属性及其指导意义［J］．中医杂志，2018，59（18）：1535－1538，1545.

［16］樊代明．HIM，医学发展新时代的必由之路［J］．医学争鸣，2017，8（3）：1－19.

［17］陈诚，王晓华，尹园，等．整体整合医学对高等医学创新人才培养的指导和启示［J］．教育教学论坛，2020（36）：353－354.

［18］黄涔，吴宁，朱丹，等．"5＋3"背景下整合医学教学模式教学效果分析［J］．中国继续医学教育，2020，12（23）：35－37.

［19］杨文领．整合教学在医学生毕业后培养中的应用与思考［J］．中国继续医学教育，2020，12（22）：1－2.

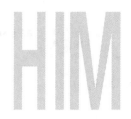

从整合医学理念看微量苯酚穴位注射事件

◎罗超应，罗磐真，王贵波，李锦宇，潘　虎

武汉民间医生李跃华采用微量苯酚穴位注射防治新型冠状病毒肺炎（corona virus disease 2019，COVID‑19）一事，尽管已有湖北省卫生健康委员会综合监管局的调查报告结论，但还是在社会上引起了很大的纷争，不仅《人民日报》客户端、《解放日报》等媒体都有介入或报道，而且还有人将其上升到如何对待"民间中医"的高度。笔者以为，穴位注射疗法自二十世纪五六十年代兴起以来，初期就是于特定穴位注射生理盐水等非治疗性药物或葡萄糖、维生素等非治疗本病性药物，主要是借助注入药物的物理、化学性刺激来延长和加强对穴位的刺激作用，从而达到在较短治疗过程中能有一个较长或较强的针刺治疗作用的目的。基于这一认识，并从相关的报道来看，尽管李跃华医生的做法与说法有些不规范或不合法，但从增强机体抵抗力等方面来讲，用0.064%苯酚穴位注射来防治COVID‑19多少还是有一定作用的，尤其是在常规防治方法作用不明显及资源紧张的情况下，其就像其他中医药方法一样，即便人们对其还有许多不理解或误解，但从这次COVID‑19的防控与治疗效果来看却还是有一定效果的。这个问题也许采用整合医学的理念更容易让我们理解。

1　从整合医学理念看传染病防治科学观念转变

樊代明院士将整体整合医学（简称整合医学；holistic integrative medicine，HIM）概括为以"整体观"（holistic）、"整合观"（integrative）与"医学观"（medicine）为指导的医学体系，将医学各领域最先进的知识理论和临床各专科最有效的实践经验分别进行有机整合，并根据社会、环境、心理的现实，以人体全身状况为根本，进行修正、调整，使之成为更加符合、更加适合人体健康和疾病

336

治疗的新医学体系。他强调，无论是从其"整体观""整合观"与"医学观"的认识观念来看，还是从实现其"有机整合"来讲，都离不了"复杂性"的科学理念，其认识方法需要从传统科学的"单因素线性分析与处理"向"多因素非线性分析与处理"转变，否则将无法整合，许多事情不是做不到，而是想不到。

其一，在现代传染病防治理论与习惯主导下，人们自始至终都将病原确定、疫苗与特效抗病原药开发与应用作为 COVID－19 防控与治疗的重中之重。然而，由于 COVID－19 病毒（severe acute respiratory syndrome coronavirus 2，SARS－CoV－2）的新发与超强传染性，尤其是与其他疾病合并发生而联合致病，不仅使 SARS－CoV－2 核酸检测阳性率在 30%～50%，疫苗与特效药物开发有待时日，而且也使它们面临着极大的不确定性。英国专家 Patrick Vallance 与德国专家 Christian Drosten 曾预估，不仅未来 1 年内肯定没有疫苗生产出来，而且 1 年之后疫苗研制能否成功也不能 100% 确定，因为 SARS－CoV－2 是 RNA 病毒，变异快。《新英格兰医学杂志》（*The New England Journal of Medicine*）在线发表的洛匹那韦—利托那韦（lopinavir-ritonavir）临床试验结果表明，在重症 COVID－19 成人住院患者中，与常规治疗相比，未观察到洛匹那韦－利托那韦治疗有益。在严重的 COVID－19 患者的住院治疗中，使用瑞德西韦（remdesivir）治疗，53 例患者中有 36 例（68%）出现了临床改善，仅是有效而非特效。

其二，在这次 COVID－19 疫情防控中，与以往不同的一大特点是，人们愈来愈多地重视机体抗病能力，樊代明院士将其称为人体的自然力。要借助人体自然力防病治病，中医药广泛参与并发挥了巨大作用。2020 年 3 月 23 日国务院新闻办公室在湖北武汉举行新闻发布会中介绍，在全国 COVID－19 确诊病例中，有 74 187 人使用了中医药，占 91.5%；其中湖北有 61 449 例患者使用了中医药，占 90.6%。临床疗效观察显示，中医药防治总有效率达 90% 以上。然而，在 COVID－19 疫情初期，尽管已有 2003 年中医药治疗 SARS 的成功经验与优势，且 2020 年 2 月 7 日国家卫生健康委员会办公厅、国家中医药管理局办公室也已向全国发出文件，推荐使用中药，但到 2020 年 2 月 12 日，湖北 COVID－19 患者使用中医药的比例却只有 30.2%，远低于全国 87% 的平均水平，中医药的作用没有得到充分发挥。2020 年 3 月 3 日，《人民日报》专访张伯礼院士。张院士说："疫情过后也别遗忘了中医药。世界卫生组织（WHO）的疫情考察专家组中没有中医药专家，疫情报告中，中医药几乎没有涉及，这令人十分遗憾。"究其原因，笔者以为主要还是由于人们对中医药学理解的偏差所致。因为在以"病原为中心"的现代传染病防治理论主导下，如在以往艾滋病治疗研究中就存在，虽然中药在稳定和提高机体免疫功能、消除和缓解症状、改善生活质量等方面均具有较好的效果，但对于降低病毒载量的作用有限，故就有人认为中药不能称为抗艾滋病药；而且在当前的中药防治 COVID－19 等研究中，也将抗病毒作用作为重点，结果却显示，中药连花清瘟对流感病毒与 SARS－CoV－2 的半数抑制浓度（50% inhibitory concentration，IC50）分别为 200 ~ 2 000 μg/mL 与 411. 2 μg/mL；在 SARS - CoV - 2 感染的细胞中，发现大量的病毒颗粒聚集在细胞膜、细胞质和血浆囊泡表面，而在 600 μg/mL 的连花清瘟处理中减少。临床实际中要用多大的剂量才能在体内达到此有效浓度，这是在肯定还是在否定其作用呢？因为在使用抗生素上有个指导性的意见，国外一般要求抗生素最小抑菌浓度（minimum inhibitory concentration，MIC）值不大于 0. 5 mg/L。

其三，张伯礼院士将中医药在 COVID - 19 疫情防治中的作用概括为四个方面：①隔离"四类人"，漫灌中药汤；②承包方舱医院，中医成主力军；③重症辅助治疗，也能力挽狂澜；④恢复期促康复，减少后遗症。最后十几所方舱医院近万名患者几乎都在使用中药，覆盖率达到 95%。这是中医药在 COVID - 19 没有疫苗与特效药物的情况下所发挥出的作用，这个结果似乎还有一点无奈。然而，实际上即使在有疫苗与特效抗病原药的情况下，中医药依然发挥着不可替代的作用，也是传染病等疾病防治不可或缺的重要整合因素与方法。如王今达等将中医学"四证四法"（活血化瘀法治疗血瘀证、清热解毒法治疗毒热证、扶正固本法治疗急性虚证、通里攻下法治疗腑气不通证）与西药抗感染相结合，治疗感染性多器官功能障碍综合征，不仅显著地提高了临床疗效，降低了病死率，是我国中西医学整合的一大成果，而且也开创了中国危重病急救医学的新学科。动物穴位免疫研究表明，采用疫苗后海穴一次注射，不仅可以使仔猪传染性胃肠炎弱毒苗（transmissible gastroenteritis of piglets，TGE）与仔猪流行性腹泻灭活苗（porcine epidemic diarrhea，PED）等共计 5 种畜禽、12 种疫苗的用量节约 50% 以上，还能达到或优于常规最佳途径的免疫效果，而且打破了 TGE 与 PED 等消化道传染病疫苗非经口服或鼻腔黏膜接种不能免疫的国内外传统学术观点，从而不仅收到了良好的防病效果与经济、社会和生态效益，而且已成为 TGE 与 PED 等疫苗的当前常规接种方法。

2 转变科学观念，正确认识与整合微量苯酚穴位注射等中医药学资源

SARS - CoV - 2 感染无疑是 COVID - 19 发生、发展与转归非常重要的因素，针对其防控与治疗也无疑是非常重要的，但它并非是一切，而且在 COVID - 19 的不同发展阶段的重要性并非一成不变。如 COVID - 19 病毒核酸检测阳性率仅 30% ~ 50%，其原因受多方面因素的影响，以至于 COVID - 19 的诊断与出院标准一再更改与修订。潜伏期出现超长与不确定性病例，以及无症状与轻症患者占比达 80% 以上；44 672 例确诊病例的病死率为 2. 3%（1 023/44 672），而年龄 ≥80 岁的患者的病死率为 14. 8%（208/1 408），70 ~ 79 岁的患者的病死率为 8. 0%（312/3 918），在危重病例中为 49. 0%（1 023/2 087），说明了 COVID - 19 发生、发展与转归的复杂性。陕西省宝鸡市首例出院的 COVID - 19 患者自述了遭受谩骂以及医护人员的安慰开导与悉心医护对其病情的影响；以及由于当初武汉对疫情

的严重程度和封城后的社会承受能力准备不足，造成大面积的恐慌和混乱，医院、药房、商店、车站人满为患，人心惶惶；特别是在医院，由于医护人员不足，病床不足，医疗资源不足，造成大量患者拥挤排队候诊，一号难求，一床难求，一药难求，使一些患者交叉感染，一些患者小病转为大病，大病转为危病，一些患者失去了生命，家破人亡，教训惨痛。而在中国不断改进与完善封城隔离等防疫措施并取得成效时，由于西方社会的认识与重视不够，尽管 WHO 总干事谭德塞一再提醒与警告，但很多西方国家还是错过了防治的"最佳时机"，造成了全球确诊病例飙升的严峻态势。即使后来欧美一些国家采取了"封城"措施，也并不奏效，因为其国民并没有严格执行封城的具体措施。因此，COVID－19 的发生、发展与转归，以及防控与治疗效果，并非仅由 SARS－CoV－2 所决定，而是要受多方面因素的影响。因此，转变科学观念，走出以往传染病防控与治疗的单一重视病原学的简单理念，才是改进与完善现代传染病防控与治疗的必由之路。

0.064% 苯酚 0.5mL 4 个穴位注射，因为浓度小，用量太少（总量 2mL），要说具有抗病毒作用实在是有点太夸张。因为无论是西药还是中药，无论是口服还是肌内、静脉或穴位注射，都要达到一定的有效浓度才能起效。尽管不同给药途径的药物生物利用度不相同，但对其有效浓度要求却是明确的。这就像我们国家自 20 世纪 50 年代开始就进行了大规模持续的抗菌抗病毒中药筛选工作，虽然已知有 200 多味中药或其复方制剂具有抗菌抗病毒的作用，但其抗病原体 MIC 普遍太高，约在 0.195～25.0g/L，在临床上要用多大剂量才能达到此有效浓度？因此，几乎都可以被判为"无效"药物。其次，据《解放日报》报道，李跃华医生所提供的病例中虽然有用微量苯酚穴位注射等疗法被治愈者，但大部分都是在正规医院混合治疗的，其疗效从何验证？因此，应该将其"有治疗作用"与"能够治疗"区别开来。然而，我们不能因为这一点就否定微量苯酚穴位注射等中医药学方法的抗感染作用与应用必要性。其一，无论是所谓的急性简单性疾病还是慢性复杂性疾病，其发生都是由于致病性与非致病性因素、环境性与机体性因素、生物学与心理学、社会学及自然气候变化等因素的相互作用结果。致病性因素强于非致病性因素，则机体趋于疾病乃至死亡，相反，当非致病性因素强于致病性因素时，机体则趋于康复甚或向愈。因此，对传染病的防控与治疗要走出单一对抗病原学的简单理念，要树立综合防治的科学理念，更要"因病原、因人、因时制宜"。其二，无论是中医还是西医，防治疾病都是减少或消除致病性因素，增加或增强非致病性因素，即中医学所谓的"扶正祛邪"。微量苯酚穴位注射等中医药疗法虽然不一定具有直接抗病毒的作用，但其作为一种穴位注射疗法却是合理的，通过穴位刺激对机体的非特异性调节，继而增强机体抗病能力的作用也是可以肯定的，尤其是在特定的情况下也许能成为决定性因素。从张伯礼院士对中医药防治 COVID－19 应用与作用的总结来看，其与其他中医药有着许多相似之处，应该受到相同或相似的对待，即允许其在条件许可的情况下进行规范、严格的验证与应用。其三，根据整合医学"将医学各领域最先进的知识理论和临床各专科最有效的实践经验分别加以有机整合，使之成为更加符合、更加适合人体健康和疾病治疗的新医学体系"的宗旨来说，其也是不容忽视的。其四，我们现在是法制社会，其还有待于科学合理的法律认定，以便依法行事，使医患双方都能得到法律的保护。因此笔者以为，就像对待民间中医乃至整个中医药一样，应该转变科学观念，以整合医学理念为指导，重视对微量苯酚穴位注射的科学认定与改进管理方法，从而既能合理应用微量苯酚穴位注射等中医药学有效资源，又能杜绝那些不靠谱的欺诈行为发生，使类似的民间中医能够真正做到"管而不死，活而不乱"的有序、持续的良性发展。

参考文献

[1] 人民日报. 李跃华救人怎么就成了罪过 [EB/OL]. (2020 – 03 – 03) [2020 – 04 – 08]. http：//www. hubeitoday. com. cn/post/5/118374.

[2] 杨书源. 解放日报：私人诊所行医者李跃华 [EB/OL]. (2020 – 03 – 11) [2020 – 04 – 08]. http：//www. globalview. cn/html/societies/info_ 36908. html.

[3] 中医快讯. 穴位注射防治新冠肺炎？李跃华遭封杀道出民间中医的无奈 [EB/OL]. (2020 – 03 – 11) [2020 – 04 – 08]. http：//www. cni. top/html/2020/medicine_ 0224/57958. html.

[4] 罗超应. 穴位注射研究的新动向 [J]. 中兽医医药杂志, 2000, 5：16 – 18.

[5] 樊星, 杨志平, 樊代明. 整合医学再探 [J]. 医学与哲学 (A), 2013, 34 (5)：6 – 11, 27.

[6] 刘运芳, 杨志平, 樊代明. 从屠呦呦获得诺贝尔生理学或医学奖谈整合医学 [J]. 中医杂志, 2016, 57 (14)：1171 – 1176.

[7] 罗超应, 罗磐真, 王贵波, 等. 临床医学认识方法的完善与中西医学辨证与辨病相结合 [J]. 医学争鸣, 2020, 11 (1)：61 – 65.

[8] 李晨, 张思玮. 核酸检测"假阴性"埋雷, 专业人士怎么看？[EB/OL]. (2020 – 02 – 09) [2020 – 02 – 17]. http：//news. sciencenet. cn/htmlnews/2020/2/435547. shtm.

[9] 麦田读书生活. 没有"疫苗", 就没有胜利！——英国和德国在"吹哨"！ [EB/OL]. (2020 – 03 – 15) [2020 – 04 – 03]. https：//mp. weixin. qq. com/s/6FJXkkhprazX585mdUScDw.

[10] Cao B, Wang Y, Wen D, et al. A trial of lopinavir-ritonavir in adults hospitalized with severe COVID – 19 [J]. N Engl J Med, 2020, 382 (19)：1787 – 1799.

[11] Grein J, Ohmagari N, Shin D, et al. Compassionate use of remdesivir for patients with severe COVID – 19 [J]. N Engl J Med, 2020, 382 (24)：2327 – 2366.

[12] 曾莉. 湖北 61 449 名新冠肺炎患者使用中医药治疗总有效率达 90% 以上 [EB/OL]. (2020 – 03 – 24) [2020 – 04 – 03]. https：//www. chinanews. com/sh/2020/03 – 24/9135538. shtml.

[13] 老 K 评天下. 风向突然变了, 中医治愈率这么高, 承认并严格执行为什么这么难？[EB/OL]. (2020 – 02 – 14) [2020 – 04 – 03]. https：//mp. weixin. qq. com/s/x6V2HcKuc390Prz7ye019Q.

[14] 壬岷. 世卫考察组没有中医专家——是谁凉了中医人的心？[EB/OL]. (2020 – 03 – 07)

　　[2020 – 04 – 03]. http：//www. kunlunce. com/ssjj/guojipinglun/2020 – 03 – 07/141144. html.

[15] 罗超应，罗磐真，郑继方，等. 中医药抗感染研究的困惑与复杂性科学分析 [J]. 中华中
　　医药杂志，2012，27（5）：1227 – 1229.

[16] Ding YW, Zeng LJ, Li RF, et al. The Chinese prescription lianhuaqingwen capsule exerts anti-
　　influenza activity through the inhibition of viral propagation and impacts immunefunction [J].
　　BMC Complement Altern Med，2017，17（1）：130.

[17] Li RF, Hou YL, Huang JC, et al. Lianhuaqingwen exerts antiviral and anti-inflammatory activity
　　against novel coronavirus（SARS – CoV – 2）[J]. Pharmacol Res，2020，156：104761.

[18] 王涛. 抗生素剂量设计的药效学考虑 [M]//四川省药学会. 药品注册工作手册（2001 –
　　2005），2005：1229 – 1230.

[19] 张伯礼. 中医药在新冠肺炎疫情防治中发挥了哪些作用 [EB/OL]. 学习时报.（2020 –
　　03 – 28）[2020 – 04 – 03]. https：//mp. weixin. qq. com/s/buhd4wv1Sae6a_ GTXnPTlA.

[20] 陈士奎. 我国开创的中西医结合科研及其启示（七）——著名危重病急救医学家王今达教
　　授与中西医结合急救学研究 [J]. 中国西医结合杂志，2017，37（4）：394 – 397.

[21] 孟宪松，王明，田增义，等. 疫苗穴位接种免疫机理及应用研究 [EB/OL].（2014 –
　　09 – 18）[2020 – 03 – 10]. http：//caas. cn/kxyj/kjjl/yjjcg/244730. html.

[22] 代小佩. 为何新冠病毒核酸检测不断出现假阴性？ [EB/OL].（2020 – 02 – 09）[2020 –
　　02 – 17]. http：//www. tlfw. net/Info. aspx？ Id = 310747&ModelId = 1.

[23] 中国新闻周刊. 44 名痊愈者 26 人复阳，专家："我们的出院标准太宽了！" [EB/OL].
　　（2020 – 03 – 03）[2020 – 03 – 09]. https：//www. 360kuai. com/pc/detail？ url = http% 3A%
　　2F% 2Ffawen. news. so. com% 2F23cc2d3b4542316aeee525b1649a640f&check = 019730506c50b
　　33f&sign = 360_ 6aa05217&uid = 2a9c2f5929eb1048d5a2bccaaf1e100e&fr = zhuanti.

[24] 恩施晚报. 恩施州确诊 1 例 38 天超长潜伏期无症状病例 [EB/OL].（2020 – 02 – 21）
　　[2020 – 02 – 29]. http：//www. crntt. com/crn – webapp/touch/detail. jsp？ coluid = 45&docid
　　= 105695182&kindid = 0.

[25] Wu ZY, Mcgoogan JM. Characteristics of and importantlessons from the coronavirus disease 2019
　　（COVID – 19）outbreak in china summary of a report of 72 314 cases fromthe Chinese center for
　　disease Control and Prevention [J]. JAMA，2020，323（13）：1239 – 1242.

[26] 华商网. 宝鸡首例出院患者自述：21 天生死挣扎，与冠状病毒抗争的历程 [EB/OL].
　　（2020 – 02 – 09）[2020 – 03 – 25]. http：//news. hsw. cn/system/2020/0209/1154351. shtml.

[27] 罗援. 从抗疫斗争思考未来的危机处理 [EB/OL].（2020 – 03 – 24）[2020 – 03 – 25].
　　http：//blog. sina. com. cn/s/blog_ 549c1d970102z1fb. html.

[28] 长远，郭爽. 确诊病例飙升，专家忧美国错失疫情防控最佳时机 [EB/OL].（2020 –
　　04 – 02） [2020 – 03 – 25]. https：//www. 360kuai. com/pc/9fcf8c46e1355464b？ cota =
　　3&kuai_ so = 1&sign = 360_ 57c3bbd1&refer_ scene = so_ 1.

[29] 钟南山. 欧美一些国家"封城"措施不奏效，因为不是真正封城 [EB/OL].（2020 –
　　04 – 05） [2020 – 04 – 07]. https：//www. 360kuai. com/pc/detail？ url = http% 3A% 2F%
　　2Ffawen. news. so. com% 2Fd6f1e28cd831f33314b8c8745698b4a&check = 47b3ede34a5b36a4
　　&sign = 360_ 3fd3b9d4&uid = e28f27ed7782b5bf99ab7f1db28d5e33&fr = zhuanti.

[30] 李跃华. 一种穴位注射剂——微量苯酚在临床中的应用 [J]. 当代医药论丛：下半月，

2013，11（2）：51.

［31］罗超应，李锦宇，王贵波．等．走出中兽药防治畜禽疾病的误区［J］．中国兽医杂志，
2017，53（2）：58－61.

［32］罗超应，李锦宇，王贵波，等．抗生素的根本出路在合理应用［J］．中国合理用药探索，
2018，15（3）：72－75.

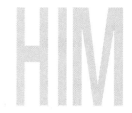

中医在大肠癌整合治疗中的应用

◎赵　彪，杜欣颖

大肠癌包括直肠癌和结肠癌，是消化道常见恶性肿瘤，随着社会经济水平的提高，人口老龄化的不断加重，以及饮食习惯的改变，大肠癌发病率逐年升高。2015 年中国癌症统计数据显示：我国结直肠癌发病率仅次于肺癌、胃癌居第三位。大肠癌首选根治性手术切除，但术后仍有复发，5 年生存率有待提高；而且大肠癌起病隐匿，通常发现时已经是进展期或晚期。所以，需要用整体整合医学（简称整合医学；holistic integrative medicine，HIM）思想，将各种治疗手段及方法进行整合、将中西医进行有效整合，充分发挥中医的补充、替代作用，以进一步提高大肠癌患者的 2 年及 5 年生存率，改善患者的症状并提高其生活质量。

1　HIM 在肿瘤治疗中的应用

经济的发展和社会的进步必然使人们对健康的重视程度越来越高，健康中国战略要求人们树立大健康理念，医学关注的焦点也应该从"疾病"向"健康"转变。HIM 不仅顺应了疾病谱的变化，也符合时代健康需求，对于治疗肿瘤这一发病机制复杂的疾病更具有指导意义。HIM 是我国工程院樊代明院士提出来的，其定义是：将医学各领域最先进的知识理论和临床专科最有效的实践经验分别加以有机整合，并根据社会环境、心理的现实进行修正调整，使之成为更加符合、更加适合人体健康和疾病治疗的新的医疗体系。HIM 提供了一种全新的关于医学目的、医学价值、医学模式及生命、健康、疾病的基本观点和总体看法，以提高患者的生存率为逻辑起点，具有整合性、系统性、开放性等特征，这对大肠癌患者，尤其是中晚期需要延长生存期、提高生活质量的患者，有重要意义。

肿瘤的病因、机制及诊治过程复杂，是具有复发、转移特征的全身性侵袭性疾病的局部表现，那么对肿瘤的治疗就应兼顾机体、肿瘤与治疗手段的相互作用关系，单一、分裂的思维方式难以解决肿瘤防治中的诸多问题，这就需要 HIM。在 HIM 的指导下，根据患者的身体状况、病理类型、临床分期等具体情况，合理、有效地运用各种治疗方案和手段，以最大限度地提高治愈率，延长生存期，改善生活质量。樊代明院士认为应重视机体的整体调控，因为肿瘤不仅侵害原发脏器局部的组织，后期还直接或间接地影响人体的其他系统。HIM 在肿瘤的治疗中也显得尤其重要，患者的疗效及预后受多因素的影响，在抗肿瘤治疗的同时，还要注意保护和调节免疫力，激活和调动机体自主抗癌的能力，在保障患者生命安全与生活质量的前提下，提高肿瘤治疗近期缓解率与远期生存率。中医产生于经验医学时代，注重整体，但分析方法不足；西医产生于实验医学时代，分析方法为其优点，但整体综合不足，屠呦呦获得诺贝尔生理学或医学奖就蕴含着丰富的整合医学内容，如中医学与现代科技整合、团队整合、信息整合。

2　中医药在大肠癌整合治疗中的应用

目前大肠癌的主要治疗手段仍是手术和放化疗，但手术损伤、术后复发和转移、放化疗的毒副反应等，不但会影响整体疗效，还会降低患者的生活质量。随着整合医学的发展，中医药辅助治疗的理念逐渐被越来越多的医生和患者认可。中医药可以促进患者术后快速恢复、减轻放化疗所致的毒副反应，在减毒增效的同时还可以运用中医自身的方法抗癌、防复发、防转移。在整合医学的框架下将中西医合理有效地整合已被逐渐认可，但如何把中医药诊治癌症规范化、标准化，还需要进一步研究。

虽然手术是大肠癌治疗的主要手段，但是Ⅱ、Ⅲ期大肠癌患者常伴有影像学检查不能发现的微小转移灶，无法通过手术彻底清除，导致术后出现病灶转移、复发的可能，因此术后辅助化疗是大肠癌患者获益的重要治疗。临床研究也证实，针对Ⅱ、Ⅲ期大肠癌患者行辅助化疗不仅可以杀灭远处潜在的微小转移灶，也会杀死血液中残留的微小转移灶，从而降低大肠癌的复发、转移率，提高临床治疗效果。虽然化疗可以预防大肠癌的复发、转移、提高患者的生存期，但是化疗会导致许多毒副反应，如白细胞减少、血小板减少、贫血、神经毒性、腹泻及手足综合征等。中医药在肿瘤治疗中有独特的优势，中药抗肿瘤治疗是多成分、多靶点的相互协调，可作用于肿瘤发生、发展的多个环节，具有多靶点、多途径、抗癌谱广且毒副作用较小等特点，在大肠癌治疗中的优势主要体现在：改善患者的症状、延长生存期、减轻放化疗反应、增强免疫力和提高生活质量。

2.1　中医药与手术治疗的整合

围手术期治疗可提高手术的成功率，将直接影响患者的预后。有学者对围手术期肠癌患者进行中医治疗后发现：中医组术后 1 年生存率、复发率、不良反应发生率与对照组比较均有统计学差异，且胃肠功能恢复时间、术后住院时间均较对照组少。这也提示：围手术期大肠癌患者行中医治疗不仅能快速康复、提高疗效，还能提高术后生活质量，延长生存期。研究表明大肠癌患者手术前后予中医辨证施治，不仅可提高手术疗效，还可以降低术后并发症、提高免疫力、改善预后；辨证论治大肠癌可降低患者的术后复发转移率、延长生存期、提高生活质量。

大肠癌术后患者易出现肠梗阻、腹泻、便秘等症状，中医药改善上述症状具有西医不可替代的优势。以温阳健脾、化瘀散结为基本原则治疗大肠癌术后便秘，疗效显著；针灸、中药外敷治疗结肠癌术后肠梗阻，中药熏洗、坐浴的方法治疗肠癌患者术后排便异常，疗效都优于常规西医治疗。真人养脏汤治疗直肠癌术后腹泻，患者的排便功能优于洛哌丁胺对照组，该方不仅改善肠道功能，且复发率低、安全性好。大肠癌术后癌因性疲乏患者在经八珍汤加味治疗后，生活质量与免疫功能明显改善，而且对免疫炎症因子有调节作用。在肠内营养的基础上配合健脾益肾汤可显著改善大肠癌患者术后营养状态，也能有效改善患者的症状和提高生存质量，还有抑制肿瘤增殖和转移的作用。腹腔镜下根治术治疗大肠癌具有创伤小、出血少等优点，联合康艾注射液可促进术后患者免疫功能和生理功能恢复。研究显示大部分大肠癌患者会发生肿瘤转移，而大肠癌的复发和转移是导致其手术失败和患者死亡的主要原因，中药在预防结肠癌的发生、降低放化疗毒性、提高临床疗效、降低复发转移风险等方面具有优势。对华蟾素、健脾方、健脾祛湿等方药的研究表明，手术联合中药可以增强免疫力，对大肠癌的复发转移有一定的抑制作用。蒋益兰等的研究发现健脾消癌饮能够降低大肠癌复发转移率，延长患者生存期；而且基础研究还发现该方对裸鼠大肠癌术后肝转移有明显的抑制作用。针灸可以调节人体经络运行、传导，张双燕用温针灸治疗肠癌术后患者，发现温针灸更有利于患者术后胃肠功能恢复，对外周血淋巴细胞和中性粒细胞具有双相调节作用，对患者 T 淋巴细胞亚群及 NK 细胞具有改善作用，提高了大肠癌术后患者的免疫功能。

美国国立综合癌症网络（NCCN）、欧洲肿瘤内科学会（ESMO）都指出结直肠癌以手术治疗为主，中西医联合治疗大肠癌可改善临床症状，减少放化疗及手术引起的不良反应，提高患者的生存质量，延长患者的生存时间，用 HIM 的思维和手段将中医药合理运用到大肠癌术后患者中，可降低早癌术后的再发率，改善围手术期症状，减少并减轻术后并发症，促进术后快速恢复，提高机体免疫力，从而提高患者的生活质量。

2.2　中医药与化疗的整合

辅助化疗是中晚期大肠癌术后主要的内科治疗手段，国外研究表明，足够周期的辅助化疗能有效改善中晚期大肠癌患者的无瘤生存率和 5 年总生存率。虽然化疗有助于降低肿瘤复发和转移率以及提高患者的生存率，在大肠癌治疗中起到了重要作用，但化疗药物在抑制肿瘤细胞生长的同时，也不可避免地会损伤机体正常细胞，导致化疗期间出现许多不良反应，影响患者的生活质量。随着医学模式的改变及 HIM 的发展，越来越多的医生和患者注重中晚期大肠癌患者生活质量的改善。中医药应该在 HIM 的框架下发挥更大的作用，寻找疗效显著、毒性小、不良反应少、安全的治疗方法。

机体免疫功能降低是肿瘤发生的重要内在因素，大肠癌患者呈现免疫抑制状态，而且分期越晚免疫功能越差。研究表明艾迪注射液能提升 B 细胞与 T 淋巴细胞的功能，改善网状内皮系统吞噬功能，促使骨髓造血干细胞分化，改善患者的免疫抑制状态，保护骨髓，减少不良反应，并且可以通过调节 T 细胞亚群比例来恢复细胞免疫功能。相关 meta 分析表明：大肠癌患者化疗联合艾迪注射液治疗可提高临床治疗总有效率，提高免疫力，改善生存质量，而且可以减轻化疗不良反应。大肠癌患者化疗过程中辨证使用参芪扶正注射液，可以减少恶心呕吐、周围神经毒性、骨髓抑制、肝肾功能障碍等不良反应的发生，提高大肠癌患者化疗的近期疗效及免疫力，改善患者的生活质量。参麦注射液可减轻化疗后骨髓抑制，改善大肠癌化疗后气血两虚型白细胞减少症，不仅能减轻化疗副反应，还可改善患者的生活质量，提高大肠癌患者的生存期。康艾注射液用于大肠癌术后化疗患者可以起到增效减毒的作用，辅助化疗治疗大肠癌的疗效优于单纯化疗，可提高大肠癌患者的近期疗效，改善生活质量，减少化疗毒副反应，提高大肠癌患者的 3 年生存率。鸦胆子油乳注射液辅助治疗大肠癌可改善患者的生活质量，弥补常规化疗的不足，改善患者的常见临床症状，并能改善化疗的不良反应。华蟾素单药或与化疗联合使用治疗大肠癌的临床疗效优于单纯放、化疗，可延长生存期、降低放化疗毒副作用，提高患者的免疫功能，改善生活质量。

化疗的同时辅助艾灸治疗可以明显改善大肠癌患者的消化道症状。有研究发现化疗联合艾灸辅助治疗后卡氏评分和体重等临床受益情况明显，且临床常见症状明显减轻，生活质量明显改善。晚期大肠癌患者化疗时配合八珍颗粒联合电灸治疗，能减轻消化道毒副反应及化疗后骨髓抑制，调节患者的免疫功能，取得抗肿瘤治疗的协同作用。研究显示一些中药单体或复方制剂也具有减毒增效的作用，半枝莲能提高 5 – FU 治疗晚期大肠癌的有效率，延长生存期；左归丸加减能改善结直肠癌化疗后血小板减少；三仙方可降低结直肠癌患者化疗所致的手足综合征及周围神经毒性的发病率；贞芪扶正胶囊可提高大肠癌术后化疗患者 NK 细胞活性，增强免疫功能；黄芪桂枝五物汤可改善大肠癌术后化疗患者的免疫功能，对肿瘤血管生成及全身炎症反应也有抑制作用。

中医认为化疗属于攻邪药物，虽然对肿瘤细胞具有杀伤作用，但对患者的元气也会造成较大损害，造成脏器功能紊乱。中医药在大肠癌的化疗过程中能起到重要作用，可增强患者体质，缓解临床症状，提升机体免疫力，对于大肠癌患者近期疗效及远期生存时间、生活质量都具有重要意义。

2.3 中医药与放疗的整合

放射线可以破坏肿瘤细胞和防止肿瘤细胞分裂，在肿瘤治疗中有重要作用，但也会产生骨髓抑制、放射性皮肤黏膜损伤等副作用。大肠癌特别是直肠癌患者放疗后易出现放射性肠炎、骨髓抑制等副反应。放射性肠炎的发病率较高，目前本病在国际上尚无标准疗法，西医以禁食、营养支持、止血抗炎等对症治疗为主，虽然能短时间内缓解症状，但副作用大，长期疗效也欠佳。中医治疗虽见效稍慢，但在前期预防和长期疗效方面有优势，是临床研究的热点。中药内服、灌肠是常用措施，针灸、推拿、穴位疗法也有一定疗效，大量的基础和临床研究显示，大肠癌放疗患者尽早接受中医治疗可增强患者的免疫力，减少放射性肠炎的发生率。将中医、西医合理有效地整合有助于减轻患者的症状，提高临床疗效，改善生活质量。

研究发现，康艾注射液对骨髓功能有保护作用，能够减轻放疗患者的骨髓抑制程度，减轻临床症状，提高生活质量，且安全性较好。加味葛根芩汤治疗急性放射性肠炎，患者的白细胞、血小板及 IgG、IgM、IgA 水平显著升高；在改善患者临床症状的同时还能改善血象指标，增强免疫力。大肠癌放疗患者同期使用复方黄藤合剂能降低放射性肠炎发生率，推迟肠炎发生的时间，减轻肠炎严重程度，减轻临床症状，提高患者的生活质量；治疗后患者的血清超氧化物歧化酶显著升高，提示该药还可通过激活抗氧化防御系统起作用；而且口服和保留灌肠都有较好的临床疗效与安全性。痛泻要方可以降低空肠 NO、IL-6 及 TNF 活性，提高 IL-10 含量，减轻肠组织炎症反应，促进受损肠组织黏膜修复，改善炎性细胞浸润，从而对急性放射性肠炎大鼠的肠组织起到防护作用。中药保留灌肠临床应用广泛、疗效确切、毒副作用少，是放射性肠炎的主要治疗方法之一。安肠方保留灌肠治疗急性放射性肠炎，能减轻放射线对肠道黏膜的损伤，提高肠道对放射线的耐受性，减轻黏膜炎性反应，治疗有效率达 85.7%。

2.4 中医药与最佳支持治疗的整合

中医药在晚期大肠癌患者中的治疗作用主要是改善患者的症状、提高生活质量，在 HIM 理念的指导下与最佳支持治疗紧密结合。康艾注射液可益气扶正，增强免疫力，配合化疗治疗晚期大肠癌，不良反应、症状评分、生活质量均优于化疗对照组。康莱特注射液可减轻癌痛、增强免疫力，以及抗恶病质，联合化疗治疗晚期大肠癌能够减轻化疗副反应，缩短治疗周期。鸦胆子油乳剂中含有的脂肪酸可抑制癌细胞 DNA 合成，破坏肿瘤细胞的生物结构，影响癌细胞的增殖周期，还可保护和促进骨髓造血干细胞，对中晚期大肠癌患者有辅助治疗作用；联合化疗则具有增效减毒效果：可控制瘤体、改善症状，减少化疗不良反应，提高患者生活质量，提高近期疗效。健脾益肾方可明显改善晚期脾肾亏虚型大肠癌患者的癌因性疲乏、临床症状及生活质量。枳实消痞丸治疗晚期大肠癌肠胀气患者，总有效率高达 89%。健脾中药方配合化疗治疗晚期大肠癌，患者的 CD3+、CD4+、NK 细胞水平较治疗前显著提高，CD8+ 较前显著下降，可增强患者的免疫力。大肠癌肝转移患者化疗联合抗癌防移片可以提高疗效，减轻症状，改善生活质量，降低血清 CEA 水平。清解扶正方联合 mFOLFOX4 治疗晚期大肠癌可提高肿瘤缓解率，改善免疫功能，降低肿瘤标记物 CEA、CA199 水平。

足三里化脓灸可调节结肠癌患者的免疫功能，对中晚期结肠癌用足三里穴化脓灸治疗后，患者的 CD8 + 细胞水平降低，躯体疼痛、精神健康维度评分升高。足三里穴位注射黄芪注射液也有类似疗效，能改善消化道反应，提高近期疗效，改善生活质量。大肠癌晚期常出现恶性腹腔积液，中药外敷神阙穴联合艾灸治疗大肠癌晚期恶性腹腔积液有一定疗效，且操作简便、安全性高。有研究显示，中药灌肠局部治疗中晚期直肠癌患者的疗效优于单纯化疗组；且在临床疗效、改善中医证候、生活质量、癌痛、肿瘤标志物、中位生存期等方面均优于对照组，提示中药保留灌肠可改善晚期直肠癌患者的生存质量，延长生存期。

3 结 语

HIM 涉及哲学、医学、心理学、社会学、养生学等诸多学科，注重互补和协同，并不断吸收现代科学研究的最新成果，进而形成兼容并蓄的当代医学新模式，它是未来医学发展的必然方向和必由之路。目前医学尚未攻克肿瘤这一对人类健康危害最大的疾病，随着生活水平的提高，大肠癌的发病率及死亡率也随之升高。随着体检的早期发现、手术方式的改进、生物靶向治疗的进步，大肠癌患者的 2 年生存率有所改善，但是 5 年生存率亟待提高。这就需要用 HIM 的思想将传统医学治疗理念与现代科技有效整合，充分发挥各种治疗手段的优势，在大肠癌的综合治疗中，结合中医理念，有效整合中医药治疗。中医药作为大肠癌综合治疗的重要组成部分，可改善患者的症状，减轻不良反应，提高生存质量；改善生活质量是在缓解患者临床症状的同时，有效减轻患者所受痛苦，应作为大肠癌患者特别是中晚期患者临床治疗的一个重要目标，而中医药正好可以在这方面发挥重要作用。

参考文献

[1] 樊代明. 整合医学初探 [J]. 医学争鸣, 2012, 3 (2): 3 – 12.

[2] 樊代明. 全科医生小字典——整合医学 [J]. 中国全科医学, 2014, 17 (5): 551.

[3] 赵彪, 潘慧. 从整合医学谈肿瘤治疗的新模式 [J]. 医学争鸣, 2016, 7 (3): 43 – 46.

[4] 樊代明. 另议肿瘤本质: 整体调控作用显著 [J]. 医学研究杂志, 2012, 41 (6): 1.

[5] 赵晓霞. 浅谈运用整合医学疗法治疗癌症 [J]. 医学信息, 2011, 24 (5): 2544 – 2545.

[6] 陈凯先, 陆金根, 郭修田. 中西医结合发展思考 [J]. 上海中医药大学学报, 2008, 22 (1): 4 – 6.

[7] 刘运芳, 杨志平, 樊代明. 从屠呦呦获得诺贝尔生理学或医学奖谈整合医学 [J]. 中医杂志, 2016, 57 (14): 1171 – 1176.

[8] 肖晓光, 梅齐, 李扬, 等. 华蟾素胶囊联合化疗治疗晚期肺癌的临床研究 [J]. 实用肿瘤杂志, 2015, 30 (5): 469 – 473.

[9] Gunjur A. Short vs long course adjuvant chemotherapy for colon cancer [J]. Lancet Oncol, 2018, 19 (5): e236.

［10］谢保红．不同辅助化疗方案治疗结肠癌的疗效对比分析［J］．浙江临床医学，2016，18（3）：522－523．

［11］王磊，穆雷霞．辨证论治大肠癌围手术期48例［J］．西部中医药，2019，32（10）：61－63．

［12］郝磊，徐云玲，郝霞，等．结直肠癌患者手术前后中医辨证分型及中医外治法的临床应用［J］．中华中医药学刊，2016，34（9）：2276－2278．

［13］贺雪，殷佩浩．中医药治疗结直肠癌术后复发转移的研究进展［J］．辽宁中医杂志，2017，44（9）：2009－2012．

［14］陈婷婷，胡守友．胡守友治疗肠癌术后便秘经验漫谈［J］．世界中西医结合杂志，2016，11（4）：467－469．

［15］杨正祥．真人养脏汤加减治疗结直肠癌术后腹泻患者临床疗效观察［J］．亚太传统医药，2016，12（1）：133－134．

［16］陈建兰，郭洪波，陈伟革，等．八珍汤加味调节大肠癌术后癌因性疲乏免疫功能［J］．中医临床研究，2018，10（36）：80－82．

［17］周浩，陈德轩．健脾益肾汤联合肠内营养支持促进大肠癌患者术后恢复的效果及对营养状态、外周血CK20mRNA、端粒酶表达的影响［J］．四川中医，2018，36（10）：109－111．

［18］靳峰．康艾注射液对腹腔镜下大肠癌根治术患者免疫功能的影响［J］．中国合理用药探索，2019，16（10）：70－72．

［19］Page AJ，Cosgrove DC，Herman JM，et al. Advances in understanding of colorectal liver metastasis and implications for the clinic［J］. Exp Rev Gastroenterol Hepatol，2015，9（2）：245－259．

［20］Shi Q，Liu S，Li W，et al. Exploring the medication duration based on the effect of traditional Chinese medicine on postoperative stage I－III colorectal patients：A retrospective cohort study［J］. Oncotarget，2017，8（8）：13488－13495．

［21］周跃，周燕红，彭莉．中药治疗大肠癌的研究进展［J］．湖北科技学院学报（医学版），2019，33（5）：457－460．

［22］蒋益兰，潘敏求，蔡美．健脾消癌饮配合化疗拮抗大肠癌术后复发转移62例总结［J］．湖南中医杂志，2007，23（1）：1－3．

［23］蒋益兰，朱克俭，李勇．健脾消癌方防治裸鼠大肠癌术后肝转移的实验研究［J］．中国中医基础医学杂志，2010，16（5）：379－380．

［24］张双燕，杜业勤．温针灸对肠癌术后患者胃肠功能及免疫功能的影响［J］．中国针灸，2011，31（6）：513－517．

［25］Sandra-Petrescu F，Herrle F，Burkholder I，et al. Influence of complete administration of adjuvant chemotherapy cycles on overall and disease-free survival in locally advanced rectal cancer：post hoc analysis of a randomized，multicenter，non-inferiority，phase 3 trial［J］. BMC Cancer，2018，18（1）：369．

［26］侯信良，毛艺纯，曾婷．艾迪注射液对大肠癌术后机体免疫功能的影响分析［J］．中医临床研究，2018，10（13）：76－77．

［27］杨泽填，杨振淮，陈柏行，等．艾迪注射液联合FOLFOX化疗方案治疗大肠癌疗效及安全性的Meta分析［J］．中医药导报，2018，24（18）：32－36，57．

[28] 张维晴，张金焕，吴驻林，等. 参芪扶正注射液辅助化疗治疗大肠癌的 Meta 分析 [J]. 中医药导报，2018，24（10）：100 – 104，109.

[29] 巫美红，黄海勇，彭芸，等. 参麦注射液治疗大肠癌化疗后气血两虚型白细胞减少症的疗效观察 [J]. 浙江中医杂志，2019，54（7）：539 – 540.

[30] 张维晴，吴驻林，何力，等. 康艾注射液辅助化疗治疗大肠癌的 meta 分析 [J]. 国际中医中药杂志，2018，40（7）：616 – 621.

[31] 廖鹏，郑星晗，赖春林，等. 鸦胆子油乳注射液辅助治疗大肠癌的 Meta 分析 [J]. 医学信息，2018，31（21）：66 – 70.

[32] 陈进宝，吴文韬，邱艳艳，等. 华蟾素治疗大肠癌临床研究进展 [J]. 河北中医，2019，41（9）：1426 – 1431.

[33] 孙守坤，李明晶，贾艳华，等. 艾灸疗法改善大肠癌术后辅助化疗患者不良反应的临床观察 [J]. 临床医药文献电子杂志，2019，6（53）：14 – 15.

[34] 徐淞，钱晓兰. 八珍颗粒联合电灸对晚期大肠癌化疗患者近期疗效及毒副反应的影响 [J]. 河北中医，2019，41（9）：1316 – 1320.

[35] 岳红刚，袁丹迪，李露霞. 半枝莲对 5 – FU 治疗晚期大肠癌的疗效及血清 miRNA – 34a 表达水平的影响 [J]. 南昌大学学报（医学版），2019，59（3）：68 – 71.

[36] 朱翔，方明治，黄欣，等. 滋阴养血治疗结直肠癌化疗后血小板减少临床观察 [J]. 辽宁中医药大学学报，2010，12（2）：145 – 146.

[37] 徐烨，陈诚豪，包向东，等. 自拟三仙汤防治结直肠癌术后 CapeOX 化疗副作用的临床研究 [J]. 中国现代医生，2016，54（20）：125 – 128.

[38] 冯滢滢，李军，刘泉龙，等. 贞芪扶正胶囊辅助大肠癌术后化疗临床观察 [J]. 北京中医药，2015，34（10）：810 – 812.

[39] 沈慧，崔彦收，杨旭杰. 黄芪桂枝五物汤联合运用化疗对大肠癌术后患者的肿瘤血管生长影响及疗效 [J]. 中成药，2018，40（11）：2603 – 2606.

[40] 袁庆延，丁曙晴. 中医药防治放射性肠炎研究进展 [J]. 世界中医药，2016，11（11）：2490 – 2494.

[41] 李京华，李仝，宋凤丽，等. 康艾注射液对放疗后骨髓保护作用的临床研究 [J]. 中华中医药杂志，2018，33（8）：3689 – 3691.

[42] 李建云. 加味葛根芩连汤对急性放射性肠炎患者中医症候改善效果与免疫学变化研究 [J]. 四川中医，2017，35（6）：93 – 95.

[43] 王立颖，张春铭，冯春燕，等. 加味葛根芩连汤对急性放射性肠炎患者 WBC、PLT 及免疫学指标的影响 [J]. 四川中医，2017，35（5）：140 – 142.

[44] 姚诗清，周兰，陈莉，等. 复方黄藤合剂治疗湿热蕴结证急性放射性肠炎 [J]. 中成药，2015，37（6）：1201 – 1204.

[45] 汪超，周兰，姚诗清，等. 复方黄藤合剂治疗放射性肠炎效果及对血清超氧化物歧化酶含量的影响 [J]. 中国老年学杂志，2017，37（1）：134 – 136.

[46] 杨成，焦旸，杨家悦，等. 痛泻要方对急性放射性肠炎大鼠肠组织的防护作用及机制 [J]. 世界华人消化杂志，2018，26（15）：898 – 903.

[47] 何新颖，孙云川. 安肠方保留灌肠治疗急性放射性肠炎的临床疗效观察 [J]. 中国中西医结合消化杂志，2015，23（1）：31 – 32，35.

［48］王雪娇．康艾注射液配合化疗治疗晚期大肠癌临床研究［D］．乌鲁木齐：新疆医科大
学，2015.

［49］王晓青，王大中．康莱特注射液联合 FOLFOX4 方案治疗晚期大肠癌临床观察［J］．辽宁
中医药大学学报，2014，16（2）：175 – 177.

［50］周芦忠．奥沙利铂联合卡培他滨方案治疗中晚期大肠癌的疗效与安全性分析［J］．系统医
学，2018，3（19）：134 – 136.

［51］郝晶．鸦胆子油乳注射液联合化疗治疗中晚期大肠癌患者的临床观察［J］．当代医学，
2019，25（33）：33 – 35.

［52］李志明．健脾益肾法改善晚期大肠癌患者癌因性疲乏的疗效及机制分析［J］．中国实验方
剂学杂志，2016，22（9）：148 – 152.

［53］黄智芬，施智严，黎汉忠，等．枳实消痞丸治疗晚期大肠癌肠胀气 38 例［J］．世界中医
药，2007，2（5）：291 – 292.

［54］殷晓聆，李雁，赵凡尘，等．健脾中药配合化疗治疗晚期大肠癌临床观察［J］．上海中医
药杂志，2011，45（7）：43 – 44.

［55］郭忠聪，唐敏莉，曾柏荣．抗癌防移片治疗大肠癌肝转移疗效观察［J］．中医药导报，
2018，24（8）：37 – 39.

［56］华杭菊，林久茂，任丽萍，等．清解扶正方联合 mFOLFOX4 方案治疗晚期大肠癌的疗效观
察［J］．福建中医药，2019，50（1）：20 – 21，24.

［57］丁邦友，施征，张微微，等．足三里穴化脓灸对结肠癌患者免疫功能的调节作用［J］．上
海中医药大学学报，2016，30（2）：31 – 34.

［58］薛青．黄芪穴位注射治疗晚期恶性肿瘤临床观察［J］．辽宁中医杂志，2005，32（12）：
1269 – 1270.

［59］刘丹，姚军，邓海燕．利水膏联合艾灸治疗大肠癌晚期恶性腹腔积液［J］．中医学报，
2018，33（7）：1179 – 1181.

［60］兰立群，唐晓玲，熊林楷，等．中药保留灌肠改善晚期直肠癌患者生存质量的临床观察
［J］．中国医药创新，2014，11（33）：99 – 102.

［61］樊代明．整合医学的内涵及外延［J］．医学与哲学（A），2017，38（1）：7 – 13.

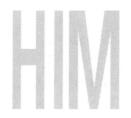

从整合医学谈肿瘤治疗的新模式

◎赵　彪，潘　慧

肿瘤是严重威胁人类健康的疾病，传统治疗肿瘤的方法比较重视局部病灶，随着医学的进步与认识的深入，肿瘤的定义由最初的某一部位的局部疾病发展为目前普遍认可的具有复发、转移特征的全身性侵袭性疾病，是全身疾病的局部表现。单一的、分裂的医学思维方式难以完全应对肿瘤的防治，这就需要用整合医学的思维，将不同领域、不同学科进行系统整合，将主流医学与非主流医学进行整合，开创肿瘤治疗新模式。

1　整合医学及其意义

整体整合医学（简称整合医学；holistic integrative medicine，HIM）是将医学各领域最先进的知识理论和临床各专科最有效的实践经验分别加以有机整合，并根据社会、环境、心理的现实进行修正、调整，使之成为更加适合人体健康和疾病治疗的新的医学体系。整，即整理的整，是方法，是手段，是过程；合，即适合的合，是要求，是标准，是结果。传统中医学的一副汤药、一根银针可以治疗人体疾病，可以说是最古老的整合医学。

现代医学强调学科细化，使人体被"器官化、碎片化"，这种细化的分科促进了医学发展，许多新的治疗手段和方法得到应用，然而过于细化的分科也带来了弊端：患者成了器官，疾病成了症状，临床成了检验，医师成了药师，心理与躯体分离，医疗护理配合不佳，西医中医相互抵触，重治疗轻预防，城乡医疗水平差距拉大。何权瀛教授认为目前临床医生思维片面化，整体观念逐渐消失，把患病的患者视为某个器官的病变加以处理。应该在整合医学理念指导下，设法消除现代临床医学分科过细的壁垒，以达到最佳的医学治疗效果。同时他还关注人体的自稳体系，这一体系具有强大的自我调节、代偿、康复功能。现代临床医学对此缺乏应有的认识和重视，只重视外在的治疗手段而忽视机体内在的调节代偿功能。"复杂系统"理论认为人体是一个由复杂网络组成的系统，这个复杂系统不仅在生理上具有体温调节、血压调节、内分泌和代谢调节等自我调节能力，而且人体主观意识还对生理功能产生影响，并且具有主观能动性。患者自身能够有意识地进行自我补充、自我调节、自我疗养、自我治疗。许多疾病的出现不仅与外来病因有关，也可能与营养失衡、休息不足、器官过度劳累、机体抵抗力降低、心理和精神压力对器官功能的影响等综合因素有关。所以应整合多种治疗手段，努力调动机体内在的调节、代偿功能，使患者在新的基础上实现新的稳定和平衡。整合医学不仅表现在不同医学学科的系统整合，基础研究与临床诊疗的系统整合，医学与其他自然科学乃至人文社科的整合，也表现在主流医学与非主流医学的整合。将不同学科及领域、主流医学与非主流医学有机结合，在临床疾病治疗中可能会起到更好的社会—心理—生物治疗效果，建立更加完善的现代医学理论体系。

2 整合医学在肿瘤治疗中的应用

肿瘤至今尚未被攻克，仍严重威胁着人类的健康。肿瘤的定义由最初的某一部位的局部疾病发展为目前普遍认可的具有复发、转移特征的全身性侵袭性疾病。传统治疗肿瘤的手术、放疗、化疗都比较重视局部肿瘤，而肿瘤发生的根本原因是在自身抗癌免疫力降低和机体内环境紊乱的条件下，在基因水平上出现的表达失衡与恶性突变。肿瘤是全身疾病的局部表现，所以在肿瘤治疗中应兼顾自身机体、局部肿瘤与治疗手段，以及三者间的相互作用关系。肿瘤的发生发展机制、早期诊断和疗效的控制，都是受多方面因素制约的复杂过程，单一的、分裂的思维方式难以完全应对肿瘤的防治，这就需要整合医学。

樊代明院士总结了近年来的肿瘤研究，他认为目前主要采用细胞系进行研究，而细胞并不能代表人体，细胞多次传代后与原代肿瘤细胞也会有所差别，同时动物实验并非是人体疾病的最好研究模型。他强调整体调控的重要作用，消化道微生态、慢性炎症、消化道黏膜衰老、神经、激素和体液、免疫系统、胚胎发育过程等因素的整体调控作用均对肿瘤的发生、发展起着重要的作用。肿瘤不仅侵害局部的组织器官，而且还直接或间接地影响人体的各个系统。肿瘤的治疗应重视整体观念，注意外界环境变化、精神等因素对肿瘤患者的影响，要把握在基因表达稳态调控与生命系统整体调节两大层次上，激活和调动人体自主抗癌的生命潜能，加强人体的自愈能力。在保障患者生命安全与生存质量的前提下，实现肿瘤临床治疗近期缓解率与远期生存率的双赢。

多数疾病的发生发展均涉及多个系统器官，不能简单地将某个疾病视为孤立的疾病。治疗肿瘤这种发病机制复杂的疾病更是如此。刘端祺教授等认为肿瘤治疗不应仅限于对肿瘤病灶消长的关注，还应全面评估治疗目的、可行性和预期效果，关注患者的心理和对治疗的实际需求。在临床中就有学者认为胰腺癌不仅仅是胰腺的肿瘤性病变，还可引发全身多系统损害，如胰腺内外分泌功能紊乱，引起糖尿病、营养不良等内分泌代谢相关疾病；肿瘤梗阻引起黄疸、肝功能损害等肝胆相关疾病；肿瘤转移到相应脏器，引起相应脏器的病变或功能改变。胰腺癌的治疗要涉及消化内科、肝胆外科、肿瘤科、放射科及营养科等。目前各科室在胰腺癌的处理上各有建树，却不能互通有无。因此这就需要从整合医学角度出发，对现有资源进行整合，以个体化治疗为出发点，才能探寻胰腺癌的最佳治疗模式。肝细胞癌的治疗涉及内外科、肿瘤、介入、放射和医学影像等诸多学科，有学者提出整合医学有望提高其早期诊断率。尽管治疗手段越来越多，但都偏重针对肿瘤的治疗，对全身治疗重视不够。整合医学认为：肝细胞癌是全身性疾病，单纯消灭癌灶不等于治愈了肝细胞癌；临床诊治对象是患有肝细胞癌的"人"，不能只关注癌症。这一观点得到越来越多学者的赞同。有学者还指出整合医学对提升胃癌诊疗水平有促进作用。刘静等认为分子影像引导下的个体化整合放疗是今后放疗发展的方向，进行多学科整合，进而个体化的靶区勾画与剂量施照，可最大限度地提高疗效并减少损伤。

随着肿瘤基因研究的进展，临床对肿瘤的治疗越来越强调个体化，同一种肿瘤由于基因表达的不同，而采用不同的治疗方法；不同的肿瘤，因为具有相同的基因表达，而采用相同的治疗方法。即"同病异治"或"异病同治"。2008 年，欧洲肿瘤内科学会报道，*EGFR* 基因突变及 *EGFR* 野生型基因的非小细胞肺癌患者使用酪氨酸激酶抑制剂（tyrosine kinase inhibitors，TKI）的疾病缓解率（response rate，RR）分别为 71.2% 和 1.1%，而两种患者化疗的 RR 分别为 47.3% 和 23.5%。说明在 *EGFR* 基因突变者中 TKI 优于化疗；*EGFR* 野生型基因者中化疗优于 TKI。对于有 *EGFR* 基因 18－24 外显子突变者，临床可采用分子靶向药物；而无 *EGFR* 基因 18－24 外显子突变者，临床以化疗为主，这就是同病异治。在肿瘤治疗中，不同的种类由于具有相同的基因突变，而采用相同的方法进行治疗，这也就是异病同治。随着对肿瘤基因状况的认识，目前临床有多种疾病可以采用异病同治的方法进行治疗。HER2 阳性状态可能是乳腺癌发病机制的一个重要因素，通过限制过度表达 HER2 的异常功能，可以改善 HER2 阳性乳腺癌患者的病程。曲妥珠单抗对 HER2 阳性乳腺癌有着较好的临床疗效。一项随机研究评价了 1 527 个胃肿瘤标本，其中 HER2 阳性率为 22%。有体外试验表明，曲妥珠单抗联合顺铂或其他细胞毒性药物对 HER2 过度表达的胃癌细胞有协同抗肿瘤活性。一项 II 期临床研究显示，曲妥珠单抗联合顺铂治疗 HER2 过表达或扩增的晚期胃癌的客观有效率比顺铂单药高。

中医在肿瘤治疗方面有自己的长处和优势，但不能盲目夸大中医药的作用。对大多数肿瘤而言，中医药应当配合西医治疗才能起到最好的效果。刘嘉湘教授认为中医注重整体，扶正培本能改善肿瘤患者的生存质量，提高生存率，与手术、放疗、化疗等方法进行有机结合，在延长患者的生存时间和维护、改善肿瘤患者的生存质量方面都取得较大进展，显示了中医药在肿瘤治疗中的特色与优势。中西医结合模式已在肿瘤治疗中取得了明显疗效，是整合医学的体现，扬长避短，互为促进，有助于形成具有中国特色的肿瘤治疗新模式。

3　基于整合医学的肿瘤治疗新模式

人类基因组计划完成后，生命科学研究进入"功能基因组学"研究时代，研究方法不再局限于以还原论为指导的微观拆分，开始注重宏观整合研究的方法，生命科学也升华到对定性现象的归纳与对定量规律的探求这两者相互结合、共同发展的更高层次。生命体是极其复杂的非线性开放系统，在生命体的不同分子层次及不同时间、空间上，均存在复杂的相互作用，对其进行还原和预测会不可避免地存在片面性和局限性。而且每个生命体也并非完全独立的系统，若考虑到与外界环境的互动与平衡，还会呈现出更高层次的复杂性。研究者们已逐渐认识到还原论的不足和无奈，不仅着重于对细胞、分子水平事件的精确解析，还开始采用一些整体或群体水平上的整合研究思想与方法。在肿瘤治疗领域，综合治疗、多学科讨论以及个体化治疗都促进了治疗模式的进步，整合医学的合理应用将有助于肿瘤治疗新模式的建立，促进肿瘤发病机制研究的突破及临床疗效的提高。

3.1　将不同领域、不同学科进行系统整合

将基因组学、蛋白组学和代谢组学等先进的分子生物医学技术，以及材料学、信息科学等诸多学科在临床有效地整合利用，将不同领域先进的研究技术进行整合，形成系统研究肿瘤发病、治疗及预防的方法。同时还要将基础研究与临床诊疗系统整合，促使基础、临床不同层面医学研究者进行紧密合作，形成多领域多学科的交叉融合、多靶点的系统防治研究、微观与宏观相结合、静态与动态相结合、生理与病理相结合、医学与人文社会科学相结合的新型医学研究体系。对于肿瘤这种发病机制尚不清晰、治疗手段尚不理想的疾病，系统研究的手段和方法将有助于认识其本质，也能提高其临床疗效。

3.2　将主流医学与非主流医学进行整合

主流医学是指在特定时空中为最多数人所乐于或不得不采用的主要医疗方式。非主流医学则是指不同国家和地区存在的那些不属于主流医学的医学理论和医疗方式，包括中医、中药、针灸、气功、按摩、骨伤整治、催眠、心理咨询、心身医学等，其中针灸学正被逐步整合到主流医学之中，非主流医学的许多观念更符合现代科学"复杂系统"理论。为了促进主流医学与非主流医学的整合，加强对非主流医学的研究，更好地发挥替代医学等非主流医学在疾病治疗中的作用，美国国立卫生研究院设立了非主流医学办公室，后被称为"辅助和替代医学"研究中心，已在美国各地设立不少研究中心。主流医学和非主流医学是个相对的概念，在很长一段时期内，我国的主流医学是传统中医学，现代医学快速发展后中医学便逐渐成为非主流医学。非主流医学有其自身独特的优势，在我国以中医药、针

灸为主要代表，并创造性地建立了中西医结合理论，两种医学相互补充，显著提高了疾病的预防和治疗效果，是整合医学的具体体现。在肿瘤治疗领域，将二者恰当地整合可能会是攻克肿瘤的突破点。中国科学家运用中西医整合治疗的理念，使用砒霜、全反式维甲酸和化疗的综合治疗方法，治疗急性早幼粒细胞白血病获得成功，早幼粒白血病成为第一个被人类攻克的肿瘤。世界各国医药科学家对抗癌中药进行讨论，认为针对多个靶点是中药神奇疗效的根本原因。抗癌中药的共同特点是能抑制肿瘤细胞增殖，或诱导肿瘤细胞凋亡，不杀伤造血细胞，不抑制免疫功能，而且还能对机体起保护或促进作用。特别值得一提的是，"治未病"这一早期诊断、早期治疗、以预防为主的医学思想，对于肿瘤这种疗效低下的恶性疾病具有重大的意义，要树立"防胜于治"的理念，充分重视三级预防，将战略定位前移，关注肿瘤的预防。

3.3 基于整合医学的扶正抗癌并举的个体化整合治疗新模式

按照库恩的范式理论，真理是不断变化的，随着范式的更迭而前进。在肿瘤的治疗过程中要不断思考，整合各种有效的治疗方法而不拘泥于传统治疗手段，充分发挥肿瘤整合疗法的优势。在运用整合疗法治疗肿瘤时应该多思考、多推敲，不能武断地认为某种治疗方法完全没有意义，或仅运用单一的一种有效的方法治疗。

国外提倡的结合医学最初只是狭义的临床治疗学概念，指将针灸、气功、心身医学等"非主流医学"整合入以现代西医为代表的"正统医学"，以求最佳治疗效果。随着认识的深入，生命科学研究的整合思路被提到一个全新的高度，将原本孤立的生物体中复杂的生物大分子相互作用与生理、生化、行为、环境的影响进行有机整合，使不同领域的学术成果相互交流，形成更广范围、更高层次的整合医学。整合医学不仅是一种治疗方式，更是一种治疗理念，其核心是"以人为本"和"以患者为中心"。按照这一理念，单纯消灭肿瘤将不再是主要目的，使患者长期生存，包括长期带瘤生存，提高患者的生活质量才是治疗的新目标。整合医学不是各种方法的简单累加或随意组合，而应根据患者的身体状况、肿瘤病理类型、侵犯范围、临床病理分期和发展趋势，有计划、合理地运用各种治疗手段，以期较大幅度地提高治愈率，并尽可能地延长生存期，改善患者的生活质量。将来自微观和宏观、基础和临床的研究成果进行多层次整合，从整体上认识肿瘤的全过程；整体认识自身机体、局部肿瘤与治疗手段三者间的相互关系，调动机体的内在调节、代偿功能，抗癌与扶正并举，最终形成以"个体化治疗"为中心的整合医学，是未来医学发展的必然趋势。建立基于整合医学的扶正抗癌并举的个体化整合治疗新模式，将为肿瘤治疗开辟新的方向，带来新的成果。

参考文献

[1] 樊代明. 整合医学初探 [J]. 医学争鸣，2012，3（2）：3-12.

［2］郭晓钟．整合医学理论与胰腺癌［J］．中华消化杂志，2013，33（10）：655－658.

［3］何权瀛．临床整合医学的必要性及实施中存在的问题——以慢性阻塞性肺疾病及其合并症的诊治为例［J］．医学与哲学，2014，35（4）：1－2.

［4］何权瀛．现代临床医学正在走向危险的边缘［J］．医学与哲学，2013，34（1）：6－8，13.

［5］Auyang SY．复杂系统理论基础［M］．田宝国，周亚，樊瑛，译．上海：上海科技教育出版社，2003：1－419.

［6］樊代明．另议肿瘤本质：整体调控作用显著［J］．医学研究杂志，2012，41（6）：1.

［7］赵晓霞．浅谈运用整合医学疗法治疗癌症［J］．医学信息，2011，24（5）：2544－2545.

［8］何权瀛，陈宝元．整合医学观念倡导睡眠呼吸障碍综合征的多学科协作［J］．中华结核和呼吸杂志，2009，32（10）：721－722.

［9］刘端祺，李小梅．导言：肿瘤姑息治疗：认识日渐清晰［J］．医学与哲学（临床决策论坛版），2011，32（1）：7.

［10］陆伟．整合医学理念对肝癌临床诊治的启示［J］．中华消化杂志，2013，33（10）：658－660.

［11］洪流，吴开春．整合医学对提升胃癌诊疗水平的促进作用［J］．中华消化杂志，2013，33（10）：651－652.

［12］刘静，于金明．恶性肿瘤患者个体化放疗分类及可行性研究现状［J］．中华放射肿瘤学杂志，2013，22（4）：302－304.

［13］Mok T，Wu YL，Thongprasert S，et al. Phase Ⅲ，randomized，open-label，first-line study of gefitinib *vs* carboplatin/ paclitaxel in clinically selected patients with advanced non- small cell lung cancer（IPASS）［J］．Ann Oncol，2008，19（Suppl. 8）：aLBA2.

［14］Lordick F，Leon-Chong J，Kang Y，et al. Her2 status of advanced gastric cancer is similar in Europe and Asia［J］．Ann Oncol，2007，18（Suppl. 7）：253.

［15］Fujimoto-Ouchi K，Sekiguchi F，Yasuno H，et al. Antitum or activity of trastuzumab in combination with chemotherapy in human gastric cancer xenograft models［J］．Cancer Chemother Pharmacol，2007，59（6）：795－805.

［16］Cortés-Funes H，Rivera F，Alés I，et al. Phase Ⅱ of trastuzumab and cisplatin in patients（pts）with advanced gastric cancer（AGC）with HER2/neu overexpression/amplification［J］．J Clin Oncol，2007，25（18S）：4613.

［17］叶建伟，张勇，徐苓，等．医学发展的未来：从基因组学到整合医学［J］．中华医学杂志，2007，87（27）：1873－1875.

［18］邹和群．系统医学整合医学［J］．器官移植内科学杂志，2013，8（4）：153－158.

将整合医学理念应用于肿瘤治疗的初步思考

◎王　颖

　　恶性肿瘤，从西医角度看是一种发病机制上多基因、多分子表达失调，细胞、亚细胞结构异常，组织形态紊乱，器官功能受影响，并以局部浸润及远处转移为特征的多病因疾病。《黄帝内经》认为，百病始于"风雨寒暑、清湿喜怒""寒邪客于经络之中，则血泣，血泣则不通……不得复反，故痈肿"。其形成非旦夕之间，非单因之果，因此，对于恶性肿瘤的治疗宜从整体出发，整合国内外多种有效治疗方法，防治结合、身心并重、因果兼顾、养护同施，或能给予患者更好的治疗体验以及效果。

1　整合医学是医学领域未来发展的方向

　　自 2016 年 2 月中国医师协会整合医学分会成立以来，由樊代明院士提出的"整体整合医学（简称整合医学；holistic integrative medicine，HIM）"理念逐渐被更多的医学领域同道所了解、熟知。整合医学思想体现了人类在医学领域中从"必然王国"向"自由王国"跃升过程中的螺旋式上升思维方式，是医学领域（涵盖医疗、教育及科研等方面）思维方式及理念的重大变革。整合医学思想是动态的而不是静态的，是辩证的而不是机械的，是具有跨时代、跨文化和跨地域的伟大意义的医学思想。从信息科学意义而言，是系统论在医学认知领域的体现与应用，涵盖了系统、要素、环境三者的相互关系和变动的规律性；是控制论之大系统理论在医学认知领域的表现与实践，并运用富有东方智慧的"三分法"管理思维实践其最优控制理论及模糊理论；是推动并促进医学认知领域信息论衍生发展的重大契机。从人脑思维方式本质而言，是将线性思维方式与非线性思维方式相整合，将概念思维、直觉思维与函数思维等相整合。从地域文化而言，是东方思维对从西方思维发展而来的现代医学学科的思考与整合；是以东方社会认知系统对西方社会认知系统下的现代医学的有益促进与提升；是东方生态背景下的思维方式对西方生态背景下所产生的现代医学思维方式的有机嫁接新生，体现了"不破不立"思维的辩证发展，从而赋予现代医学新的活力与生命力。

从某个角度讲，整合医学促使了既往部分医教研工作、活动从"有实践、无概念"到"有概念、有实践"的战略推进，包涵三层含义：即"顶端"由政策体制予以引导，"中游"医教研具体机构部门配置相应资源予以保障，"终端"医教研一线工作者进行必要且充分的知识武装、技能培训，从而全面推动临床医疗、教学、科研等的工作思路从"局部"到"整体"，工作方式从"选择"到"常规"，践行主体从"个体"到"群体"，实践意愿从"被动（相对）"到"主动"，获益受众从"随机"到"全面"的重大转变，这也是整合医学理念的重要贡献之一。而且，"整合医学"理念的另一层含义在于"整"中有"分"，甚至可以说"分"而后"整"，只不过该"分"非传统意义上以器官、系统为轴线所形成的学科为基础的二级学科、三级学科及其亚学科的划分，而是真正以"人（患者）"的整体健康需求为核心及出发点，打破、改变原有医疗相关活动框架模式形成的医学新范式。因此就要求医疗卫生从业人员转换思想、改变思路、探索新路、践行新知、推广新学。

综上所述，整体整合医学即在将患者视为"心身"合一的整体前提下，综合医学、空间环境、时间要素、工程学、信息学等多种因素对患者进行诊治，从而使患者最大限度地获益。在整合医学思想中，社会、政治、经济、文化、历史、人文、生理、病理等影响到个体的综合要素彼此影响、交叉渗透、有机整合，是医学领域未来发展的方向。

2 将整合医学理念应用于肿瘤患者治疗的思考

作为一名肿瘤内科医生，笔者在关于如何将整合医学理念应用于肿瘤患者治疗方面进行了一些初步思考。

中国肿瘤登记中心数据库数据分析显示：2015 年中国新增 430 万癌症病例，居于世界首位。在中国，由于水源及空气污染、吸烟、人口老龄化和人口基数增长等原因，新发癌症病例、死亡病例分别占全球的 22%、27%，一般预后较差，生存期较短，已成为我国人民疾病死因之首，是非常重要的公共健康问题。

肿瘤的核心治疗方法有手术、放疗、化疗等，结合具体肿瘤类型、发生部位、体积大小及临床分期等，又可根据情况选择分子靶向药物治疗、介入治疗、粒子植入、热疗，甚至质子重离子治疗等。无疑，这些技术的综合使用使大量患者的病情从临床治疗中获益，但不容忽视的是，肺癌死亡人数高居我国恶性肿瘤致死人数榜首，与近些年空气污染加重、烟民数量庞大不无关系；肿瘤发生趋于年轻化，与不良生活作息方式、工作节奏快和压力大密切相关；结肠癌等的发病率逐渐上升，与饮食结构西方化、膳食纤维摄入不足有重要关联。

一般来讲，肿瘤患者常常面临治疗周期相对长以及由此产生的厌倦无助和自责感、整体生活质量下降、治疗手段本身造成躯体强烈不适、经济压力大、家庭亲情危机、担忧失去工作，以及由此产生的谋生问题、悲观厌世、恐惧、焦虑、抑郁及自卑心理并存等诸多情况。不容忽视的是，肿瘤患者亲属（包括配偶、子女、父母及其他亲属等）在面对患者罹患肿瘤的事实、陪伴照顾患者乃至面对患者逝世的整个过程中也在经受着巨大的心理挫折和创伤，他们的心理状态会直接或间接对肿瘤患者甚至临床医护人员的医疗决策、医疗进程以及治疗结果产生不同程度的影响，而这恰恰是目前临床工作中常常被忽视、但是又非常重要的一点。总体而言，肿瘤患者及其家属所担负的负面情绪甚至心理健康问题还远未被充分评估及干预，极端情况下，一些患者甚至选择自杀结束生命，对于肿瘤患者自杀现象及其背后心理问题的相关分析研究在现有临床工作中还远未得到应有的重视。

肿瘤的发生发展是一个相对漫长的过程，其往往历经了癌前病变等阶段，而且常因其早期症状隐匿，一旦因出现症状而就诊就已是中晚期，这时对肿瘤进行治疗从某种意义上已犹如作战失去先机，整合多种肿瘤治疗方法，身心并重，或可进一步提高疗效。肿瘤患者的治疗及康复，不仅仅涉及医疗本身，更有关心理学、营养学、伦理学、环境学、宗教信仰、人文关怀、政策保障、社会支持等多个方面，根据整合医学理念，应将环境保护、戒烟禁烟、科普宣教、心理干预、营养治疗、姑息治疗、环境优化、亲属照护、社保投入、公益支持等多个方面进行有机整合，从而才能全方位多角度从防、治、护、养等多个环节降低肿瘤发病率、延长患者的生存期；才有可能及时干预并减少患者的心理问题，进而提高其综合生活质量。其具体体现在以下若干方面、环节的整合。

2.1 科普宣教

肿瘤治疗过程对于肿瘤患者及其家属均是一个相对漫长且身心俱疲的过程，因为医学专业知识本身对于非医学专业人群而言具有较高的壁垒性。因此，一方面，医生可通过手册、电子通信等形式根据肿瘤患者的性别、年龄、肿瘤类型等给予其有针对性的、易理解的治疗方法、生活方式、康复保健等知识的宣传普及教育工作；另一方面，不能忽视对患者家属，尤其是其配偶及未成年子女的相应辅导和教育，告知其治疗及生活中可能会遇到的种种特殊情况以及应急状态下的求助和处理方案，引导、提示其日常如何陪伴照护肿瘤患者，如何与肿瘤患者交流，以及如何解决肿瘤患者的性生活等问题，使患者及家属可以共同顺利地渡过治疗时光。这些内容对于提高肿瘤患者及其家属的治疗体验，帮助临床医生完成预期治疗目标、提高疗效具有不可小觑的重要意义。

2.2 整合治疗

目前，肿瘤的治疗主要由肿瘤内科、肿瘤外科、放射科等科室协同完成，主要有手术、放疗、化疗、分子靶向药物治疗、介入治疗、粒子植入、质子重离子治疗、热疗等技术方法。此外，营养疗法、心理治疗、宠物治疗、中医治疗（包括中药、针灸、按摩）、运动疗法、冥想、瑜伽、音乐疗法等均是近些年来逐渐被部分国家与地区医患所接受并日益受到重视的辅助疗法，在不同程度上被证明有益于肿瘤患者缓解疼痛、减少复发等。

2.2.1 心理治疗

心理干预在一定程度上有益于缓解某些肿瘤患者的焦虑、抑郁进而提高其生活质量，一项以癌症存活者为研究对象的研究表明，以意义为核心的心理治疗（meaning-centered psychotherapy，MCP）不仅能在短期内改善其心理健康状态，也能在长期范围内降低其心理痛苦程度。因此，将心理评估以及心理干预作为肿瘤患者治疗前、治疗中，乃至治疗后的常规照护环节中的一环，不仅有助于部分有自杀倾向患者的自杀风险预防关口前移，也有助于提高患者的心理健康水平。值得注意的是，我国是一个多民族国家，幅员辽阔，各省市地区的地理地貌、风土人情常常有很大差异，因此心理治疗也应体现地域性、民族性等区域特征。作为心理干预的方法之一，有些肿瘤治疗中心甚至将宠物猫、狗也引入治疗团队，对于增加医院环境的温馨感、平复患者心情、改善患者心境也起到了一定的积极作用。

2.2.2 营养疗法

肿瘤患者因恶性肿瘤消耗、吸收不良、摄入减少等原因，常常发生营养不良，不容乐观的是营养支持治疗目前远未得到应有的、足够的重视，不仅仅是患者及家属相关营养知识匮乏，甚至医护人员对营养知识的掌握也远未达到指导患者的要求。由于科普教育缺乏，很多没有科学依据的认识误区依然大有市场，譬如过度节食希望"饿死"肿瘤细胞，盲目进补或偏饮偏食，甚至服用一些所谓民间"秘方"等。中国抗癌协会肿瘤营养与支持治疗专业委员会于 2012 年对国内 2.7万名肿瘤患者进行了调查，发现中度、重度营养不良肿瘤患者所占比例约为 57%，且其中 71% 的患者未得到营养支持。该专业委员会主委石汉平曾指出："营养支持是肿瘤的基础疗法之一，在欧美国家，营养支持一直作为与手术、化疗、放疗等平级的治疗手段，贯穿治疗始终，但肿瘤营养疗法在国内地位尴尬，患者、医护人员的认识存在误区，肿瘤营养剂种类、数量不足。"根据美国及欧洲肠内肠外营养学会发布的《肿瘤患者营养支持治疗指南》："即使在已极度消瘦的晚期肿瘤患者体内，肿瘤也不会停止或放慢生长速度，仍然会与正常细胞争夺营养物质，因此，节食、断食等并不能"饿死"肿瘤细胞，而营养支持可节省医疗费用。"我国传统医学亦认为通过对食物性能、制作方法、食用方法进行分析，以及调整饮食结构可优化治疗效果，即"食疗"。因此，应充分重视营养支持对于肿瘤患者治疗及恢复中的作用，根据肿瘤负荷、患者机体代谢情况等制订全程营养支持治疗方案，对于提高患者的生活质量，辅助手术、放化疗等的治疗效果都非常重要。

2.2.3　中医疗法

2016 年,《恶性肿瘤中医诊疗指南》发布会在北京召开,该指南重点论证了如何根据患者分期、不同治疗情况进行规范的中医辨证治疗。中医作为我国传统医学,是在古代朴素的唯物论和自发的辩证法思想指导下,通过长期医疗实践逐步形成、发展而成的医学理论体系,在肿瘤治疗实践中,中医具有减少放化疗不良反应、患者经济负担相对低的优势。中医传统治疗方法主要有中药、针灸、拔火罐、耳穴压籽、穴位敷贴、熏洗、肛滴等,可用于治疗恶性肿瘤消化道反应、癌性疼痛、术后胃肠功能紊乱、手足综合征及不完全性肠梗阻,具有方法灵活、效果确切、简单安全的特点。随着东方文化对西方文化的影响,一些西方患者及临床医生也对中医治疗、缓解肿瘤相关症状产生浓厚兴趣,譬如,一项由理疗师Enblom 做的统计表明,有 359(69%)名患者对针灸感兴趣,认为针灸能有效改善疼痛(79%)、恶心(79%)以及血管舒缩症状(48%);从 117 名被调查的理疗师角度来看,有 66 名(56%)操作过针灸,而且他们都相信针灸可以缓解癌痛(相信者与验证者比例分别为 89%、42%)、化疗导致的恶心(相信者与验证者比例分别为 86%、38%),以及血管舒缩症状(相信者与验证者比例分别为 80%、28%),Enblom 还发现一些年轻的理疗师及患者更愿意相信以及尝试针灸疗法。

2.2.4　音乐疗法

音乐疗法是指利用乐音、节奏对生理疾病或心理疾病患者进行治疗的一种方法。《黄帝内经》上就曾提出"五音疗疾"理论,即以五行学说为核心,将宫、商、角、徵、羽五音分别与五行、五脏、五志相对应来调节身心疾病。部分原理在于音乐频率、节奏和有规律的声波振动是一种物理能量,会引起人体组织细胞发生和谐共振现象,进而影响人的脑电波、心率、呼吸节奏等。音乐疗法亦属心理治疗方法范畴,能积极改善肿瘤患者的抑郁和焦虑状态。正是意识到音乐的奇妙作用,国内外很多注重人文关怀的医院都在医院候诊大厅放置了钢琴,由社会志愿者、医生、患者、患者家属等弹奏,很好地减弱了医院带给患者的距离感和压抑感,舒缓了医护人员紧张的心情,并极好地促进了医患之间的情感联系。说到音乐治疗,笔者想起一件自己在肿瘤内科做主治医师时的事,当时科里有一名住院患者,平时特别喜欢循环播放几首钢琴曲,后来护士长担心打扰别人,直接让他把音乐关掉了,现在想想,这或许是他对抗恐惧和无助、释放压力的一种方式,虽然当时出于本能觉得这样做或许对他有好处,但却没有主动和护士长沟通这个想法,至今想起来仍然心怀歉意。因此,如果能通过培训让医护人员多了解一些这方面的知识,我们应该能够给患者提供更人性化的支持和安慰。

2.2.5　养生保健

越来越多的证据表明,身心综合治疗是治疗肿瘤的有益辅助手段,如太极拳、瑜伽、冥想等古老的养生方法对肿瘤患者的影响正逐渐引起更多人的兴趣,并对此做了积极尝试。例如,太极拳既能调整生理又能调节心理上的阴阳平衡,可以有效改善肿瘤患者的多方面症状，如对肿瘤导致的肌肉骨骼及心血管的副作用等均有积极作用。研究表明，瑜伽运动、冥想（亦属于瑜伽范畴）也能在一定程度上减轻肿瘤患者的痛苦、焦虑、疲乏感，并提高其睡眠质量等。

2.3 姑息治疗

根据世界卫生组织（WHO）的定义，姑息治疗"是一种通过早期识别、无误评估和治疗疼痛和其他生理、心理和精神问题来预防和减轻痛苦，并提高面临危及生命疾病的患者及其家人的生命质量的治疗方法"。姑息治疗一词源自英文单词"palliative care"，其中，palliative 为"治标措施、缓解剂"的意思。本质上，姑息治疗专注于发现和减轻严重疾病如肿瘤等带给患者及其家属的不适症状以及心理压力等，进而在疾病各个阶段提升患者的生存质量，满足患者及其家属的需求，是积极的而非消极的、全面的而非局部的医疗护理；治疗时间上，姑息治疗贯彻疾病治疗始终，而非等待治愈性治疗反应不佳时才被动开始；服务对象上，姑息治疗不仅关注患者本人，也关注家属及照护者对相关支持的需求。

2.4 医院环境或园艺疗法

空气、水源污染以及吸烟对人体健康的危害已广为人知，但是医疗环境本身也会对患者的治疗、康复等产生一定影响，这恰恰是常被忽视的一方面。研究表明，优美、温馨怡人的治疗环境、以患者为中心的设计能很好地提高患者及来访者对医院的满意度，艺术、音乐、建筑和风景之美都会在患者的康复中起到重要作用，这也是樊代明院士曾提出的"空间健康学"。研究表明，通过颜色、材质以及适当的艺术品精心装饰的空间能营造出一种专业且温暖的感觉，能有效减轻患者、家属、医护等工作人员以及其他医院到访人员的压力，有助于帮助患者缓解紧张、焦虑、不安的情绪，甚至能给予其治愈疾病的信心。所以，从患者及陪护家属需求角度出发，以人为本、人性化设计、营造医院良好环境，各项设施细节应该得到充分重视，并提升至树立医院形象、打造医院核心竞争力的高度。甚至由此衍生了一门新疗法，即"园艺疗法"，备受日、美等发达国家青睐。该疗法可以作为一种辅助治疗方法，通过应用园艺材料，维护美化盆栽和庭园，接触自然环境而纾解压力与复健心灵，在日本、美国、我国台湾地区等的许多卫生医疗机构，使用园艺活动作为治疗患者疾病的一种手段，研究表明该方法能够减慢心率，改善情绪，减轻疼痛，对促进患者康复、提高患者幸福指数具有积极作用。

2.5 人文关怀

人文关怀的核心在于肯定人性和人的价值，关怀人的精神生活。没有一门学科能够像医学这样直接以"人"作为服务对象，与"人"的联结如此紧密，没有人文关怀的科技是拒人千里之外的，甚至是高傲的科技。因此，医生不仅要具备必要的医学知识与技能，更要有一颗愿意为他人提供帮助、善于体谅他人的心。做有人文关怀的医疗，在于意识到患者不仅仅是一个患病的有机体，更是有情感、有思想、有自己信仰的个体；意识到患者本人、而非某一疾病应该在整个医疗过程中处于中心地位；意识到患者作为一个社会人而存在，有其个体价值及社会价值；意识到患者本人在医疗过程中的主体性，应尽量改善其治疗环境、提高其就医体验；意识到患者需求的多面性，不仅要满足其医疗需求，更要关心其精神文化层面的需求等。

2.6 亲属照护

患者亲属除了作为患者就医的陪同者、生活照料者，常常还是医疗决策的重要参与者，甚至在我国医疗文化中，有时还会替代患者本人对医疗方式、治疗时间等作出决定。由此可见，患者家属也是医疗环节上非常重要的角色。但是，因为种种原因，我们有时对他们角色重要性的认识还远远不够，针对患者家属给予的关怀和服务还有很大的提升空间。在这一方面，可以向国内外做得比较好的医院学习，譬如，专门开辟出供患者家属使用的或家庭氛围、或艺术气息浓郁的休息区、咖啡吧等供其休憩放松，给家属提供随手可见的贴心提示和辅导的手册以缓解其紧张、焦躁情绪等，这些举措无疑能从另一方面积极促进医患双方的真诚理解与沟通。

2.7 公益支持

作为面向社会开放的提供医疗服务的专业机构，有组织、有纪律、有培训、长期持续性的义工队伍的参与和支持是给予存在特殊困难患者群体帮助、培育医院特色文化的一股重要力量。在美国一些医院，已经形成了常年招纳义工的医院文化，有职能部门专门对义工进行上岗前必要培训，如医院规则、保护患者隐私等，然后根据工作内容（接送患者、乐器演奏等）对义工编组、排班，不仅为某些特殊需求患者群体提供其所需要的服务，也为丰富医院文化、增强医院与社会之间的联结搭建起一个很好的平台，呈现出多赢的局面。

思路决定出路，战略决定高度，以整合医学理念践行肿瘤治疗学，大有可为。

参考文献

［1］樊代明. 整合医学初探［J］. 医学争鸣，2012，3（2）：3-12.

［2］樊代明. 整合医学纵论［J］. 医学争鸣，2014，5（5）：1-13.

［3］樊星，杨志平，樊代明. 整合医学再探［J］. 医学与哲学（A），2013，34（5）：6-11，27.

［4］Fan D. Holistic integrative medicine：toward a new era of medical advancement［J］. Front Med，2017，11（1）：152-159.

［5］Chen W，Zheng R，Baade PD，et al. Cancer statistics in China，2015［J］. CA Cancer J Clin，2016，66（2）：115-132.

［6］周耘，胡德英，李莉. 综合医院住院肿瘤患者自杀特点分析与干预［J］. 当代护士（下旬刊），2015，5：75-77.

［7］刘璐，李秀明. 有自杀倾向的肿瘤患者护理观察［J］. 临床医药文献电子杂志，2014，1（14）：2815.

［8］Kangas M. Psychotherapy interventions for managing anxiety and depressive symptoms in adult brain tumor patients：a scoping review［J］. Front Oncol，2015，5：116.

［9］Van der Spek N，Vos J，van Uden-Kraan CF，et al. Efficacy of meaning-centered group psychotherapy for cancer survivors：a randomized controlled trial［J］. Psychol Med，2017，47（11）：1990－2001.

［10］Ferrás C，García Y，Aguilera A，et al. How can geography and mobile phones contribute to psychotherapy［J］. J Med Syst，2017，41（6）：92.

［11］卢艳琳，薛海燕. 中医传统疗法在恶性肿瘤治疗中的应用［J］. 中医学报，2017，32（4）：497－501.

［12］Jasemi M，Aazami S，Zabihi RE. The effects of music therapy on anxiety and depression of cancer patients［J］. Indian J Palliat Care，2016，22（4）：455－458.

［13］史运峰，王文海. 太极拳对肿瘤患者的影响概况［J］. 河北中医，2017，39（2）：300－303.

［14］Winters-Stone K. Tai Ji Quan for the aging cancer survivor：Mitigating the accelerated development of disability，falls，and cardiovascular disease from cancer treatment［J］. J Sport Health Sci，2014，3（1）：52－57.

［15］Danhauer SC，Addington EL，Sohl SJ，et al. Review of yoga therapy during cancer treatment［J］. Support Care Cancer，2017，25（4）：1357－1372.

［16］Hayes GE. "Greening" patient satisfaction. Environmentally friendly，patient-centric design elements satisfy patients and visitors［J］. Healthc Exec，2013，28（4）：50－51.

［17］［美］利奥纳多·L·贝瑞，肯特·D·赛尔曼. 向世界最好的医院学管理［M］. 张国萍，译. 北京：机械工业出版社，2009.

［18］Yao YF，Chen KM. Effects of horticulture therapy on nursing home older adults in southern Taiwan［J］. Qual Life Res，2017，26（4）：1007－1014.

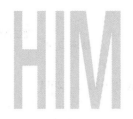

当前的癌症治疗模式亟待改变

◎罗安明，戎志斌，李世敏，万金阳，朱武立

目前，中美癌症患者的 5 年相对生存率比较，我国所有癌症患者平均 5 年生存率仅为 30.9%，而美国达到 66.0%。我国和美国治疗癌症都是采用"手术 + 放疗 + 化疗"模式，为什么差距会有如此之大？既然我们不能达到别人的高度，为什么不跳出"手术 + 放疗 + 化疗"的限制，仍要亦步亦趋呢？为什么不走我们自己的、有中国特色的、有中医优势的治癌模式呢？笔者根据自己的感悟，冒昧地提出癌症的中医主治模式，以抛砖引玉。

1 中医主治模式的可行性

目前，我国治疗癌症，西医界基本上沿用"手术 + 放疗 + 化疗"的模式，中医界在这种模式的基础上加上中医，成为"手术 + 放疗 + 化疗 + 中医"模式，美其名曰：中西医结合。从哲学角度看，中医是建立在整体论基础上的医学，而西医是建立在还原论基础上的医学，中医有比较明显的优势。钱学森说："西医处于幼年时期，再有四五百年才能进入系统论，再发展四五百年才能发展到中医的整体论。"据此，单从理论上推算，美国凭西医治疗癌症的平均 5 年生存率有 66%，我国用中医治疗癌症本不应该低于这个水平，再加上与西医结合起来，应该远远高于 66%。但我国的现状是 5 年生存率仅为 30.9%。这就表明我们中西医结合的模式是不对的，中医的作用与地位根本没有彰显出来，这种模式必须改变。按照系统论理论，如果把中医疗效当成 1，西医疗效当成 1，中医与西医组成一个系统，根据整体大于部分之和，中西医结合的疗效应该是 $1 + 1 \geqslant 2$，而我们的中西医结合竟然成了 $1 + 1 < 1$。因此，亟待建立一种新的治癌模式，就是基于中医扶正祛邪理论的中医主治模式。

中医治病的基本法则即扶正祛邪。扶正就是扶助正气，祛邪就是祛除邪气。

正气是人体正常功能及所产生的各种维护健康的能力，包括自我调节能力、适应环境能力、抗邪防病能力和康复自愈能力。邪气泛指各种致病因素，包括存在于外界环境之中和人体内部产生的各种具有致病或损伤正气作用的因素。正气与邪气不断地进行斗争，疾病的发生取决于正气和邪气双方斗争的结果。

扶正和祛邪是相辅相成的两个方面，扶正是为了祛邪，通过增强正气的方法，驱邪外出，从而恢复健康，即"正盛邪自祛"。祛邪是为了扶正，消除致病因素的损害而达到保护正气、恢复健康的目的，即"邪去正自安"。中医一向倚重正气，凡疾病之得失轻重，皆视正气强弱为转移。《黄帝内经》中载："正气存内，邪不可干""邪之所凑，其气必虚"。又说："故邪之所在，皆为不足。"正气不足是疾病发生的内因。

中医在扶正祛邪方面积累了非常丰富的经验，经受了历史与实践的检验，因此，在肿瘤的防治中应该发挥主导作用。对癌症患者来说，扶正就是增加患者的抗癌能力和自愈力，祛邪就是祛除癌症及其并发症。中医运用各种扶正祛邪的手段，初期目的是减轻患者痛苦，提高生活质量，带瘤生存；最终目的是无瘤生存，健康长寿。

目前西医治疗癌症的主要手段是手术、放疗、化疗、生物治疗和内分泌治疗，以及由此衍生的其他手段，如介入治疗、消融治疗、温热治疗等，将它们在中医扶正祛邪理论指导下运用，就成为中医治疗的一部分。如同西域和南海诸国药物檀香、沉香、龙脑、苏合香、乳香等"香药"开始输入中土，发现其药用价值均按中药学理论和方法予以论证，并纳入自己的药学宝库，沿用至今。外来药物以中医药理论为指导，有着独特的理论体系和应用形式，便成为中药。

同样地，先把西医治癌有关理论深度地进行中医化，再将手术、放疗、化疗纳入中医祛邪的范畴，将生物治疗和内分泌治疗，纳入中医扶正的范畴。这样手术、放疗、化疗等已转化成中医疗法，称之为中医手术、中医放疗、中医化疗等。在此情形之下，既不存在所谓"中西医结合"之名，也不存在中医与西医之争，使癌症的治疗在全新的中医模式下进行，不仅丰富了治癌手段，而且减少了选择治癌手段的偏见与盲目，对何时祛邪、何时扶正、怎样扶正、怎样祛邪、扶正多久、祛邪多久，都会心中明了，有的放矢，既合理利用医疗资源，增加癌症疗效，又能减少医源性损伤。

2　中医主治模式的实践性

目前我国肿瘤界已经进行了不少西医理论中医化的探索和大量的中西医结合临床实践，为形成中医完全治疗模式提供了有利条件。

"治未病"在肿瘤疾病发生、发展的各个阶段有着不同的含义，主要包括：①癌前病变，肿瘤尚未发病的阶段，但已有某些临床症状或病理改变；②肿瘤形成后，在肿瘤治疗过程中可能出现的某些并发症及放化疗的不良反应；③术后，原发瘤已去除，可能出现的复发转移。治未病的核心就是养四时阴阳。《黄帝内经》中载："阴阳四时者，万物之终始也，死生之本也。"养四时阴阳就是扶正。

梅国强结合《伤寒论》第114条、第116条等，以及根据患者常见的临床表现审症求因，认为放疗类似于"火邪"。从作用原理来讲，放疗过程与"火邪"内攻也具有相似性，都是将能量集中在体内的局部而产生作用。放疗属于热疗，主要是祛邪，从毒副作用看，放疗属于火邪。

伊立替康作为一种临床上常见的化疗药，其中药化后基本信息可暂时归纳为味苦性寒，有毒，归为肺、胃、肝、胆、脾、肾、大肠经，其功效为化痰散结，主治肠蕈、胃积、肺积、腹痛或黄疸、症瘕积聚等恶性肿瘤。阿片类止痛药的中医性能为性温、味辛，归心、胃、大肠经。通过探讨其中医属性后使我们对其副作用的辨证施治更加准确、有效，从而更好地提高患者的生活质量。伊立替康和阿片类止痛药纳入中药学理论体系并有其应用形式，已成为中药。

张公正选取非小细胞肺癌患者，随机分成单纯化疗组和中西医结合治疗组，结果显示扶正抗癌方联合化疗（治疗组）效果值得肯定，能够显著降低血清肿瘤标志物 CA－125、CEA、NSE、CYFRA21－1 水平。刘秀珍运用益脾清肺经验方联合化疗治疗中晚期非小细胞肺癌，显示近期疗效确切，能显著提高患者的生活质量，其机制可能与可调控血清肿瘤标志物的水平有一定相关性。

张继亮选取腹部肿瘤患者80例，分为对照组（放化疗）和试验组（放化疗联合中药），结果试验组患者的生活质量明显优于对照组，且试验组患者的免疫指标明显高于对照组，不良反应发生率也明显降低。八正散加减联合吉西他滨膀胱灌注方案治疗中晚期膀胱癌安全有效，能明显改善症状，提高患者的生活质量，降低肿瘤标志物水平，并且不良反应轻微。

中医的整体观正是西医所忽略的，如西医的肿瘤分期只考虑局部的变化，很少重视机体整体的评估；西医的支柱疗法也是只重"攻"，而很少考虑机体自身保护治疗的"补"；微创手术仍停留于解剖层面上，很少有以保护机体功能为目的的"生理微创"。中医的"扶正"理念不能被西医所接受，然而西医的现代化手段也正是中医能否早日进入医学主流世界所必需的条件之一，所以中西医整合必将使肿瘤防治产生革命性的突破与发展，对世界肿瘤的防治做出重大贡献。

中西医整合肿瘤学的理论基础是将传统中医药学的哲理与宇宙观和现代肿瘤学的科学唯物论，宏观思维与微观实体相整合，建立一种崭新的肿瘤学思想体系。在肿瘤防治中，既要强调整体观念，又要重视有效控制和消灭肿瘤细胞；既要扶正，又要祛邪；既要审证，又要求因，将预防和治疗相整合，建立中西医整合防治肿瘤的理论体系，这符合肿瘤防治的战略需要。

中医治疗肿瘤无论扶正或者祛邪均注重的是整体调节，其优势在于"扶正"，平衡肿瘤－宿主微环境，提高机体免疫，使肿瘤细胞和微环境达到平衡状态，以防止复发转移或者达到"人—瘤"共存的状态，而中医药祛邪的力度远远弱于现代医学手术、放化疗等治疗，因而对于肿瘤负荷较大或者早期"邪气较胜"的肿瘤，单纯运用中医药治疗往往不能抑制亢胜的肿瘤邪气。

中西医治疗恶性胸腔积液（malignant pleural effusion，MPE）侧重点不同，西医治疗侧重于局部姑息性治疗，特点在于"驱邪"。"急则治其标"，当胸腔积液量较大，严重影响患者生活质量时，西医治疗具有见效快、效果佳的优势。但这些方法多创伤大，不良反应明显，治疗后易复发。中医药治疗 MPE 强调"驱邪"与"扶正"兼顾的整体治疗，同时又重视依据患者病情进展、机体邪正消长，采用阶段性的有序治疗策略。

可惜的是，在目前的中西医结合模式中，中医与西医的结合处于低水平、浅层次的初级阶段，就像是两张皮，只是形式上的结合，没有做到血肉相连。只有将西医理论中医化之后，达到中西医理论的交融整合，才能做到血肉相连、形神合一。而且在中西医结合模式中，中医与西医是处于不同的地位，中医处于次要地位，而西医处于主导地位，中医的特色和优势远远没有发挥出来。中医的作用仅限于放化疗期间，减轻患者的放化疗不良反应，起到增效减毒的作用，提高放化疗的完成率。中医与西医结合便成了"香蕉医学"，即皮是中医，芯是西医。由于西医的哲学基础的局限性，用它来指导和支配中医的实践，显然勉为其难。恰恰相反，由于有整体观念和辨证论治的优势，中医更能担当整合西医的大任，形成肿瘤的中医主治模式，这也是中西医整合到了高级阶段的必然归宿。

3 结 语

中医与西医共同的服务对象是患者，共同面对的敌人是癌症，因此必须要有共同的理念，组成一个统一战线，争取抗癌斗争的全面胜利。这就需要摈弃中西医门户之见，在中医扶正祛邪的理论指导下，有理、有利、有节地开展手术，进行放疗、化疗等，让疗效最大化、让损害最小化，这是肿瘤的中医完全治疗模式的出发点，即整合中西医。建立这种新模式，要做到理论上的相通和形式上的整合。只有这种模式，才可能达到 $1+1 \geq 2$ 的疗效。

参考文献

［1］克里斯托夫·金. 中美癌症 5 年相对生存率比较［EB/OL］.（2015 – 02 – 05）［2018 – 03 – 20］. http://blog. sina. com. cn/s/blog_ 5f260dd30102vd4y. html.
［2］凌一揆. 中药学［M］. 上海：上海科学技术出版社，1984：2 – 3.
［3］严安，高瑞珂，李杰. 中医治未病理论在消化系恶性肿瘤防治中的作用及指导意义［J］. 世界华人消化杂志，2017，25（22）：2015 – 2021.
［4］何家振，周贤，胡旭，等. 梅国强对肿瘤放疗后的认识及治疗经验［J］. 中华中医药杂志，2016，31（9）：3592 – 3594.
［5］韩海成. 浅谈化疗药物伊立替康的西药中药化［J］. 世界最新医学信息文摘，2016，16（61）：254，260.

［6］刘舒畅，由凤鸣，郑川，等．阿片类癌痛止痛药的中医性能探讨［J］．全国中医肿瘤学术大会论文汇编，2017：392-394.

［7］张公正．扶正抗癌方联合化疗对晚期非小细胞肺癌患者血清肿瘤标志物的影响［J］．陕西中医，2017，38（7）：885-886.

［8］刘秀珍．益脾清肺经验方联合化疗治疗中晚期非小细胞肺癌临床研究［J］．新中医，2016，48（10）：156-158.

［9］张继亮．中西医结合对腹部肿瘤放化疗患者的临床影响观察与分析［J］．世界最新医学信息文摘，2017，17（41）：14-15.

［10］姜家康，孙丹丹，迟文成．中西医结合治疗37例中晚期膀胱癌的临床疗效观察［J］．肿瘤基础与临床，2017，30（1）：69-71.

［11］刘谦，王桂茹，吴荻．中西医结合肿瘤防治新医学模式简析［J］．中医杂志，2015，56（13）：1109-1111.

［12］李仁廷．中西医结合肿瘤学研究思路探讨［J］．河南中医，2009，29（11）：1130-1132.

［13］刘瑞，郑红刚，何姝霖，等．中西医治疗肿瘤的优势结合实践思路［J］．中华中医药杂志，2015，30（4）：1156-1159.

［14］金志超，施展，花宝金．中医药防治恶性胸腔积液的研究评述［J］．中华中医药杂志，2017，32（8）：3339-3341.

［15］周勇．从中西医结合角度探讨整合医学［J］．医学争鸣，2016，7（6）：1-4.

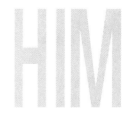

整合医学对老年痴呆发病机制的探讨

◎李　琦，蒋宏岩

　　老年痴呆已成为当今威胁人类健康最可怕的疾病之一，其发病率随着年龄呈对数增长。该病除了给无数家庭造成沉重负担以外，它还威胁到社会保障体系的可持续稳定性。世界各国经过了近 40 年的研究，耗费了上百亿美元的经费，发表了 10 多万篇研究论文，但学术界对其发病机制仍是一无所知，至今无任何进展，这也成了 21 世纪一大科学谜团。目前，关于老年痴呆而提出的"致病因子"主要是毒性蛋白、基因突变或被老化激活的蛋白酶。美国国立卫生研究院（NIH）曾于 2002 年和 2010 年两次邀请专家评价老年痴呆的研究进展，其结论是"没有任何实质性进展"。我们认为，采用整体整合医学（简称整合医学；holistic integrative medicine，HIM）的方法，正本清源，去伪存真，才有可能找到正确的研究方向，揭示其发病机制。

1　整合医学显示了人体获取能量的运行路径

　　人体是一个开放的系统，整合医学发现人体内存在以肺为中心的静脉血自然上行、动脉血自然下行的运动。在这一血液自然运动中人体血容量增减的规律是：上行运动可使血容量增加；下行运动可使血容量减少。饮食可致血容量增加，经口获取能量先入静脉血。人体摄入食物获取能量的运行路线是：肝门静脉属支→肝脏→右心→肺脏→左心→分布于大脑及四周。在摄入营养充足的条件下，肝门静脉中的营养成分能否正常并及时上行入肺转化为动脉血，是大脑及全身营养能否正常供给的关键所在。事实上这也是正常人体获取外来能量的唯一途径（图1）。

2　整合医学显示了营养成分上行与老年痴呆相关联的可能影响因素

　　血流动力学研究证实影响富含营养成分的肝门静脉血液上行至大脑的主要因

素有以下三点：①心脏收缩；②呼吸运动；③重力与体位对肝门静脉血上行入肺的影响。

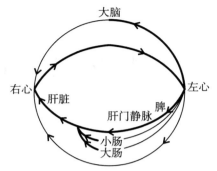

图 1　富含营养的肝门静脉血上行入脑路径

2.1　心脏收缩

促进静脉血液上行入右心的主要力量来自心室肌收缩力本身，收缩力越强，排血越完全，到了心舒期，右心室内压力愈低，抽吸右心房与上下腔静脉血液回右心室也愈快。当心脏射血功能减弱而使中心静脉压升高时，静脉回流减慢，会造成较多的富含营养的肠系膜上、下静脉血液滞留堆积于肝门静脉。

2.2　呼吸运动

吸气时，胸腔容积加大，胸膜腔负压值进一步加大，使胸腔内的下腔静脉和右心房更加扩张，内压进一步降低，因此有利于下腔静脉以及肝门静脉内的血液回流至右心房。由于回心血流量增加，心排血量也相应增加。呼气时，胸膜腔负压减少，由静脉回流入右心房的血量也相应减少，所以呼吸运动对静脉血回流也起着"泵"的作用。

2.3　重力与体位对肝门静脉血上行入肺的影响

每天 24h 中，健康老年人处于直立或坐位的时间一般应在 16h 以上。肝门静脉血必须上行入肺才能将人体获取的营养成分分布至全身。直立体位时人体大脑的位置最高。静脉血上行入肺脏受重力的影响较大。在平卧体位，全身各静脉大都与心脏在同一水平，重力对静脉上行入肺不再起重要作用。由于重力作用，正常人长久站立会导致上行回到右心的血量减少。直立体位时，因重力关系，静脉管壁薄而易于扩张，其容积可大为增强，会滞留大量来自胃肠、肝门静脉、肝静脉的富含营养的血液。

3　中医学与西医学的整合

3.1　中医已对老年痴呆有明确认证

事实上，早在几千年前的《黄帝内经》中已对老年痴呆有明确认证。"黄帝曰：人之善忘者，何气使然？岐伯曰：上气不足，下气有余，肠胃实而心肺虚，虚则营卫留于下，久之不以时上，故善忘也"（《灵枢·大惑论》）。即人之善忘的原因是富含营养成分来自胃肠道吸收的上行静脉血，由于心肺动力功能减弱，导致静脉血上行入心肺无力，上行血液上行动力不足，富含营养成分的来自肝门静脉的血液就会滞留在胃肠形成堆积，长期保持这一状态且随着年龄的增长而愈加持续，就会造成大脑乃至全身营养不良，故善忘。

3.2　中医已认识到年龄的增加可导致心肺功能逐渐衰弱

事实上，老年痴呆患者的营养不良发生率很高，并且随年龄的增加而进一步加剧。年龄的增加可导致心肺功能逐渐衰弱已得到现代医学的证实。《黄帝内经》也早已认识到这一现象，"五十岁，肝气始衰，肝叶始薄，胆汁始灭，目始不明。六十岁，心气始衰，苦忧悲，血气懈惰，故好卧。七十岁，脾气虚，皮肤枯。八十岁，肺气衰，魄离，故言善误"（《灵枢·天年》）。

3.3　对"心主神明"还是"脑主神明"之争的诠释

事实上，《黄帝内经》早已明确"头者精明之府"（《素问·脉要精微论》）。从整合医学可以看出，在以肺为中心的静脉血自然上行运动中存在人体获取能量的唯一上行路径，在这一路径中涉及血液运行的主要动力是心脏和肺脏，其中右心的动力负责上行静脉血液入肺，左心的动力负责将动脉血液下行分布至大脑及全身，肺脏的吸气促进上行静脉血分布于肺，肺脏的呼气促进下行动脉血收纳入左心。富含营养的肝门静脉血液送达大脑，保证大脑的正常营养。使大脑保持清醒状态的主要运动过程至少要有四个步骤：①肝静脉血液上行入右心；②出右心入肺脏；③出肺脏后入左心；④出左心后抵达大脑。心脏在这一过程中的重要动力作用非同一般，不可替代。《黄帝内经》提出"心者，君主之官，神明出焉"（《素问·灵兰秘典论》）。即富含营养的肝门静脉血液的上行动力是以心脏为主，肺脏为辅。只有心脏功能正常才能保证肝门静脉血上行入肺，形成真正的血液。这也是通过整合医学对"心主神明"还是"脑主神明"之争的合理诠释。

4　整合医学揭示老年痴呆的机制

4.1　心脏动力功能减退

心脏收缩力量强，射血时心室排空较完全，在心舒期心室内压力就较低，对心房和下腔静脉内血液的抽吸力量也就较大，致回心血量增多。右心衰竭时，射血力量显著减弱，心舒期右心室内压较高，可导致血液淤积在右心房和下腔静脉、肝静脉、肝门静脉内，回心血量大大减少。患者可出现肝充血肿大、下肢浮肿等体征。左心衰竭时，左心房和肺静脉压升高，造成肺淤血和肺水肿。产生的连锁反应可致肺动脉、右心、下腔静脉、肝静脉、肝门静脉血流上行受阻，形成淤滞堆积状态。或堆积于肝门静脉；或堆积于下腔静脉；或同时堆积于二者。出现

"酒瓶样堆积"现象，这也许是人到中年"大腹便便"形成的原因（图2）。

4.2 肺脏动力功能减退

呼吸运动对下腔静脉、肝门静脉血流上行入肺有促进作用。老年人呼吸功能减退，对静脉血上行入肺也会有不同程度的阻碍作用，从而使这些静脉上行入肺的流量下降。相应的可导致主动脉血流中供给脑动脉的营养成分减少，造成功能性大脑营养不良。

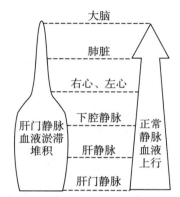

图2 肝门静脉血液"酒瓶样堆积"

4.3 肝门静脉血液成分

整合医学发现，人体内静脉血在起源处存在自然分类特征，饮食中的营养成分来自肝门静脉，其浓度高、比重大。这些富含营养的成分经肝静脉、下腔静脉上行，与肾静脉上行血流相汇，其富含营养的肝门静脉血液成分会发生递减。抵达右心后，上、下腔静脉血流汇合、混匀，导致肺动脉（含静脉血成分）中的富含肝门静脉血流的含量降低，即肝门静脉中的营养成分在上行入肝→下腔静脉→右心→肺脏的过程中是递减的。这便是老年痴呆形成的基础结构框架。老年人的心肺等功能均呈减退状态。老年人一旦心肺功能减退，意味着肝门静脉的血液成分将会瘀滞堆积于体位较低的腹腔，造成全身动力功能减退性营养不良。大脑在直立体位，位置最高，长此以往，如"温水煮青蛙"，从量变到质变，势必造成大脑皮质的营养供给不足，使大脑相应部位细胞早衰消亡，出现所谓毒性蛋白、基因突变等病理变化。

5 老年痴呆、阿尔茨海默病应整合更名为"善忘症"

为什么老年痴呆的"元凶"至今没有找到？把老年痴呆叫作"病"，那么病原体在哪？将功能减退导致的大脑营养不良归结于某种病原体造成的原因，不仅违背了医学分类的基本原则，而且将一个由器官功能自然老化所引起的、只能延缓或预防的老年表现而非症状当作普通疾病去寻找"致病因子"并企图"根治"，将使该项研究误入歧途。善忘是老年人伴随着心肺功能衰退而表现出的一种自然生理现象。如果老年痴呆即阿尔茨海默病是随着年龄的增加、心肺功能衰退所导致的大脑功能减退而出现的自然生理现象，我们建议应将老年痴呆即阿尔茨海默病更名为"善忘症"。善忘症一词来自几千年前中国的《黄帝内经》，而德国医生阿尔茨海默直到 1906 年才发现这一症状人群。

6 老年痴呆（善忘症）的预防和治疗

整合医学显示，随着年龄的增加，老年人的心肺功能衰退，肝门静脉血液上行淤滞堆积，长期持续可造成老年人营养不良，表现在大脑即由于长期营养不良而导致善忘。善忘是老年痴呆的首症。预防及治疗的关键是改善心肺功能，促进以肺脏为中心的血液正常上行、下行运动，解除肝门静脉血液堆积，保证能量运行，使富含营养的肝门静脉血液上行，充分供应至大脑。这虽然不能根除老年痴呆的发生，但却能明显推迟老年痴呆的发病年龄。有资料显示，老年痴呆在 60 岁以后的发病率每 5 年就可增加 1 倍。所以只要将它推迟 5 年就可以减少 1/2 的患者；推迟 10 年，就可减少 3/4 的患者。因此，若能够有意识地干预，保证能量对大脑的供应，其"延缓"老年痴呆的发生可以有接近"治愈"的效果。

整合医学提示我们，如果承认人体器官存在正常的衰老过程，那么就应当承认伴随衰老而带来的组织器官功能的衰退。受传统常规科研习惯的影响，人们可能长期致力于对老年痴呆病原体的寻找，而忽略因自然衰老而引发的这一自然生理现象。整合医学显示了老年人心肺功能减退导致的富含营养的肝门静脉血液上行动力功能减退，形成淤滞堆积是造成大脑营养不良、导致老年痴呆的"真凶"。整合医学使我们有理由相信，虽然近百年来中医学在认识"病原体疾病"上落后于西方，但在延缓和预防老年痴呆这一世纪难题上，却有着先天的优势和坚实的理论及实践基础，比西方医学有更大的潜在力量。中医早已掌握了营养成分经胃肠→右心→肺脏，转化为动脉血分布至全身的正确路径，中医学也将在老年痴呆的防治上为世界作出贡献、成为榜样。

人类现有的医学研究成果也许已经可以回答人们关注的许多问题，但令人遗憾的是，往往许多时候，我们热衷的是新发现和持续地向前挖掘，而忽略对已有科研成果的整合分析、提纯，为此我们已经付出了巨大代价，就像千足金来自对已有黄金的提纯，没有深入的加工提纯不可能得到千足金。在探索老年痴呆"致病因子"一筹莫展的时候，我们应该静下心来，运用樊代明院士提出的整合医学的反向研究方法，揭示出心肺功能衰退导致的大脑渐进性供给营养不良与老年痴呆的关系，这也许开辟了一个新的研究方向。令人担忧的是，如果老年痴呆的形成机制正如古老的《黄帝内经》所言，那么我们今天的现代医学又将如何面对这一结果呢？

参考文献

[1] 樊代明. 整合医学初探［J］. 医学争鸣，2012，3（2）：3-12.

[2] 蒋宏岩，蒋术一. 肺与血液的自然运动［M］. 长春：吉林大学出版社，2012：13-18.

[3] 姚泰，吴博威. 生理学［M］. 6版. 北京：人民卫生出版社，2007：90-98.

[4] 罗光乾. 黄帝内经［M］. 北京：中医古籍出版社，2007：535.

[5] 李艳茹. "脑心同治"理论研究发展概况［J］. 世界中西医结合杂志，2011，6（11）：58-59.

[6] 杨成民，李家增，季阳. 基础输血学［M］. 北京：中国科学技术出版社，2001：253.

[7] 张锦辉，郑琳琳. 淀粉样β-蛋白在阿尔茨海默病突触可塑性中的作用［J］. 辽东学院学报（自然科学版），2014，21（2）：95-98.

[8] 李志明. 帕金森病相关基因的筛查和检测［D］. 厦门：厦门大学，2013.

[9] 严斌，何月，周国庆. 阿尔茨海默病的免疫治疗：现状及思考［J］. 实用医学杂志，2014，30（11）：1842-1844.

[10] 陈铭. 老年痴呆症不应再称作"阿尔茨海默病"［A］//2007年神经科学新进展国际研讨会论文集［C］，2007：66-69.

[11] 张群英，叶美荣，钱群花，等. 老年痴呆并发营养不良两种治疗方案对照观察［J］. 中国老年学杂志，2012，32（14）：3075-3076.

[12] 曹现芳，侯亚男. 老年痴呆病的发病机制与药物作用［J］. 中国现代药物应用，2015，9（7）：138-139.

[13] 刘肇瑞，黄悦勤，王瑛，等. 北京市城乡两社区老年痴呆发病率及危险因素的研究［J］. 中华精神科杂志，2013，46（6）：356-361.

[14] 蒋术一，蒋宏岩. 血液自然运动与中西医理论的整合统一［J］. 医学争鸣，2014，5（3）：19-22.

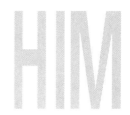

多学科合作在心血管疾病诊治中的实践

◎郑奇军，金振晓，程　亮，王红兵

学科发展的深化和医学技术的进步，使得医务工作者临床专业水平越来越精，临床视野也越来越窄；临床越来越细地分专科和分专业，使得医生的整体观念越来越薄弱，人体越发局部化。人体是一个不可分割的整体，对于疾病的治疗如果只关注于某一器官或组织，不综合看待，就会导致漏诊、误诊的发生。那么如何适应这一医学发展趋势呢？我们的临床实践经验是：开展多学科间的合作。

1　多学科整合医疗模式的核心思想

多学科合作医疗模式是针对某种临床疾病，根据患者的临床症状、体征、影像学、生化、病理、家族史、DNA 数据等参数，通过多学科会诊讨论，重点探讨疾病诊疗中的疑难问题，最终制订出精准化、个体化的治疗方案。多学科合作是以患者为中心、以多学科为依托的诊疗模式，它为患者最大限度地提供了合理、有效、便捷的医疗服务，团队合作不仅提高了医疗效率，也使医疗资源得到最大化利用。多学科合作医疗模式注重的是个性化的治疗方案和团队合作精神，其核心是由交叉、集中到提炼、整合，也是现代生物—心理—社会医学模式的延伸。

2　多学科整合诊治团队在心血管疾病诊治中的实践

精准医学正在改变传统的癌症治疗模式，医务人员对癌症患者体内现存基因突变的鉴别及基因突变促进癌细胞生长等认识程度的逐渐加深使我们意识到，肿瘤的治疗不单是外科手术的问题，精准的治疗概念应贯穿整个肿瘤的治疗过程，包括手术、介入治疗、化疗、放疗、生物治疗等。同样，精准化、个体化、综合化的多学科整合诊疗也是目前心血管疾病诊治的最新模式。我们坚持"以患者为中心"，在学科细化的基础上探索建立实行多学科交叉整合的医疗模式，先后成立了以重症心力衰竭、主动脉夹层动脉瘤、冠心病、肺动脉栓塞等疾病为代表的专业治疗合作团队，在实践中不断探索学科整合之路，为患者提供高效、安全的医疗服务。

2.1 成立重症心衰多学科整合诊疗团队

心力衰竭（简称心衰）是一种复杂的临床症状群，近年来发病率持续增长，正在成为 21 世纪最重要的心血管疾病。重症心衰患者的死亡率极高，两年死亡率达 50%。我国大约有 800 万终末期心衰患者，且每年会有 60 万新的心衰患者出现，每年因该病造成的直接经济损失高达数百亿元，给社会、家庭和个人带来巨大的负担。重症心衰的治疗，心脏内科以药物治疗或植入三腔起搏器同步化治疗为主，外科强调心脏移植手术治疗，但需要等待供体，也涉及费用、社会伦理学和供体缺乏等因素，有一定的局限性。早期针对重症心衰的治疗，心脏内科与外科相对分立，缺乏系统的治疗方案。近年来，生命支持治疗特别是体外膜肺氧合（extracorporeal membrane oxygenation，ECMO）的迅猛发展，为心衰的系统治疗提供了强劲的动力。ECMO 又称体外维生系统，是体外循环技术范围的扩大和延伸，可对危重患者进行有效的循环和呼吸支持，直至心肺功能恢复或接受器官移植，对于危重心力衰竭和呼吸衰竭的救治起着积极的作用，是心肺功能辅助治疗的重要手段。ECMO 设备简单，安装及运送方便，易于操控，在紧急情况下使用能够争取宝贵的时间，帮助患者度过危险期或过渡到其他治疗如心脏移植；同时，其价格较适中，部分患者能够承受，有着广阔的应用前景。为此，医院成立了以心血管外科为基础，由心脏内科、胸外科、急诊科、放疗影像科、超声诊断科、呼吸科、儿科、临床检验科、麻醉科等有关科室组成的重症心衰多学科整合诊疗团队；同时，科室层面重点成立了 ECMO 团队和心脏移植团队。团队牢固树立合作意识，集中团队的力量，制订了运行模式，建立了一整套包括会诊、筛查、急诊、住院、治疗及管理的一体化流程，诊疗中根据心衰患者的实际病情制订出精准的个体化整合治疗方案。在临床实践中，将医疗资源进行整合，可以内科保守治疗，可以行 ECMO 辅助循环，还可以心脏移植，逐步建立了"药物治疗—ECMO 辅助—心脏移植手术"为一体的系统化的重症心衰整合治疗方案及路线图，大大提高了该疾病的治疗成功率和患者的生活质量。

2.2 成立主动脉夹层动脉瘤整合诊治团队

主动脉夹层动脉瘤是目前最凶险的急、重症心血管疾病，患者常突发夹层动脉瘤破裂猝死，不但起病急，且病情进展快易恶化，发病 48h 死亡率高达 50%，1 周死亡率高达 75% ~90%，其凶险程度远远高于急性脑梗死、心肌梗死和恶性肿瘤，被称为人体"定时炸弹"，高达 20% ~40% 的患者在手术前死亡。主动脉夹层动脉瘤起病急、病情凶险，其诊断和治疗的技术标准和要求高。为此，医院成立了以心血管外科为基础，由急诊科、放疗影像科、超声诊断科、临床检验科、麻醉科等有关科室组成的主动脉夹层动脉瘤多学科整合诊治团队，并针对这一高致死性疾病的临床特点专门建立了主动脉夹层动脉瘤诊断、收容和手术"绿色通道"。患者来院后一旦确诊，马上收入院，请专家团队共同会诊，根据患者的实际病情制订出精准的个体化整合治疗方案，并急诊安排手术。在临床实践中，先后开展了介入、杂交（介入＋外科手术）和新型分支支架应用等系列微创治疗新技术，大大简化了手术方式，提高了手术治疗效果，并通过对临床介入和外科技术的有机整合，逐步建立了"介入技术—杂交技术—外科手术"为一体的主动脉夹层动脉瘤微创外科治疗优选技术方案和快速诊治"绿色通道"，大大提高了该疾病的抢救治疗成功率。

2.3 成立冠心病整合诊治团队

冠心病的药物治疗可用硝酸酯类药物如硝酸甘油、异山梨酯等，他汀类降血脂药如立普妥、辛伐他汀等，β受体阻滞剂如倍他乐克，阿替洛尔；也可采用介入治疗，经皮冠状动脉介入术治疗；还可以手术治疗，如冠状动脉搭桥术（主动脉—冠状动脉旁路移植手术）。冠心病患者来院就诊，到底哪种治疗方案更适合患者，这就需要整合考虑。为了精确诊疗冠心病，医院组建了以心内科、心外科为主及其他科室协助的冠心病整合诊疗团队，在既定的诊疗流程的基础上，根据患者的冠状动脉血管病变情况为患者选择个体化、最佳的整合治疗方案。例如，在冠心病治疗中采用了一种新的治疗技术——经皮冠状动脉成形术（percutaneous transluminal coronary angioplasty，PTCA）支架植入的"杂交"冠状动脉搭桥术，将介入技术和外科手术的优势整合在一起，即利用微创技术对病变的冠脉左前降支外科搭桥，同时利用介入技术为其他病变血管进行 PTCA 治疗。由于左前降支在 PTCA 治疗后有更高的再狭窄率，而通畅的左前降支是冠心病患者存活率的重要影响因素，因此用远期通畅率较高的乳内动脉桥接左前降支是最佳的选择。"杂交"技术结合微创外科和介入治疗的优点，在微创的条件下既保证了重要的左前降支的源起通畅率，又达到了完全再血管化，所以是未来冠心病治疗的发展方向之一。

2.4 成立肺动脉栓塞整合诊治团队

肺动脉栓塞简称肺栓塞，是内源性或外源性栓子堵塞肺动脉引起肺循环障碍的综合征，70％为静脉血栓导致的栓塞。肺栓塞的发生率约为 0.5‰，是欧美等发达国家最常见致死性急症，与急性心肌梗死、夹层主动脉瘤并列称为"现代生活的三大急症"。对急性肺栓塞患者而言，时间就是生命，一旦耽误了抢救时机，病死率高达 30％。静脉溶栓是目前公认的肺动脉栓塞急性期治疗的有效方法，它可通过溶解阻塞血管的血栓达到恢复肺动脉的血流灌注。也可选择微创介入治疗，经皮肺动脉内抽吸血栓或肺动脉内给药溶栓治疗。还可以选择外科手术取栓，外科手术可以迅速改善肺灌注，恢复血流/通气比例，增加有效气体交换；同时可以防止急性肺栓塞转变为血管慢性阻塞，减少肺高压的危险。为提高肺动脉栓塞的抢救成功率，医院目前组建了以呼吸内科为主，包括心血管外科、急诊科、心血管内科、介入科、检验科、超声影像科等多学科专家组成的肺栓塞整合诊治团队，并针对这一高致死性疾病的临床特点，专门建立肺动脉栓塞诊断、收容和治疗"绿色通道"。患者来院后一旦确诊，马上收入院，请专家团队共同会诊，根据患者的实际病情制订出精准的个体化整合治疗方案，必要时急诊安排手术。在临床实践中，通过对溶栓治疗和外科取栓的有机整合，逐步建立了"溶栓或外科取栓＋抗凝治疗"为主体的个体化、精准化的整合治疗体系，为急性肺动脉栓塞患者带来了福音，使他们在最短时间内得到了好的诊疗，极大地提高了该疾病的诊治效果。

3 多学科团队合作的实质就是医学整合的前奏

生物医学在基础学科发展的基础上形成了系统完整的诊疗体系，将疾病按照不同系统、器官进行分类，用来查找病因，控制疾病的发展，促进了人类的健康及生命的延长。如抗生素提高了人类在感染性疾病中的存活率；外科及微创技术的发展使脑出血、急性心肌梗死等急危重症得到迅速而有效的处理。现代生物技术的飞速进步，更是将医学奥秘逐渐展露在人类视野之下，如人类基因组测序、多种先天畸形的基因诊断和基因治疗等。但生物医学也存在一些问题：首先，它过分依赖证据与指征。生物医学诊治疾病多以客观指标为基础和评判原则，忽视了个体差异和整体变化。其次，它将人体"碎片化"，分解为各个相对独立的器官或组织，分解为众多的细胞亚群、细胞因子、信号传导系统的相互作用，使得调控生命的基因密码也成了单纯的物理或化学过程。另外，医学学科的多元化、专业化的同时也容易使患者成了器官，疾病成了症状，临床成了检验，心理与躯体分离，西医与中医相互抵触，重治疗轻预防，等等。生物医学模式下，整个诊疗过程就像工业化的流水线，医患互动的时间极大压缩，医生对疾病的认识更加片段化，造成只看疾病不管患者的境地。

人体是一个不可分割的整体，现代医学专业多以人体系统和发病器官来划分专科，这种过细的专业分工易造成医生对疾病的认识过于片面，对患者诊疗缺乏整体思考，容易导致漏诊、误诊的发生，阻碍医学的发展。在实际临床工作中，经常会遇到多器官或多系统问题并存的患者，在医院的多个科室、不同专家之间往返就诊，这不但容易耽误患者诊治疾病的最佳时机，还消耗了大量的人力、物力，对患者、医生及医院都十分不利。为了克服这些弊端，多学科整合诊治团队应运而生。多学科整合诊治团队的出现最大限度地避免了对患者局部治疗的弊端和对疾病的疏漏，以及医生因现代医学分科过细而产生的头痛医头、脚痛医脚的现象发生，避免了由于医生知识领域的狭窄给患者治疗带来的不利影响或错误的诊疗方案。多学科整合诊疗的特点在于"以患者为中心"，可以做到正确诊断、系统治疗，为患者提供个体化、精准化的最优治疗方案，同时让患者享受一站式的医疗服务，是现代医学发展的必然需求。多学科整合诊疗注重的是个性化的治疗方案和团队合作精神，其核心是由交叉、集中到整合，也是现代生物—心理—社会医学模式的延伸，是医学整合的前奏。

4 整合医学的未来前景光明

4.1 整合医学发展的目的需要医学整合

当前国际上得到广泛认可的医学的目的主要有四个特征：第一，医学是统一的整体，促进和提高全体居民的健康是医学的主要目标，而不仅仅是医治患病者；第二，健康的目标包括生理、心理、社会适应性等全方位的良好状况，而不仅仅是没有疾病；第三，医学的目的是减少和预防疾病，治愈与照料，而不是消灭疾病；第四，医学的目的是提高生活质量，而不是单纯追求延长寿命或生命。

4.2 整合医学模式的发展需要医学整合

生物医学逐步演变为生物—心理—社会医学是医学发展的必然。生物—心理—社会医学模式的核心是医学的研究对象是人，而不只是疾病；人不仅是"自然人"，更重要的是"社会人"，强调了社会、精神、心理因素对人的影响。更为重要的是，新的医学模式提出医学要以研究群体健康为目标，实施预防疾病和促进健康的干预措施。早期医学理论与实践局限于单纯的生物医学模式，对疾病的认识以及运用医学知识和手段改善人群健康状况带有很大的局限性和片面性。新的医学模式克服了原有模式的局限性，也更全面地概括了医学的本质特征、疾病发病机制和改善健康的真谛，为医学的发展指明了方向。在现代医学模式转变的背景下，临床医学和公共卫生的整合成为医学发展的必然，也是适应新的医学模式演变的结果。

4.3 医学学科的发展与融合需要医学整合

医学绝不仅仅是临床医学。医学目的的演变和医学模式的转变需要把医学各个分支学科进行整合，即把预防医学、基础医学、临床医学作为一个整体。如果缺乏这种学科的整合，必然导致医学院校以临床治疗医学为主，培养出来的医学生只关心疾病的诊断与治疗，而忽略了对疾病诊治和健康促进更为重要的心理、精神、社会及生活环境因素的作用。为了适应新的医学模式与健康观的要求，一方面，原有的医学科学的分支学科需要整合；另一方面，医学科学中体现整体观的新学科不断涌现，并不断应用于医学实践，全科医学的诞生就是一个典型的代表。全科医学是在整合生物医学、行为科学和社会科学的最新研究成果，以及通科医疗的成功经验的基础上产生的一门具有独特的价值观和方法论的、综合性的临床医学学科。

5 结 语

实践证明，通过学科间的融合渗透和相互合作，用整合医学的理念来找寻心血管疾病和其他疾病优化的整合治疗技术与方案，可以提高临床诊治水平和医疗服务质量，明显改善医患关系。这种多学科整合诊疗模式，不仅为医院带来了效益，带来了学科发展的新活力，也给医患双方带来了双赢的结果。多学科整合诊疗是整合医学发展的必然需求，也是现代生物—心理—社会医学模式的延伸，是整合医学的前奏。与此同时，我们也应该看到，整合医学是个新事物，其发展实际是医学观的转变，需要理论依据和方法论的支持。同时，整合医学缺乏具体的操作模式，所有关于整合医学的讨论仅限于学术层面，这使整合医学缺少实践经验及说服力；特别是在目前生物医学蓬勃发展的光环下，要使人们接受整合医学的观念存在较大困难。因此，虽然整合医学发展迅速，但其发展仍面临挑战。

参考文献

[1] 张银娟，杨国士，陈珏，等. 综合性医院多学科联合门诊探索 [J]. 解放军医院管理杂志，2014，21 (8)：715 - 716.

[2] 樊代明. 整合医学初探 [J]. 医学争鸣，2012，3 (2)：3 - 12.

[3] 王家祥，苟建军，赵菁. 综合医院多学科协作在疾病诊治中的实践与作用 [J]. 医学与哲学，2015，36 (9)：1 - 4.

[4] 胡大一. 现代医学发展探寻多学科整合之路 [J]. 医学与哲学（人文社会医学版），2009，30 (2)：8 - 13.

[5] 任莤. 医学整合的必要性和必然性 [J]. 医学与哲学（人文社会医学版），2009，30 (5)：6 - 9.

[6] 暴洁，俞郦，潘卫东. 整合医学的理念与模式思考 [J]. 世界中西医结合杂志，2013，8 (11)：1164 - 1167.

[7] 杜治政. 医学的转型与医学整合 [J]. 医学与哲学（A），2013，34 (3)：14 - 18.

[8] 徐礼鲜，罗辉. 走向整合医学 [J]. 医学争鸣，2012，3 (4)：14 - 18.

[9] 孙兴国. 整体整合生理学医学新理论体系：人体功能一体化自主调控 [J]. 中国循环杂志，2013，28 (2)：88 - 92.

整合医学在生殖内分泌患者
诊治中的应用与思考

◎任雁林

妇科内分泌学是妇产科领域的一个重要部分，所涉及的疾病种类贯穿女性的一生，如性发育异常、月经紊乱、不育、绝经相关疾病，与女性的身心健康息息相关。月经紊乱、不孕不育临床常见。生殖健康是关乎人类生存和发展的大课题，目前在我国育龄期家庭中不孕症的发生率在 10% 左右，日益受到关注，全国各地三级综合医院大都设有生殖内分泌专科，以帮助广大患者解决生育问题。近年来的临床实践告诉我们：必须树立整合医学观来构建新的医学知识体系。目前，我们已将环境污染和职业暴露纳入女性不孕症诊疗评估指南，逐步重视起潜在的医源性损伤和不良生活习惯及心理诱因，以期实现个体化的整合诊疗。

1 妇产生殖内分泌专业的发展需要整合医学思维的建立

随着不孕（育）症患者的逐年增多，以及二胎政策实施后有生育需求的女性增多，国内从事生殖内分泌专业的队伍也在不断壮大。渐渐地，由妇产科专业转向生殖医学专业的医生们的临床诊疗思路，也从专攻女性生殖系统器官的结构功能，转为重视患者的全身状况，甚至身心的健康。

不孕症是生殖健康领域的重大问题，发病率高达 10% ~ 15%。单是寻求不孕症患者的病因就不简单，需要从不同层面、多个专业角度仔细查找，比如全身与局部、系统与器官、器质性与功能性、躯体疾病与精神障碍、遗传与环境、自体与外因等动态分析；同时排除或鉴别相似疾病；最终运用整合医学观分析、归纳支离破碎的种种病因，观全貌，提纲挈领（抓住主要矛盾）、避重就轻（两害相权取其轻）、制订出最适宜的诊疗方案。这种整体观还要兼顾患者的隐私、种族、家庭经济、文化背景、人文伦理和社会的法律法规等，进行综合考量。

当前的生殖医学是建立在妇产科专业基础上兼合内科学、外科学，外延涉及男科、遗传、病理生理、组织胚胎、心理和伦理等，专科化知识已不适应生殖疾病的诊治，必须发展整合医学思维，才能实现对每一例不孕症患者的个体化整合诊疗。

2 妇产科学目前临床实践中存在的问题

我国西医妇产科学是自清代末期引进西方医学开始的。数十年来，妇产科学与内科学、外科学及儿科学并驾齐驱，成为临床医学的主干。随着生物技术的快速发展，医学科技化，医学教育和发展模式也在细化，大内科、大外科不复存在，现在综合医院的妇产科细化为普通产科、母体医学、胎儿医学、妇科肿瘤、妇科生殖内分泌等亚专业。就现行的"5＋3"培养模式来说，住院医师仅在某专业规培3年后入职上岗，以管窥豹，即使树立了"以患者为中心"的服务理念，无纵横贯通各学科的整合思维和反复实践的时机，也无法实现"以人为本"的诊疗技能。现在的专科医生已缺乏全科医学理念与技能。

实践中，产科患者并非仅患有产科疾病，产科疾病并非仅是产科原因。如果产科医生缺乏足够的全科知识支撑，只关注子宫－胎盘－胎儿，只注意产科相关疾病，不把子宫—胎盘—胎儿与母体作为整体来进行观察和分析信息，没有及时发现识别出产科因素之外的预警信息或征兆，就是孕产妇的噩梦，比如陕西榆林产妇跳楼事件。产科专家杨枚要求医生用全科眼界审视每一位孕产妇，识别和防范医疗风险。

长期从事妇科肿瘤学的医生习惯"视患者为器官"，一叶障目不见泰山，刀下不留情，极易导致卵巢良性病变患者发生术后卵巢功能衰退，如果患者尚未生育就悲惨了，即成功的手术，失败的治疗。病案1：女性，30岁，不孕3年，发现多发子宫肌瘤3年，最大7cm，位于后壁浆膜下，男方精液分析正常。在某医院实施了腹腔镜子宫肌瘤剔除术、左侧卵巢子宫内膜异位囊肿剔除术、盆腔粘连分解术、左侧输卵管马氏囊肿摘除术。手术"完美"地解决了患者卵巢的子宫内膜异位囊肿、子宫后壁外凸的大肌瘤，以及壁间的小肌瘤，子宫上的各切迹均进入宫腔；粉碎肌瘤一并取出腹腔，病理为富于细胞性子宫平滑肌瘤。

我们从患者受益最大化角度剖析案例中手术解决的"子宫肌瘤、子宫内膜异位囊肿"与患者不孕的关系："一次性治愈"的手术理念恢复了患者盆腔、卵巢、输卵管的结构功能，也剔除了并不影响怀孕的小型子宫肌瘤，破坏了子宫的完整性，肌纤维恢复弹性及韧性需要时间，患者要严格避孕2年。历经"疤孔"的疤痕子宫妊娠破裂很少发生，一旦发生却是致命的。手术也改变了患者的妊娠分娩方式，即剖宫产。富于细胞性平滑肌瘤是特殊类型子宫肌瘤，良性，但存在复发及恶变倾向，术后单纯依靠临床症状与体征很难早期发现复发，B超检查可提示子宫剔除肌瘤处的疤痕状态，不同部位的肌瘤要逐一取出腹腔并标记后送病理检查，便于超声随访。还有子宫内膜异位症不是"一刀切"疾病，极易复发，"手术剥离囊肿"不可避免地对卵巢功能产生破坏，对不孕的患者，术前要做生育力评估，各国子宫内膜异位症的最新指南中强调辅助生殖技术治疗更重于手术。即便患者接受了手术，最佳自然受孕时限是术后 1 年内，此前手术已毫无意义。现阶段患者应辅以药物预防延时子宫内膜异位症复发，耐心等待 1.5~2 年，待子宫长结实能孕育胎儿时，以辅助生殖技术治疗不孕，期盼卵巢功能不要太差，因为随着年龄的增长，卵子的数量、质量都会下降。

妇产界郎景和院士常说外科的最高境界是外科决策，一个成功的手术，决策占 75%。案例中患者的手术是教条的。应当坚守医学本源，避重就轻，留着小肌瘤，保持子宫完整性，先解决当前更为突出的不孕矛盾。如果术者能充分考量患者的不孕问题，慎重规范剔除卵巢子宫内膜异位囊肿，只剔除子宫后壁浆膜下的大肌瘤，半年后子宫疤痕愈合良好，子宫内膜异位症尚无复发，是指导生育的最佳时机，而且可以选择阴道分娩方式，使患者受益最大化。一个良策的制订源于医者的正确思维，医者贯通各学科的整合思维和反复实践的整合修养。

3　将整合思维融入临床实践方能回归医学本源

基础医学揭开了生命的奥秘，将基因、生物大分子、靶向制剂等作为研究对象，并没有形成对人的整体认识。而临床实践中的患者是要求医者从人体健康的角度去认识人与病的，回归人身心健康之根本。临床医学细化分科的弊端使患有复杂、疑难、重症疾病的患者无从就医，医将不医。医学发展遵循"分久必合，合久必分，螺旋上升，波浪前行"的规律，近年来一些医院实践中兴起的多学科诊疗模式（multiple disciplinary team，MDT）是应学科分割弊端而生的，以患者为中心，将多学科的诊治优势整合，不断反馈、再评估、修正、优化现有的诊疗方案，客观、规范地依据每例患者的病情进程选择、实施最合适的治疗措施，以期达到临床治疗的最大获益。MDT 在一定层次、一定程度上体现了整体整合医学（简称整合医学；holistic integrative medicine，HIM）思维中个体化、动态性、高质量、全方位的理念。整合理念是医学发展的必由之路，能有效整合医疗资源，避免治疗不足以及过度、重复、无效治疗，放之各病种、各学科而皆准。如果能实现 MDT 由"自下而上"自发组织模式向"自上而下"管理模式的跨越，实现樊代明院士最近提出的"MTD to HIM"的概念和做法，势必会有效提升医院的诊疗质量。

如今，从事妇产生殖内分泌专业的医生仅仅精通下丘脑—垂体—性腺轴，就想当然地诊治生殖疾病，是远远不够的，必须具备整合医学观，构建新的医学知识体系，才能有的放矢地实现个体化整合诊疗。

病案 2：女性，32 岁，结婚 6 年，不孕，男方弱精症。19 岁初潮，青春期发育延迟，月经稀发，闭经 4 年。2 年前因生育需求就医，超声示子宫 4.1cm ×

4.3cm×3.0cm，内膜0.5cm，双卵巢见1~2个窦卵泡；性激素FSH 2.32U/L，LH 1.88U/L，PRL 0.62nmol/L，E2 40.37pmol/L，P 0.64nmol/L，T 1.18nmol/L。近3年体重由55kg增至65kg。无特殊家族史，其母孕3产2，其姊月经规律已生育。查体：身高168cm，腰围96cm，BMI 23.0kg/m²，嗅觉正常，乳房Ⅳ期发育，体格发育正常。妇科检查：外阴阴道发育正常，子宫略小。实验室检查：血尿便常规、肝功能、肾功能、电解质正常。垂体功能：TSH 1.52U/L，FSH 1.97U/L，LH 1.55U/L，PRL 104.20mIU/L，GH 2.01μg/L，ACTH 2.38pmol/L。性激素：E2 18.35pmol/L，P 0.35nmol/L，T 1.84nmol/L。甲状腺功能正常，Anti-TG、Anti-TPO阳性。空腹血糖3.97mmol/L。血脂：总胆固醇4.67mmol/L，甘油三酯1.83mmol/L（高）。低密度脂蛋白胆固醇3.20mmol/L（高）。感染标记物及肿瘤标记物均阴性。抗苗勒管激素（AMH）6.14pmol/L。染色体核型46XX。下丘脑—垂体—肾上腺轴功能试验提示状态良好；糖代谢试验：服糖后3h胰岛素水平未降至正常，提示存在胰岛素抵抗；下丘脑—垂体—性腺功能即垂体兴奋试验：60min LH 10.48U/L提示性腺轴功能部分受损（LH≥18U/L提示性腺轴功能完全启动，LH≤6U/L提示性腺轴未启动，LH为6~18U/L提示功能部分受损）。心电图正常。心脏彩超报告静息状态下心内结构及功能未见明显异常。胸部及肾上腺CT未见异常。垂体+嗅球嗅束薄层MRI未见明显异常。超声检查：甲状腺弥漫性病变，双侧颈动脉、椎动脉未见明显异常，脂肪肝，胆囊息肉样变，胰、脾、肾、膀胱、输尿管及腹膜后所见部位未见明显异常，子宫6.0cm×3.8cm×2.9cm，内膜0.6cm，双侧卵巢未见窦卵泡。骨密度测量正常。垂体Panel基因监测提示其 HS6ST1、FLRT3 基因突变，诊断为Kallman综合征。现行诊治方案：低脂饮食及减重调理，同步IVF-ET助孕中。

诊断的由来：患者多次性激素测定提示低促性腺激素性性腺功能减退，分析其病史、发育史、家族史、体格检查及一系列实验室、器械检查，排除了精神创伤、重度营养不良、剧烈运动、环境变迁、寒冷、消耗性疾病、某些精神药物等所致的下丘脑功能失调和颅脑、垂体肿瘤占位或组织受损。垂体兴奋试验60min LH 10.48U/L提示性腺轴功能部分受损，推测其闭经原因在下丘脑，随后的相关致病基因筛查证实 HS6ST1、FLRT3 基因突变，上述基因突变引起胚胎时期GnRH合成神经元的迁移异常，确诊其为嗅觉正常的特发性低促性腺激素性性腺功能减退症，即Kallman综合征。以往Kallman综合征被认为是一种罕见的单基因病，遗传方式为X连锁性遗传、常染色体显性或隐性遗传，女性的典型临床表现是原发闭经、第二性征缺如、嗅觉丧失或减退、不能生育。病案2身上存在2种基因突变，近几年大家逐渐认识到Kallman综合征系寡基因病，致病基因众多，发病机制复杂，临床表现包括第二性征发育不良、育龄期低促性腺激素性性腺功能减退性闭经、或有规律月经数年后的闭经、不孕等。

低促性腺激素性性腺功能减退性闭经发生越早，卵巢发育越差，体积越小，刺激卵巢排卵的概率越低。该患者的卵巢长期无促性腺激素刺激，评估卵巢储备功能的 AMH 低，男方有弱精症，故实施 IVF-ET 助孕，使患者尽快受益。对其高脂血症、胰岛素抵抗、脂肪肝状况，量身制订了膳食和生活方式干预。

4 生殖医学的实践体现了整合医学的内涵

病案 2 的诊治仅依靠生殖医学专科效果有限，我们多学科联手明确了诊与治的全面性和连续性。此类患者需个体化激素替代治疗，根据不同年龄阶段和对生育的需求采取不同的治疗方案，尽可能使其获得生育功能，最大限度地为患者谋取健康。患者青春期后，视子宫大小及月经情况及时行激素替代；育龄期有妊娠需要的，使用外源性促性腺激素替代缺如的 FSH、LH 促卵泡发育，排卵后需使用雌、孕激素行黄体支持，受孕后黄体支持至胎盘形成。对于诱导排卵失败的患者可借助供体捐赠卵子助孕。如果患者的卵巢储备功能尚好，建议其使用 GnRH 脉冲式微泵，按个体生理所需脉冲释放激素，以维持患者的正常生理代谢。

就生殖医学而言，我们比较头痛的疾病是反复移植失败及复发性流产的病例，仔细寻找小到基因、大到生存环境的种种影响因素，认识评估患者的整体状况，在众多因素中权衡利弊，然后有的放矢或整体调节达到治疗目的，甚至包括劝说特殊患者放弃求孕的执着就医想法，应优先调整好健康状况。因此当前生殖医学医生急需建立并发展整合医学临床思维和实践模式，才能实现最大化整合诊疗的效果。

人的精力是有限的，如何在有限的时间内获取丰富有用的知识，建立辩证唯物主义的认识论、方法论，对于"活到老学到老"的医者尤其重要，可以达到事半功倍的目的。整合医学观是辩证唯物主义认识论与实践论在医学的具体化，是每一位医者必备的素养。

参考文献

［1］陈求珠，石秀凤，林明影，等.分娩镇痛是否越早越好？［J］.医学争鸣，2018，9（3）：19 – 21.

［2］杨孜.内科疾病产科识别和风险防范［J］.中国实用妇科与产科杂志，2017，33（3）：241 – 244.

［3］任雁林.成功的手术失败的治疗——对一例规范的"败笔"手术的思考［J］.医学争鸣，2018，9（3）：9 – 11.

［4］夏晓梦，方小玲.子宫肌瘤手术的相关策略与妊娠结局［J］.实用妇产科杂志，2017，33（4）：254 – 256.

［5］王云霞，余艳红，钟梅，等.剖宫产后再次妊娠时机的安全性探讨［J］.现代妇产科进展，2013，22（12）：975 – 978.

［6］陈小芸.4 年剖宫率及剖宫产手术指征变化研究［D］.福州：福建医科大学，2014.

［7］李优.恶性潜能未定型子宫平滑肌瘤（SMTUMP）的临床研究［D］.济南：山东大学，2017.

［8］中华医学会妇产科学分会子宫内膜异位症协作组．子宫内膜异位症的诊治指南［J］．中华妇产科杂志，2015，50（3）：161－169.

［9］Dunselman GA，Vermeulen N，Becker C，et al. ESHRE guideline：management of women with endometriosis［J］．Hum Reprod，2014，29（3）：400－412.

［10］冷金花，戴毅．子宫内膜异位症治疗新观念［J］．中华妇产科杂志，2017，52（7）：433－435.

［11］郎景和．学孙子兵法精外科手术［J］．中华妇产科杂志，2018，53（4）：217－218.

［12］樊代明．HIM，医学发展新时代的必由之路［J］．医学争鸣，2017，8（3）：1－19.

［13］刘喆，谢国丽，王艳玲．浅谈眼科医师整合医学临床思维的建立［J］．医学争鸣，2015，6（5）：37－38.

［14］李丽君，高彦霞，陈尔秀．整合医学发展应始于急诊和重症医学［J］．医学争鸣，2014，5（1）：19－21.

［15］何辅成，李锋，李文娟．多学科协作诊疗模式对促进医院学科建设的探讨［J］．中国医院，2016，20（7）：12－13.

［16］是俊凤，陆秉，潘晨麟，等．依托学科群建设构建多学科协作诊疗模式实践与思考［J］．中国医院，2016，20（7）：3－5.

［17］中华医学会内分泌学分会性腺学组．特发性低促性腺激素性性腺功能减退症诊治专家共识［J］．中华内科杂志，2015，54（8）：739－744.

［18］Teixeira L，Guimiot F，Dodé C，et al. Defective migration of neuroendocrine GnRH cells in human arrhinencephalic conditions［J］．J Clin Invest，2010，120（10）：3668－3672.

［19］Valdes-Socin H，Rubio AM，Tomé FM，et al. Reproduction，smell，and neurodevelopmental disorders：genetic defects in different hypogonadotropic hypogonadal syndromes［J］．Front Endocrinol（Lausanne），2014，5：109.

［20］陈子江，刘嘉茵．不孕不育专家推荐诊治方案［M］．北京：人民军医出版社，2013：15－35.

［21］Kim SH. Congenital hypogonadotropic hypogonadism and Kallmann syndrome：Past，present，and future［J］．Endocrinol Metab（Seoul），2015，30（4）：456－466.

［22］Kauffman RP. Adult-onset idiopathic hypoganadotropic hypogonadism and pregnancy in a 35-year-old women［J］．J Reprod Med，2008，53：132－134.

［23］孙亮，马一玮，王飞杰，等．2017精准健康和精准营养国际研讨会会议纪要［J］．中华内分泌代谢杂志，2018，34（3）：257－262.

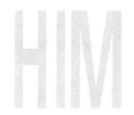

基于整合医学理论的整合盆底
医学模式实践

◎陈　捷，黄锦华，石　荣，王小红，陈伟东

　　整体整合医学（简称整合医学；holistic integrative medicine，HIM）由中国工程院樊代明院士率先提出，是传统医学观念的革命性创新，是将医学各领域最先进的知识理论和临床各专科最有效的实践经验分别加以有机整合，并根据社会、心理、环境的现实进行调整、修正，使之成为更加符合、更加适合人体健康和疾病治疗的新的医学体系。基于当前医学分科越来越细和医学知识碎片化，"患者成了器官、疾病成了症状、临床成了检验、医师成了药师、心理与躯体分离、医疗护理配合不佳、西医中医相互抵触、重治疗轻预防"，樊代明院士提出医学需要整合，即"还器官为病人，还症状为疾病，从检验到临床，从药师到医师，身心并重、医护并重、中西医并重、防治并重"，以提高患者的生存率和生活质量。

　　盆底功能障碍性疾病是指由于盆底支持结构损伤、功能老化或障碍而出现的尿失禁、排便困难、盆底痛、盆腔脏器脱垂、性功能障碍等疾病，涵盖了泌尿外科、妇产科、肛肠科等多学科领域。研究资料表明，30～59岁的女性盆底功能障碍性疾病的发病率为25%，60岁以上者发病率为38%。美国女性盆底功能障碍的患病率达25%；中国成年女性尿失禁发病率约18.9%，其中50～59岁年龄段的患病率最高，达28%，国外约有33%的成年女性患有尿失禁；我国痔疮患病率为50.28%；排便障碍患病率为15%～20%；我国中老年女性盆腔器官脱垂患病率达20%～40%，美国50～79岁年龄段女性脏器脱垂患病率为40%；18～50岁的女性中慢性盆腔疼痛患病率为15%；女性产后6～8周压力性尿失禁的患病率为11.4%，脱垂的患病率约为47%。盆底功能障碍性疾病症状反复和重叠，存在盆底学科交叉等问题，患者常辗转多科室就医，造成身体痛苦和精神负担等，严重影响其生存和生活质量。

1 整合盆底医学模式的发展态势

对盆底功能障碍性疾病采用多学科诊疗（multi disciplinary team，MDT）模式已成为医学界共识。国际上自两千年至今，已建立多家以妇产科、结直肠外科、泌尿科或康复科等单科室为主、多学科合作的"盆底中心"，该模式以患者为中心、以提高疗效为目的，建立从预防到治疗，从非手术到微创治疗，从手术到术后延续康复的体系。世界范围内各盆底中心、盆底康复中心的建立说明盆底疾病需要前盆、中盆、后盆三大学科领域与其他学科的紧密合作和各有侧重，越来越多的盆底新理念、新技术和新方法被不断提出并得以循证研究和发展。

中医对盆底疾病的研究有着悠久的历史，历朝历代记载有关盆底疾病的治疗数不胜数，传统医学在近两千年的医疗实践中不断探索研究，在盆底功能障碍性疾病的治疗中取得了长足的发展。盆底疾病的主要病因有淫邪致病，生活环境因素，情志因素，体质因素，以及瘀血、痰饮等因素。针对盆底疾病的特点，中医多采用内治与外治结合，将中医辨证与辨病相结合，内治多审证求因，辨证施治，内服方药。外治方面，主要应用八髎穴针灸配合电针、中药熏洗、直肠给药、中药热罨包、督脉灸、隔姜灸、拔罐、推拿等治疗。例如盆底疾病的针灸特色疗法，针灸通过调节中枢神经、自主神经及肠神经系统，刺激大脑和排尿排便中枢，调节胃肠、膀胱功能，治疗尿失禁、便秘等；针灸可以刺激中枢神经系统，产生释放内啡肽、乙酰胆碱、复合胺、降钙素基因相关肽、神经肽Y等物质，起到镇痛作用，治疗盆底痛；此外，针灸还可以通过缓解患者的焦虑、抑郁等情绪，调整患者的精神心理状态，利于疾病的恢复。例如，压力性尿失禁属于中医"遗溺"、"膀胱咳"、"小便不禁"的范畴，中医认为治疗的根本在于培元固本、温肾补虚、固摄止遗，在临床治疗中应用传统中医技术发挥了特有的优势和疗效。

2 整合盆底医学中心的构建

医学模式从"生物—医学—模式"转变为"生物—社会—心理—环境"的整体模式，而盆底疾病学科的发展也已进入到多模式、多层次、多学科和中西医结合的阶段。对于盆底功能障碍性疾病的诊疗，建立以患者为中心，患者、家属、医务工作者等处于同一诊疗体系下的"盆底中心"模式已成为共识，也是近些年国内外最热门的研究领域之一。国际上盆底中心多按照MDT模式，以妇产科、结直肠外科、泌尿科或康复科单科室为主的多学科协作式的"盆底中心"，并逐渐形成临床路径和区域化医疗模式。2006年美国Wexner教授联合多学科专家编著的*Pelvic Floor Dysfunction：A Multidisciplinary Approach*，标志着盆底多学科发展的日趋完善。整体医学模式下盆底疾病治疗不仅仅是挽救患者生命，更重要的是提高生活质量和保障患者的身心健康。体现盆底整体治疗理念的盆底生物反馈、康复运动治疗、骶神经调节、盆底重建术、中医药疗法、心理治疗、饮食干预、行为治疗等用于盆底功能障碍性疾病的治疗取得了长足的进展。在"生物—社会—心理—环境"整体医学模式下，在盆底疾病临床治疗上需充分发挥祖国医学整体观和中医治疗的特殊优势，以患者为中心，以提高疗效为目的，建立从预防到治疗，从非手术到微创治疗的诊疗模式和体系（图1）。

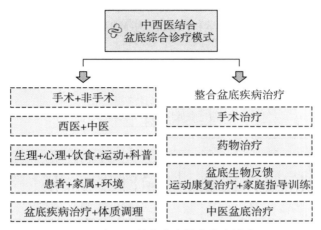

图1　中西医结合盆底综合诊疗模式

福建省人民医院整合盆底医学中心是福建省政府支持的高水平临床医学中心建设项目，是中国医师协会整合医学分会整合盆底专委会主委单位。中心在整合医学理论指导下建设，是具有整体整合特色的盆底综合诊疗新模式，以"病人为中心"作为出发点，成立整合盆底医学中心"一站式"服务平台。同时，中心以妇产、肛肠、泌尿等团队的MDT协作为基础，却不仅仅是简单的MDT，而是在此基础上的提升，形成集预防、诊断、筛查、治疗、康复、健康管理为一体的整合医学中心。通过整合医学模式实现为患者设计最佳、全程的诊疗方案，确保患者能得到最佳疗效；中心整合了医院优势学科的力量，尤其是中医诊疗优势，实现了中西医整合。一方面，继承发扬传统特色和优势；另一方面，发挥现代技术在精细化诊疗中的优势，真正实现"传承精华、守正创新"的最新医学服务模式。达到同步发展医、教、研健康管理，推动盆底整合医学科学进步的最终目标。

2.1　组建盆底医学多学科整合团队

整体盆底理论是在整体医学观的指导下，将前盆（膀胱、尿道）、中盆（子宫、阴道）、后盆（直肠、肛门）视为一个整体，以人为核心的功能整体。盆底功能障碍性疾病所致的排尿排便障碍、盆腔器官脱垂和盆底痛等症状常交叉重叠存在。盆底MDT把泌尿外科、妇产科、肛肠科、男科等临床学科紧密结合。盆底磁共振、盆底超声学、心理学、营养学、功能性影像学等盆底检查手段的飞速发展为盆底基础研究及临床实践提供了新契机，而盆底健康管理更是盆底疾病预防保健的新兴前瞻性干预手段。盆底医学中心吸纳以上临床学科、诊断检查学科和健康管理学科，不同专业背景下，相同诊治目的，以人为本，围绕疾病，共同合作搭建成盆底多学科团队（图2），为盆底疾病患者提供全面的中西医结合诊查、治疗和康复方案。医院成立整合医学部，下发盆底医学中心组织建设文件，有组织、有策略、有计划、有机制，要求每个盆底学科成立盆底治疗组，在盆底医学中心成立之前，即外派盆底医务工作者学习前沿先进的盆底诊疗技术，形成一支各有侧重、互助互补、融汇提升的多学科团队，为 MDT 的实施和落地提供有力的保障体系。

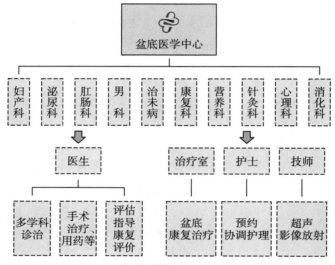

图 2　盆底医学中心多学科团队

2.2　统筹设备资源于整合盆底学平台

统筹安排院内各盆底科室的现有生物反馈治疗仪、磁疗仪、激光治疗仪、肛管直肠测压、尿动力检测、盆底神经肌电、熏洗仪等盆底诊疗设备于盆底医学中心平台上，作为盆底公共筛查治疗平台，资源共享。将分散于各科室、使用率高低不一的仪器设备集中在公共平台上，可大大提高仪器使用率，避免科室间仪器的重复购买，节约医疗卫生资源，改变各盆底学科争相购买盆底仪器设备的现状。设备由取得仪器操作资质的人员专人操作，使得盆底检测手段和治疗行为更具规范性，改变了由盆底外科医生兼职设备操作的情况，使外科医生能够专注于盆底手术等治疗，合理的人员分工很大程度上提高了人力资源使用有效率，做到多学科团队人员各司其职、各有分工、共同合作。

2.3　健全多维度整合盆底学筛查手段

盆底诊断方法主要以静力学、动力学和肌电检测等为主，研究盆底的各种运动方式，通过不同方法进行定性、定量观察。形态学诊断技术包括排粪造影、钡灌肠、盆底磁共振、盆底影像尿动力学检查、盆底四维超声等；功能学诊断技术包括结肠传输试验、肛管直肠测压、尿流动力检查；其他如盆底肌电图和诱发电位（盆底神经电生理）评估等。这些方法不仅可以观察盆底肌静息状态下的形态学变化，更能检测盆底动态情况下的形态学变化，以及结直肠、盆底肌、括约肌等的许多重要信息，而且通过细致的体质、精神心理状态、营养状态评估，为诊治提供有力的依据。伴随当前盆底疾病愈来愈高的诊治需求，齐全的盆底筛查手段应运而生，在盆底精准诊疗中发挥不可替代的作用。

2.4 设计整合盆底医学中心"一站式"就诊流程

盆底医学中心为患者提供诊断、筛查、治疗、评价、延续性康复及护理的"一站式"就诊流程（图3）。这种诊疗服务模式颠覆了传统医疗服务模式，致力于实现"医生围绕患者转"、"诊疗围绕疾病转"、"医院围绕疗效转"，真正为患者提供高效、便捷、综合的诊疗服务，患者"归属感"增强、信赖于医生的用心诊疗服务。如樊院士所述，从事整合医学的学科不是要把一个综合的医疗全部完成，同理，从事整合医学的医生不是要对所有医生的工作全部都能胜任，而是医学团队利用整合医学的概念和实践来治疗我们正在治疗的患者，正是遵循整合医学的理念，我们的盆底医学中心通过多学科的协作，遵循"一站式"的诊疗流程，对患者的诊治效果越来越好，满意度越来越高。

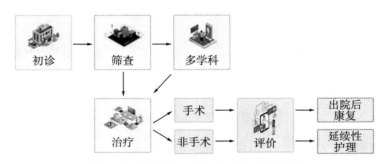

图3　盆底医学中心"一站式"就诊流程

2.5 构建临床与科研一体化的整合盆底医学中心信息系统平台

随着大数据时代的到来，医学模式也在由传统的经验主导逐步向由数据支撑的循证决策转变，临床与科研一体化是大势所趋。建立盆底医学中心信息系统平台（图4）对于推进临床与科研一体化不可或缺。平台以患者为中心，全面、规范、快捷、完整收集病例信息并应用于临床诊疗和科研课题。平台内的科研数据库系统实现科研数据的结构化处理、规范化表达、标准化采集和存储，为科研数据的分析、利用等应用研究积累宝贵的大样本数据资源，满足临床科研需求。专科、专病、专题盆底临床科研数据库的建立，显著提高了科研工作中对病例进行数据采集、整合、查询、提取和分析的效率，帮助盆底医务工作者更好地进行科研设计、实施科研项目，从而更好地指导临床。

盆底医学中心信息系统平台构建的"互联网＋护理服务"应用，实现了前、中、后的医疗健康全过程的跟踪，将医疗服务延伸到院外。中心借助移动互联网新技术，构建电子随访系统，实现上门护理、全程护理服务，让每一位患者和家属都能方便上传个人病情信息、康复效果、对医护人员服务质量的满意度等，患者能及时咨询并解决自己力所能及的问题，护理人员可以根据患者反馈的信息及时调整康复计划，将所有患者家属上传的数据进行分析统计，改进工作，提供更优质的"无缝衔接"延伸护理服务，减少频繁往返医院产生的时间和经济成本。

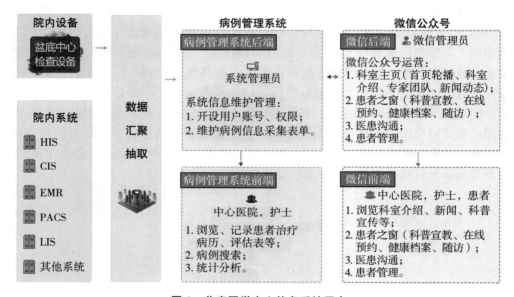

图 4　盆底医学中心信息系统平台

2.6　盆底多学科整合诊治运行模式的绩效考核

盆底医学中心多学科模式的运营依赖于合理绩效考核方案的制订，是有别于当前众多以单科室为主、多学科会诊的盆底中心的重要管理举措，也是保证多学科整合模式实施的关键所在。在创办高水平诊疗中心的战略目标指导下，运用工作标准和具体工作量指标，对盆底医学中心参与的科室及个人的医疗工作行为及取得的医疗工作成绩进行评估，并运用评估的结果对科室及个人将来的医疗工作行为和诊疗护理结局进行正面引导，保证盆底医学中心的良好运行。在盆底医学中心构建之前，经营管理科和医务科联合制订绩效考核办法，发挥其正面导向和负面约束的作用，形成制度化，列入绩效考核目标。此举很大程度上避免了 MDT 模式运行过程中科室及个人归属感薄弱等问题所致的积极性和参与度低的不良情况，保障、保持科室层面积极响应、个人层面主动参与的正向发展态势。在建立合理的绩效考核制度同时可以实现按劳分配、多劳多得、责任到人，激励医务人员精于业务的同时实现其个人职业生涯发展规划。

3　整合盆底医学模式的绩效

基于整合盆底医学模式，中心内资源共享，体现了优势医疗资源的整合，减少了医疗成本的浪费。建立疾病多学科诊疗规范，为患者制订最佳的个体化诊疗方案，确保患者得到最佳疗效，减少患者就医时间，加快床位周转，提升工作总量，提高运营效率。提升了各学科的诊疗能力和学术水平，提高了医院的声誉。目前整合盆底医学中心的建设已经取得了一定的成绩与突破。

3.1　在诊疗能力方面

盆底 MDT 为患者提供了"妇产科 + 泌尿科 + 肛肠科 +……"、"保守 + 手术 + 康复"、"西医 + 中医"、"生理 + 心理"、"国内 + 国外"、"医院 + 社区 + 家庭"的"一站式"诊疗服务，达到 1 + 1 > 2 的效果，形成 MDT 模式规模化、常态化。整合盆底医学模式最关键的标志是让患者体验到全面、高效的医疗服务。

3.2　在学术水平方面

我中心以整合医学理念为指导，主编出版了国内第一部整合盆底医学专著《整合盆底学》，为整合盆底模式发展提供了方向；同时积极探索培养整合盆底方向硕士研究生，开展整合盆底科研课题，研究开发实验教学虚拟仿真软件，建立了基于大数据的盆底临床科研一体化数据库和盆底专科数据库，开发微信端软件实施延续性诊疗。中心先后承担了各级科研课题 50 余项，其中国家自然基金项目 2 项，组织发布了《男科单病种中西医结合诊疗指南》系列、《2020 年经肛吻合器治疗脱垂性痔病中国专家共识》等诊疗指南和专家共识。

3.3　在人才队伍建设方面

盆底 MDT 模式在提升患者疗效的同时，拓宽医生服务范畴，让参与的医生掌握学科交叉领域新技能，培养盆底医学复合型人才，逐步建立疾病 MDT 规范，辐射各地区，形成区域化诊疗规范。同时中西医诊疗结合，继承发扬传统特色疗法优势，培养中西医结合人才。我中心 2017 年以来以"闽江论坛"等形式举办国家级、省级继续教育培训班十余期。2017 年建立"中国医师协会整合医学分会整合盆底医学专委会"并成为主委单位。2019 年组织了"福建省人民医院整合盆底医学联盟"，联盟单位达 72 家。

3.4　在经济效益方面

中心平台资源共享，盆底检查、康复仪器、康复人员、诊室环境、信息平台共享，减少总体医疗成本支出。整合盆底医学模式减少了传统情况下患者在多科室辗转就医时间，减少了医疗人力成本重复投入。同时，对于住院患者，MDT 方案的确立提高了疗效，减少了并发症，缩短了患者的住院时间，能够加快床位周转，加快了医院运营效率。以上形成经济学上的叠加效应，达到总工作量提升，效率增加，成本节约的效果。文献研究表明传统 MDT 模式下，人力成本和机会成本均增高，在目前 MDT 项目收费较低情况下，会产生医疗成本与收入不符的情况。而盆底多学科模式的门诊是多学科门诊群的形式，医生在相邻诊室坐诊，方便他们在日常门诊的同时灵活安排 MDT，避免医生专程赴某一场所进行 MDT，减少MDT 的人力和时间成本投入。

4　结　语

盆底功能障碍性疾病的发病率、求治率逐年增加，多学科整合诊疗模式已成为一个新兴复杂的医学体系。实践是检验真理的唯一标准，整合盆底医学模式的关键在于该如何付诸实践和普及，如何落地。应用整合医学的理论，为患者制订身心并重、医护并重、中西医并重的最佳治疗方案，有利于提高工作效率、降低医疗成本，可实现既优质又廉价的医疗服务终极目标。目前我国盆底医学的研究与发展已经取得了一定的成绩与突破，医学整合的最终结果一定是"青出于蓝而胜于蓝，而且远胜于蓝"，未来只有不断为学科理论与实践发展注入新的元素，不断提高和带动整合盆底医学的研究和实践等，整合盆底医学模式才能不断勇攀高峰，造福民众健康。

参考文献

[1] 樊代明. 整合医学初探 [J]. 医学争鸣，2012，3（2）：3-12.

[2] 樊代明. 整合医学纵论 [J]. 医学争鸣，2014，5（5）：1-13.

[3] 王海东，丁曙晴，金洵. 盆底医学多专业一体化诊疗体系的发展思路 [J]. 世界中医药，2016（10）：2145-2150，2155.

[4] Erekson EA，Fried TR，Martin DK，et al. Frailty，cognitive impairment，and functional disability in older women with female pelvic floor dysfunction [J]. Int Urogynecol J，2015，26（6）：823-830.

[5] Islam RM，Bell RJ，Billah B，et al. The prevalence of symptomatic pelvic floor disorders in women in Bangladesh [J]. Climacteric，2016，19（6）：558-564.

[6] Wu JM，Vaughan CP，Goode PS，et al. Prevalence and trends of symptomatic pelvic floor disorders in U. S. women [J]. Obstet Gynecol，2014，123（1）：141-148.

[7] 朱兰，孙智晶. 女性压力性尿失禁诊断和治疗指南（2017）[J]. 中华妇产科杂志，2017，52（5）：289-293.

[8] 刘开宏. 中老年女性压力性尿失禁盆底康复护理的研究进展 [J]. 天津护理，2020，28（2）：247-249.

[9] 陈伟特. 复方王氏痔疮膏应用于湿热下注型混合痔术后的疗效观察 [D]. 福州：福建中医药大学，2020.

［10］Castro-Pardiñas MA，Torres-Lacomba M，Navarro-Brazález B. Muscle function of the pelvic floor in healthy and puerperal women and with pelvic floor dysfunction ［J］. Actas Urol Esp，2017，41（4）：249.

［11］莫倩．针刺对膀胱的"双向调节"效应及神经机制研究 ［D］. 北京：北京中医药大学，2015.

［12］丁江义．盆底疾病的诊治进展 ［J］. 中国普外基础与临床杂志，2000，11（2）：109 - 110.

［13］王孟琦，王峰．近20年来针灸治疗压力性尿失禁的临床研究进展 ［J］. 中医药学报，2019，47（6）：73 - 78.

［14］高扬，邵雨辰，苏明珠，等．癌症患者的多学科团队协作诊疗模式研究进展 ［J］. 中国医院管理，2019，39（3）：34.

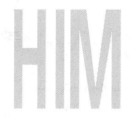

血液自然运动与中西医理论的整合

◎蒋术一，蒋宏岩

长久以来，用现代科学的语言来"翻译"中医基础理论中"阴阳""五行""藏象"这些概念和术语，找到中西医学整合统一的现代理论支撑，已成为当代中西医整合研究的主要目标。科学真理是一元性的，无论是中医或西医，对于同一人体规律的真理性认识只有一种，不会有并行的两种或多种真理。

整合中西医理论，突破中西医学之间的壁垒，建立融中西医医学思想于一体的 21 世纪新医学，樊代明院士称之为整体整合医学（简称整合医学；holistic integrative medicine，HIM）。它是现代医学向更高境界提升和发展的一种必然趋势。整合医学兼取两长，既高于现代中医，也高于现代西医。两者的整合意味着中西医理论的分歧归于一致，将酝酿着医学界的一场重大改变和突破。中西医基础理论统一的必需条件为：一是对人体生理学认识的一致性或相近性；二是对疾病主要病因的对应性、发病规律、诊疗方法的趋同性。找到理论整合的支撑点，那么新的理论创新的突破口在哪里呢？我们也只能从现有的中西医基础理论着手。

1 从中医的基础理论方面寻找整合理论

中医的阴阳学说、五行学说、藏象学说高深莫测，理论深奥，但几千年来的临床有效性也充分说明了其存在的合理性。古老的理论概念很难直译成现代的医学科学理论。中医的理论数千年未变，从它诞生的那一刻起，就几乎没有被修正过，想从这里寻找突破口几乎难以想象。所以我们只好暂且放下，另寻他径。

2 从西医的基础理论方面寻找整合理论

西医中最经典的生理学理论是哈维的血液循环理论。它与中医的研究对象均为活体。1628 年哈维提出的以心脏为中心的大小循环概念奠定了现代生理学的理论基础，即体循环（大循环）是指血液从左心室出发到右心房的运动过程；肺循环（小循环）是指血液从右心室到左心房的运动过程。385年来几乎没有人怀疑过哈维的血液循环理论的正确性。

哈维去世后科学又有了以下重要的发现：①发现了毛细血管，找到了动静脉之间的通路；②了解了动静脉血液的起源和运动的终端；③发现了肺脏的气体交换功能和动静脉血液成分的转换。

今天，我们将以上的重要发现和血液循环理论整合，看看将会得到什么结论？

3　整合后发现人体内存在以肺为中心的血液自然上行、下行运动

哈维将心脏视为一体和中心，认为血液起源于心脏，经循环运动后又终结于心脏。现代医学已证实静脉血起源于全身各毛细血管静脉端，汇聚到右心后继续上行入肺，终结于肺脏；动脉血均起源于肺脏，经左心后做下行运动，终结于全身毛细血管动脉端。这样我们就能看到人体内实际上存在着以肺为静脉血、动脉血转换中心的血液自然上行、下行运动，而且，这一血液运行的路径和过程已得到现代医学的证实。

4　整合后发现静脉血成分存在自然分类

观察以肺为中心的血液自然上行、下行运动，我们将会看到静脉血成分存在自然分类特征，即来自不同组织器官的上行静脉血液成分在起源处其静脉血成分是不同的，如来自肝静脉的血液成分与来自肾静脉的血液成分不同；胰腺静脉含胰岛素，肾上腺静脉含肾上腺素，空肠静脉与回肠静脉血液成分不同；肠系膜上静脉血液成分与肠系膜下静脉血液成分不同等。不同成分的静脉血均上行到右心房、右心室后汇合，通过右心的梳状肌和肉柱混合混匀，使静脉血的分类特征消失，出右心后上行入肺转换成动脉血成分。动脉血起源于肺脏，由于安静时肺脏的工作是局部的，其动脉血含氧量也是不均匀的。同理，在左心原始的动脉血也需要汇合、混合，混匀后才能更加适合机体的需求。

5　对心脏的理解

心脏虽为一体，但可视为右心、左心合抱一体的特殊脉管，其中右心为特殊的上行脉管，左心为特殊的下行脉管。右心、左心只是带有血液混合功能和泵功能的特殊脉管，右心的泵功能使静脉血上行入肺，左心的泵功能使下行动脉血注入主动脉。此外，右心、左心还分别将进入心脏的不同成分或成分不均匀的静脉血液、动脉血液进行混合、混匀。心脏的泵功能受神经的调节和支配。右心、左心冠状动脉养育各血管自然分布范围内的心肌。心肌在冠状动脉血液的支持下能保证心脏泵功能的实现。

6　肺脏是静脉血上行和动脉血下行运动的中心

静脉血向上运行的终端器官是肺脏而不是心脏。动脉、静脉的区分始于盖伦。1 800多年前，盖伦只注意到进出心脏的血管与血液的关系。关于肺动脉含静脉血成分，肺静脉含动脉血成分这一矛盾的称呼我们已经忍耐多年，习以为常，不以为然。表面上看，这只是名称问题，是一件小事，但实际上它是对肺脏和心脏，谁处于静脉、动脉血液自然转换中心的地位认识不清而出现的矛盾。认定人体存在以肺脏为血液自然转换中心是一件大事，可以解决许多矛盾。

以肺脏为中心的血液自然上行、下行假说，是一种整体思维方式。人体的整体和局部结构之间、各局部结构之间，即不同级别的血液自然分布单位结构之间等，都是通过血液的自然上行、下行运动发生了联系。

7　以肺为中心的血液自然上行、下行运动假说与中医基础理论的整合

7.1　血液自然上行、下行假说与阴阳学说的整合

《素问·阴阳别论篇》指出："所谓阴阳者：去者为阴，至者为阳；静者为阴，动者为阳；迟者为阴，数者为阳。"其可理解为：在以肺为中心的血液自然上行、下行运动过程中，从毛细血管静脉端起源一直上行到右心入肺脏的静脉血属阴；起源于肺脏的动脉血下行经左心出主动脉并终结于毛细血管动脉端的动脉血属阳。这样就可以将中医的"阴阳"等重要的概念作为实体来看待，使阴阳这种实体成为具体的研究对象，从而完成了阴阳学说与现代医学的整合。

7.1.1　上行、下行血液中阴阳的相互转化

阴阳的转化是指阴阳对立的双方在一定的条件下，可以各自向其相反的方向转化，即阴可以转化为阳，阳也可以转化为阴。"阴阳消长"如果说是一个量变的过程，那么阴阳转化便是在量变基础上的质变。

在以肺为中心的血液自然上行、下行运动中，上行静脉血与下行动脉血通过肺脏相互转化，上行、下行血液对立的双方在一定的条件下，可以向其各自相反的方向转化，即上行血液可以转化为下行血液，下行血液也可以转化为上行血液。两者是对立统一的，也表现为由量变到质变的过程。如果说"上行、下行血液的消长"是一个量变的过程，那么在肺脏"上行、下行血液的转换"就是一个质变的过程。上行、下行血液的转换是血液运行变化的基本规律。

7.1.2　上行、下行血液中阴阳的互根互用

阴阳是对立统一的，二者既相互对立，又相互依存，任何一方都不能脱离另一方而独立存在。阴依存于阳，阳也依存于阴，阴阳都以其相对的另一方为自己存在的条件。上行、下行血液的互根互用关系是相辅相成的，它具有两层含义：一是指凡上行、下行血液皆相互依存、互为根本，即上行、下行血液中的任何一方都不能脱离对方而独立存在，上行、下行血液的双方互为另一方存在的前提条

件，如肾脏的下行动脉血液与肾脏的上行静脉血液的关系；二是指在相互依存的基础上，在一定范围内，双方表现出相互间不断滋生、助长、互用的特点。按中医的阴阳学说，如果上行血液为阴，下行血液为阳，正如《医贯砭·阴阳论》中说："阴阳又各互为其根，阳根于阴，阴根于阳；无阳则阴无以生，无阴则阳无以化。"

7.1.3　上行、下行血液中的阴阳消长平衡

阴阳之间的对立制约、互根互用，并不总是处于静止和不变状态，而是始终处于不断的运动变化之中。所谓"消长平衡"是指阴和阳之间的平衡，不是静止和绝对的平衡，而是在一定范围内、一定时间内的"阴消阳长"、"阳消阴长"之中维持着上行、下行血液成分的消长平衡。消即减少、消耗，长即增多、增长，即上行、下行血液成分相对或绝对地增多、减少，并在这种"上消下长"或"下消上长"的变化中维持着相对的平衡。上行、下行血液成分的消长平衡符合以下规律：即血液运行是绝对的，静止是相对的；成分消长是绝对的，平衡是相对的。正是由于上行、下行血液成分的消长，才使上行、下行血液彼此之间保持着相对的动态平衡，才维持了人体组织器官的生理活动和正常的生长发育变化。

7.1.4　上行、下行血液中的阴阳对立制约

阴阳学说认为自然界一切事物或现象，包括人体都存在着相互对立的阴阳两个方面，如上与下、左与右、动与静、出于入、升与降等。阴阳既是对立的，又是统一的，统一是对立的结果。阴阳两个方面的相互对立，主要表现于它们之间的相互制约，相互消长。阴与阳相互制约和相互消长的结果，取得了统一，即取得了动态平衡，称之为"阴平阳秘"。

上行、下行血液中的阴阳对立制约具有两层含义：一方面指上行、下行血液的阴阳属性都是对立、矛盾的，如上与下、收纳与分布等；另一方面则是指在相互对立的基础上，上行、下行血液还存在着相互制约的关系，对立的双方相互抑制，相互约束，相互对应，表现出上行、下行血液平和。只有上行、下行血液相互制约的存在，才能维持人体功能的动态平衡。

7.2　血液自然上行、下行假说与五行学说的整合

五行指金、木、水、火、土五种物质的运动变化。五行学说将人体的内脏分属五行，以五行的特性来说明五脏的生理功能、脏腑间的相互关系及人体脏腑间的病理影响。五脏六腑以一定的结构形式连接，构成了具有静脉、动脉血液转化，完成气体交换及新陈代谢的有机整体。以肺为中心的血液自然上行、下行运动体系中包括了系统、脏腑、结构、功能四个概念，表明了脏腑与脏腑、脏腑与系统、系统与组织环境三方面的关系。

7.3　血液自然上行、下行假说与藏象学说的整合

藏象学说是以脏腑为基础，以五脏为中心的整体观。五脏即肺、心、肝、脾、肾，其生理功能各有专司。

7.3.1　血液运行经肺脏才真正生成

血液的生成过程要通过营气和肺的作用，方能化生为血。《灵枢·邪客》在论述营气化生血的过程时说："营气者，泌其津液，注之于脉，化以为血；以荣四末，内注五脏六腑……"《灵枢·营卫生会》中更强调了肺在化生血中的作用："中焦亦并胃中，出上焦之后，此所受气者，泌糟粕，蒸津液，化其精微，上注于肺脉，乃化而为血。以奉生身，莫贵于此，故独得行于经隧，命曰营气。"

营气是与血共行于脉中之气。营气富于营养，主要由水谷精气中的精华部分所化生，所以又称"荣气"。营与血关系极为密切，可分而不可离，故常常以"营血"并称。从胃肠道吸收的水谷精微，其清者为营，浊者为卫，营在脉中，进入肠系膜上、下静脉，其中的成分并不是真正的标准血，而是营。不同成分的静脉血（营）上行运动到右心进行混合、混匀后，成为完整的、标准的上行静脉血。上行静脉血入肺后，在肺脏进行气体交换，下行到左心进行混合、混匀，形成完整、标准的下行动脉血，才可以被组织细胞充分识别、利用。中医认为血形成于肺脏，上行静脉血并非真正的血，真正的血为含氧丰富的下行动脉血。《黄帝内经》中将上行静脉血液称为营，下行动脉血称为血。

7.3.2　心主血脉，心主神明

心主血脉是指心脏是全身上行、下行血液的运动集散中心，是全身脉管的枢纽。关于"心主神明"，《素问·八正神明论》中说："血气者，人之神，不可不谨养。"神可理解为下行动脉血液，是人体各血液自然分布单位之主，是人体血液自然分布单位的主宰；"明有出来、显现之意"指上行静脉血液，意为从血液自然分布单位中出来的上行血液。心主神明意为心主全身的动、静脉血液，即血液自然分布单位中的下行、上行血液，其中，右心主上行静脉血液，左心主下行动脉血液。同时，右心、左心均起到"泵"的作用，左心的泵功能在第一时间将由肺产生的含氧丰富的下行动脉血供应给大脑，使头脑保持清醒。

7.3.3　肺为藏长，肺主气，司呼吸

《灵枢·九针论》指出："肺者五脏六腑之盖也。""肺为华盖"，其中的华盖指古代帝王的车盖或画上文采的伞。肺有覆盖和保护诸脏抵御外邪的作用，故名。肺为脏长，《素问·痿论》中说："肺者，藏之长也，为心之盖也。"

肺有节律的一呼一吸，对全身血液的自然上行、下行运动起着重要的调节作用，通过肺的呼吸实现了体内外的气体交换。

7.3.4　肺主宣发和肃降

肺主宣发和肃降是指全身上行静脉血液在肺中的自然分布（宣发）和肺下行动脉血的收纳下行运动（肃降）。肺的上行静脉血分布与肺下行动脉血的收纳是相反相成的矛盾运动。在生理情况下，二者相互依存和相互制约；在病理情况下，则又常常相互影响。没有正常的肺上行静脉血的宣发分布，就没有肺下行动脉血液很好的肃降；没有很好的肺下行动脉血的肃降，也必然会影响正常的肺上行静

脉血的宣发分布。

7.3.5　肺朝百脉、主治节

《黄帝内经》提出"肺朝百脉"，即指全身所有上行脉管中含不同成分的静脉血液均流向肺脏。我们将百脉理解为数种或数百种含不同成分的上行静脉血液。全身各部位来自毛细血管静脉端的、成分不同的上行静脉血液通过右心与肺脏直接相通；肺下行动脉血液通过左心与全身毛细血管直接相通。肺主治节是指上行静脉血液与下行动脉血液在肺中的转换。

7.3.6　脾统血，脾裹血，温五脏

"裹"意为裹挟，把别的东西卷入，使之随着移动。这里是指脾上行静脉血液的上行运动具有裹挟、统领、带领作用，类似心脏泵的功能，带领着胰静脉、肠系膜上静脉、肠系膜下静脉血液的上行运动，即肝门静脉血液入肝的上行运动。同时，还有保持平衡脏器血液温度的作用。

7.3.7　肝左肺右

岐伯曰："肝生于左，肺藏于右。"现代解剖学证实肝门静脉、肝固有动脉的入肝血液均来自身体的左侧。这些血液进入肝脏后，成为肝脏的组成部分；进入肺脏的肺动脉血液来自右心，位置在身体的右侧。这些血液进入肝脏、肺脏后，成为肝脏、肺脏的组成部分。肝左肺右，意为肝脏内的血液来源于左侧，肺脏内的血液来源于右侧。因此说，肝左肺右是正确的。

7.3.8　肝主疏泄、肝藏血

主要是指肝门静脉血液、肝下行动脉血液进入肝脏及肝上行静脉血液出肝脏的运动过程。在这一运动过程中，肝内必须贮存一定数量的血液，以维护肝的疏泄功能平衡。

7.3.9　肾藏精

"藏"意为收存、收藏，"精"指精华。两肾的重量仅 300g，按每克组织计算，平均血流量比体内其他任何器官都多，但这并不是供应肾脏本身代谢所需要的，而是由于全身血液需经肾脏加工处理以维持内环境的相对恒定。事实上，肾脏从血液中摄取的氧很少，从每 100mL 血液中平均只摄取约 1.7mL 氧，只有动脉和混合静脉血氧含量差的 1/3 左右。比较而言，肾脏上行静脉血液是全身血液的精华。肾小球出球小动脉的血液为全身最纯净的动脉血，肾静脉的血液为全身最纯净的静脉血液，经肾脏滤过后形成的肾静脉血液是精华。所以说，肾藏精。

以肺为中心的血液自然上行、下行运动假说是在哈维的血液循环理论与随后的科学发现相整合的基础上提出的，是一种强调整体的系统论认识。它认为血液自然运动体系的整体功能是各要素在孤立状态下所没有的性质，即整体大于部分之和。各脏器不是孤立存在的，每个脏器都处于一定的位置上，起着特定的作用。这一假说具有整体性、关联性、等级结构性、动态平衡性、时序性等系统的共同特征，能够与中医理论完美整合，同时也证明了中医的科学性。

参考文献

［1］樊代明．整合医学初探［J］．医学争鸣，2012，3（2）：3-12.

［2］罗光乾．黄帝内经［M］．北京：中医古籍出版社，2007：24-25.

［3］［英］威廉·哈维．心血运动论［M］．田洺，译．北京：北京大学出版社，2007：63-97.

［4］湖南医学院．生理学［M］．北京：人民卫生出版社，1979：239-244.

［5］蒋宏岩，蒋术一．肺与血液的自然运动［M］．长春：吉林大学出版社，2012：24.

［6］印会河，张伯讷．中医基础理论［M］．上海：上海科学技术出版社，2006：11-15.

［7］中国医科大学．人体解剖学［M］．北京：人民卫生出版社，1979：255-258.

［8］张培林，王学彦，张雅春，等．自然辩证法概论［M］．北京：科学出版社，2000：206-209.

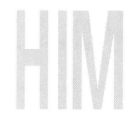

浅谈眼科医生整合医学
临床思维的建立

◎刘　喆，谢国丽，王艳玲

　　当今医学专业划分越来越细，眼科也朝着分类更精细的方向发展，不少大型医院又将眼科分为青光眼、白内障、眼表、眼底等亚临床组。这种细化与细分的确使很多眼科医生在治疗某种眼科疾病的某个病灶上更加及时、准确，提高了工作效率，但也带来了不利的影响。眼科专科医生对患者多关注眼睛这一个器官，却不熟悉全身相关疾病的诊疗，甚至仅关注眼部某一结构。如白内障专家不懂眼底疾病的诊治，忽视了眼科疾病的整体性与系统性，易导致误诊与漏诊。因此，将整合医学理念融入眼科，建立整合医学临床思维，拓宽眼科医生诊疗视野，有利于更好地为患者服务。

1　整合医学临床思维

　　整体整合医学（简称整合医学；holistic integrative medicine，HIM）从人的整体出发，通过整合现有的最先进的医学知识和最有效的临床诊疗经验，去粗取精，去伪存真，用更适合人体全身情况的诊疗方式为患者带来福祉。

　　整合医学临床思维就是在整合医学人体整体论的指导下，在专科细分的基础上注重整体思考，利用临床诊疗实践中的医学知识与经验，对临床资料及信息进行汇总、分析和判断，从庞杂的线索中利用"多元非线性思维"探索主要矛盾，推出新的结论。

　　眼是与全身系统密切相关的感觉器官，眼病的发生发展与全身系统的生理功能有重要关联，全身的生理状态会影响眼部功能。整合眼科学从整体角度来重新认识与理解眼部疾病，加深对眼部疾病的诊断、治疗、预防及病因的研究。因此，突破传统独立片面的临床思维，将各亚学科的技术及学术优势进行整合，从全局出发纠正眼科以往临床实践过程中"单一线性思维"的做法，解决现存的突出矛盾与问题，建立眼科医生整合医学临床思维，是提高眼科诊疗水平的发展方向。将整合医学理念融入眼科，将眼科疾病诊疗与全身系统功能整合在一起进行逻辑思维；建立整合眼科学临床思维，制订个体化整合诊疗方案，是整合医学一次有意义的探索。

2 整合医学临床思维的建立

行医过程中，正确的临床思维是医者的第一要素。从理论—实践—再实践的原则出发，建立整合医学的临床思维，是造就优秀现代临床医生的重要途径。

2.1 学习整合医学理论知识，构建整合医学临床思维

作为临床医生，首先，应积极参加整合医学学术会议，学习理论知识，接受各领域专家的指导，既要细钻深究本专业的知识，也要学习了解相关专业的先进概念与疗法；然后，应多阅读整合医学相关杂志与书籍，充分理解整合医学的内涵，树立系统化、整体化的逻辑思维，将器官病转化为系统病，将系统病转化为整体病。

2.2 提高自身整合诊疗水平，践行整合医学临床思维

首先，将患者看作"人"而非"病"。以患者为主体，不仅要治疗其"病"，更要关心其"人"，以人为本，以病为辅。如对眼缺血综合征的诊疗，眼科医生需要改变思维，用整合医学的观点去看待与治疗患者，关注患者的全身状态，从学科细分的桎梏中解脱出来，建立多器官跨学科诊疗的"整合"理念，从整体上探索疾病的发生与发展。

其次，在疾病治疗上应给患者制订一个具体方案。这个方案不仅仅包括疾病的最优化治疗，还应包括疾病的二级预防、生活方式和心理调节等全程性的指导。重预防也是整合医学理念之一，如缺血性眼病的诊疗，除了对眼部缺血性疾病的诊治外，对高血压、高血脂及糖尿病患者建立长期随访和血糖管理监控体系，可大大降低眼缺血综合征死亡事件的发生，改善患者的生活质量。用整合思维诊治疾病，有利于在临床医疗、科学研究和学术思想方面开阔视野，也使医生对疾病的理解更透彻。

再次，注重患者的心理问题，心身统一。当今社会快速发展的同时也给人们带来多种心理问题。临床实践中遇到医生出色完成白内障手术，患者术后虽然视力恢复良好，但并不满意手术效果，甚至因为眼部不适感而极度影响情绪。这并非手术效果不好，而是患者过于关注眼部异常所致。如果术前、术中及术后医生多关注患者的需求，多与其沟通以缓解心理压力，则事半功倍。作为眼科医生，不仅要解除患者的躯体痛苦，同样也不能忽视患者的心理问题，我们的最终目的是为患者谋取身心健康。

2.3　组建整合医学实践团队，推动整合医学持续发展

一方面，针对疑难病组建整合医学实践诊疗团队，眼科及相关多学科专家联合诊疗，甚至聘请院外或全国的专家会诊，对疾病集中进行系统分析。针对临床病例实际情况，结合本专业临床经验，及时利用多学科先进诊疗技术，共同确诊并制订最佳治疗方案。另一方面，整合医学诊疗团队协作，为患者提供一站式服务，提供最好、最适宜的医疗服务，挽救患者的生命。如眼血管疾病的诊疗，以往仅以眼科医生为主体，现在则是眼科、心内科、神经内科、神经外科、血管外科以及介入放射科等多个工作团队共同完成。突破传统各亚学科各自为政的弊端，将各学科的技术及学术优势进行融合，组建整合医学的实践团队，从而形成一个符合现代眼科整合临床思维理念的诊疗模式，积极推动整合医学持续发展。

3　结　语

从学科发展层面看，无论是医学的哪个学科均需要众多学科共同进行探讨，因此整合、联合、融合是必然趋势，也是科学研究共同体的一种基本规则和发展范式。整合医学涉及医学发展的方向和未来医生的培养标准，是把浩如烟海的现代医学科研成果加以整合，有所取舍地服务患者。运用整合医学的思维去对待患者，以人为本，以病为辅，立足于自己专业，对相关专业的先进概念和疗法做到心知肚明，最终为患者谋取健康。而将整合医学临床思维运用于眼科临床实践中，可将其相关专业新技术加以整合，将疾病的诊疗做到精致，从而成为一名更好的眼科医生。

参考文献

[1] 樊代明 . 整合医学初探 [J] . 医学争鸣，2012，3（2）：3-12.

[2] 杜治政 . 关于医学整合的几点认识 [J] . 医学与哲学（人文社会医学版），2009，30（4）：3-7.

[3] 樊星，杨志平，樊代明 . 整合医学再探 [J] . 医学与哲学（A），2013，34（5）：6-11，27.

[4] 王艳玲 . 建立多学科综合诊疗模式，提高眼缺血综合征诊治水平 [J] . 中华眼底病杂志，2013，29（3）：233-236.

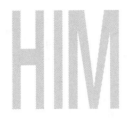

整合医学思维与眼底病诊治发展

◎郭　斌，王　莉，范钦华

眼底病是不可逆盲的首位病因，其患者占到了全部致盲眼病患者的54.7%，严重威胁着人类的健康，影响着患者的生活质量，成为世界卫生组织（WHO）防盲行动中的重点。在眼底病的诊治和研究过程中不断涌现出很多成果，但是单一的方法不能解决问题，目前更重要的是利用何种方法将现有的成果整合起来形成更有力的治病防病手段。10年前，随着循证医学、转化医学的提出与兴起，医学研究的思路迈入一个新的台阶，但同时暴露出其自身难以解决的局限性。近年来，整体整合医学（简称整合医学；holistic integrative medicine，HIM）作为新的理念慢慢进入医学领域，它将包括医学在内的众多领域最先进的知识理论、临床各专科最有效的实践经验分别加以有机整合，以人体全身状况为根本，并根据社会、环境、心理的现状进行修正、调整，使之成为更加有利于人体健康并适合疾病治疗的全新的医学体系。作为一名眼底病医生，在临床实践中，笔者体会到HIM正在引领眼底病研究不断发展，带给我们不一样的疾病诊疗思路。

1　在眼底病的认知与诊疗发展中的整合观念

目前为止，诸如老年性黄斑变性（age-related macular degeneration，AMD）、视网膜中央静脉阻塞等很多眼底病的病因和发病机制尚未被完全阐明，其发病涉及基因、免疫、环境、精神心理因素等多方面，临床表现多样，随着对疾病认识的加深，很多疾病有了新的分类。

以AMD为例，该病在我国发病率逐年升高，10年前，在发达国家位居致盲眼病之首，备受重视。过去该病常被粗略诊断为"视网膜病""黄斑病变"等。传统中医认为AMD的病因包括：年老体衰、肝肾亏损，目失所养；或脾气虚弱，脾失健运，水湿停滞，上泛于目；或脾不统血，血溢络外。随着西医对该病的不断认识和研究发现，其发病率和发展受到家族遗传、吸烟、肥胖、日光照射、血压及抗氧化剂和脂肪摄入的影响，早期临床表现以黄斑部玻璃膜疣增多、视网膜色素上皮（retinal pigment epithelium，RPE）细胞萎缩为主，我们称之为干性 AMD；随着病情发展，视网膜下脉络膜长出新生血管，突破脉络膜视网膜的界限 Bruch 膜，进入视网膜，引起局部水肿、渗液、出血，我们称之为湿性 AMD。后来研究发现长期玻璃膜疣沉积和年龄变化造成 Bruch 膜厚度、超微结构和组织化学发生明显改变。传统中医依靠中药内服调理效果不佳。由于该病发展涉及多层组织、多种细胞共同造成视力下降，西医往往单就某种组织病变进行治疗，收效甚微，甚至产生全身副作用。过去我们常常给 AMD 患者服用维生素、矿物质、神经营养素和中成药等，短期内可能收到一定的改善效果，但总的来讲没有阻止疾病的进一步发展。随着多学科的共同研究发现，通过早期视力保护、均衡的营养、戒烟戒酒、控制血压和血糖、适当运动，晚期采用分子靶向抗血管内皮生长因子药物抑制新生血管生成，可达到良好的治疗效果，因此在发达国家 AMD 致盲率逐年下降，可见眼底病单靠专科诊治很难全面了解疾病的发病机制及病情，达到及时诊断治疗的目的。因此，眼底病需要多学科协作研究及诊治。

2 采用 HIM 思想正确诊断眼底病

传统的中医和西医对于眼底病的诊断往往局限在症状和外在表现上，缺乏对疾病进行深入细致的分类研究。过去我们在基础研究中将眼底病用简单的模型分析，最后得出的结果与临床期望值相差甚远，所以越来越多的基础研究逐渐转化成临床适用的技术和方法。随着其他理化学科的发展，先进的技术被整合到眼科诊断设备中，使人类对于每种眼底疾病的认识和治疗水平达到了前所未有的高度，比如高清晰的影像学设备光学 Enface OCT 和 OCT 血管成像技术、多光谱眼底成像、超广角 FA/ICGA 同步造影系统，不但可以在细胞水平上实时对眼底的细微病变进行判断，还可以在细胞水平上详尽描述病理改变。多焦视网膜电生理、微视野计等设备可以诊断眼底局部组织功能学的变化。采用这些技术目前可以对 90% 以上的眼底疾病进行精细诊断并精确治疗，对早期病变进行干预。例如玻璃体黄斑交界面（vitreomacular interface，VMI）疾病，过去的教科书没有将 VMI 作为系统疾病进行论述，多提及的是不完全玻璃体后脱离、Weiss 环等，近年来随着先进的 OCT 的应用，逐渐认识到 VMI 和很多疾病相关联，国际玻璃体黄斑牵拉研究组织制定了 VMI 疾病的 OCT 解剖分类系统：玻璃体黄斑粘连、玻璃体黄斑牵拉和全层黄斑裂孔，其后还有很多亚型，对不同情况下的患者进行分类研究，选择不同的处理方案，判断哪些需要随访观察，哪些需要手术干预。多种设备和技术的融合以及检查结果的相互印证补充将是眼底病诊断新的发展趋势。同时，综合影像和功能检查技术在各种眼底病诊断中的应用可加深对疾病本质的全面认识。

虽然通过形态学和功能学的指标可以判断大多数疾病的状态，但是动态认识疾病也是非常关键的。例如笔者的老师曾提供了一个病例，该患者 36 岁，男性，1个月前有车祸颅脑外伤史，眼底表现为大致的正常视网膜，颞下方血管弓视网膜前有一直径 5PD 大小的隆起的黄白色病灶。一般来讲这种症状多见于老年人，从周边正常的视网膜找不出任何可能的病因，黄白色病灶一般考虑局部细菌病灶或者陈旧性出血，从眼底表现看不出任何感染的迹象，所以从出血方面入手找病因，最后考虑是车祸造成的间接性眼损伤，后行玻璃体手术，诊断为内界膜下陈旧性出血，治疗结果验证了诊断。从这个病例来看，HIM 强调诊断不单纯依靠仪器检查，更重要的是结合仪器检查进行系统全面的分析。

3 HIM 观念渗透在眼底病治疗的各个环节

当临床医生将患者的眼球"器官化"开展新技术，研究人员针对某种基因和细胞开展新研究时，往往容易忽视疾病的本质。基础医学和临床医学的分离，临床各学科之间的独立，医患之间的不理解和矛盾，医疗和护理的重心偏移，这些在相当程度上成为技术医学时代学科细化的副产品，制约了医学的发展。HIM 要求我们不仅把现在已知的各种生物因素加以整合，而且要将心理因素、社会因素和环境因素加以整合；不仅需要我们将现存与生命相关的各领域中最先进的医学发现加以整合，还要将现存与医疗相关的各专科中最有效的临床经验加以整合，从而构建更全面、更系统、更科学、更符合自然规律，以及更利于维护人体健康、疾病诊治和预防的新的医学知识体系。

3.1 生物治疗与社会心理治疗相结合治疗眼底病

如糖尿病视网膜病变（diabetic retinopathy，DR）是糖尿病微血管病变中最主要的病变，也是糖尿病最严重的并发症之一，严重影响患者的生活质量。DR 患者大多数为中老年人，自身伴有不同程度的恐惧、悲观、失望、无助、抑郁、厌世等心理变化，随着视力的下降或丧失，生活自理能力降低，心理负担加重，病情反复和加重，反复就医疗效仍欠佳，更加重了患者的抑郁、焦虑心理，对糖尿病及并发症的控制和治疗非常不利。有研究表明糖尿病患者抑郁的患病率是健康人的 2 倍，抑郁使患者处于应激状态，升血糖激素升高，加重胰岛素抵抗，抑郁的存在对糖尿病的治疗效果影响显著。因此，对于 DR 患者，我们不仅需要及时诊治，更应重视健康教育及心理疏导。

再如年轻患者常见的中心性浆液性脉络膜视网膜病变（central serous chorioretinopathy，CSC）是指 RPE 水平的"泵功能"不足和屏障功能损害使视网膜感觉层浆液性脱离，是较常见的眼底病变之一。病因不明确，诱因包括情绪紧张、过敏、过度劳累、感染、脉络膜血管通透性异常或妊娠等。1987 年 Yannuzzi首次提出 A 型性格是 CSC 患病危险因素之一，大量研究发现，社会心理因素对本病的发病和预后有很大影响。CSC 患者由于担心失明，常常伴有抑郁、紧张与焦虑，精神压力通过下丘脑－垂体－肾上腺（HPA）轴诱发 CSC 的发生，精神压力能增加 HPA 活性，从而引起糖皮质激素浓度相应增高，收缩脉络膜血管，导致脉络膜血管缺血和血管内皮损伤，血管通透性增加，加重病情，造成恶性循环。本病虽有较大程度的自限性和良好的药物疗效，但有的病例可以延续多年，少数病眼经反复发病后最终可导致中心视力永久性损害。

3.2 医疗与护理整合治疗眼底病

传统医学讲求"三分治七分养"，眼底病治疗就是治疗与护理相结合，没有精细的护理，药物或手术治疗就会大打折扣。我们发现多数患者对眼底病茫然无知，对手术方式、效果、经费过分担忧，加之术后对特殊体位要求难以坚持，出现焦虑、多疑、烦躁、抑郁和孤僻等情绪，甚至放弃治疗，贻误病情。这就需要医护人员主动、热情、细心的讲解和服务，用通俗易懂的语言向患者介绍所患疾病的特点、治疗方案和手术前后注意事项，从而减轻患者的恐惧、忧虑情绪，增加康复的信心，积极主动配合治疗。治疗过程中，不仅要关心眼部病情康复情况，还应关心饮食、睡眠、全身状况及药物不良反应等，并根据病情及时调整治疗方案，以达到更好的治疗效果。老年患者接受手术后，要将血压、血糖严格控制在正常范围内，改善肾功能，以降低术中及术后并发症，利于康复。对于血糖、血压不稳定，以及肾功能障碍的患者，应调整药物用量并请有关科室会诊，及时控制血糖、血压及肾功能，为手术做好准备。因心脏疾病需要服用的抗凝药物和围手术期止血相冲突，所以应权衡利弊，妥当处置。很多玻璃体视网膜手术对术后体位有严格的要求，因为术后体位是手术成功的关键，这在气体或硅油填充眼尤为重要。在手术结束后，医护人员要强调术后体位的重要性。一些老年患者可能因体质或其他疾病很难坚持，在不影响治疗效果的情况下，通过短时间的侧卧位、半坐位等体位或几种体位相互交换来替代长期的面向下位，以使患者顺利地渡过难关。由此可见个体化治疗和护理也是整合医学强调的重点内容。

总之，在眼底病治疗过程中，无论是采用何种先进的治疗方案，还是进行了一次完美的手术，都需要考虑患者的全身状况、社会因素、心理因素等，并且加强术后护理，以达到理想的治疗效果。

4 结 语

樊代明院士强调现代医学亟须整合，整合的结果就是 HIM，就是还器官为患者，还症状为疾病，从检验到临床，从药师到医师，身心并重，医护并重，中西医并重，防治并重。随着科技的发展和人民生活水平的提高，人们对于眼底病治疗效果的期望值也不断提高，以前只要"看得见"，现在要求"看得清"。对于医生来说必须改变传统思维，从学科细化的桎梏中解脱出来，不仅要在临床技能和基础研究方面，而且要用"整合"的观点去诊断和治疗疾病。把疾病的宏观表现与微观的细胞分子改变联系起来，综合基础和临床的研究成果，学会用中西医结合的思路处理临床问题，制订出一套系统有效的"个体化治疗"方案；同时在本专业疾病诊治过程中，更应加强眼底病的预防，因为早期干预往往决定患者最终的视觉质量，因此预防才是眼底病研究最终的发展方向。

参考文献

[1] 许迅，苏莉. 转化医学是眼底病研究的新方向 [J]. 中华眼视光学与视觉科学杂志，2011，13（2）：81-83.

[2] 黎晓新，赵明威. 我国近五年眼底病诊疗技术进展 [J]. 中华眼科杂志，2010，46（10）：900-905.

[3] 许迅，黎晓新. 眼底病研究进展及展望 [J]. 中华眼科杂志，2007，43（3）：281-283.

[4] 樊代明. 整合医学纵论 [J]. 医学争鸣，2014，5（5）：1-13.

[5] Fan DM. Holistic Integrative Medicine [J]. Am J Dig Dis，2014，1（1）：3-33.

[6] 樊代明. 整合医学初探 [J]. 医学争鸣，2012，3（2）：3-12.

[7] 刘晶晶，刘子扬，彭清. 渗出型年龄相关性黄斑变性的抗血管内皮生长因子治疗进展 [J]. 眼科新进展，2015，35（1）：84-88.

[8] 王伟，李寿玲. 年龄相关性黄斑变性的药物治疗进展 [J]. 临床眼科杂志，2014，22（3）：279-282.

[9] 石卫峰，归成，李晓宇，等. 湿性年龄相关性黄斑变性药物治疗进展 [J]. 中国新药杂志，2014，23（18）：2161-2164.

[10] 冯伶俐，吴伯乐. 护理干预对糖尿病视网膜病变患者疾病不确定感及治疗依从性的影响 [J]. 中国现代医生，2014，52（3）：79-81.

[11] 李婷，雷绪，刘小芳. 护理干预对糖尿病视网膜病变患者生活质量的影响 [J]. 当代医学，2013，19（21）：7-9.

[12] 侯宁宁，刘彦，孙金枝，等. 糖尿病视网膜病变合并抑郁状态患者的临床评价 [J]. 中国糖尿病杂志，2014，22（3）：227-229.

[13] 郭玉清. 心理护理干预对糖尿病视网膜病变患者生活质量的影响 [J]. 现代中西医结合杂志，2013，22（5）：547-548.

[14] 于海娟，张天资. 中心性浆液性脉络膜视网膜病变治疗新进展 [J]. 内蒙古民族大学学报（自然科学版），2014，29（4）：470-473.

[15] 李志华，彭晓燕. 中心性浆液性脉络膜视网膜病变的研究现状 [J]. 国外医学：眼科学分册，2004，28（2）：120-123.

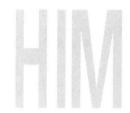

从整合医学视角看牙弓牙槽弓分区

◎张庆福，牛　璐，符国才，聂恒金

20 世纪 60 年代，Branemark 教授提出的骨结合理论奠定了现代口腔种植学的基础。随着种植体设计与表面处理技术的发展完善、临床外科与修复技术的不断改进、新材料新方法的持续创新，口腔种植的成功率和长期效果不断提高，解决了传统修复学长期难以解决的很多问题，其快速发展对口腔医学产生了深刻的影响，彻底改变和丰富了口腔临床多个学科的内涵与观念。临床上长期采用四象限牙弓分区、前后牙分区、美学与非美学区分区方法，进行口腔种植诊疗的设计、描述记录与学术交流，这些分区方法考虑因素相对单一，在满足种植临床需求方面存在不足，有必要对牙弓分区进行思考并提出更适合口腔种植需求的牙弓分区方法。

整体整合医学（简称整合医学；holistic integrative medicine，HIM）作为一种全新的医学体系，理念上强调整体与局部相统一，策略上以患者为中心，实践上主张各种防治手段的有机整合，是认识论，也是方法论，很多临床问题有必要从整合医学视角进行新的认识和分析。笔者从整合医学理念出发，对传统牙弓分区方法进行分析思考，将口腔种植的临床需求与牙弓分区考量因素有机融合，提出了将牙弓牙槽弓分为弓顶区、左右弓肩区和左右弓体区的新分区方法。

1　传统牙弓分区方法

1.1　四象限分区

咬合平面水平线与通过牙列正中的垂直线将牙弓分为右上、左上、左下、右下四个区域，该方法只考虑了牙弓的分区，对不同区域牙齿解剖生理功能与生物力学差异、牙槽骨颌骨解剖结构与形态上的不同缺少考虑，主要方便临床进行牙位的描述与记录。

1.2 前后牙分区

以口角为界，把牙分为前牙和后牙，前牙包括切牙和尖牙，后牙包括前磨牙和磨牙。这种分区方法常用于临床描述和交流，口腔种植则分别称为前牙种植或后牙种植。该分区同样缺少对不同区域牙弓生物力学特点、牙槽骨颌骨解剖差异的关注。

1.3 美学与非美学分区

牙弓不同区域牙齿存在生理功能差异，对美观影响程度不同，前牙位居口腔暴露部位，形态不良、色泽不佳、缺损或缺失等均会不同程度地影响美观，口腔各专业临床工作都需要考虑牙齿治疗的美观效果，后牙暴露不明显，美观影响小。考虑到牙齿对美观的影响程度不同，临床种植常区分为美学区种植与非美学区种植，美学区种植主要指前牙种植。这种分区对不同区域牙齿美学重要程度的差异反映不够。

1.4 Bedrossian 分区

Bedrossian 在无牙上颌颧骨种植修复中，将上颌骨分为前颌骨区（1 区）、前磨牙区（2 区）、磨牙区（3 区），据此分区 Aparicio 等制定了颧骨种植体植入指南。该分区仅适用于无牙上颌颧骨种植治疗，不具有普遍的适用性。

1.5 从整合医学视角看传统分区

整合医学强调局部与整体的统一、多因素多手段的融合、理论与实践的有机结合。从整合医学角度来看，传统牙弓分区或者只看牙齿不考虑牙槽骨，缺少局部与整体的统一；或者只看功能位置不考虑生物力学与牙槽骨的差异，缺少多因素的融合；或者忽略临床实际需求，缺少与种植临床实践的密切结合。牙弓新分区的提出应以整合医学为指导、实践需求为出发点，将局部与整体统一，多种考量因素相融合。

2 口腔种植对牙弓分区的需求

口腔种植是利用在牙槽弓适当位点植入的种植体为义齿提供固位、支持和稳定的牙列缺损缺失修复技术。得益于骨结合理论的坚实支持，现代种植诊疗原则的保障与多种新技术、新方法、新材料的强力支撑，现代口腔种植学发展迅猛，口腔种植诊疗技术的应用日益普及，已经成为牙列缺损缺失首选的常规修复治疗手段。

通过外科手术在合适的位点向牙槽骨、颌骨或邻近骨骼植入种植体并获得理想的骨结合是口腔种植修复诊疗技术的关键，不同部位牙槽骨与对应的作为基骨的颌骨在解剖结构上存在区域性差异，牙槽弓不同区域种植体植入可能面临不同的问题，合理的分区既能反映牙槽弓解剖结构的区域性差异，也对不同区域手术方案的选择有提示作用；全牙列种植涉及的生物力学问题复杂，包括种植体数量选择、植入位点分布及修复体的合理设计等，科学的分区能使种植体数量及其在牙槽弓上植入位点的选择更为方便；多年来一直采用牙位法、前后牙分区、美学分区方法进行口腔种植的临床描述、记录与学术交流，对口腔种植的发展起到了积极作用，但这些分区方法在交流方面能提示的信息不够全面，需要与时俱进地推出更适合口腔种植学临床与学术交流的牙弓牙槽弓新分区方法。

3 牙弓牙槽弓新分区的提出

3.1 新分区考量因素

生长在牙槽骨中的牙齿按照一定顺序、方向和位置排列成弓形，称为牙弓或牙列，上下颌分别称为上牙弓和下牙弓，与牙弓相对应，牙槽骨形态也呈弓形，为牙槽弓。新牙弓牙槽弓分区方法以牙位为参考基准，牙弓分区与牙槽弓分区应当一致；牙弓分区要能体现不同区域牙齿的生理功能特点，包括美学影响方面的差异程度；牙槽弓分区应能体现牙槽骨、颌骨解剖结构鲜明的区域性差异，能提示不同区域种植体植入可能遇到的不同问题和不同的解决方案；新分区应能体现牙列不同区域的生物力学特点，在生物力学分析结果与临床实践间起到纽带作用；新的牙弓牙槽弓分区方法应方便临床描述、记录与学术交流。

3.2 新分区方法

遵循整合医学局部与整体统一、多因素多手段融合、理论与实践统一的理念，新分区既考虑牙齿解剖特点，更考虑牙槽骨颌骨的区域性解剖差异；既考虑牙齿生理美学功能，更考虑牙弓的生物力学特点；同时综合考虑口腔种植的临床实践需求。牙弓牙槽弓新分区方法：将牙弓分为弓顶区、弓肩区和弓体区，其中弓顶区为切牙对应的牙列区域，弓肩区为尖牙与前磨牙对应的牙列区域，弓体区为双侧磨牙对应的牙列区域，其中弓肩区和弓体区又分为左右弓肩区和左右弓体区，牙槽弓分区与牙弓分区相对应。

3.3 新分区特点

口腔种植利用植入到牙槽骨颌骨内的种植体实现牙列缺损缺失的修复，是需要将牙槽骨颌骨与牙列修复密切联系的临床学科，新分区方法充分考虑口腔种植的这一特点，将牙弓分区与牙槽弓分区联系并对应起来，体现了口腔种植的临床实际需求。

口腔种植骨量问题的反映：牙槽骨颌骨的体量与质量问题是临床进行种植体植入首先要考虑的问题，不同区域牙槽骨颌骨在形态结构上存在不同，新分区方法使这种差异以分区的方式得到反映，不同区域骨量不足解决方案的选择问题也能通过分区得到体现。上颌弓顶区牙槽骨上连颌骨鼻底，在垂直骨量上一般能满足种植体植入需求，唇舌向骨量不足往往可能成为障碍，局部牙槽骨颌骨无特殊的解剖结构，种植相对安全，骨量不足问题主要依靠引导骨再生、自体骨移植等骨增量技术解决；上颌弓肩区牙槽骨上接颌骨尖牙嵴，为上颌骨重要的支柱部位，种植体植入的垂直骨量不足问题少见，颊侧骨缺损多见，同样无重要的解剖结构，该区一般通过引导骨再生技术即能解决骨量不足问题；上颌弓体区牙槽骨上连颌骨上颌窦底，由于上颌窦的存在，该区种植体植入时垂直向骨量不足较为常见，上颌窦底提升是常用的解决方案，而种植体倾斜植入的规避性技术如颧骨种植体植入、上颌结节种植体植入等也是可选择的解决方案。下颌弓顶区牙槽骨颌骨一般没有重要的解剖结构，该区牙齿美学要求比上颌同区要低，种植骨量不足以唇舌向宽度不足更常见，一般依靠引导骨再生可以解决；下颌弓肩区由于颏神经的存在，在考虑骨高度时要避免损伤颏神经；下颌弓体区受下牙槽神经管限制，骨高度不足问题常见，局部骨增量或避开颏神经向前的种植体倾斜植入常用来解决该问题。

口腔种植生物力学的体现：牙列呈弓形排列，功能状态下牙弓不同区域牙齿、牙槽骨的生物力学反应存在差异，在进行种植时需要充分考虑种植体、修复体与牙槽骨的生物力学问题，在全牙列种植固定义齿修复中尤其需要重视，种植体数目、位置与修复体咬合力的传导密切相关，研究表明全牙列种植固定修复要求有基本的种植体数量、植入位点应对称分散分布、修复体悬臂控制在合适的长度。将种植体分散分布于弓顶区、左右弓肩区和左右弓体区，便能达到生物力学分析与临床应用对种植体位置的要求，从而有望使全牙列种植固定修复取得较理想的生物力学效果。

口腔种植美学问题的考量：客观上美学区是指大笑时暴露的牙弓区域，包括牙齿、牙龈及邻近的软硬组织或牙修复体及其周围的组织结构，人种与个体间差异较大。主观上来说，患者认为具有美学重要性的区域均属于美学区，受个体主观认识与要求影响明显。美学区范围包括切牙、尖牙、前磨牙甚至磨牙不等，不同牙位的美学重要性不同，新牙弓分区一定程度上能体现不同牙位美学重要性差异，上颌弓顶区牙齿需要充分重视其美学重要性，上颌弓肩区牙齿要重视其对美学的影响，上颌弓体区牙齿一般不对美观产生大的影响。

口腔种植交流的便利性：将牙弓牙槽弓分为弓顶区、左右弓肩区和左右弓体区，在临床工作和学术交流中，就可以将牙列缺损缺失在相应区域的种植分别描述为弓顶区种植、弓肩区种植和弓体区种植，这种分区描述能在骨质骨量条件、可能遇到的种植骨量问题、解决方案选择、植入位点的确定、生物力学需求、美学考虑等多方面提供丰富的信息，方便临床与学术交流。

3.4 潜在应用价值

从整合医学角度来看，传统牙弓分区方法存在局限性；以整合医学理念为指导，从口腔种植实践需求出发，将局部与整体统一，融合多种考量因素提出的牙弓牙槽弓新分区方法，在牙周、正畸、修复、牙槽外科等涉及牙列和牙槽骨两方面诊疗的口腔临床专业，均具有潜在的应用价值，值得进行广泛深入的探讨。

4　结　语

　　整合医学强调局部与整体相统一，注重多因素、多手段的融合贯通，为解决临床医学问题提供了全新的理念。本文从整合医学视角结合口腔种植新需求，对传统牙弓分区方法进行了新的分析思考，提出的新分区方法综合考虑了骨量、生物力学、生理功能等种植相关因素，同时方便临床与学术方面的信息交流，值得对其潜在应用价值进行更深入细致的研究。

参考文献

［1］徐欣. 当代口腔种植修复技术新进展［J］. 口腔医学，2015，35（4）：241-244.

［2］林野. 当代口腔种植学的进展及其临床意义［J］. 口腔颌面外科杂志，2006，16（4）：285-290.

［3］宿玉成. 口腔种植外科与种植修复方案设计［M］//宿玉成. 口腔种植学. 2版. 北京：人民卫生出版社，2014：169-240.

［4］樊代明. 整合医学理论与实践［M］. 西安：世界图书出版西安有限公司，2006.

［5］王美青，何三纲. 口腔解剖生理学［M］. 7版. 北京：人民卫生出版社，2013：8-16.

［6］宿玉成. 美学种植的原则与风险［M］//刘宝林，林野，李德华. 口腔种植学. 北京：人民卫生出版社，2011：184-206.

［7］Bedrossian E. Rehabilitation of the edentulous maxilla with the zygoma concept：a 7-year prospective study［J］. Int J OralMaxillofac Implant，2010，25（6）：1213-1221.

［8］Aparicio C，Manresa C，Francisco K，et al. Zygomatic implants：indications，techniques and outcomes，and the zygomatic success code［J］. Priodonto，2000，2014，66（1）：41-58.

［9］邓春富，张馨文. 浅谈前牙美学区种植术式的选择与思考［J］. 口腔颌面外科杂志，2015，25（6）：393-399.

［10］Pjeturson BE，Rast C，Bragger U，et al. Maxillary sinus floor elevation using the（transalveolar）osteotome technique with or without grafting material Part I：implant survival and patients' perception［J］. Clin Oral Implants Res，2009，20（7）：667-676.

［11］Atieh MA，Alsabeeha NH，Tawse-Smith A，et al. Piezoelectric surgery *vs* rotary instruments for lateral maxillary sinus floor elevation：a systematic review and meta-analysis of intra-and postoperative complications［J］. Int J Oral Maxillofac Implants，2015，30（6）：1262-1271.

［12］高绮曼，郑凌艳，钱文涛. 上颌后牙区骨量不足种植修复的研究进展［J］. 口腔材料器械杂志，2017，26（1）：39-43.

［13］David SP，Regino ZA，María PD，et al. The all-on-four treatment concept：Systematic review［J］. J Clin Exp Dent，2017，9（3）：474-488.

［14］李恺，辛海涛，赵艳芳，等. 种植体数目与分布对下颌种植覆盖义齿骨组织应力变化的影响［J］. 临床口腔医学杂志，2013，29（11）：643-645.

［15］Sagat G，Yalcin S，Guhekin BA，et al. Influence of arch shape and implant position on stress distribution around implants supporting fixed full-arch prosthesis in edentulous maxilla［J］. Implant Dent，2010，19（6）：498-508.

[16] Liu J, Pan SX, Dong J, et al. Influence of implant number on the biomechanical behavior of mandibular implant – retained/supported over dentures: A three – dimensional finite element analysis [J]. J Dentistry, 2013, 41 (2): 241 – 249.

[17] David DM, Zarb GA. Studies on frameworks for osseointegrated prostheses: Part1. The effect of varying the number of supporting abutment [J]. Int J oral Maxillofac Implant, 1998, 3 (3): 197 – 201.

[18] 苏峰梅, 张晓真, 赵毅, 等. 上颌无牙颌种植固定修复中种植体位置对应力分布的影响 [J]. 中华老年口腔医学杂志, 2016, 14 (2): 104 – 108.

[19] Correa S, Ivancik J, Isaza JF, et al. Evaluatin of the structural behavior of three and four implant-supported fixed prosthetic restorations by finite element analysis [J]. J Prosthodont Res, 2012, 56 (2): 110 – 119.

[20] 陈晨, 孙颖. 牙周生物型对前牙美学区口腔治疗影响的研究进展 [J]. 口腔医学, 2016, 36 (3): 257 – 261.

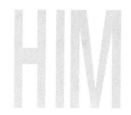

从医护配合不良现象谈整合型医护模式的构建

◎谢巧丽，杨力军

自 20 世纪末以来，揭示生物、心理、社会因素在人的健康、疾病发生发展中的作用以及三者之间的内在联系，已成为医学研究的重要内容。而在医学实践中必须"以人为本"，即必须以维护人的生命和健康为本，以解除人的病痛为本。因此，只有从事医学工作的医护人员的共同努力，才能实现这一目标。在这一过程中，医护配合、资源整合就是一个重要方面。虽然有三分治疗七分护理之说，但高质量的诊疗离不开医护之间的密切配合和资源整合。如果医护配合不好，资源整合不佳，一方面会导致同事之间生出嫌隙，严重时还可能造成医疗事故。因此，本文在分析医疗过程中医护配合不良现象的基础上，试图从整体整合医学（简称整合医学；holistic integrative medicine，HIM）视角谈谈如何构建整合型的医护模式，为 HIM 发展提供新的思路。

1 医疗过程中医护配合不良的常见现象

1.1 医疗文书记载不统一

常见于临床工作中医生与护理整合不好、出现脱节，导致医疗文书记载不统一，特别是对一些危重患者的处理，病历与护理记录很容易出现差异，如病情变化的时间点、患者的主要体征变化、各级医师的查房时间及所开具的医嘱等，有时在患者的一般生命体征记录上都会出现偏差，如呼吸、心率、脉搏及血压，甚至同一个患者同一时间脉搏频率高于心率。在发生医疗纠纷时医疗文书是具有法律效应的主要依据之一，医护记载不统一直接会导致患者及家属对治疗过程中是否有舞弊现象产生怀疑，使得本来按医疗常规的治疗变为可能存在违反治疗原则的隐患，更不利于法律相关部门的采纳。

1.2 医嘱的正确执行出现偏差

1.2.1 医生开具医嘱的时间与护士执行的时间相差过长

医嘱必须是本院具备注册执业医师的医生下达，长期医嘱有效时间为 24h 以上，临时医嘱 12h 以内，临时医嘱一般在 15min 内执行，如果医护配合不良，医护之间缺乏沟通，就容易导致护士执行医嘱时间滞后过长，特别对于危重患者，可能导致治疗不及时，出现严重的医疗事故。

1.2.2 医嘱书写不规范

书写的医嘱本分白班与夜班两种，白班要求用蓝色墨水，夜班用红色墨水，要求用汉字、拉丁文或英文书写，字迹要清晰工整。如果医生没有按规范开具医嘱，就有可能导致护士执行医嘱困难，甚至出现差错，有时可能导致严重的医疗事故。当然，随着电子医嘱的普及，这种情况会越来越少。

1.2.3 口头医嘱后漏记

按照规定，在危重患者的抢救中，为争分夺秒可以下达口头医嘱，抢救结束后 6h 内，医生应及时补记所下达的口头医嘱。但有些医生在下达完口头医嘱后忘记补记，护士又没有及时与医生交流沟通，使得治疗与医疗文书记载不一致，一旦追究责任，就有可能导致医疗纠纷的发生。

1.3 医护之间缺乏信任

传统的观点认为，医护之间就是主与从的关系，医生开具医嘱，护士被动执行医嘱，医生在医疗过程中起主导作用，甚至有些医生看不起护士，认为护士就是打针、发药，对护士随意指使，使得护士对医生依赖性较强甚至逆反心理，造成医护关系不和谐。有些护士对医生的医嘱有疑义，但又担心医生嘲笑自己作为护士参与治疗的调整，没有和医生沟通，导致错误的治疗，耽误病情引起纠纷，最终使得医护之间缺乏信任。

2 从 HIM 角度看医护配合的重要性

近些年来，樊代明院士大力倡导和推行的 HIM 在医疗实践过程中已经产生出有目共睹的巨大影响，临床上诊疗与护理的整合能让患者受益最大化，显示出了明显的效果。这种整合的基础是客观存在的整体化趋势，而不是人主观意志的强行合并与重组。临床上医护密切协作必须始终贯彻整合观，更离不开 HIM 理念的指导。在医疗过程中，只有实行医护配合，共同熟悉和掌握患者信息，才能保障医疗过程的正确实施。医护人员首先要以患者不同疾病的诊疗流程作为基础，参考各专业的最新版诊断治疗指南进行规范化治疗，医护之间、各专业之间加强合作，通过多学科诊疗模式（multi disciplinary team，MDT）团队协作，整合优势资源，共同帮助患者战胜疾病。

2.1　只有共同评估患者的疾病程度，才能快速进入工作状态

自患者入院时起，主管医生和责任护士可共同参与患者的评估，不同科室可根据本科室疾病的特点，制订制式评分表，医护按制式评分表选项打勾评价患者的危重程度，全面掌握患者的病情，这样医生和护士能在第一时间内进入患者诊疗模式。其后，医生根据患者的病情和检查结果书写入院病历，护士根据患者诊断填报入院记录（包括入院时间、诊断、家族史、既往疾病史、用药史、医嘱、护理级别、病情变化及预后等）。医护之间密切配合，为患者个体化、精准化优选出最佳的治疗方案，这种医护整合诊疗模式既节约了时间，又提高了效率。

2.2　只有开展医护整合查房制度，才能提高诊治护理水平

医护整合查房的主要目的是及时掌握患者的病情变化，根据病情变化调整治疗方案，或安排患者做进一步的检查及嘱咐注意事项。要求每日早、晚各一次，查房结束后，需及时把查房信息汇总并上报上级医生及护士长，征求意见并修改调整后的治疗方案和护理方式，这样就可以很好地对比自己与上级医护处理方案的不同，从中尽快发现自己的不足，不断提高自己的诊治护理经验。

2.3　只有加强医护整合能力建设，才能取得最佳救治效果

患者从来院就医开始，贯穿住院治疗全过程，包括出院后的康复过程，均少不了医护双方的相互配合。在诊疗过程中，医护人员需根据患者的疾病种类、身体状态、基础疾病等共同制订治疗方案和护理方式。医生在向患者及其家属交代病情和手术方式时，需告知手术治疗的必要性、不同术式的优缺点、手术风险及注意事项。护理人员需访视患者，并向患者及家属进行术前宣教；了解患者的一般情况，包括年龄、术前准备情况、查看各项检查及既往史；向患者及家属介绍麻醉方法、手术方法、手术体位及手术目的；做好患者的心理护理，消除其恐慌情绪；了解其有无肢体活动障碍，以便患者更好地配合手术。术后医护继续密切配合，由医生主导负责患者治疗计划的制订和护理监督，护士则负责具体的护理操作和后期的康复指导。需要强调的是，医生和护士只是分工不同，没有高低之别，只有医生的正确诊断配合护士的优质护理才是取得最佳治疗效果的保证。

3　如何构建整合型医护模式

在患者的整个诊疗过程中，科室领导要重视医护之间的配合，充分认识到整合医护关系的意义、制订具体实施的办法等，如可以制订与之相应的制度，指派科室副主任具体负责，在医护搭配、排班方式、灵活机动等方面体现出来，科室也可以组织医护整合的培训，使下级医生也充分认识到医护配合的重要性以及与护士配合的方法。

3.1　建立医护共同查房制度

现在新建的病房每个门前都有电子信息牌，上面都标注主管医生和责任护士

的姓名，当然，对于老病房，可在每个病房的门上都悬挂一个小卡片，注明相关信息。当新患者入院时，患者就已经了解到自己的主管医生和责任护士，查房可以由医护配合共同完成，这样可以使得医生和护士同时了解患者的病情，共同书写医疗文书，使得医生的诊疗过程和护士的护理过程既有区别又有联系，既有分工又有合作。同时，护士参与查房可以获得更多的理论知识、临床经验及医生的治疗计划，充实了自己的知识，而医生也可以从护士的护理评估中充实自己的诊断依据。这样，医护关系将变得融洽，有助于医护共同提高和新型医护关系的建立。

3.2　医护共同对患者实施心理疏导

患者在得知自己患了重病，特别是肿瘤患者，往往会有悲观、失望及恐惧等情绪，而患者的心理状态对疾病的治疗效果有很大的影响，所以要求对患者的心理状况与情感进行全方位的了解，医患沟通就显得尤为重要。此时责任护士起主导作用，主管医生辅助，共同做好患者的思想工作，使患者充分意识到配合治疗的重要性，并且多讲讲相关病例的治疗过程及疗效，使患者树立起战胜疾病的信心。

3.3　建立医护跟踪服务平台，共同为患者提供后续服务

HIM 可以依托新技术，发展医疗咨询、教育培训、科研合作及医院间协作等平台，实现区域医疗协同的新型电子医学应用体系，如将医疗和护理服务从医院延伸到社区，甚至家庭，使患者在出院后能得到动态系统及人性化的医疗咨询和护理建议，避免因治疗不连续而导致疗效降低。具体可以通过上门家访、病友联谊会的模式，也可通过建立各种互联网服务平台（如微信、QQ 等），加强医患间、病友间的交流沟通，真正使医护人员和患者及其家属、患者和患者之间紧密相连，共同促进患者恢复，增加其战胜疾病的自信心，并且更好地帮助患者改善生活质量。同时，整合医护模式通过心理干预鼓励患者更多地参与社交活动，培养兴趣，消除负面情绪，积极配合疾病的治疗。

4　结　语

樊代明院士强调现代医学亟须整合，整合的结果就是 HIM，就是"还器官为患者，还症状为疾病，从检验到临床，从药师到医师，身心并重，医护并重，中西医并重，防治并重"，是将各领域最先进的知识理论和临床各专科最有效的实践经验分别加以有机整合，以人体全身状况为根本，进行修正、调整，使之成为更加符合、更加适合人体健康和疾病治疗的新的医学体系。

HIM 理念是一种不仅要看病、更要看病人的方法论，在临床不断的实践和探索中去粗取精、去伪存真，把知识和共识转化为经验，反复实践，通过实践出真知，最后形成整体整合医学。医护配合、协作也是整合医学的一部分，是平时工作中非常重要的环节。医护人员的默契配合决定着医疗工作的顺利进行。要提高

医疗和护理水平，必须将医疗及护理工作有机整合，才能培养出具有整合思维的优秀医生和护理人员。因此，要积极转变思维，大力推进实践，以医生、护理人员和患者彼此信任，共同商讨医护方式和治疗方案的大整合观，真正达到采用高质量的诊疗和护理帮助患者消除病痛的目的。

参考文献

[1] 陈晓燕，刘晖，龙艺，等. 基础医学教育与人文知识渗透 [J]. 基础医学教育，2020，22（2）：160 – 163.

[2] 樊代明. 医学与科学 [J]. 医学争鸣，2015，6（2）：1 – 19.

[3] 樊代明. 再论医学与科学 [J]. 医学争鸣，2015，6（6）：1 – 16.

[4] 王琼，来明智，郑文南. 医嘱的正确书写 [J]. 中华医学写作杂志，1995，2（4）：36 – 37.

[5] 洪碧英. 急诊科口头医嘱执行中的风险因素分析与对策 [J]. 基层医学论坛，2017，21（15）：2007 – 2008.

[6] 郭娇，丁丽芬. 谈医生与护士综合护理的配合机制 [J]. 世界最新医学信息文摘，2014，14（22）：241.

[7] 樊代明. 整合医学纵论 [J]. 医学争鸣，2014，5（5）：1 – 13.

[8] 樊代明. 整合医学的内涵及外延 [J]. 医学与哲学（A），2017，38（1）：7 – 13.

[9] 樊代明. 历史长河中的医学发展（一）——医学文化的传承 [J]. 医学争鸣，2019，10（3）：1 – 9.

[10] 杜治政. 关于医学整合的几点认识 [J]. 医学与哲学（人文社会医学版），2009，30（7）：3 – 7.

[11] 尹跃华，陆宇晗，李明，等. 医护联合查房对提高护士业务素质的探讨 [J]. 中华医学教育杂志，2002，6：52 – 53.

[12] 张新庆. 论医护合作 [J]. 昆明理工大学学报（社会科学版），2013，13（4）：1 – 5.

[13] 陈新云，程宏. 整体护理中的医护配合 [J]. 临床医药实践，2006，15（3）：229 – 232.

[14] 湛惠萍，李燕燕，陈倩虹. 癌症患者家属的健康状况及心理干预调查 [J]. 现代医药卫生，2015，31（5）：685 – 687.

[15] 张文娟，郝艳华，吴群红，等. 我国医患关系紧张的原因及对策 [J]. 医学与社会，2014，27（4）：44 – 46.

[16] 李勇，修燕，王萌，等. 联网互动整合医学体系的初步实践与思考 [J]. 中国医院，2015，5：51 – 53.

[17] 陈建楠，徐国君，郭慧芳，等. 护理干预对胶质瘤术后放疗患者生活质量、焦虑、抑郁和癌因性疲乏的影响 [J]. 中国医科大学学报，2016，45（12）：1139 – 1142.

[18] 杨志平，刘运芳，樊代明. 整合医学实践的本质及要素 [J]. 医学研究杂志，2017，46（7）：6 – 8.

[19] 樊代明. 整合医学初探 [J]. 医学争鸣，2012，3（2）：3 – 12.

[20] 樊星，杨志平，樊代明. 整合医学再探 [J]. 医学与哲学（A），2013，34（5）：6 – 11，27.

[21] 刘运芳，杨志平，樊代明. 从屠呦呦获得诺贝尔生理学或医学奖谈整合医学 [J]. 中医杂志，2016，57（14）：1171 – 1176.

[22] 赵美娟. 医学，从哪里来到哪里去? ——关于医学的本质与特点再认识 [J]. 中国研究型医院，2016，3（4）：32 - 33.

[23] 赵美娟. 从哲学视角看：整合医学之"整合"意味着什么 [J]. 中国医学伦理学，2017，6（6）：670 - 674.

[24] 赵保民. 临床医生与整合医学——浅谈对整合医学的认识 [J]. 医学争鸣，2013，4（2）：35 - 38.

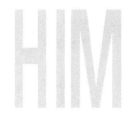

整合医学发展应始于急诊和重症医学

◎李丽君，高彦霞，陈尔秀

医疗改革是世界性难题。就学科建设所涉及的医学整合，存在分歧也是必然。人类几千年来不断进行医疗体系及医疗技术的改进，其目的有利于疾病的诊治。就学科建设而言，选择性学科整合，选择性细分学科，或许才是明智的选择。

1 以某症状为主诉的患者多数患有 2 种以上疾病

每天有这样一些患者滞留急诊科或门诊：

晚 8 时许，急诊科来了一位气短、严重浮肿的患者。患者因"反复咳嗽 8 个月，加重伴气短、浮肿 2 周"从陕北某县医院以支气管炎治疗无效转诊西安，同时患有高血压、糖尿病。在某大医院呼吸内科因非呼吸疾病而转心内科，心内科住院 3d 即因无心脏疾病出院。患者出院后辗转 1d，症状明显加重而急诊就诊，最后确诊结核性心包炎、胸膜炎。3 个月后随访，浮肿消退，咳嗽气短等不适消失。

74 岁男性患者，在当地县医院以肾炎治疗无效，浮肿加重伴呼吸困难、尿蛋白阴性，转上级医院肾内科诊治。患者在某三甲医院门诊辗转各科至下午 5 时许，症状加重急诊科就诊，留观并行相关检查等，确诊为心脏肿瘤伴心包积液。

32 岁女性患者，因消化道大出血并凝血异常、血小板严重减少急诊就诊并滞留急诊科。在急诊 ICU 和留观室经过近 30d 的抢救，输血达 5 000mL，消化道出血停止，病情稳定。相关科室积极配合，3 次行床旁胃镜检查，2 次骨髓检查，最后确诊胃癌并骨髓转移。一直滞留在急诊科的原因是消化道大出血，非血液科治疗范围；而血小板及凝血异常、骨髓异常，也不适合在消化专科治疗。

76 岁女性患者，以右侧肢体无力、言语不清，同时心电图显示心肌缺血、快速房颤，血糖 22mmol/L，尿酮体阳性。患者疾病涉及神经内科、心内科及内分泌科。应住哪个科？

40 岁男性患者，3d 内频繁发作性上腹痛，分别在 3 家三甲医院门诊 3 次、急诊 2 次就诊。第 5 次门诊医生予布洛芬止痛，服后不到 12h，患者再次以胸痛急诊就诊，到医院后症状缓解，笔者发现心电图前壁导联有不易察觉的轻微 ST 段抬高，应考虑急性冠脉综合征并启动绿色通道，直接进导管室，前降支冠脉 90% 堵塞。在前 5 次门诊中，只有 2 家医院做了心电图。

一位脑出血 50mL 的急诊患者，伴有高血压，血肌酐 1 050μmol/L，神经外科建议透析后手术，而肾内科建议外科手术后透析。患者应先到哪个科治疗？

我们分析 2011—2012 年急诊科住院患者共 2 865 人，其中患 2 种疾病以上者占 77%，患 3 种疾病以上者占 55%，最多者 1 人竟然患有 14 种疾病。这些患者应该在哪个专科诊疗？谁更应该关注这些疾病？他们滞留急诊科不止 72h，也并非专科病房无床。院规要求急诊科留观患者不超过 72h，问题是 72h 后患多系统疾病的患者又该转诊至哪个专科？

我们感叹，那位腹痛患者如果能遇到一位心脏专科医生就好了，但现实是，患者何以晓得"肚子痛"时就诊心脏科？而那位消化道出血的年轻患者，胃癌并消化道大出血，消化内科救治更专业，不幸的是，她合并血液系统异常。医学误诊不可避免，即便是三甲医院心脏专科也可能误诊心包炎，但是医生仅依靠心脏 B 超及心电图、胸片，缺乏全面分析，难辞其咎。那位急性脑卒中不幸又合并冠心病快速房颤、血糖明显增高的患者，单科治疗有局限。我们可以责备误诊的门诊医生，上腹痛的鉴别诊断就应考虑心绞痛，但不可否认，分科太细、过早固定专业导致医生知识面窄，出现误诊。医学尤其是临床医学实践性很强，医生每天仅关注一个系统或器官，何以有宽的思维？思维决定成败。过细的专科缺乏整体观念和思维，比如脓毒血症的炎症反应能快速转变为全身脏器损害，而心功能不全可以影响到肺、肾、肝、脑等脏器。许多疾病不仅仅局限于单一器官，可能涉及全身各个系统并相互影响。这里，英文词"holistic medicine"中文翻译为"整体医学"，似乎较妥帖。由于过细的专科导致临床会诊量明显增加，然而对于疑难杂症，很多医生，特别是年轻医生的会诊质量并不高。

2 环境、疾病、医疗技术已经改变，但医学模式一如既往

近 30 年来，全球气候更恶劣和复杂。迅速发展的经济给中国人的生活水平和身心健康带来极大的改变。伴随着气候环境和生活水平的变化，疾病数量和类型也发生了改变。与 30 年前比较，"人活 70 古来稀"已经是历史，70 岁以上的老龄患者明显增加、病情更严重、并发症更多，几乎全身重要脏器都有并发症，心脑血管病明显增加且年轻化。

同样，近 30 年来，医疗技能发展快速。超声影像、CT 更新换代；从裸体支架到涂药支架到生物可吸收支架；从单一抗栓药到多种抗栓药；头孢菌素类已经出现了几十种。医疗技术的发展同时也带来新的疾病，如耐药细菌增加、抗栓药致

大出血、支架内血栓等。随着交通运输业的快速发展，交通事故所造成的复合伤明显增加。这些新伤是医疗改革面临的新课题，是学科建设必须面对的课题。

诚然，我们需要专科，精细的专科给现代医学带来了进步，对疾病的认识更精细，治疗更有的放矢，曾经的不治之症如今已经可被治愈。就循环系统而言，公元前 384～322 年古希腊著名学者亚里士多德（Aristotle）被誉为仅次于神的权威，他提出人体的血管内充满着空气。历经 2 000 多年，现代人们发现了心肌细胞超微结构及心肌干细胞等，未来心肌细胞再生指日可待。人类仍然需要发展新的专科，正如认识到儿童不是缩小的成人而设小儿专科甚至小儿外科专科。老年人的病理生理与青壮年人群差异较大。据统计，我国老年人近半数患有慢性疾病，患 3 种以上疾病者约占 50%。以专科为主的医疗体系更关注单个疾病。但以单器官为中心的单病种诊疗模式已不能适应我国快速增加的老年患者群体。因此，国内有专家建议，患有 1～2 种疾病的老年人看专科，患有 3 种以上疾病伴老年综合征、多器官衰竭的高龄老人应该到老年病专科就诊。

生态环境、疾病类型、医疗技术都在改变，然而临床医学模式却一如既往，只有越分越细的专科，没有与时俱进、适应变化的医学新模式。显然，当今的学科分类有弊端。时代要求有适当的医学整合新模式。科学的整合指相邻乃至相距甚远的学科之间相互交叉、相互渗透、相互融合，从而打破原有学科之间的界限，形成许多边缘性、综合性的学科，使原来几乎彼此毫不相干的各门科学连接成为科学知识的有机体。整体整合医学（简称整合医学）就是将医学各领域最先进的知识理论和临床各专科最有效的实践经验分别加以有机整合，并根据社会、环境、心理的现实进行修正、调整，使之成为更加符合、更加适合人体健康和疾病诊治的新的医学体系。

随着时代的变迁，许多国家的急诊科患者拥挤并滞留，我国一线及二线城市医疗机构的急诊科也不例外。这些急诊患者大多数以某一症状就诊而非以某病就诊，可供分析的资料少、病情紧急，要迅速得出正确的诊断，对医生是极大的挑战。比如胸痛，既有危及生命的心血管、呼吸、消化系统疾病如心肌梗死、主动脉夹层、心包填塞、肺动脉栓塞、张力性气胸、食道黏膜撕裂，也有不危及生命的疾病如带状疱疹、反流性食管炎、胆石症、胃炎、肋间神经痛、癔症等。要在这众多的疾病中正确地得出诊断并快速施以救治措施，无疑要求接诊医生具有扎实的医学基础知识和广博的临床知识，以及极强的临床鉴别诊断疾病的能力。显然，以单器官为中心的单病种诊疗模式有其局限性，已不能适应快速增加的急危重症患者。近年来，许多专家呼吁医学整合，提倡形成多学科合作的团队，甚至成立会诊中心，目的是克服专科的局限性，加强学科融合、交叉、整合。在这里，英文词"holistic integrative medicine"翻译为"整合医学"更妥帖。显然，医疗体系缺乏能诊治多系统、复杂的、急危重症疾病的医学学科。

3 发展整合医学，应始于急诊和重症医学

疾病的急性期与慢性期无论是病理生理学还是临床表现都有区别。不少疾病的预后取决于最初数小时的诊治。许多疾病有治疗时间窗，如急性心肌梗死，在 2～3h 内溶栓或 12h 内做介入治疗效果更好，超过治疗的时间窗，心肌坏死后将不会复活；脑梗死最好在 3h 内开通血管，否则偏瘫将伴随患者终生。早在第一次世界大战时，人们就提出救治急性创伤的"黄金第一小时"的观点。还有各类休克等，无不与时间争抢生命。事实上，急性心肌梗死的救治已经在"整合"，整合院前、急诊科、导管室、心内科，使得心肌梗死救治一气呵成，无缝救治，极大地缩短了救治时间，最大限度地避免了心肌坏死范围扩大。再比如高血压急症，一位以血压高为主要症状的患者可能其基础病是脑出血、冠心病、动脉夹层、肾衰竭等，涉及至少 3 个专科，治疗措施依据基本病变不同而有区别，某些疾病如脑出血、动脉夹层等如果不能在短时间内降低血压，预后极差；而缺血性卒中，过度降低血压又可导致脑缺血加重。疾病急性期大多数与急危重症混合，这些急危重症患者的救治历来不是全科医学的范畴，而是更高级的医学。急危重症医学的整合是在疾病的危重期将最先进的理论知识和最先进的诊疗措施有机、科学的整合。院前急救－院内急诊－急诊 ICU 三环无缝衔接的救治模式为整合医学提供了良好的参考模式。

多年来医学教学没有根本变革。发展整合医学，首先是培养整合医学人才。国内多数医学院校将急诊医学定为选修课，不能适应急诊医学与重症医学的发展。建议将急诊医学设为必修课，进行整合医学教学改革试点，培养具有整体观念的医学人才。

时代需要整合医学，对急危重症医学进行整合改革，就是将相关领域最先进的理论和临床技能渗透及整合到疾病的急危重症阶段。这种整合有益于大量急危重症及多脏器病变患者的治疗，并缓解滞留在门、急诊的患者看病难的问题。发展急危重症整合医学符合科学发展的规律。

参考文献

［1］Gaakeer MI, van den Brand CL, Patka P. Emergency medicine in the Netherlands：a short history provides a solid basis for future challenges ［J］. Eur J Emerg Med, 2012, 19 (3)：131－135.

［2］编辑部. 老年医学科建设该"跑步前进"了 ［N］. 健康报, 2012－10－23 (综合新闻版).

［3］樊代明. 整合医学初探 ［J］. 医学争鸣, 2012, 3 (2)：3－12.

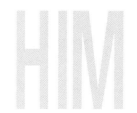

整合医学和急诊医学的内在关系及其价值分析

◎马　雪，翟桂兰，周世辉

在病症发展日益迟缓、人口结构日趋老龄化、导致疾病原因多元化与病理异变复杂化的背景下，整体整合医学（简称整合医学；holistic integrative medicine，HIM）在现代医学系统中应运而生。它已经在欧美等地区的医学界普及开来，且呈现出日益发展的态势。当下，不少国家和地区都在积极地践行整合医学的理念。可见整合医学在整个医学体系中所占据的重要地位。因此，全方位地了解与掌握全球整合医学的发展情况及其走向，对于加速国内医学的全球化、现代化以及使人类处于健康状态的这项研究课题意义十分重大。

1　整合医学相关理论

1.1　整合医学的提出背景

人类的医学发展史已经历了 3 000 余年。前期医学的发展呈现出"合"的特点，可称为"最初的整合医学"。在探讨生命科学领域及现代化医疗迅速发展的背景下，医学亦呈现出分科日益细化的格局。由原始的基础、临床以及预防的主要医学区分，逐步地过渡至三级医学学科，当前又出现了更加细致的划分。专科的细化在一定程度上强化了医治的效率及其精准度，促进了医学的迅速发展，然而，也导致了医学学科知识日益琐碎化、零散化，从而加大了临床诊断的难度。同时，医学范式的变革、民众的健康观念持续性地强化，诊治开支的递增，致使愈来愈多的医学工作者意识到现代医学应再次进行"合"的改善。

1.2　整合医学的概念问世

17 世纪时的西方"整体论"哲学观念可以说为整合医学的提出打下了理论的

基础。医学范畴主要体现出多个学科的医疗情况。"替代医学"（alternative medicine）通过"关键词"的方式首次发表于 *Family Systems Medicine* 刊物上（1975 年）。20 世纪 80 年代晚期，《柳叶刀》（*Lancet*）刊登了题为"Complementary medicine in the United Kingdom"的论著，在医学界引起了广泛的讨论，由此，替代医学日渐普及开来。不久，美国的医学界便通过官方平台发布了此概念，并成立了"美国补充替代医学国家中心"（National Center for Complementary and Alternative Medicine，NCCAM），目的在于通过现代化主流的医学系统将传统的医学精华加以有效地整合，从而冲破医学界发展过程中所受到的束缚，进而获取防治各类慢病效果的目标。美国结合医学委员会（American Integrative and Holistic Medical Committee）的成立（1996 年）在一定程度上促进了整合医学发展的进度。

国内整合医学概念的兴起起源于 20 世纪 90 年代末。其后，《医学与哲学》刊物在 2009 年的 11 月倡议、国内 6 家学会共同创办了第一届"医学整合"的相关主题大会，明确公布了医学整合的概念，主要涉及临床学和基础医学、预防医学、公共卫生学等不同学科之间的整合，另外，也将医学和人文加以整合。2012 年 12 月，樊代明院士在北京举办了有关整合医学的论坛、会议，构建整合医学系统的思想逐渐成形，他首先提出了整合医学的定义，即基于人的整体性视角，把医学范畴中最为领先的医学理论知识以及临床各个专科中最具实效性的经验进行有机整合，且基于现实中人的心态、社会环境等多个维度展开修正、整合，从而使其与人类的健康要求以及病灶的防治目的相吻合。也就是说，整合医学不单单是提出如何看"病"，而更应是看"患者"的一种方法论。它的理论前提为基于医学观、整体观及整合观等多个视角，把人看作完整体，且把人放置于更为宏观的总体境遇下（涉及社会环境以及人的心态等）展开分析，从而把研究医学所获得的数据及其证据还原为本相，把诊疗实践所获取的结果提炼为临床经验，把临床探索过程中形成的技艺凝练为医术，通过实际、经验及医术等进行反复的临床实践，据此构建起整合医学体系。

2 整合医学和急诊医学的关系及其价值分析

2.1 源于急诊医学的整合医学

当前学术界的共识是整合医学应起源于急诊医学。不论是病理生理学领域，还是临床症状，疾病的急性期和慢性期均存在着差异。很多疾病的预后均决定于起初几个小时的诊断效果。不少疾病类型有医治时间窗，比如，急性心肌梗死患者在发病 3h 内进行溶栓或是 12h 内开展干预式治疗时疗效更加显著，超出治疗时间窗则会导致已经坏死的心肌无法复活；脑梗死患者则应在 3h 内及时将血管疏通，不然会导致患者终身偏瘫的后果。

历史上，早在一战时期，学术界即已出现了拯救急性疾病的"黄金一小时"

的观点。例如休克，要求医护人员在救治过程中尽可能地争分夺秒。实际上，从医疗角度而言，抢救急性心肌梗死患者即是在进行"整合"，即将导管室、急诊科及心内科等加以整合，从而确保患者处于无缝隙式最短流程状态之中，不拖延救治的宝贵时间，尽可能避免坏死的心肌进一步恶化。又如，急性高血压患者也许原先就存在冠心病、肾衰竭及脑出血等数项症状，至少涉及了三个专科，治疗策略根据基础病变的类型而存在一定的差异，部分疾病如动脉夹层或脑出血，若无法尽快降低患者的血压，预后效果就不理想；对于急性缺血性卒中患者而言，过度降低血压也会导致脑缺血症状加重。急性阶段的症状大部分是急危重病，治疗这一类患者并非属于全科医学领域，而属于更高层次的医学类型。对急诊医学进行整合主要是在疾病的紧急危重阶段，把最为领先的医疗理论及其措施加以合理地整合，最终达到院前－院内－急诊 ICU 三个流程无缝式连接的诊疗模式，从而为整合医学系统的构建提供可行性的借鉴范式。

2.2　串联式、并联式、交联式的多元化关系及其价值

2.2.1　将症状还原成疾病，将器官还原成患者，强化串联式的整合价值

症状与体征被视作诊疗的关键线索，然而，症状和疾病并不是等同的。急诊医学体系中，还须将其还原为疾病。急诊医学须充分意识到器官的畸变可能仅仅为全身疾病的局部体现，受到体内外数项因子的影响，因此，我们须把器官还原成患者。在临床医学中，病症—体征—体检—诊治—医治—预防形成了串联式整合模式，而此模式又是临床医学实践使用最为频繁的一类整合模式。例如，胸闷且气急的患者，也许患有气胸、肺炎或胸腔积液等，也许患有急性冠脉综合征。急危且病情严重的患者一般急性症状比较多，变化迅速，临床症状多元化，这就对急诊科医生提出了相关的要求，即不能仅仅诊治局部病变，同时还须从患者多样性的疾病中发现关键性的症状以及核心问题，展开全方位的诊疗，据此展开辨证施治方案，及时实施有效对策缓解患者的病情。

2.2.2　由检查至临床，由药师至医师，强化并联式的整合价值

急诊医护人员在诊治患者时，不能只借助于化验和影像检查结果，须基于患者的病史、疾病、体征及辅助性检查结果展开综合化的判断，且有针对性地加以取舍。当然，也不能只开药方或处方。和前文所提及的串联式整合方式相比，采取并联式整合方式牵涉到的因子更多，关系也更加复杂，因此，急诊科的医护工作人员须具备更全面的思维，诊治对策也应更具有层次性，如此才能够体现出整合医学在急诊医学中的价值。比如，在诊治急性凝血功能障碍患者时，须综合考虑到某个血气研究指标是否有异常，所体现出的是患者机体的功能变化，且在整体层面上对呼吸功能及其病理情况加以分析，据此发现测试报告内存在错误的数据，在综合研究后，确定适宜的临床方案。急诊医生应强化临床基础以及诊治步骤，包括视、触、叩、听这四个最基本的临床诊疗方法，做好必要的培训和实践工作，尤其是在培养新手时注意老带新以使他们快速掌握病情诊治方法。潜心研

读医学教材以及最新的学术界研究成果，积极思考，通过临床实践切实提高自己，在此基础上进行归纳和总结，真正形成整合医学的系统思维。另外，循证医学要求急诊医生须意识到把数据还原为现实的关键作用，在临床实践中保持思考，把零碎化的经验总结为能够参考和借鉴的宝贵经验，再通过更高层次的实践、思索，形成良性循环，构建全方位的理论知识体系。由此可见，通过并联式整合方式能够凸显出整合医学的价值。

2.2.3 密切观察，快速行动，强化交联式的整合价值

急诊医学通常会碰到病情非常复杂的患者，尤其是危急病例，导致疾病发生的各种因子会出现变化，此时要求急诊医护人员拥有一定的交联式整合能力，尽可能强化思维能力，这也是整合医学的重要作用之一。事实上，只有这样才可以掌握抢救的流程，从而确保诊断的成功。为了实时提供便捷而又高效的急救资源，当下国内不少急救机构中心都设置了专门的危疾重症监护病房。很多发达国家和地区医院也安排了急诊室复苏床单元，购置了系统完善的监护设施，可以同步对患者的重要体征及器官展开监护及评价。相关研究表明，危疾重症医学的主要特点如下：①若患者病情严重，应在"黄金时间段"内进行及时的诊疗，尽可能地避免残疾甚至是死亡的后果；②与内、外专科的工作者相比，通过危疾重症特殊训练的医护工作者能够更加迅速而高效地处置患者。急诊患者病情多样，同时多变，而急诊抢救强调的是时效性，即尽量缩短院前及院内诊疗时间。因此，医护工作者须密切关注患者病情的改变，快速采纳高效的诊治方案，在开展串联式或并联式思维之际，应快速构建起患者的结局，据此采纳高效的措施来挽救患者的生命。

2.3 整体性的医学架构体系及其功能价值观

人体内的所有器官是一个互相影响和协调的统一整体。临床上很多综合征与症状均会涉及多个组织或器官，若无法基于整体的视角来对症状产生的实质进行认识的话，极有可能造成诊疗上的遗漏、错误甚至是诊疗时间的贻误。以往医学的专科区分前提为解剖体系，而现代医学的专科区分愈来愈精细，但是过分精细又会弱化不同体系疾病内部的交叉关系，必然导致专业医学理念与思维模式存在欠缺，即基于各个专科来分析急危重症并不能提高医疗质量。在化解危急重症的医疗难题之际，急诊医生须凸显出理论和实践相联系的优势，借助综合化的分析填补专科医生诊疗过程中存在的不足。

多个器官就功能而言，如果存在障碍，则患者的病死率非常高，因此，须积极救治以挽救患者的生命。这也为急诊医生提出了树立整体观的要求，尽量对症状进行全方位的精确推断。诊治疾病时，医生应基于患者具体的病情下药，有重点地展开对策，避免顾此失彼。例如，检查急性胰腺炎时，除了检查腹部体征、血钙及胰酶等一系列特征之外，还须对肝脏、心血管、肺部以及肾脏等主要脏器功能进行评价。

2.4 与时俱进地凸显出医疗的技能价值

当前，医学技术发展呈现出日新月异的趋势，人们愈来愈深刻地认识到疾病的内在规律，同时也不断地研发出效果更佳的治疗方案，其中部分诊疗措施甚至完全颠覆了原先的理念。例如，在传统观念看来，若患者出现失血性休克，应输入的是等张晶体液或胶体液，以使患者在较短的时间内尽快恢复有效的血容量，从而让患者的血压尽快恢复到正常的水平，从而确保脏器与组织的及时、必要灌注，避免出现休克的进一步恶化。然而，在临床实践日益深入的背景下，医学界又有新的认识，即前期迅速而又大量地输入晶体液之后，会进一步加大患者的呼吸功能障碍，也会导致凝血功能紊乱，造成出血量递增，从而诱发氧输送欠缺以及低温等一系列并发症。给予患者液体复苏比没有复苏或过于积极的复苏能够显著降低其再出血量及死亡率，此即要求急诊医护人员在工作之余自觉学习新的医学知识及技能，更新自己的医学理念。

2.5 基于组织的管理渠道借助于整合医学促进急诊医学的进一步发展

从以上分析可知，整合医学具有突出的价值，因此，应大力倡导急诊科设置多个学科联合式会诊体制，组织各个专业的专家共同开会探讨，化解存在的医学难题，以扭转医学的专科及专业区分过于细化以及医学理论内容过于琐碎化的局面。例如，某家医院在急救多人砒中毒时，医教科通过急诊科的会诊中心，联系多个学科的专家共同会诊，其中涉及消化科、急诊科、呼吸科、神经科、血液科、检验科等多个科室，还包括病理生理研究室、院外的有色金属研究所的相关专家等，通过大家的齐心协力，在较短时间内确定一整套完备的检测医疗计划，进而由急诊科的医护人员立即采取急救措施，从而尽快挽救患者的生命。由此可见，整合医学的价值是不可小觑的。

3 结 语

整合医学强调的是整体性和局部性的统一，关注多个因素以及多种方式之间的有机融合，从而为化解临床医学难题提供创新观念。本文基于整合医学的视角对整合医学和急诊医学的内在关系及其价值展开了系统化的分析。作为以往医学理念的革新，目前的整合医学在整个医学的发展过程中处于由专科化过渡至整体化的新时期，应大力在急诊医学范畴中有意识地融入整合医学的相关理论内容。

参考文献

[1] 樊代明. 整合医学——医学发展新时代 [J]. 中华医学杂志，2016，96 (22)：1713 – 1718.

[2] Romeyke T, StummerH. Evidence-based complementary and alternative medicine in inpatient care：take a look at Europe [J]. J Evid Based Compl Altern Med，2015，20 (2)：87 – 93.

[3] Fan DM. Holistic integrative medicine [J]. Am J Digestive Dis，2014，1 (1)：22 – 36.

［4］李丽君，高彦霞，陈尔秀 . 整合医学发展应始于急诊和重症医学［J］. 医学争鸣，2014，5（1）：19－21.

［5］Ventegodt S，KandelI，Merrick J. A short history of clinical holistic medicine［J］. Sci World J，2007，7：1622－1630.

［6］田翠姣，张茨 . 医疗联合体资源纵向整合模式的探索［J］. 中国医院管理，2016，36（6）：11－12.

［7］樊星，杨志平，樊代明 . 整合医学再探［J］. 医学与哲学（A），2013，34（5）：6－11，27.

［8］刘鑫，王梦娟 . 我国院前急救立法存在问题与对策［J］. 中国医院管理，2016，36（6）：57－59.

［9］樊代明 . 整合医学初探［J］. 医学争鸣，2012，3（2）：3－12.

［10］杨志平，樊代明 . 整合医学的理论解析［J］. 中华医学杂志，2016，96（4）：247－249.

［11］李勇，修燕，王萌，等 . 联网互动整合医学体系的初步实践与思考［J］. 中国医院，2015，19（5）：51－53.

［12］Gaakeer MI，van den Brand CL，Patka P. Emergency medicine in the Netherlands：a short history provides a solid basis for future challenges［J］. Eur J Emerg Med，2012，19（3）：131－135.

［13］樊代明 . 整合医学纵论［J］. 医学争鸣，2014，5（5）：1－13.

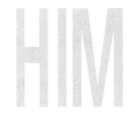

整合医学与百草枯抢救方案的理论探讨

——百草枯三道阻截防线的设计

◎蒋术一，蒋宏岩，李　琦

传统的口服药物中毒抢救方法一般为洗胃、灌肠、输液、抽血等，能否另辟蹊径探索出一些新的方法，比如通过外科手术去除毒物，切断毒物传播途径，保护重要器官，阻断毒物的蔓延呢？在整体整合医学（简称整合医学；holistic integrative medicine，HIM）思想的指导下，以农药"百草枯"中毒抢救为例，我们提出了"百草枯"外科手术三道阻截防线的设计。百草枯为剧毒农药，口服中毒死亡率极高，且无特效解毒剂，尤以肺损害较严重，可引起肺充血、出血、水肿、透明膜形成和变性、增生、纤维化等改变。中毒后死亡率高，死亡过程长，患者极为痛苦，社会禁用呼声强烈，其中口服中毒死亡率高达90%～100%，粗略统计每年百草枯中毒病例大概为几千到上万起。虽然2016年7月1日起禁止百草枯水剂在国内销售和使用，但一些企业以套证"敌草快"的方式，变相销售违禁农药百草枯，使口服中毒病例一直不断，成为社会持续关注的问题。由于各种原因，经消化道药物中毒每年都有大量死亡病例发生。在常规的洗胃、灌肠、输液等方法上，还能找到其他有效方法吗？对此，我们在理论上提出了血液外科解决方案。所谓的血液外科概念，就是为达到健康的目的，在相关的血液自然分布收纳单位中，对活体中血液的自然运行进行人为干预，改变相关血液自然分布收纳单位的血液成分、流量、流速、压力、温度等血液生理生化性质的行为。

1　提出血液外科解决方案的理论依据

考察人类对血液运行研究的历史可以发现，血液运行理论的发展史就是一部整合医学史，整合医学理论提出新的血液运行路径，血液并不像哈维描述的那样是由心脏流向四周，又由四周流回到心脏，而是由四周经右心流回到肺脏，又由肺脏经左心流向四周。人体内存在以肺为中心的血液自然上行、下行运动，心脏可视为只是一个具有泵血和混合血液的特殊血管。在此基础上，我们又提出了活体中存在血液自然分布收纳单位解剖结构，活体中每一支动脉都负责一定范围的血液分布，同时必定有一支静脉与其对应，负责该动脉分布血液的收纳，动脉的分布与静脉的收纳形成了活体中的一个单位——血液自然分布收纳单位。在这一单位中，动脉血液与静脉血液具有对称性。分布的动脉血与收纳的静脉血构成了活体中的一个整体结构，血液自然分布收纳单位的提出，使切除或阻截该血液自然分布单位的带有问题的血液成为可能。理论上，反复、多次在某一自然分布单位将有问题的血液成分引流出体外，可达到治疗和预防疾病的目的。精准医学也能在这一结构内真正得到实现。

2　血液外科概念的提出与百草枯抢救方案的理论探讨

2.1　口服药物入肝门静脉存在先后顺序——时间差

口服药物吸收进入肺脏存在先后顺序，它们依次是肠系膜上静脉、肠系膜下静脉、肝门静脉、肝脏、肝静脉、右心、肺脏。百草枯在腹肠系膜（三焦）中停留时间差是抢救口服中毒患者的关键时间。

2.2　《黄帝内经》对饮食入消化道的途径早有正确认识

黄帝问于岐伯："人焉受气？阴阳焉会？何气为营？何气为卫？营安从生？卫于焉会？老壮不同气，阴阳异位，愿闻其会。"岐伯答："人受气于谷，谷入于胃，以传与肺，五脏六腑，皆以受气，其清者为营，浊者为卫，营在脉中，卫在脉外，营周不休，五十度而复大会，阴阳相贯，如环无端"。黄帝曰："愿闻中焦之所出。"岐伯答曰："中焦亦并胃中，出上焦之后，此所受气者，泌糟粕，蒸津液，化其精微，上注于肺脉乃化而为血，以奉生身，莫贵于此，故独得行于经隧，命曰营气"（《黄帝内经·灵枢》）。中医已有近4 000年的历史，《黄帝内经》中早已指出了饮食入肺的正确路径。

2.3　《黄帝内经》提出了时间差的意义

《黄帝内经》早已认识到五脏六腑的生理解剖特征："所谓五脏者，藏精气而不泻也，故满而不能实。六腑者，传化物而不藏，故实而不能满也。所以然者，水谷入口则胃实而肠虚，食下则肠实而胃虚。故曰实而不满，满而不实也。"即饮食吸收后，以静脉血液的方式入五脏，静脉血入五脏的形式为液体状态，为满而不能实，饮食入口后，依胃、小肠、大肠的顺序运行，饮食刚入口时，胃部充实，还没有传送到小肠、大肠，它们还处于空虚状态，一旦饮食到达小肠、大肠，胃部将出现空虚状态。而这一时间差的意义可能还没有引起现代医学的重视。

2.4 三焦为 3 个独立整体的血液自然分布收纳单位

三焦为皿、为器、为六腑之一。《黄帝内经》称三焦为决渎之官，而"上焦如雾，中焦如枢，下焦如渎"，说明了三焦为腑的生理学特点。上焦、中焦、下焦为3 个独立的器官，具有整体性。三焦可视为盛装门静脉血液的大容器，也正是由于这一特征才产生了抢救生命的宝贵时间差。这一容器体积巨大，其静脉血的出口为肠系膜上静脉和肠系膜下静脉。

3 整合医学与百草枯三道阻截防线的设计

现代生理解剖已证实，饮食的吸收顺序是肠系膜上静脉→肠系膜下静脉→肝静脉。口服药物进入静脉血液的顺序与此相同，这意味着药物进入静脉血液后上行入肝脏、右心、肺脏的顺序存在时间差。同时，活体中肠系膜上静脉、肠系膜下静脉、肝静脉收纳的血液范围均与其对应的动脉分布的血液范围，构成了相应独立的血液自然分布收纳单位结构。隐藏于腹膜、肠系膜中的门静脉系的静脉血管，是饮食吸收后入右心、入肺脏的必经之路。这种自然组织结构的存在使得在相应的静脉拦截百草枯等药物上行入肝、入右心、入肺脏成为可能，通过整合医学理论这也就自然产生了血液外科的概念。

3.1 第一道阻截防线

由于饮食、药物的吸收首先见于肠系膜下静脉，所以第一道阻截防线应设于肠系膜上静脉端。切开肠系膜上静脉，将含有毒物的肠系膜上静脉血液成分引流出体外。同时对该血液成分进行检验，直到毒物成分消失为止。

3.2 第二道阻截防线

饮食或药物等到达回肠末端及大肠后，吸收的药物将经肠系膜下静脉入肝脏，所以，第二道阻截防线应设于肠系膜下静脉。切开肠系膜下静脉，将含有毒物的肠系膜上静脉血液成分引流出体外。同时对该血液成分进行检验，直到毒物成分消失为止。为保险起见，可同时切开肠系膜上、下静脉进行血管引流。

3.3 第三道阻截防线

当口服药物过久，经对肠系膜上静脉、肠系膜下静脉血液成分进行检验，如果药物毒素已经肠系膜上静脉、肠系膜下静脉入肝，这时药物在肝脏还将停留一段时间，可考虑在肝静脉设第三道防线。引流 3 支肝静脉血液，同时对该血液成分进行检验，直到毒物成分消失为止。现已证实，肠系膜上静脉血液成分主要流入肝右叶，肠系膜下静脉血液成分主要流入肝左叶。静脉血液成分存在自然分类。理论上引流肝静脉血液构成的第三道阻截防线为最后一道防线。因为一旦毒物突破第三道防线，将直接入右心、入肺脏，入右心的毒物几乎没有停留时间，直接入肺脏，而肺脏为百草枯作用的靶器官，一旦到达肺脏，可考虑血液置换，如每天引流一定量的有毒血液，并同时补充等量健康血液。

在医学实践上要重视理论先行，特别是在基础理论部分，只有新的理论出现才能带动技术上的进步。这里需要注意的是，为确保含有毒素的上行静脉血液完全排出体外，这三道防线的引流在技术上务求实现完全引流，而不只是对上行含有毒素的静脉血液部分截流，而使遗漏的含毒素的静脉血液继续上行至肺脏（图1）。

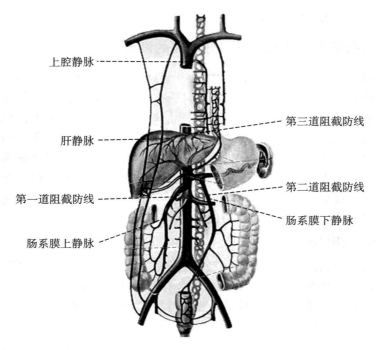

图1　三道阻截防线示意图

（图中标注：上腔静脉、肝静脉、第一道阻截防线、肠系膜上静脉、第三道阻截防线、第二道阻截防线、肠系膜下静脉）

3.4　三道阻截防线引流过程中的补液

人体内存在血容量增减环，肠系膜上静脉、肠系膜下静脉、肝静脉引流会同时造成体液的丢失，这时要考虑补充体液，建议补液要分别在肠系膜上静脉、肠系膜下静脉引流切口的上端进行切口补液。在这一部位补液可对引流切口以下含毒素的静脉血液产生排挤，从而延缓含毒素血液入肝、入肺的时间。补液量应与引流量相等。

整合医学提出了新的医学基础概念，在此基础上又连续整合外科学的概念提出血液外科，在活体血液自然分布收纳单位概念的基础上，对活体的部分问题血液进行阻截，从而实现治疗目的。即引入以肺为中心的血液自然上行、下行运动、血液自然分布单位、建立上中下三焦结构等新概念，可为抢救口服百草枯中毒提供一个新的思路。采用外科手术，经肠系膜上静脉、肠系膜下静脉、肝静脉截留含有毒素的静脉血，并将其排出体外，是在理论上提出了一个解救口服药物中毒的创新方法。

参考文献

[1] 樊代明. HIM，医学发展新时代的必然方向 [J]. 医学争鸣，2017，8（1）：1-10.

[2] 樊代明. 整合医学教育之我见 [J]. 医学争鸣，2018，9（1）：1-8.

[3] 成怡冰，王檬，周崇臣. 百草枯中毒治疗进展 [J]. 中国小儿急救医学，2018，25（2）：89-93.

[4] 陈士超，孙宝泉，李君，等. 急性百草枯中毒87例救治分析 [J]. 中国基层医药，2017，24（21）：3307-3310.

[5] 王鸢，赵敏. 急性百草枯中毒机制及治疗进展 [J]. 医学综述，2017，23（14）：2790-2793.

[6] 蒋宏岩，蒋术一. 肺与血液的自然运动 [M]. 长春：吉林大学出版社，2012：11-25.

[7] 蒋宏岩，蒋术一. 是"心心说"，还是"肺心说"？——整合医学理论对哈维血液循环理论的修正 [J]. 医学争鸣，2015，6（1）：34-37.

[8] 蒋术一，李琦，蒋宏岩. 血液真的循环吗？——整合医学与概念的更新 [J]. 医学争鸣，2018，9（2）：56-58.

[9] 李琦，蒋术一，蒋宏岩. 关于人体血液自然分布收纳单位同型系统间联系的几个问题 [J]. 渤海大学学报（自然科学版），2016，37（2）：105-108.

[10] 李琦，蒋术一，蒋宏岩. 关于血液自然分布单位组织全面血液关系流的实现与维护 [J]. 数学的实践与认识，2017，47（12）：129-135.

[11] 蒋宏岩，蒋术一，李琦. 古黄国与《黄帝内经》发祥地 [J]. 中药学报，2018，33（4）：593-597.

[12] 蒋宏岩，蒋术一，李琦. 《黄帝内经》与上古中医学的存在 [J]. 中药学报，2018，33（6）：1025-1029.

[13] 申浩. 黄帝内经 [M]. 北京：高等教育出版社，2010：272-274.

[14] 蒋宏岩，蒋术一，李琦. 整合医学论三焦与腹（肠系）膜的吻合 [J]. 医学争鸣，2018，9（5）：4-7.

[15] 蒋术一，李琦，蒋宏岩. 血容量增减环的存在与阳有余阴不足论的吻合 [J]. 医学争鸣，2017，8（6）：49-51.

第四部分
争鸣与假说

导　论

在人类思想史上，最有成果的发展常常发生在两条不同思想路线的交叉点上。即只要自然科学在思维着，它的发展形式就是假说，而争鸣又往往产生于新的思维中。

本书中"争鸣与假说"这部分内容的价值就在于此。在本部分收录的 7 篇文章中，蒋宏岩主任医师以《是"心心说"，还是"肺心说"？——整合医学理论对哈维血液循环理论的修正》为题撰文，提出了"人体内存在以肺脏为中心的血液自然上行、下行运动学说"，并且运用整合医学的方法，将现有的医学理论与科学理论的评价标准进行整合，从血液循环理论逻辑上的矛盾性、血液循环理论同客观事实的不一致性、血液循环理论缺少逻辑上的简单性三个方面对哈维血液循环理论存在的问题进行探讨，通过比较两者的区别，从逻辑上的完备性、同事实的一致性、简单性及理论的预见性等角度，对血液循环理论进行了评价和修正，建立了新的血液运行理论体系。随后，郭文杰副教授因阅读蒋宏岩主任医师一文有感，撰写了《心脏不再是血液循环的中心吗？》一文，就"肺心说""心心说"与蒋宏岩老师进行了磋商。文章通过阐述哈维的血液循环系统的结构及功能理论，论证了心脏的中心地位。该文同样是在比较了两种不同的血液循环学说之后，得出"肺心说"理论模型存在缺陷，进而提出"肺作为血液循环的中心，理论依据不足"。不同的思想交锋，就会有不同的观点碰撞。而这些对经典理论的修正和假设，有益于对理论本身和实践的推动性发展，对深入研究医学和把握生命现象，都具有巨大的推动作用。争论的本身在于，试图通过否定之否定，促进理论更进一步深入研究。在这场理性交锋、实证研讨的氛围下，蒋术一博士也加入到了辩论中，并以《血液真的循环吗？——整合医学与血液循环概念的更新》为题阐述了自己的观点。其在整合医学思想的指导下，对"心心说"这一理论提出了质疑，从新的角度看旧的问题，试图以"肺心说"代替"心心说"这一理论，认为哈维的血液循环理论只是医学发展史上的一个过渡性理论，而当经典不再经典时，新旧理论将发生更替。在学术研究中，人们的观点不一致，思维方式不一样，研究问题的角度也会有所不同，这样往往就会引发学术争鸣。在对该问题的整个研究中，可以得出这样一个结论：唯有争鸣，才是科学发现的源泉。

假说是研究工作中一种重要的智力手段，其作用是产生新的科学思想。当假说适用于各种情况，则可上升到理论范畴；如果达到一定深度，甚至可上升为"定律"。蒋宏岩老师就把这种假说尽可能多地应用于各种具体情况，其撰写的《整合医学与血流自净沉淀原理——胆石症与尿石症"淤泥岸"初成因统一原理假说》以及《整合医学与"阴、阳、道"三大人体器官假说》两篇文章，以假说为基点，一篇试图以一个更大的视野统一考察胆石症与尿石症的成因，得出了血流自净过程中胆固醇、草酸钙等悬浮物沉淀产生的"淤泥岸"可能是胆石症与尿石症的早期成因，让我们对"血液的自然上行、下行运动蕴含的医学原理"又有了进一步的认识"；另一篇则是"基于整合医学理论"，提出人体内还存在"阴、阳、道"三大器官假说，如此假说一经确立将是整合医学的一个重要成果。

争鸣必然激发新的思想，假说始终先于知识。因此，"争鸣与假说"是一门学科在探索中会出现的正常现象，也是一门学科所不可或缺的，更是推动一门学科前进的巨大动力。

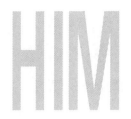

是"心心说",还是"肺心说"?

——整合医学理论对哈维血液循环理论的修正

◎蒋宏岩,蒋术一

哈维的血液循环理论诞生于 1628 年,他认为心脏是血液运行的中心,血液从左心室运动到右心房为大循环或体循环;血液从右心室经肺脏流向左心房为小循环或肺循环。血液是从心脏流向四周,又从四周流回心脏。由于当年对于毛细血管、静脉血、动脉血成分的起源,肺脏的气体交换功能等均没有认识,哈维坚信大小血液循环的起点和终点均为心脏。

1 人体内存在以肺为中心的血液自然上行、下行运动

科学发展到今天,如果我们把观察到的事实连接整合在一起,从整体整合医学(简称整合医学;holistic integrative medicine,HIM)的角度观察血液在毛细血管中的起源和消失,在肺脏的气体交换及静脉血、动脉血成分的演变,以毛细血管为起点和终点,重新考察血液的运动路径,我们将会看到还有另一条血液运行通路,即静脉血起源于全身毛细血管静脉端→上行→到右心→到肺脏结束;动脉血起源于肺脏→下行→到左心→到毛细血管动脉端结束。动脉血是从肺脏出发,经左心流向四周;又从四周经右心流回到肺脏,肺脏是动静脉血液的转换和运动中心。

人体内存在以肺脏为静脉血、动脉血转换中心,静脉血自然上行,动脉血自然下行的血液自然运动。这一基本运动形式是血液的自然运行公理。

2 以肺脏为中心的血液自然上行、下行运动体系对心脏的理解

心脏虽为一体,但可视为右心、左心合抱一体的特殊脉管,其中右心为特殊

的上行脉管，左心为特殊的下行脉管。右心、左心只是分别带有血液混合功能和泵功能的特殊脉管，右心、左心分别将进入心脏的不同成分或成分不均匀的静脉血液、动脉血液进行混合、混匀。右心的泵功能使静脉血上行入肺，左心的泵功能使下行动脉血注入主动脉。

3 哈维血液循环理论存在的问题

血液运行的中心是心脏还是肺脏？是"心心说"还是"肺心说"？经典的哈维血液循环理论还存在问题吗？还需要修正吗？本文将运用整合医学的方法，将现有的医学理论与科学理论的评价标准进行整合，对哈维血液循环理论存在的问题进行探讨。

3.1 血液循环理论逻辑上的矛盾性

动脉、静脉的定义是 1 800 多年前罗马医生盖伦提出的，他以心脏为中心定义了动、静脉。哈维是在盖伦这一定义的基础上创立了血液循环理论，但肺动脉含静脉血成分，肺静脉含动脉血成分，这一逻辑上的矛盾却至今没有解决。这种逻辑矛盾的错误在于彼此概念对立，而又被安排在同一理论体系之中，这是不能容许的，因此要求有新的概念产生或新的理论出现。如果将全身所有静脉血经右心向肺脏做上行运动的血管统称为上行脉管，所有由肺脏发出的含动脉血成分的血管统称为下行脉管，即可解决这一逻辑上的矛盾。

3.2 血液循环理论同客观事实的不一致性

血液并不像哈维描述的那样是由心脏流向四周，又由四周流回到心脏；而是由肺脏经左心流向四周；又由四周经右心流回到肺脏。

动脉血液并不起源于心脏，而是起源于肺脏；静脉血液回流也不终结于心脏，而是终结于肺脏。在当时的历史条件下，盖伦与哈维都认为心脏是血液运行的中心，将心脏视为动脉血液的起点与静脉血液的终点，认为动脉血液起源于心脏，静脉血液又回流到心脏，这与现代观察到的事实并不相符合。在很大程度上，血液循环理论不能正确地反映静脉血、动脉血的起源与终结过程，没有反映出静脉血、动脉血在肺脏的气体交换本质。今天看来，血液循环理论同这些客观事实是相矛盾的，事实评价标准决定了这一理论的"生存权"。

3.3 血液循环理论缺少逻辑上的简单性

科学的理论体系应具有最大的简单性，即该体系所包含的彼此独立的基本概念和基本定律最少，这样的理论更容易做到内在的完备性，能够建立在更高概念的基础上，具有更高的普遍性，包含的客观事实更多。

血液循环理论以心脏为中心，我们可以看到，进入心脏的血液有 4 种不同的血液成分，有 4 个途径，即上腔静脉、下腔静脉、心静脉、肺静脉，在这 4 种静脉血管中的血液成分均不相同，由心脏发出的静脉血、动脉血有 2 种不同的成分，2 个途径，即肺动脉、主动脉。在以肺脏为中心的血液自然上行、下行的运动过程中，进入肺脏的血液只有一个途径、一种成分，即肺动脉途径和其中的静脉血成分，由肺脏发出的血液也只有一个途径、一种成分，即肺静脉途径和其中的动脉血成分。以肺脏为中心的血液自然上行、下行运动体系恰恰具备了这种逻辑上的简单性。

4 血液自然上行、下行学说与哈维血液循环理论的比较

一般认为，科学理论的评价是关于人们如何接受和选择理论的问题，主要包括对理论的真理性和价值性的评价两个方面。根据目前对理论的评价标准，整合医学理论的各方面事实，对血液自然上行、下行学说与哈维血液循环理论进行如下比较（表1）。

表1 血液自然上行、下行学说与哈维血液循环理论的比较

区别点	血液自然上行、下行学说	哈维血液循环理论
中心的改变及对心脏的理解	肺脏为自然的血液上行、下行运动中心，心脏只是特殊的脉管，是血液运行的动力中心，具有混血和泵血的功能	心脏为中心，以心脏为观察血液运行的集散中心
静脉血液成分存在自然分类	暴露了静脉血液成分在起源处存在自然分类，静脉血液成分存在 n 种	血液只是分为动脉血和静脉血两种，掩盖了静脉血液成分存在自然分类的特征
出入肺脏、心脏的血液成分	出入肺脏的血液成分仅各为一种：肺动脉中的静脉血成分和肺静脉中的动脉血成分	无了解。实际上入心脏的血液成分为 4 种：上、下腔静脉、心静脉、肺静脉。出心脏的血液成分为 2 种：肺动脉、主动脉
血液成分的自然起源与终点	注意到了静脉、动脉血的自然起源与运动的终止点。静脉血液成分起源于毛细血管静脉端，终止于肺脏；动脉血液成分起源于肺脏，终止于毛细血管动脉端	动脉血起源于左心，静脉血终止于右心。血液的起源与终止均为心脏，心脏是中心
血液的自然形成	注意到了动脉血液的自然发育过程，自组织过程及上行、下行血液的关系	无了解
血液自然分布收纳结构	揭示了由于血液自然运动产生的一种自然组织结构的存在——血液自然分布收纳单位的存在	无了解
血液成分的自然更新运动	提出血液的上行、下行运动是永恒的，但血液成分没有循环	血液是循环运动的，当时不了解成分的变化
血液系统	以肺为中心的血液自然上行、下行运动是一个开放的系统。开放于肺脏、胃肠道、皮肤等	是一个封闭的系统

（续）表 1

区别点	血液自然上行、下行学说	哈维血液循环理论
解决了血管名称与其成分的逻辑矛盾	上行脉管的血液成分均为静脉血成分；下行脉管的血液成分均为动脉血成分	肺动脉含静脉血液成分；肺静脉含动脉血液成分。出现逻辑矛盾
体现了系统的基本特征	强调以肺为中心的自然属性，是自然形成的中心。具有静脉血、动脉血转换功能的有机整体，体现了整体性、关联性、等级结构性、动态平衡性、时序性等系统的基本特征	强调以心脏为中心，是人为设定的中心，非自然属性。未体现出系统的基本特征

5 以肺为中心的上行、下行血液运行展现的关系

5.1 上行、下行血液的相互转化

这是指上行、下行血液对立的双方在一定的条件下可以向其各自相反的方向转化，即上行静脉血液可以转化为下行动脉血液，下行动脉血液也可以转化为上行静脉血液。

5.2 上行、下行血液的互根互用

上行、下行血液的互根互用关系具有两层含义：一是指凡上行、下行血液皆相互依存、互为根本的关系，即上行静脉血液、下行动脉血液中的任何一方都不能脱离对方而独立存在，上行、下行血液的双方互为另一方存在的前提条件，如肾脏的下行动脉血液与上行静脉血液的关系。二是指在相互依存的基础上，在一定范围内，双方表现出相互间不断滋生、助长、互用的特点。

5.3 上行、下行血液的消长平衡

这里主要指上行、下行血液成分的消长平衡。正是由于上行、下行血液成分的消长，使上行、下行血液彼此之间保持着相对的动态平衡，才维持了人体组织器官的生理活动和正常的生长发育变化。

5.4 上行、下行血液的对立制约及对应关系

上行、下行血液存在着相互制约的关系，对立的双方相互抑制，相互约束，相互对应，以维持人体功能的动态平衡。

6 以肺脏为中心的血液自然上行、下行运动学说的预见性

预见性是科学理论的基本特征之一，理论能否作出预见及作出的预见能否被实践所证实将直接影响到理论的确立。一个科学理论所揭示的自然规律越深刻、越普遍，其预见性就越强，预见到的现象就越多，它的实践和理论意义也就越大。

以肺脏为中心的血液自然上行、下行体系将血液的起源与终端均定位于毛细

血管，可作出以下预见：①可将现有的中西医学理论进行全面系统整合，在以肺为中心的血液自然上行、下行运动过程中，上行静脉血属阴，下行动脉血属阳。这样就可以将中医的"阴阳"等重要的概念作为实体来看待，使阴阳这种实体成为可具体研究的对象，实现中西医理论的整合统一。②显现出静脉血液系统的层次性。静脉血液具有层次性，如空肠静脉血液→肠系膜上静脉血液→肝门静脉血液。肠系膜上静脉血液在这里相对于空肠静脉血液而言是高层次的，而相对于肝门静脉血液又是低层次的。这一层次结构的基本特征是低层次系统对高层次系统具有构成关系，高层次系统对低层次系统又有约束关系，这种关系可使血液系统区分出多级结构；同一层次的血液系统之间存在着相关性，这种关系导致了系统纵向层次间质的差异。③静脉血、动脉血通过一个毛细血管结构之后，经过新陈代谢，血液成分发生变化，而得出血液成分没有循环的结论。④可以观察到血液成分演化的自组织特征，即上行静脉血液系统成分在无内外指令的情况下，自发地从无序向有序发展的过程。⑤在不同组织的毛细血管静脉端，起源处静脉血成分不同。静脉血成分存在自然分类特征，采集血液自然分布单位的静脉血液可将代替病理诊断。⑥发现了血液自然分布（收纳）单位是广泛存在的活体结构功能单位。医学解剖、组织胚胎、生理等专业将以活体为研究对象，创立系统整合的全新医学体系。⑦采集血液自然分布单位的上行静脉血液、下行动脉血液具有特异性的诊断、治疗、预防意义，使治未病成为可能。

　　尽管可预见的远不止这些，但综上所述可以看出通过整合医学理论，建立起以肺为中心的上行、下行理论体系后，可以推导、预见出 N 个医学理论的各个具体理论命题（定理）。

　　哈维血液循环理论的历史功绩是必须要肯定的，这一理论以心脏为中心，将动、静脉血液的起点和终点均定位在心脏，探索和揭示了血液运行的基本路径，曾极大地推动了医学科学的进步。但时至今日，经医学理论整合，发现静脉血成分存在自然分类等事实，这一理论又阻碍了医学的发展。

　　是"心心说"还是"肺心说"？整合医学理论提出人体内存在以肺为中心的血液自然上行、下行运动，可以将医学理论建立为一个公理化演绎理论体系，具有重要的基础医学、预防医学和临床诊断、治疗意义。新学说不仅可以解释哈维血液循环理论能够解释的所有现象，而且可以解释旧理论不能解释的现象。新学说的继承性表现为对血液循环理论概念的延伸，它可以将旧理论作为一种特例包含在新学说中，是通过整合医学对哈维血液循环理论的发展和修正。

参考文献

[1] 威廉·哈维. 心血运动论 [M]. 田洺，译. 北京：北京大学出版社，2007：89.

[2] 樊代明. 整合医学初探 [J]. 医学争鸣，2012，3（2）：3-12.

[3] 湖南医学院. 生理学 [M]. 北京：人民卫生出版社，1979：94.

[4] 张培林，王学彦，张雅春，等. 自然辩证法概论 [M]. 北京：科学出版社，2000：

191 – 193.

［5］中国医科大学．人体解剖学［M］．北京：人民卫生出版社，1979：256 – 257.

［6］蒋宏岩，蒋术一．肺与血液的自然运动［M］．长春：吉林大学出版社，2012：16 – 18.

［7］蒋术一，蒋宏岩．整合医学理论与公理化体系的建立［J］．医学争鸣，2014，5（1）：22 – 24.

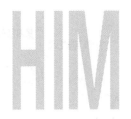

心脏不再是血液循环的中心吗？

——就"肺心说""心心说"与蒋宏岩老师磋商

◎郭文杰

　　哈维建立了血液循环理论，确立了心脏在血液循环中的中心地位。他认为，科学研究不能建立在对传统和他人权威的盲目信仰之上。正是有了这样的思想，哈维才能通过艰苦的探索获得科学的结论，最终推翻盖仑的学说。心脏在血液循环中的中心地位是基于解剖学的客观事实以及心脏在血液推动力和单向流动功能方面的贡献，而这一结论得益于"科学"的探究方法论。也正是得益于此基础理论观点，心血管相关的疾病诊断、治疗等现代医学知识体系得到了极大的推动和发展。可以说哈维基于解剖学的实证研究和贡献极大地推动了生物医学体系的建构和发展，所以基于解剖学的血液循环构造和功能理论目前仍然具有巨大的理论价值和研究意义。而心脏是血液循环的中心这一概念，在现有的生物医学体系内，其内涵和外延仍然能够最大化地解释相关生物学和现代医学的现象，并指导解决相关研究和临床实践问题。笔者因拜读《医学争鸣》2015年第1期《是'心心说'，还是'肺心说'？——整合医学理论对哈维血液循环理论的修正》一文有感，希望通过以下几点对"心心说"和"肺心说"进行比较，希望可以对医学宏观理论研究有些许帮助。

1　以心脏为中心的血液循环理论的确立

　　理论一般是人们对事物认知的理解和论述，是对事物共同本质的抽象把握。理论具有抽象性、高度概括性、现实指导性及预见性。简而言之，理论就是简化的描述事物演变过程的理想模型，这个模型具有指导实践的功能和预见功能。哈维以心脏为中心的血液循环系统作为描述血液流动与机体组织关系的模型，是基于对人体解剖结构的实证研究和高度概括，建立在对血液循环的心血管系统与其他器官的物质关联的基础之上，是"科学"意义上的研究结果。哈维科学地揭示了血液循环的奥秘，实现了近代医学的一次伟大革命。虽然当年由于认知所限，没有关于毛细血管和肺的相关认知，但是通过后来的研究表明，哈维的以心脏为中心的血液循环解释模型不仅很好地概括和解释了血液循环的基本生物学构造特点，而且很好地预见了毛细血管乃至肺的结构和功能与心脏作为动力和单向流动装置及物质信息集散为中心的系统之间的高度功能吻合性。因此哈维关于血液循环的解释模型不仅影响了血液循环生理学的建立，而且影响了血液循环疾病病理学和诊断学乃至治疗学的发展。众多与血液循环相关的医学概念、词汇、逻辑、描述由此派生出来，使心脏与其他器官疾病的关联得到了很好的诠释。可以说哈维的以心脏为中心的血液循环系统理论作为现代医学的源头之一，与如今的诸多现代医学知识体系一脉相承。

2 是心脏还是肺脏作为血液循环系统的中心？

血液循环的中心是心脏还是肺脏，在自然状态下，这种争议本身是没有意义的，因为没有公认的理论或者绝对的概念或者先验性知识界定血液循环的中心究竟是哪个以及血液循环的起点和止点为哪些。笔者认为哈维以心脏为中心确立血液循环理论，是高度概括了心脏在血液循环中发挥的不可替代的独一性作用，即心脏在为维持血液流动提供动力、保证血液单向流动及体内物质信息集散三个方面有不可替代的地位，血液循环系统才得以"循环血液"。因此作为理论模型得以解释诸多血液循环系统的结构和功能，确立了以心脏为中心的血液循环理论。

反之，如果将肺作为血液循环的中心则不具备血液循环维持的这三个必备条件。肺作为气体交换的器官，具有提供机体所需的氧气、排出二氧化碳及其他生理功能，因此才把离肺的高含氧血液称作动脉血，把入肺的低含氧血液称作静脉血，从而与动静脉解剖命名产生了矛盾，即肺动脉内含静脉血，肺静脉内含动脉血。

哺乳动物胚胎期肺未扩张时，肺循环尚未完全建立之前，胎盘同样有交换养分的功能，包括氧气和二氧化碳的交换，动脉血来源于胎盘，经脐静脉入胎心后输送至器官组织，而静脉血却通过脐动脉流入胎盘。此时心脏仍然发挥着动力提供、保证血流单向及物质信息集散的功能。在此情况下，按照"肺心说"的观点，胎盘是否也可以作为胎儿期血液循环的中心了？

再者，肺作为人体必需的主要以气体交换为主的器官，与消化道、肾脏、肝脏等这些器官相同，均通过与外界环境发生联系，进行人体必需的营养吸收和废物排出的代谢。从系统论的角度看，系统终究需要与外界发生物质交换，才能保证系统的物质更新和功能稳定，而这些器官直接与外界环境发生了物质交换。而以心脏为中心的血液循环系统却在内环境完成有机体不同局部的内部物质信息交互并加速内部与外界的物质、能量、信息交换，以避免个体体积过于庞大而导致的物理性物质渗透交换的极大缺陷。

因此，功能的不可替代性决定心脏作为血液循环系统的中心这一概念具有更大的现象解释和理论逻辑解释能力；从理论本身必需的属性来看，"心心说"具备这种最大解释能力模型的基本属性和特征。而"肺心说"的不足在于只是解决了动脉血管或者静脉血管与动脉血或静脉血一致性匹配的解剖学命名问题，并没有扩大这一理论解释能力的作用。至于对静脉血的成分进行的不同分类，在全血流进心脏被混合的那一刻也就失去了分类的意义，唯有不同器官代谢后的不同血液含有的各器官相关的信息物质在心脏被混合后才可能通过动脉分支影响其他器官，因此静脉血汇集心脏成为单一性状的血液比静脉血分类的理论更加具有理论和实践意义（如静脉输液），而心脏则又一次发挥了不可替代的作用。"肺心说"的逻辑反而使现有的生物医学知识体系难以在此框架下进行合理的解释而变得混乱。哈维定义的动静脉血管和动静脉血的这种不匹配，并没有影响血液循环理论的逻辑推理和增加常人认知的难度，也没有影响后续衍生的其他学科的理论和实践问题，反而凸显了肺作为气体交换的功能特征。至于"肺心说"的血液循环起源于毛细血管，终止于毛细血管，其作为理论的概括性和解释的通用模型，并没有确定的物质基础加以佐证，局限性是显而易见的。

3　"肺心说"理论模型的缺陷

"肺心说"的优点在于能够将血液循环系统模型简化，在理解时更容易被接受，尤其使肺血管与其内部血液性质得以类似统一。同时"肺心说"的上行脉管和下行脉管可以作为阴阳平衡理论的物质解释基础，可能对中医的部分理论的物质化解释有利。但是"肺心说"并不能从根本上推动中医发展的核心问题——基础理论的突破和理论的原创性。用解剖学解释中医的基础理论无疑缺乏说服力；中医理论过于经验化、哲学化，缺乏物质基础的阐述和逻辑推理，而解剖学的形态物质基础与中医的理论并无天然的或是假设的互通接口，因此"肺心说"难以推进中医理论发展，借用解剖学的描述和逻辑表述中医理论的物质基础，本身已经失去了中医原创性理论独立的优势。中医原创思维模式是以中国古典哲学为认识论基础，以中医临床为实践根基，以中医理论为综合体现方式，是中医固有的思维模式，在中医发展历程中，发挥着主导作用。

此外，整合医学强调中医、西医互相借鉴，求同存异，因此笔者认为，需要在更为宏观的层面建立假说，重新解释生物体物质构成基础与功能的解释模型，进而将生物医学与中医传统医学在彼此更进一步的宏观理论层面进行整合。如果为了"整合"而刻意改变中医现有的理论解释模型（用现有的"科学"的还原主义方法寻找中医的物质基础和逻辑关联，将丢失中医的原创性，中医将不再是中医），或者改变生物医学的解释模型，去迎合彼此，只能阻碍医学的发展。"肺心说"理论模型的主要缺陷表现在：①肺作为血液循环的中心、起点和止点，将只适用于出生之后，肺扩张的状态下；"肺心说"不能解释胎儿期肺不张时胎盘的地位，因此是否可以认为胎儿期胎盘是血液循环的中心了？而胎盘和肺均未能提供血液循环的动力和血流单向的装置。②"肺心说"不能很好地解释左心衰时肺循环淤血现象，也不能解释肺循环淤血后导致的肺动脉高压及其后引发的右心衰竭。肺不能维持血液的单向流动，更不能提供血液流动的动力。反而肺部疾病还阻碍了血液循环系统的正常运转，因此肺作为血液循环的中心，理论依据不足。③"肺心说"将肺作为独特的器官来解释与血液循环的关系，是基于肺对氧气和二氧化碳代谢的功能，而胃肠道吸收营养是否也等同于肺？二者均具备摄入机体必需的物质元素和排泄一定代谢废物的功能，只是功能对象不同，但特征和地位应该是等同的，是系统不可或缺的组成部分，并且均依赖于心脏推动的血液循环系统而得以正常运转。因此肺作为血液循环的中心不具备功能不可替代的特征。④"肺心说"将肺作为动静脉转换和血液循环运动的中心，其特征在于以氧饱和度的差异而定，并未提及血液单向流动的机制和动力来源；仅仅将氧气和二氧化碳摄入、排泄作为确立血液循环中心的主要物质基础而确立"肺心说"，忽略了其他物质转运的类似同等地位，"肺心说"模型并未能完全体现对陆生肺呼吸生物血液循环特征的理论化和高度概括，解释能力有限，而对水生鳃呼吸的脊椎动物血液循环现象的解释则是缺如的，失去了理论模型解释能力最大化的基础要件，其解释普适性也极其有限。⑤"肺心说"阐述了动脉血液的起源和静脉血液的终结，本身局限于以含氧血液特征来划分血液循环管道与血液性状，显而易见缩小了"心心说"对血液循环系统的科学内涵和外延的阐述。比如胎儿期，心脏同样在输送高含氧血液及营养物质至重要器官，而此时肺并无此功能，还要通过支气管动脉、静脉接收来自心脏输送的营养。出生肺扩张后心脏依然发挥着同样不可替代的功能。所以胎儿期的肺不能作为血液循环的起点和止点，与"肺心说"自相矛盾。

综上所述，笔者认为哈维的血液循环理论在目前状况下既不存在逻辑上的矛盾性，也不缺乏逻辑上的简单性，更不缺乏解释的普适性（以生物医学为基础的现代医学体系内），无论对生物界进行横向比较，还是对生物进化的纵向比较，都说明心脏作为血液循环系统中心的理论地位暂时难以动摇。事实评价标准决定了这一理论的"生存权"。

4 "肺心说"和"心心说"比较的启示

欧洲人通过解剖学手段，以实证主义的观察方法、还原主义的阐述论探究人体构造细节，推理功能规律，建构了人体结构和功能（知识体系），进而成就了现代生物医学体系，当属于"科学"的范畴。而中国人通过感悟、经验化、哲学化、引经据典建立了一脉相承的中医学体系，具有明显的整体论色彩。整体论的中心含义是"整体不能归结为它的组成部分",整体的性质大于其组成部分性质的总和,整体的规律不能归结为其组成部分的规律。还原主义的缺陷当然是显而易见的,其以割裂事物的彼此联系、分类解释和命名的方法,建构其知识体系。这种还原主义的知识建构体系虽然易懂易学,较为可靠,但也缺失了在整体层面能够获知的功能和规律知识,通过还原建构也不免虚构了一些知识,因此还原主义的知识体系必然也存在缺陷。

哈维的血液循环体系同样建构在还原主义的视角里,其知识建构的最大特征是解剖、分离、分类、命名、阐述意义,通过推理构建彼此的关联,同样不可避免地存在诸多缺陷,割裂了器官之间、局部和整体之间的互动和相对存在的部分意义和规律。因此哈维的血液循环理论不能解释中医传统理论中将人体作为整体而构建的结构与功能合体的知识体系。以解剖学为基础构建的整个生物医学体系仍然难以解释中医整体思维的知识系统,难以解释中医中形态与功能没有分开阐述的整体论描述(类似对光的波粒二象性描述一样,生物医学至少是二元解释,即形态和功能描述,而中医基本是一元描述,而波粒二象性最终被光量子理论统一)。反过来,中医建立的宏观观察和总结,整体思维,其理论也难以具体化为微观,进而解释还原主义的西医。因此,"修正"后的血液循环理论旨在建立二者兼具的新理论,以求架通"中西医整合"的桥梁。但基于以上几点缺陷,西医并不能解决中医的理论和实践问题,中医也不能解释生物医学的理论和实践问题。中医理论中对心血管系统没有明确的分类,往往物质实体与功能没有分述,更缺乏以物质基础解释功能和以功能测试验证建构的学说。中医的理论描述哲学化,援引经典而不是实证之结果(科学实验),所以有一步错而步步错的嫌疑。中医的缺陷同样显而易见,缺乏规律重现的把握性知识,缺乏物质解释基础,偏重文化解释,而非生物学解释。在现有科技水平,中医理论同样难以解释生物医学乃至其治疗学,因此中西医在现有理论和技术层面看似难以整合,只能寻求二者更高层面(整体或健康层面)的整合。

虽然哈维的理论具有一定的局限性,但是哈维成功启示了我们,科学思想的产生不仅要从思想者本身寻找原因,更应当从其时代、社会和历史中寻找原因。若抛开哈维所处的历史文化及社会背景,我们就难以找到其科学思想的真正源泉。

总之,对经典理论的修正和假设有益于对理论本身和实践的推动性发展,对深入研究和把握生命现象和医学都具有巨大的推动作用。本议题的主旨在于医学理论的比较,试图通过否定之否定促进基础理论的继续深入研究。希望此文对医学宏观理论研究和医学系统互通的研究有所裨益。

参考文献

[1] 威廉·哈维. 心血运动论 [M]. 田洺,译. 北京:北京大学出版社,2007:89.

[2] 刘月树,陆于宏,唐建. 威廉·哈维的科研伦理思想研究 [J]. 中国医学伦理学,2012,25 (4):411-413.

［3］蒋宏岩，蒋术一．是"心心说"，还是"肺心说"？——整合医学理论对哈维血液循环理论的修正［J］．医学争鸣，2015，6（1）：34-37．

［4］郭照江．哈维启示录——纪念哈维发现血液循环390周年［J］．医学与哲学：人文社会医学版，2006，2（8）：65-76．

［5］王琦．中医原创思维模式研究［J］．世界中医药，2013，8（1）：1-4．

［6］樊代明．整合医学初探［J］．医学争鸣，2012，3（2）：3-12．

［7］张培林，王学彦，张雅春，等．自然辩证法概论［M］．北京：科学出版社，2000：191-193．

［8］金吾伦，蔡仑．对整体论的新认识［J］．中国人民大学学报，2007，3：2-9．

［9］胡文耕．整体论［M］．北京：中国大百科全书出版社，1995：703-704．

［10］郭文杰，杨林．中西医文化差异浅析［J］．医学争鸣，2014，5（3）：45-47．

［11］李振良．哈维"生理学革命"的社会历史背景［J］．自然辩证法通讯，2012，34（197）：52-54．

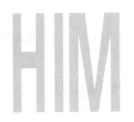

血液真的循环吗？

——整合医学与血液循环概念的更新

◎蒋术一，李 琦，蒋宏岩

科学的进步一般受两大因素的推动，即技术的进步和概念的更新。前者一直受到科学界的重视，但概念的更新则较为困难，往往几经周折，而且自古以来科学的发展就受到概念的制约。哈维提出的血液循环理论已有390多年的历史。血液真的循环吗？我们认为，整体整合医学（简称整合医学；holistic integrative medicine，HIM）将导致这一概念的更新。

1 血液的自然运动与血液成分的周期性存在方式

大约 2 500 年前，西方的哲学先人赫拉克利特就提出了"万物皆流"的概念。赫拉克利特说："人不能两次踏进同一条河流"。河水川流不息，所以你不可能两次踏进同一条河流。赫拉克利特的这一名言说明了客观事物是永恒地运动、变化和发展着的真理。

在人体的同一部位，"也不能两次采到同一种血液"，如河流一样。因为在血液的上行、下行运动过程中，每一周期的血液都在流动，成分都在不断地变化更新，不断地新陈代谢，各种血液成分也不断地产生和消失。

当我们深思熟虑地考察血液的运行状态时，首先呈现在我们面前的是一幅幅血液成分相互之间及血液自然分布单位之间种种联系和相互作用，无穷无尽地交织起来的画面，其中没有任何的血液成分是不动和不变的，一切血液成分都在流动，都在不断地变化、产生和消失。但是这种观点虽然准确地把握了血液运行现象总画面的一般性质，却不足以说明构成血液这幅总画面的各个细节。如果我们不知道以肺为中心存在血液自然分布单位，在血液自然分布单位中会出现上行、下行血液成分的变化，在血液自然分布单位中上行血液成分存在自然分类这些细节，就看不清血液运行规律的总画面。为了认识这些细节，我们不得不把它们从自然的或相互的联系中抽取出来，从它们的特性、特殊的原因和结果等方面，逐个对血液自然运动及成分自然分类加以研究，从而得出结论：任何血液成分的存在方式都是暂时的，存在周期性的起始和终结；存在以肺为动静脉血液转换中心的血液自然上行、下行运动，还存在着上行血液成分自然分类，以及组织器官存在血液自然分布单位。

2　血液成分的运动和存在方式都是周期性的、暂时的

血液成分的运动发展具有周期性。所谓周期性，是指血液成分在运动过程中，沿时间轴的变化经过一定时间（周期）后，向原来的出发点复归的属性。在以肺脏为中心的血液系统中，各种血液成分在经历了上行阶段后会转入下行阶段，上行血液成分由各毛细血管静脉端起源处的初级功能转化为完整复杂的下行血液成分功能，这就构成了血液系统中血液成分演化发展的一个周期。血液中各种成分演化发展的周期有长有短，大周期之中包含着小周期。

血液系统中各种成分的有限存在方式都是暂时的，除了永恒循环运动着的血液系统及这一系统的运动规律外，血液成分没有永恒的循环运动。血液成分在完成一个运动发展周期之后，还要经历新的运动发展周期，其成分属性在合乎规律地走向瓦解并转化为新的血液系统成分。转化的成分既可以追溯到过去，又可以预测未来。血液成分在无限永恒运动发展的过程中，表现着有序与无序、进化与退化、稳定与失稳的统一。血液成分是以运动的、受制约的和受限制的方式存在的。

3　血液成分的更新运动

在肺脏与各血液自然分布单位之间，血液在上行、下行脉管中环流不息，在同一时间内，左心与右心接受回流的血量大致相等，输出的血量也大致相等。每一上行、下行环流周期中血液成分都是变化的。建立血液成分周期性存在的概念，就要重新考虑血液成分是否存在永久的循环？是否存在更新变化及意义？

如果认为血液成分只是在周而复始地循环运动，而没有更新发展和本质的变化，那么就形成了形而上学的循环认识论。上行血液经肺脏形成下行血液后，沿各下行脉管发出，终结于各血液自然分布单位。从上行血液到下行血液，血液组成成分是按照 $0-1-0-2-0-3-0-n-0$……即"$0 \rightarrow n \rightarrow 0$"这一周期永恒运行的，并且每个周期的血液组成成分都是不同的。

在西方，血液循环的概念从 1628 年以来便深入人心，得到了广泛认可。哈维及马尔皮基等人描述及证实的血液循环路径是正确的，却没有注意到血液成分在各血液自然分布单位的更新、变化，没有认识到上行静脉血液、下行动脉血液的起点与终点，及静脉、动脉血液成分在肺脏的转换。围绕着肺脏与各血液自然分

布收纳单位，在心脏泵血功能的作用下，血液通过上行、下行脉管做环流不息运动。在每一个上行、下行运动周期中，血液成分时刻在进行着更新代谢，自组织编组，而没有永久循环。

如果能证实肝门上行血液成分没有循环，是不断地有新的水谷精微等营养成分进入，那么即可推理证明全身的上行、下行血液成分没有循环。如果肝内的血液成分不断地新陈代谢，时刻更新，那么就不存在肝内的血液成分循环，也不存在肾血液成分循环、脾血液成分循环、肺血液成分乃至全身血液成分循环。

口服葡萄糖在体内血液的代谢曲线，某些食物、药物在血浆中含量浓度的变化曲线也可证实这一点。按血液成分周期流动、产生和消亡的过程即可推测，血液成分的存在是暂时的、不断更新的，既是一个环流周期血液成分的终结，又是一个新环流周期血液成分的诞生。这一过程是连续不断的。

血液成分可以指单一的一种成分，也可以指一个组织成分的概念。机体中某种血液成分摄入过多或半衰期较长，就会与其他的血液成分形成第2、第3等 n 个环流周期的血液成分，参与下一环流周期的血液成分代谢。所以说，血液成分的存在是暂时的，如血脂超过机体能代谢的数量，这些超量血脂将不得不寻找代谢途径，实在排不掉，就停留在动脉血管壁而形成斑块。这一过程实际上是机体的代偿过程，而非健康的血液流动代谢过程。

没有一成不变的东西，一切物体都在运动、演化的过程之中。血液系统中的成分不是一成不变的"成分的集合体"，而是"过程的集合体"。

血液系统是一个开放的系统。在这一系统中，各种汇集的血液成分沿着上行、下行脉管在自己生存、演化周期内都经历着产生、自组织成长、衰落、消亡这样一个完整的过程，并在这一过程中实现自己的功能表达。这一过程证明了血液成分的产生是一种自组织编组的运动过程。这是一种非永恒环流周期运动，血液成分在上行、下行运动中不断更新变化。

4 静脉血自然上行运动的目的

自然界中的一切运动都是有目的的，不是杂乱无章的。静脉血上行的最终目标是实现气体交换，静脉血上行运动的终端器官是肺脏而不是心脏。右心、左心主要起到血液混合、混匀及泵出的作用，这种泵血功能提供了血液的上行、下行环周运动的动力，保障了将上行血液分布于肺脏、下行血液分布于全身的目的，使血液上行、下行的完整运动过程得以完成。肺脏是静脉、动脉血液的转换器官，也是上行静脉血成分运动的终止器官，所有的静脉血均可视为上行向肺脏运动的血液。同时，肺脏也是动脉血生成及运动的起点，动脉血为离开肺脏开始下行运动的血液，所有下行动脉血液均终止于毛细血管动脉端。2017 年，美国科学家又发现肺脏还是复杂的造血器官，使我们对肺脏又有了颠覆性的认识。

5　血液的非循环与概念的更新

认识任何一件事物都要从本源上去了解，医学研究也要如此。血液真的循环吗？

循环的基本概念：一种物体以环形、回路或轨迹运行；沿曲折的路线运行；特指同一事物运行一周而又回到原处。循环的英文解释：① to move in circles；to circulate；②（Mathematics）to keep on recurring；③（Electrics）a loop。

在数学上，所谓的循环小数必须存在循环节：如果无限小数的小数点后，从某一位起向右进行到某一位止的一节数字循环出现，首尾衔接，称这种小数为循环小数，这一节数字称为循环节。它的特征是：①强调是小数点后（也就是小数部分）；②强调只有加在循环出现的循环节上。

示例：

1/7 = 0. 142 857 142 857……（142 857）

37/30 = 1. 233 333 333 333……（3）

所谓循环节就是小数部分的最短最先重复的单元，所以 0. 272 727 27……，循环节就是 27，而不该是 72，如果把上数乘以 10，变成 2. 727 272 72……，那么循环节就是 72。

按照这一概念分析，哈维的血液大小循环理论是需要整合医学进行修正的。大循环始发于左心室的血液成分，运行一周后，并没有回到原处——左心室，而是回到了另一处——右心房；小循环始发于右心室的血液成分，运行一周后，也并没有回到原处——右心室，而是回到了又一处——左心房。即大小循环的血液成分运行一周后，均没有回到原处。事实上，哈维的大小循环均没有构成类似的环流运动，何来循环？如果有循环，循环节又在哪里？退一步观察，动脉血成分经毛细血管后，还没有到达大小循环的终点，中途动脉血液流经毛细血管就立即转化为静脉血成分，其血液成分已发生变化，又怎能定义为循环？人在出生后，卵圆孔闭合，左右心已不相通，没有环流路径，如何循环？而"肺心说"描述的以肺为中心的上行、下行血液运行路径，才恰恰构成了人体真正的血液环流路径。

以教科书的观点来论证教科书中的经典理论，很难得出具有思想差异的原创结论，更难以建立科学创新的思想基础。中国科学院大学袁岚峰认为："原创的首要问题是提出问题。提出新的、深刻的问题，其实是最需要洞察力的。爱因斯坦说："提出一个问题往往比解决一个问题更重要，因为解决一个问题也许只是一个数学或实验上的技巧问题。而提出新的问题、新的可能性，从新的角度看旧问题，却需要创造性的想象力，而且标志着科学的真正进步。"爱因斯坦正是因为问出"如果光速在所有惯性参照系中都不变会怎样""如果自然规律遵从的是洛伦兹变换而非伽利略变换会怎样"，才发现了狭义相对论，为人类打开了一扇全新的真理之门，这是天才的思维方式。

医学的发展史就是一部整合医学史。390 多年前，哈维的结论是可靠的、科学的，哈维的贡献是伟大的。但今天，在整合医学的实证面前，我们还墨守成规、因循守旧、置整合医学的事实于不顾，不及时更新血液循环的概念是不能原谅的。整合医学可以得出结论——哈维的血液循环理论只是医学发展史上的一个过渡性理论。可以说，哈维的血液循环理论已完成了自己的历史使命。是"心心说"还是"肺心说"？重要理论不能出现空白或真空，当经典不再经典时，新旧理论将发生更替。

人类的认识过程，总是要从感性认识上升到理性认识，反映事物的本质属性，把所感知事物的共同本质特点抽象出来，改变模型的性质并加以概括，整合医学与概念的更新将导致科学的进步。

参考文献

[1] 中国医科大学. 人体解剖学［M］. 北京：人民卫生出版社，1979：255 – 258.

[2] 樊代明. 整合医学初探［J］. 医学争鸣，2012，3（2）：3 – 12.

[3] 樊代明. 整合医学纵论［J］. 医学争鸣，2014，5（5）：1 – 13.

[4] 樊代明. HIM，医学发展新时代的必然方向［J］. 医学争鸣，2017，8（1）：1 – 10.

[5] 张培林，王学彦，张雅春，等. 自然辩证法概论［M］. 北京：科学出版社，2000：191 – 193.

[6] 姚泰，吴博威. 生理学［M］. 6 版. 北京：人民卫生出版社，2007：107 – 115.

[7] 蒋宏岩，蒋术一. 肺与血液的自然运动［M］. 长春：吉林大学出版社，2012：138 – 146.

[8] 蒋宏岩，蒋术一. 是"心心说"，还是"肺心说"？——整合医学理论对哈维血液循环理论的修正［J］. 医学争鸣，2015，6（1）：34 – 37.

[9] 蒋晓菲，李琦，蒋宏岩. 静脉血液只有一种吗？——整合医学对静脉血成分存在自然分类的认识［J］. 医学争鸣，2016，7（1）：40 – 42.

[10] 蒋术一，蒋宏岩. 整合医学理论与公理化体系的建立［J］. 医学争鸣，2014，5（1）：22 – 24.

[11] 李琦，蒋宏岩. 参照系不同决定中西医理论不能结合只能整合［J］. 医学争鸣，2015，6（5）：39 – 42.

[12] 刘元宗，赵武超. 关于素循环小数的特征值［J］. 数学的实践与认识，2006，36（4）：240 – 245.

[13] 郭文杰. 心脏不再是血液循环的中心吗？——就"肺心说""心心说"与蒋宏岩老师磋商［J］. 医学争鸣，2017，8（1）：31 – 34.

[14] 蒋术一，蒋宏岩. 血液自然运动与中西医理论的整合统一［J］. 医学争鸣，2014，5（3）：21 – 22.

[15] 威廉·哈维. 心血运动论［M］. 田洺，译. 北京：北京大学出版社，2007：89.

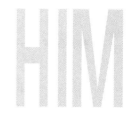

静脉血液只有一种吗？

——整合医学对静脉血液成分存在自然分类的认识

◎ 蒋晓菲，李　琦，蒋宏岩

静脉血液只有一种吗？整体整合医学（简称整合医学；holistic integrative medicine，HIM）发现，人体内存在以肺脏为参照系的血液自然上行、下行运动，右心、左心只是具有混血和泵血功能的特殊上行、下行脉管。如果我们对静脉血液像考察河流一样从毛细血管的发源地、沿途上行经过的部分及终点进行考察，并经整合分析，就会意识到，长久以来我们可能忽视了血液成分，特别是静脉血液成分在起源处存在原始的自然分类特征。以往认为血液只有动脉血液和静脉血液之分，两者之间只是氧气和二氧化碳之差，却没有注意到在不同组织结构毛细血管静脉端，静脉血液的起源处存在静脉血液成分的自然差异。

机体中各部位的动脉血液成分几乎是相同的，但静脉血液成分差异明显，形成了血液成分的自然分类，其成分也许是某一种血液成分的差异，也许是某一组血液成分的差异。静脉血液成分分类是自然形成的，而非人为的。目前，临床上的前臂静脉采血，其成分主要是来源于肌肉组织的静脉血液成分，而所采的指血或耳血实质是微动脉和微静脉的混合血液，不能反映出各组织结构静脉血液成分的自然分类特征，对临床的诊断、治疗意义不直接，忽略了静脉血液成分自然分类及自然表达的特异性、准确性和及时性。因此，研究静脉血液成分自然分类具有十分重要的意义。

1　整合医学显现的静脉血液成分存在自然分类原因

1.1 不同组织细胞对动脉血液营养摄取不同导致产生的静脉血液成分出现自然分类

与细胞生物化学相整合发现，各种组织的细胞结构、功能的不同，对动脉血液成分的营养需求不同，可导致代谢回流的静脉血液及代谢产物出现差异，导致静脉血液成分出现自然分类。

1.2 不同组织结构的毛细血管孔径不同导致自然回流的静脉血液成分出现自然分类

与组织学进行整合发现毛细血管的形态结构不同。有孔毛细血管主要存在于胃肠道黏膜、一些内分泌腺和肾血管球等处，在不同组织结构中毛细血管孔的直径大小不同，一般为 $60 \sim 80nm$。这些孔隙是静脉血液成分出现自然分类的形态学基础。

1.3 静脉血液因来源不同出现的自然分类

与同位素研究进行整合发现来源不同的静脉血液成分可导致静脉血液出现自然分类。有关肝门静脉的血流情况，同位素的研究证明肠系膜上静脉的血液多沿门静脉的右侧流入右半肝，而脾静脉和肠系膜下静脉的血液多沿其左侧流入左半肝。入肝分布的肝门静脉的左、右支血液成分来源不同，导致肝内的肝门静脉左、右支的血液成分出现了自然分类。肝左、右叶中的肝细胞组织要处理来源、成分不同的血液，导致肝左、中、右静脉血液成分也出现自然分类。由此进行推理同样可以得出，由于肝脏左、右叶的静脉血液来源、成分均不同，肝脏左、右叶产生的胆汁成分也应有差异，从而可以判断肝脏左、右两叶的功能也不同。肝右叶主要是处理来自肠系膜上静脉的血液成分，肝左叶主要是处理来自肠系膜下静脉的血液成分。

1.4 不同的内分泌腺分泌不同的内分泌激素入血，导致静脉血液成分的不同

上腔静脉血液除含有甲状腺、垂体等内分泌腺分泌的激素外，还含有右淋巴导管和胸导管中的淋巴液成分。右淋巴导管收集身体右上部的淋巴液，胸导管收集其余 3/4 部位的淋巴液，两者的淋巴液成分不同，也形成了左、右头臂静脉血液成分的自然分类。下腔静脉血液是由肝、肾等器官，下肢肌肉等组织的静脉血液汇合而成，左肾静脉含有左肾上腺、左睾丸（卵巢）分泌的激素等血液成分。

1.5 胃肠的不同部位因吸收的成分不同出现的自然分类

与生理学的实验结论相整合，小肠不同部位的静脉血液成分存在自然分类。消化道中的不同部位吸收的营养物质不同，导致不同部位消化管中上行静脉血液成分出现自然分类。不同物质吸收的部位也不相同。铁的吸收在十二指肠；葡萄糖、半乳糖、脂肪等消化产物的吸收在空肠；胆盐的吸收在回肠；水和盐类的吸收主要在结肠，这些均可以导致其相应的静脉血液成分出现自然分类。

2 整合医学展现的上行静脉血液成分自然分类原理

2.1 相同的血液成分，分布于相同的组织结构，产生的上行静脉血液成分相同

如下行动脉血液在左、右上下肢肌肉的分布，产生相同的上行静脉血液成分。

2.2 相同的血液成分，分布于不同的组织结构，产生的上行静脉血液成分不同

如相同的动脉血液成分，分布于肾脏、脾脏、甲状腺等，分别产生成分不同的上行静脉血液。

2.3 不同的血液成分，分布于相同的组织结构，产生的上行静脉血液成分不同

如肠系膜上静脉血液成分与肠系膜下静脉血液成分不同，但均分布于肝脏，这样就导致肝右静脉与肝左静脉的血液成分出现不同。

2.4 不同的血液成分，分布于不同的组织结构，产生的上行静脉血液成分不同

如肝门静脉的血液成分与肾动脉的血液成分不同，且肝脏与肾脏的组织结构又不同，这样产生的肝静脉血液成分与肾静脉的血液成分不同。

3 整合医学显现的静脉血液成分存在自然分类意义

3.1 可对活体组织器官进行准确的解剖定位

每一支静脉都有相应的血液收纳范围。基于静脉血液成分存在自然分类这一特征，可对活体基础解剖范围准确定位，如空肠与回肠可依静脉血液成分的自然分类特征来划分。以往认为，小肠近端2/5为空肠，远端3/5为回肠。空、回肠之间无明显界限，只能靠肉眼来区分。空肠大部分位于左上腹，回肠大部分位于右下腹，小部分位于盆腔内。空肠较粗，其壁较厚，系膜的血管弓少，血管周围的脂肪少，颜色稍红；回肠恰与其相反，管径较细，肠壁较薄，系膜的血管弓多，血管周围的脂肪多，颜色稍白。引入静脉血液成分存在自然分类的概念后，关于空、回肠界限的划分，如果对12～18条肠静脉分别采样进行静脉血液成分分析，即可依据这些静脉血液成分的差异，对空、回肠的界限做出准确划分。

同理，在结肠不同部位的静脉采样，也将得到其相应的结肠静脉血液成分的自然分类结果。

3.2 表达人体五脏的生理功能

五脏的生理功能均可反映在其各自的静脉血液成分中，如采集肾脏或肝脏的某一血液自然分布单位中的静脉血液进行检验、对照，比较其血液成分的变化，则可分别反映该肾脏、肝脏血液自然分布单位的功能。

3.3 上行静脉血液成分自然分类的临床意义

在相应组织结构中，通过准确采集、分析静脉血液成分的变化可为临床提供

诊断、治疗依据。采集组织结构的上行静脉血液进行检验将替代如今的病理活体组织采样，改变病理学的研究方向，使固体切片变流体静脉血液检查，并具有准确、简便、快速、无创伤的特点，可以比病理组织诊断更早地发现相应的信息。

若能制定出静脉血液成分自然分类基本标准，对血液进行全面分析，标注各种成分的分类及生理、病理的含量变化，将给治未病提供可操作性。

3.3.1 大肠癌

在癌组织侵入肌层前，其静脉丛血液成分即可发生早期改变。晚期大肠癌可经血行转移到肝、肺、骨等处，但早期血液自然分布单位中上行静脉血液成分即可发生变化，可助早期诊断。引流病变部淋巴液、静脉血液排出体外，可及时排出转移的癌细胞，达到控制肿瘤转移的目的。目前虽然认为经淋巴管癌转移早于经血液，但从上行血液成分存在自然分类的特征判断，癌症早期病变部位的上行静脉血液成分的变化不应比淋巴液成分的变化出现得晚。

3.3.2 子宫颈癌

在早期，虽然血行转移较少见，但具有上行静脉血液成分自然分类特征的血液生化成分却可在早期发生变化。这种静脉血液成分的改变可能要早于淋巴液成分的变化或与之同时变化。

3.3.3 糖尿病的血液自然分布单位定位诊断

糖尿病患者的胰岛不一定全部出现问题。采集胰腺各部位上行微小静脉血液进行检验即可对胰腺中胰岛出现障碍的部位作出定位诊断。

3.3.4 静脉血液成分自然分类与药物研究

对于进入各组织器官的西药及中药的成分，均可通过采集静脉血液做进一步的药理成分研究。如在空肠、回肠各上行脉管中采集上行静脉血液，在肝脏内的门静脉和肝静脉各分类上行静脉脉管中采血进行化验对比，可找出中药成分进入上行静脉血液的部位及真正有效成分，分析认识药物成分的转化过程等，这将使传统中医中药得到科学的证实。

整合医学显现的以肺脏为参照系的血液上行、下行运动，使我们注意到了血液的起源、终结及完整的上行、下行运动过程，揭示了原始静脉血液成分存在自然分类的特性。而哈维以心脏为参照系的血液循环理论将动脉血液、静脉血液的起源均定位于心脏，恰恰掩盖了静脉血液自然分类的特征。

整合医学既是一种思维方式也是一种方法论。它使我们认识到自然界在存在复杂性的同时也存在其简单性。在毛细血管静脉端静脉血液的起源处血液成分存在自然分类，是其简单性的一面。上行出右心后静脉血液成分存在自然分类的特征消失，其复杂性的一面又展现在我们面前，其运动变化的规律是简单性与复杂性并存，相互影响、相互转化。

整合医学提示我们原始的静脉血液不止有一种，而是 n 种，并且 n 是可知的，n 究竟是多少，还需未来进一步研究证实。

参考文献

［1］樊代明. 整合医学初探［J］. 医学争鸣, 2012, 3（2）：3 – 12.

［2］董艳红. 在物理学中要重视选取参照系的作用［J］. 科技信息, 2010, 18：80.

［3］熊立凡, 李树仁. 临床检验基础［M］. 3 版. 北京：人民卫生出版社, 2003：5 – 6.

［4］蒋宏岩, 蒋术一. 肺与血液的自然运动［M］. 长春：吉林大学出版社, 2012：111.

［5］上海第一医学院. 组织胚胎学［M］. 北京：人民卫生出版社, 1979：102 – 106.

［6］中国医科大学. 局部解剖学［M］. 北京：人民卫生出版社, 1979：156, 167.

［7］［加］基恩·L·莫尔, ［美］阿瑟·F·达利. 临床应用解剖学［M］. 4 版. 李云庆, 主译. 郑州：河南科学技术出版社, 2006：36 – 37, 244.

［8］张昌颖. 生物化学［M］. 2 版. 北京：人民卫生出版社, 1988：385 – 392.

［9］湖南医学院. 生理学［M］. 北京：人民卫生出版社, 1979：239 – 244.

［10］姚泰, 吴博威. 生理学［M］. 6 版. 北京：人民卫生出版社, 2007：190 – 196.

［11］葛均波, 徐永健. 内科学［M］. 8 版. 北京：人民卫生出版社, 2013：376.

［12］蒋宏岩, 蒋术一. 是"心心说", 还是"肺心说"？——整合医学理论对哈维血液循环理论的修正［J］. 医学争鸣, 2015, 6（1）：34 – 37.

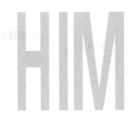

整合医学与血流自净沉淀原理

——胆石症与尿石症"淤泥岸"初成因统一原理假说

◎蒋宏岩，蒋术一

胆石症和尿石症是一种危害严重的常见病和多发病。胆结石的化学成分一般以胆固醇为主；尿石症中草酸钙结石约占87%，关于胆石症与尿石症的形成机制还不明确，目前的教材主要认为肝细胞分泌的胆固醇代谢障碍是胆石症形成的主要因素；尿中成石物质浓度过高所致尿液过饱和是尿石症结石形成过程中最为重要的因素。在整体整合医学（简称整合医学；holistic integrative medicine，HIM）思想的指引下，整合引入河流自净沉淀原理，我们试图以一个更大的视野统一考察胆石症与尿石症的成因，得出了血流自净过程中胆固醇、草酸钙等悬浮物沉淀产生的"淤泥岸"可能与胆石症、尿石症发生有密切关联的结论。

1 对现有生理解剖基础理论的整合

有人说，迷失在技术与市场云雾中的当代医学已经走得太远，以至于忘记了原本是从哪里出发。此时，沿着整合医学的轨迹追本溯源，或许可以帮助我们静下心来，重审医学的本质，重拾医学的人文价值。

我们在不停地向前探索，向前挖掘，每时每刻都在期望有能回答所有问题的重大发现，从未静下心来思考或整合前人和自己的成果。本文我们将从一个新的角度——血流的自我净化过程探讨胆石症与尿石症的成因，拟对现有的一些基础生理解剖结论进行整合探讨。

1.1 整合医学对血液自然上行、下行运动的考察

谈到血液的自然运动我们已经习惯于哈维的以心脏为中心、为运动参照系的

血液循环理论，往往用大小循环的理论来观察血液的自然运动。如果像考察河流一样，从动、静脉血液的起点和终点来考察动静脉血液的自然运动，将左右心看成是一个带有动力功能的特殊血管，就会发现，事实上，人活体内存在以肺脏为中心、为运动参照系的静脉血自然上行、动脉血自然下行运动。

胆囊中的胆汁来自肝脏，而进入肝脏的血液来源有两个途径，一个是肝动脉，另一个是门静脉，饮食通过门静脉入肝，肝门静脉是唯一的血容量增加进入的门户。

1.2 整合医学与中国自然哲学观的建立

孤立地看待一件事物往往难以抓住事物的本质。提到哲学必然不会局限于某个专业领域。哲学的目标是发现一般性的原理、法则，并能将其应用于各个领域。它着眼于自然界中那些最基本、最普遍的规律以揭示自然的性质，万物演化的规律对各领域中具有共性的、一般化的公理性起支配作用。在整合医学思想的指引下，我们拟采用中国自然哲学的研究传统来考察胆石症与尿石症的成因。

1.3 《黄帝内经》"天人相应；人与天地相参"哲学思想与血流自净原理的整合

"人与天地相应者也"（《灵枢·邪客》）；"人与天地相参也，与日月相应也"（《灵枢·岁露论》）。黄帝问于岐伯曰："余闻人之合于天地道也，内有五脏，以应五音、五色、五时、五味、五位也；外有六腑，以应六律。六律建阴阳诸经而合之十二月、十二辰、十二节、十二经水、十二时、十二经脉者，此五脏六腑之所以应天道"（《灵枢·经别》）。黄帝问于岐伯曰："经脉十二者，外合于十二经水，而内属于五脏六腑。夫十二经水者，其有大小、深浅、广狭、远近各不同"（《灵枢·经水》）。

人与天地相应，人与自然界原理的统一性是《黄帝内经》自然哲学思想的理论基础，这一古老的哲学思想是中国医学理论体系形成的灵魂。《黄帝内经》坚信人体内的原理与自然界的原理相应，是可参照的，整合自然原理来研究人体医学原理必将得出正确的结论。将古老的《黄帝内经》中的天人相应哲学思想与现代自然原理进行整合，形成整体整合医学，其实践得出的结论或可纠正、填补现代医学结论的不足与空白。

1.4 血液自然运动与河流的自净沉淀原理的整合

我们已经运用整合医学理论讨论过河流自净稀释原理，提出人体内存在血流自净稀释原理。稀释与沉淀是河流自净的两个重要原理，现在我们将讨论血流自净沉淀原理。

河流受到污染后，水质自然地会出现逐渐恢复洁净状态的现象。城市污水排放进入河流后河水发生的变化过程最能反映河流的自净过程。河流的自净作用主要包括稀释作用、沉淀作用等。

1.5 稀释与沉淀作用

污水进入河流时，河水和污水相混合，经过一段流程两者混为一体。混合体中虽然掺杂污水带来的各种污染物，但其浓度一般大大低于原污水。这种作用称为稀释，河水流量和污水流量之比称稀释比。稀释比很大时，污染河水的水质和原河水相近，好像没有受到污染。稀释是河流自净也是其他水体自净的一个主要作用。河流稀释污水的流程或河水与污水完全混合的时间，决定于排水系统出水口的排水方式、稀释比的大小和河流的水文条件。当出水口伸入河流航道且为多口构造、稀释比较小、河流流速高而河床窄时，混合流程或混合时间就较短。

污水带来的悬浮物在水流平缓的河段可以沉降在河底。如果沉降在出水口附近，即可出现沉淀现象，这种沉淀长年累月地积累在出口附近，往往可形成不洁的"淤泥岸"。

2 人体血流自然运动过程中存在二次自净沉淀

在以肺为中心的静脉血液自然上行、动脉血自然下行的运动概念建立后，纵观上行静脉血液、下行动脉血液的运动轨迹可以发现新的规律，上行静脉血液与下行动脉血液在运动过程中，在肝小叶和肾小体分别有一次突然断流，这两次断流现象均可导致动、静脉血液在断流处各出现一次沉淀，也就可以推断在人体血液自然上行、下行运动过程的每一周期中，在肝脏和肾脏可出现两次血流自净沉淀现象。

2.1 第一次沉淀发生在肝血窦

静脉血来源于动脉血的转化，血液的自然运动表现为全身毛细血管静脉端—右心—肺脏—左心—毛细血管动脉端的顺时针运动。依天人相应的哲学原理，自然界的基本原理是相通的，是可以通过整合借鉴的。肝门静脉血液与肝动脉血液在进入肝脏后，以肝小叶为单位，小叶间静脉、小叶间动脉血液在到达肝血窦时，血流会像遇到悬崖一样突然出现断流，肝门静脉血液、肝动脉血液中的胆固醇等悬浮物在肝血窦中会出现自然沉淀，沉淀物中的淤泥等杂物含有来自饮食吸收的胆固醇等，这些淤泥物比重较大，可经肝细胞之间贯通的细胞间通道入胆小管。胆固醇等淤泥的排泄路径是，肝门静脉血液与肝动脉血液—小叶间动脉与小叶间静脉—肝血窦—肝细胞间通道—胆小管—胆囊。这些沉淀物形成的"淤泥物"一旦在正常肝脏、胆囊生理疏泄情况发生变化时，即有可能引发胆小管结石或胆囊结石。现已发现，胆汁中胆固醇的含量与脂肪的摄入量有关，长期高脂肪饮食者较易发生胆结石。

2.2 第二次沉淀发生在肾小体

同理，下行肾动脉血液在肾小体中发生断流，动脉血液中的草酸钙等悬浮物可在肾小体中发生沉淀，形成"淤泥物"，动脉血液沉淀出现"淤泥物"的排泄路径是，肾动脉血液—肾小体—近曲肾小管—远曲肾小管—集合管—乳头管—肾乳头—肾小盏—肾大盏—肾盂，可引发肾结石。

3　胆固醇等外来悬浮物在肝血窦自净沉淀过程

整合医学理论的要领之一是逻辑分析。从某些公理即公认的确凿事实出发，通过严密的逻辑推理，推导出新的观点，综合前人的论著，提炼出新的结论。

3.1　肝血窦中沉淀的发生

肝血窦位于肝板之间，腔大且不规则。实验证实，血液是慢速从肝小叶周边经肝血窦汇入中央静脉，血浆内成分得以与肝细胞进行充分交换。通常，肝血窦被认为是一种特殊的毛细血管，事实上，肝血窦可以被看作是肝静脉与肝门静脉、肝动脉之间的血管断裂带，吸收的水谷精微（含胆固醇等悬浮物）经肝门静脉入肝，抵达肝血窦后，肝门静脉、肝动脉的血液突然遇到断裂带，其血流犹如遇到断崖，突然跌落，血流像瀑布样会发生急速下降，肝门静脉、肝动脉血液中的悬浮物如胆固醇等将在血窦断裂带处沉淀，其胆固醇等悬浮物将形成"淤泥岸"。事实上，由于血液成分存在自然分类，在肝血窦中，至少有4种不同血液成分的血液会出现"跌落"，它们分别是肠系膜上静脉、肠系膜下静脉、脾静脉、肝动脉等血液的"跌落"。而且，根据同位素跟踪实验的结果可以推断，肠系膜上静脉血液的"跌落"主要发生在肝右叶中的肝小叶，肠系膜下静脉血液的"跌落"主要发生在肝左叶中的肝小叶，而脾静脉、肝动脉血液则可同时发生在肝左、中、右叶的每一个肝小叶。

3.2　活体中肝血窦"淤泥岸"的清理

在肝小叶中，小叶间动脉与小叶间静脉同时遇到"肝血窦断裂带"，肝动脉的血液成分与肝门静脉的血液成分在不同时段交替跌落于肝血窦中，由于小叶间动脉的血液比重低，小叶间静脉的血液比重高，在同一血窦小叶间动脉的血液的跌落可将小叶间静脉形成的"淤泥岸"进行稀释、冲洗，可阻止肝血窦中"淤泥岸"的形成，可使大量的含胆固醇淤泥进入胆小管，在胆汁的推动下经胆小管排入胆囊。血窦中"淤泥"的清理作用对防止肝内胆管内结石的形成起到了积极的预防作用。肝小叶的特殊结构促成了小叶间静脉血液、小叶间动脉血液从上至下自然跌落，以肝小叶为单位的"跌落结构"的形成，为血液内悬浮物的"淤泥"的清除在组织结构上做好了自净准备。

3.3　血流在肝血窦中的自净沉淀原理

胆固醇是一种悬浮物，为无色或微黄色晶体。现已证实，胆固醇是绝大多数胆结石的主要成分，它极难溶于水，而胆汁内的胆固醇能以胆盐—磷脂微胶粒和磷脂微囊形式溶于水。以这两种形式，胆汁携带胆固醇的能力可大大加强。

一般认为，胆汁内的胆固醇均来自肝细胞的分泌，但肠系膜上静脉血液中也含有大量的吸收进来的胆固醇，这些吸收进来的胆固醇在血液中为悬浮物，其排泄途径还缺乏理论研究。

现已有实验证实，食物胆固醇的摄入可抑制人及动物肝脏胆固醇的合成，两者之间存在着一个负反馈调节过程。胆固醇随粪便丢失是其排泄的主要方式，胆汁中胆固醇的含量与脂肪的摄入有关，长期高脂肪饮食者较易发生胆结石。胆汁中大量的胆固醇也可主要来自饮食中吸收的外来胆固醇，这些胆固醇可在肝血窦发生沉淀，形成"淤泥岸"，这些含胆固醇的淤泥并非仅仅是来源于肝细胞的胆固醇分泌。

胆固醇在血液中存在于脂蛋白中，其存在形式包括高密度脂蛋白胆固醇、低密度脂蛋白胆固醇、极低密度脂蛋白胆固醇三种。在血中存在的胆固醇绝大多数都是和脂肪酸结合的胆固醇酯，仅有不足10%的胆固醇是以游离态存在的。高密度脂蛋白有助于清除细胞中的胆固醇，而低密度脂蛋白超标一般被认为是心血管疾病的前兆。血液中的正常胆固醇含量为每单位140～199mg。

胆小管是相邻肝细胞之间、局部质膜凹陷成槽并相互对接、封闭而形成的微细小管，并以盲端起于中央静脉的附近，呈放射状走向肝小叶的周边，行至小叶边缘汇成数条短小的闰管，又称为赫令管，离开小叶边缘后汇合成小叶间胆管。

靠近胆小管的相邻肝细胞膜形成由紧密连接、中间连接、桥粒等组成的连接复合体结构，现电镜下已证实，这些结构之间均存在大小不等的细胞间隙，其中紧密连接的细胞间尚有10～15nm间隙存在，中间连接电镜下可见相邻细胞间有15～20m宽的间隙，桥粒电镜下可见相邻细胞间有20～30nm的间隙，在肝血窦发生的"血流断崖"可使富含胆固醇的高密度脂蛋白（含胆固醇>30%）、低密度脂蛋白（含胆固醇>45%）通过这些细胞间隙进入胆小管，现已证实，高密度脂蛋白的颗粒直径仅为6.5～9.5nm，低密度脂蛋白的颗粒直径为20～25nm。整合这些医学结论可以推断，人体的血液自然上行、下行运动过程中存在血流自净沉淀原理，其中肝血窦中可出现血液悬浮物的沉淀，血液在肝血窦中出现的沉淀可形成"淤泥岸"，这些"淤泥"中含有大量的胆固醇，而高、低密度脂蛋白的胆固醇含量就占75%以上。由此可以提出胆小管中的胆固醇并不是仅由肝细胞分泌，来自饮食的，即非肝细胞分泌的胆固醇吸收入血的胆固醇在肝血窦发生沉淀后，可经胆小管途径排出体外。

以往认为肝细胞分泌的胆汁直接进入胆小管，而忽视了非肝细胞分泌的胆固醇，即吸收入血的胆固醇在肝血窦中发生的沉淀现象，对沉淀物的排泄原理更是缺少认识。

3.4 肠系膜上、下静脉血管的自净冲洗过程

经同位素观察，肠系膜上静脉的血液主要流入肝右叶，肠系膜下静脉的血液主要流入肝左叶，由于肠系膜上静脉的血液最早注入肝右叶，注入得早，结束得也早，一旦胃与小肠中的饮食进入大肠，胃与小肠发生空虚，这时，肠系膜上动

脉的血液成分将转化为肠系膜上静脉的血液成分，而这时的肠系膜上静脉血液成分只是由动脉血转化成的静脉血成分，这种静脉血成分可对肝门静脉血管、肝血窦等进行自净冲洗。这也许提示我们保持两餐时间间隔的重要性，可以使肝脏得以充分的自净清洗。同理，肠系膜下静脉血管随着水谷精微从顺时针扇形分布入肝脏过程的结束，肠系膜下静脉血管也将发生这一自净冲洗过程。

4 草酸钙等悬浮物在肾小体中的自净沉淀过程

4.1 肾脏出现尿石症的组织结构基础

由于肾脏解剖结构的特征，肾小体的结构包括血管球及肾小囊两部分，电镜下观察，血管球毛细血管为有孔型，孔上无隔膜，可促成血液的跌落，使肾动脉血流在肾小体中发生断流，肾动脉血中的草酸钙等悬浮物也会在肾小球的尿极端肾小管中出现沉淀，为尿石症的出现提供了结构基础。

4.2 尿石症形成其沉淀物的运输排泄过程

尿石症绝大多数结石起源于肾乳头，草酸钙等沉淀物运行排泄过程为近曲小管—细管—远曲小管—集合管—肾乳头，在这一过程中压力会逐渐减小，草酸钙等沉淀物出肾乳头后抵达肾小盏，又相当于遇到一次断流，沉淀物在肾乳头出口处可形成"淤泥岸"。尿结石形成的初始部位多在肾集合管和肾乳头已得到证实。

许多实例都证明，引进概念往往比发现新事实更加重要。只有不断积累新发现，并且整合这些新发现，才有可能产生新概念，概念与事实不符，修正整合概念，新发现—新概念—新发现—新概念，科学就是这样螺旋上升的。而新概念对新发现的解释是需要想象力来完成的，想象力的整合是科学进步的最重要前提。如果我们坚信"人与天地相参，人与天地相应"这一哲学思想，整合医学的空间就应包含整个社会科学与自然科学范畴，而不仅仅局限于现有的医学领域，整合医学就能使开辟理论医学成为可能。

整合医学既注重宏观又善于观察细节，整合河流自净原理后，我们注意到肠系膜上下静脉、肝动脉、肾动脉等，在血液的自然上行、下行运动过程中存在稀释和沉淀作用，血液自净原理的提出使消化、吸收、稀释、沉淀以及排泄过程得以更加清晰和完善，血流自净稀释、沉淀为血液的自身稳定乃至全身生理条件的稳定提供了重要保障。整合医学依据血流自净稀释、沉淀原理，提出胆石症与尿石症"淤泥岸"初步成因的统一原理假说，使我们对血液的自然上行、下行运动蕴含的医学原理又有了进一步的认识。

参考文献

[1] 陈孝平，石应康，邱贵兴. 外科学［M］. 北京：人民卫生出版社，2009：674，856.

[2] 樊代明. HIM，医学发展新时代的必然方向［J］. 医学争鸣，2017，8（1）：1-10.

[3] 樊代明. 整合医学教育之我见［J］. 医学争鸣，2018，9（1）：1-8.

［4］蒋宏岩，蒋术一．肺与血液的自然运动［M］．长春：吉林大学出版社，2012：11－25．

［5］蒋宏岩，蒋术一．是"心心说"，还是"肺心说"？——整合医学理论对哈维血液循环理论的修正［J］．医学争鸣，2015，6（1）：34－37．

［6］蒋术一，李琦，蒋宏岩．血液真的循环吗？——整合医学与概念的更新［J］．医学争鸣，2018，9（2）：56－58．

［7］罗光乾．黄帝内经［M］．北京：中国古籍出版社，2007：363，365．

［8］蒋术一，李琦，蒋宏岩．整合医学与严控静脉输液理论依据的探讨［J］．医学争鸣，2019，10（5）：38－41．

［9］李绪谦，张建伟，王奇杰，等．江水浊度在污染河段水质净化中的作用分析及建议［J］．地理科学，2004，24（2）：245－249．

［10］蒋晓菲，李琦，蒋宏岩．静脉血液只有一种吗？——整合医学对静脉血成分存在自然分类的认识［J］．医学争鸣，2016，7（1）：40－42．

［11］高英茂，宋天宝．组织学与胚胎学［M］．北京：人民卫生出版社，2005：245－253．

［12］徐晨．组织学与胚胎学［M］．北京：高等教育出版社，2009：196－201．

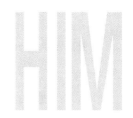

整合医学与"阴、阳、道"三大人体器官假说

◎蒋宏岩，蒋术一，李　琦

器官是指生物体内能担任某种独立的生理功能的部分，且具有一定形态和功能的结构，如胃、胆囊、膀胱、心、肺等。现代解剖学发展到今天，从宏观到微观几乎已对人体结构有了充分的了解，还有我们没有发现的肉眼可见的大器官吗？以肉眼观察为主的大体解剖学研究已走到尽头了吗？在整体整合医学（简称整合医学；holistic integrative medicine，HIM）思想的指导下，从整合医学入手忽然发现在活体中还存在"阴、阳、道"这三个现代医学还没有认识到的人体大器官。

1　整合医学理论对哈维血液循环理论的修正

整合医学理论从新的角度去看旧的问题——提出人体内存在以肺为中心的血液自然上行、下行运动规律。

关于血液运行的规律哈维的血液循环理论已成经典，一直占据着统治地位。但我们也坚信"条条大路通罗马"。在描述血液自然运动的路径上只有哈维的血液循环一条路径吗？其他的路径都是错误的吗？哈维的血液循环路径绝对不可修正吗？整合医学理论从新的角度去看旧的问题，从静脉血、动脉血的起源，从毛细血管静脉端出发观察血液的自然运动，可以发现新的规律，血液运行并不是像哈维描述的那样是由心脏流向四周，又由四周流回心脏，而是由全身毛细血管静脉端经右心流回肺脏，转化为动脉血，又由肺脏经左心终结于全身毛细血管动脉端。人体内存在以肺为中心的血液自然上行、下行运动，这一血液运行新范式的提出，使全身的上行静脉血液与下行动脉血液得以清晰划分与展现，在此基础上，整合现有的医学理论提出了人体内存在"阴、阳、道"三大器官假说。

2 整合医学对血液的名称分类概念的重新思考

人活体中有各种体液，人体中盛装胆汁的容器可以定义为器官，称为胆囊，盛装尿液的容器也可以定义为器官，称为膀胱，等等。而人活体中流动性最大的体液——血液却只是以动、静脉血液、血管来描述，并且，对血管的各种描述都只是局部的描述，而没有以器官的概念像胆囊、膀胱等整体器官的概念来考量血液的整体格局，对血液的描述还没有形成完整的容积概念，整体血液的概念还没有建立起来，这样是否合适？这里面是否有被我们忽视的东西或丢掉的信息？

既然盛装胆汁的容器可定义为器官，称为胆囊；盛装尿液的容器可定义为器官，称为膀胱，以此推理，那么所有盛装动、静脉血液总量的容器可否也定义为血液总容器，也可以称为器官？即所有盛装静脉血液的容器可否定义为静脉血总容器？所有盛装动脉血液的容器可否定义为动脉血总容器？整合医学理论使我们坚信，仅以血管的名称来描述动、静脉血液时对血液性质的把握是局部的、片面的，有可能会屏蔽或丢掉其中一些重要的信息，使我们的思维带有局限性。

3 整合医学对静脉血液容器、动脉血液容器及血液总容器的思考

现有关于血液的定义是："血液是流动在人的血管和心脏中的一种红色不透明的黏稠液体。血液是在心脏和血管腔内循环流动的一种组织"。如果在此基础上进行概念整合，我们进一步考虑将血管和心脏看作一种血液容器又会怎样？全身的静脉与动脉血管有资格成为器官吗？我们将会看到全身的血液均包含在血管及心脏这一容器中。心脏在血液的上行、下行运动过程是血液的重要集散地之一，心脏具有泵血及混血功能，在这里我们可以将心脏看作一种与血管相连的特殊血管，右心为特殊的静脉血管，左心为特殊的动脉血管。活体中，血液是在血管、心脏这一容器中不停地在进行运动变化的一种体液。

4 整合医学与血液集合概念的引入

集合是指具有某种特定性质的具体的或抽象的对象汇总而成的集体。我们将这一数学概念与血液概念相整合，试图产生新的概念，找到新的方向。

4.1 静脉血集合概念的引入

当前，我们描述静脉血液基本上是以血管描述为主，较大的静脉血容器当属上下腔静脉、右心、肺动脉等，而上下腔静脉、右心和肺动脉分别对静脉血的描述只是部分的、局部的，还没有形成整体静脉血容量的概念。从容量的角度出发，目前的各个静脉血管称谓对静脉血容量总的集合来说，都是部分，都是子集。由此明显可以看出，现代医学研究的成果对整体静脉血液容量总集合的概念还缺乏思考，还没有对整体静脉血液形成容量的概念，静脉血液的上行运动导致静脉血液的汇集，形成集合，整合全身的静脉血集合应为：

上腔静脉血液集合＋下腔静脉血液集合＋右心血液集合＋肺动脉血液集合＝全身静脉血液的总集合

这样的叙述很冗长，为便于描述，应该给全身静脉血液容量的总集合起一个名字，整合中医学的概念，暂且将静脉血液容量的总集合命名为"阴"集合。

4.2　动脉血集合概念的引入

同理，全身的动脉血集合应为：

肺静脉血液集合＋左心血液集合＋主动脉血液及属支集合＝全身动脉血液的总集合

将全身动脉血液的总集合命名为"阳"集合。

4.3　全身血液总集合概念的引入

全身血液的总集合为静脉血液总集合与动脉血液总集合之和。即阴与阳之和，将之命名为"道"集合，即全身静脉血液的总集合＋全身动脉血液的总集合＝全身血液的总集合，也即阴集合＋阳集合＝道集合。

关于阴、阳、道集合称谓的解读见下文。

5　整合医学与"阴、阳、道"三大器官的确立

器官的定义：①几种不同类型的组织经发育分化并相互结合构成具有一定形态和功能的结构称为器官。②器官在生物体内具有某种独立的生理功能，如胆囊、膀胱、脑、心、肺等。

5.1　整合医学理论与全身静脉血液的自然运动生理结构——人体阴器官的论证

5.1.1　人体阴器官的定义

将全身静脉血液的总集合定义为阴器官，即上腔静脉收纳的所有属支＋下腔静脉收纳的所有属支＋右心（右心房和右心室）＋肺动脉收纳的所有属支（含静脉血液）＝阴器官

5.1.2　人体阴器官具有独立的生理功能特征

从器官的定义已知，可称为器官必须满足两个条件，一是几种不同类型的组织经发育分化并相互结合构成具有一定形态和功能的结构。全身毛细血管静脉端到上下腔静脉、右心、肺动脉、肺动脉毛细血管末端，组织学已证实是几种不同类型的组织经发育分化并相互结合构成，如果制成铸型标本可见其形态；二是在生物体内具有某种独立的生理功能，依照这一定义，人体阴器官具有的独立生理功能特征包括：①静脉血的起源与静脉血液成分的自然分类；不同成分的静脉血液在右心完成混合统一。②不同静脉血液成分在上行入肺的过程中的相互作用，可见不同起源处的静脉血液在上行的过程中发生相生相克现象，如肾静脉在上行入右心的过程中可裹挟肝静脉血液入右心，肾静脉的血流量约占回心血量的1/4以上，对右心血量起到关键制约作用。③全身静脉血液成分在起源处并不相同，静

脉血液存在一个发育过程，静脉血液的发育在肺动脉中才最终完成。④全身静脉血起源处毛细血管静脉端均呈收纳状态，以收纳合拢的方式经上、下腔静脉入右心，经肺动脉入肺后呈分布状态，即以分布散开的方式分布于肺脏。⑤阴器官为静脉血液的全集合。以上这些均为阴器官的独特功能，其他器官不可替代。

5.2 整合医学理论与全身动脉血液的自然运动生理结构——人体阳器官的论证

5.2.1 人体阳器官的定义

将全身动脉血液的总集合定义为阳器官，即肺静脉收纳的所有属支（含动脉血液）＋左心（左心房和左心室）＋主动脉及其分支分布至毛细血管动脉端＝阳器官

5.2.2 人体阳器官具有独立的生理功能特征

特征包括：①肺静脉中的动脉血在起源处呈收纳合拢的状态，收纳于肺静脉；出主动脉以分布散开的状态分布于全身毛细血管动脉端。②在阳器官可见动脉血液起源于肺脏，即肾动脉、肝动脉等动脉血液均源于肺脏。③阳器官的血液为动脉血的全集合。

5.3 整合医学理论与全身静脉、动脉血液的自然运动生理结构——人体道器官

《说文解字》中载："所行，道也。"道，是中华民族为认识自然并使自然为己所用使用的一个名词，意思是万事万物的运行轨道或轨迹，也可以说是事物变化运动的场所。借用这一概念，提出人活体内存在道器官。

5.3.1 人体道器官的定义

将全身动静脉血液的总集合定义为道器官，即阴器官＋阳器官＝道器官。在道器官中静脉血液与动脉血液形成了血液自然运动路径，又似环状道路结构，道器官的功能也具有唯一性。

5.3.2 人体道器官具有独立的生理功能特征

特征包括：①道器官为阴器官与阳器官的集合，即道器官为全身静脉血液与动脉血液的总集合；②动静脉血液具有对称性，现已证实，当血液运行正常时，全身的动脉与静脉在单位时间内血流总量保持平衡，静脉血液与动脉血液的对称性支配相互作用原理表现在道器官，没有道器官的概念静脉血液与动脉血液的对称性概念就不能建立起来；③静脉血液与动脉血液的相互转化、互根互用、对立制约、消长平衡在道器官中完成；④道器官表现出了动脉血液与静脉血液的顺时针运动方向；⑤血液自然运动环只有在形成道器官的概念后才能够观察到。以上这些功能是道器官中独特的功能，其他器官不可替代。

功能与形态相对应，形态是功能的结构基础，形态学在先，没有形态学作为基础其功能就不能表达或不能完全表达。即使是经典的哈维血液循环理论，也是先以对血管和心脏等形态学结构基础的了解与掌握后才得以确立的。

6　《黄帝内经》与阴、阳、道人体三大器官名称溯源

　　《黄帝内经》是世界上现存最早的一部系统阐述医学理论的著作，开篇就提出"阴、阳、道"生理解剖结构，遗憾的是以心脏为中心的哈维血液循环理论对血液运行规律已形成长期统治，哈维的血液循环理论近四百年来始终被认为是唯一正确的理论，是经典的不可动摇的真理。在哈维血液循环理论对整个医学理论的统治下，中国医学的"阴、阳、道"理论始终未得到广泛的承认，"阴、阳、道"真正的普世价值还没有被揭示。早在4 000多年前，中国的上古医学就提出了"阴、阳、道"的概念。"岐伯对曰：'上古之人，其知道者，法于阴阳，和于术数，食饮有节，起居有常，不妄作劳，故能形与神俱，而尽终其天年，度百岁乃去'"（《素问·上古天真论》）。"一阴一阳之谓道"（《易经·系辞上》）。这里岐伯所说的"道、阴、阳"应指人体的三种活体解剖结构。"道"在这里应是一名词，而不是动词，是指身体的一种结构，不能理解为了解、知晓、明白、清楚之意。《黄帝内经》在随后的介绍中又多处对"阴、阳"这两个名词做出了详细介绍，并给出人体阴阳的明确定义："脉有阴阳，知阳者知阴，知阴者知阳""所谓阴阳者：去者为阴，至者为阳；静者为阴，动者为阳；迟者为阴，数者为阳"（《素问·阴阳别论》）。可理解为：在以肺为中心的血液自然上行、下行运动过程中，从毛细血管静脉端起源一直上行经右心入肺脏的静脉血属阴；起源于肺脏的动脉血下行经左心出主动脉终结于毛细血管动脉端的动脉血属阳。这样就可以将中医的"阴阳"等重要的概念作为实体来看待，使阴阳这种实体成为可具体研究的对象。将《黄帝内经》中"阴、阳、道"的概念与现代医学生理学、解剖学成果相整合，从而可完成阴阳学说与现代医学的整合，在此基础上，我们借用这一概念，进而提出"阴、阳、道"三个人体器官的概念。

　　上述论证表明，静脉血液总集合、动脉血液总集合，动、静脉血液总集合均与器官的定义完全符合，"阴、阳、道"器官为三个人体器官的概念是可以成立的。

　　整合医学理论使我们在对血管与血液的理解和领悟上豁然开朗，血液通过血管的集合原来是一个可以展示关于血液的运动及功能的器官，其独特的器官功能特征及意义已被我们长期漠视，这也许也是基础医学理论研究难以突破的概念屏障之一。

　　"不谋全局者，不足谋一域"（清·陈澹然），是从空间维度阐释全局目标与局部目标的关系，不明确全局目标，局部目标就无从把握。阴、阳、道器官的全局概念建立不起来，一系列新的概念和原理就不能产生，阴、阳、道器官的概念是分别对血液局部目标与全局目标的新认识，对这些概念认识不清就不能彰显其重要意义。整合医学使基础医学理论愈加成熟，"阴、阳、道"人体三大器官概念的提出具有重要的理论与实践价值，其确立将会是整合医学的一个重要成果。

参考文献

［1］樊代明．HIM，医学发展新时代的必然方向［J］．医学争鸣，2017，8（1）：1–10.

［2］樊代明．整合医学教育之我见［J］．医学争鸣，2018，9（1）：1–8.

［3］蒋宏岩，蒋术一．肺与血液的自然运动［M］．长春：吉林大学出版社，2012：11–25.

［4］蒋宏岩，蒋术一．是"心心说"，还是"肺心说"？——整合医学理论对哈维血液循环理论的修正［J］．医学争鸣，2015，6（1）：34–37.

［5］蒋术一，李琦，蒋宏岩．血液真的循环吗？——整合医学与概念的更新［J］．医学争鸣，2018，9（2）：56–58.

［6］张禾瑞．近世代数基础［M］．北京：高等教育出版社，1978：1–4.

［7］蒋晓菲，李琦，蒋宏岩．静脉血液只有一种吗？——整合医学对静脉血成分存在自然分类的认识［J］．医学争鸣，2016，7（1）：40–42.

［8］中国医科大学．人体解剖学［M］．北京：人民卫生出版社，1979：314–315.

［9］蒋术一，李琦，蒋宏岩．血容量增减环的存在与阳有余阴不足论的吻合［J］．医学争鸣，2017，8（6）：49–51.

［10］蒋宏岩，蒋术一，李琦．古黄国与《黄帝内经》发祥地［J］．中医学报，2018，33（4）：593–597.

［11］蒋宏岩，蒋术一，李琦．《黄帝内经》与上古中医学的存在［J］．中医学报，2018，33（6）：1025–1029.

［12］罗光乾．黄帝内经（经典珍藏版）［M］．北京：中国古籍出版社，2007：3.

［13］蒋宏岩，蒋术一，蒋宇彤，等．连续整合医学与《黄帝内经》公理化体系显现［J］．辽宁中医药大学学报，2017，19（1）：16–21.

［14］蒋术一，蒋宏岩．血液自然运动与中西医理论的整合统一［J］．医学争鸣，2014，5（3）：21–22.

［15］人民日报评论部．习近平用典［M］．北京：人民日报出版社，2015，2：297–298.

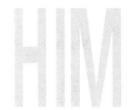

整合医学理论与公理化体系的建立

◎ 蒋术一，蒋宏岩

公理化方法就是从少数几个基本概念、公理出发，通过演绎推理，逻辑地得出一系列推论，从而建立整个理论体系的方法。由公理化方法建立的理论体系称为公理化体系。

1 整合医学理论与公理化问题的提出

整体整合医学（简称整合医学；holistic integrative medicine，HIM）就是将医学各领域先进的知识理论加以有机整合。通过整合现有的医学理论，找到公理，明确一些基本概念，从这里出发，通过演绎推理，逻辑地得出一系列医学推论，并作出新的发现和预见，从而建立整合医学理论体系。在医学上，用公理化方法建立的医学理论体系称为医学公理化体系。公理化方法首先产生于数学，而后运用于其他科学。这一方法为概括和整理科学知识、建立和发展科学理论体系提供了有效的手段，同时也是作出新的理论发现和预见的一种重要方法。科学史上最早用公理化方法创建理论体系的是欧几里得，他被看作公理化方法的创始人。后来，阿基米德静力学、牛顿经典力学、量子力学等体系的建立也都运用了公理化方法。

医学理论应是一个完整、系统的科学理论体系。本文尝试整合现有的医学理论，应用自然科学研究中理论体系建构的重要方法——公理化方法，对医学理论体系进行另一种方式的建构，从而建立整合医学理论公理化理论体系。

2 公理化方法的一般原则

公理化方法的主要精神是提出一些基本概念、一些基本命题作为逻辑推理的前提，这些基本命题叫作公理。以此为逻辑前提，由基本概念定义派生概念，应用演绎方法，由公理推导出各种有意义的推论，这些推论叫作定理。这些基本概念及其派生概念、公理和定理的总体构成一个公理化理论体系。

一个公理须包含三个方面的内容：基本概念、公理、推论。

3 整合医学理论显现的医学公理

哈维的血液循环理论诞生于 1628 年，医学界已将这一理论视为公理，几乎没有人怀疑这一理论的正确性。如果将哈维的血液循环理论同随后的医学理论发现相整合，考虑到血液在肺脏的气体交换，静脉血、动脉血在毛细血管中的起源和消失，那么以毛细血管为起点与终点，重新观察血液的循环路径，我们将会看到还有一条血液运行通路，即静脉血起源于全身毛细血管静脉端→上行→右心→肺脏结束；动脉血起源于肺脏→下行→左心→毛细血管动脉端结束。

对盖伦的动静脉定义以及在此基础上诞生的哈维的血液循环理论进行研究，人们发现它似乎总是存在两个相互矛盾的命题，即肺动脉含静脉血成分，肺静脉含动脉血成分，这一逻辑上的矛盾至今没有解决。这种逻辑矛盾在于彼此对立的概念被安排在同一理论体系之中，是不被容许的。这就要求有新的概念产生或新的理论出现。将肺脏视为静脉血、动脉血转换中心，所有含静脉血成分的血管统称为上行脉管，所有含动脉血成分的血管统称为下行脉管，即可解决这一逻辑上的矛盾。

在公理化体系中，如果发现了问题，通过理论整合，引入新的公理，往往会导致一种全新的理论体系的诞生。

在整合医学理论后，我们发现人体中存在以肺为中心的血液自然上行、下行运动，血液是由肺脏经左心流向四周，又从四周经右心流回肺脏。这是整合医学理论后显现的新的人体血液自然运动医学公理。

4 医学公理化体系中的基本概念

公理是反映基本概念关系的判断，因而不难从公理中抽取基本概念。人体中存在以肺为中心的血液自然上行、下行运动，这是新引入的公理，那么动静脉血液是怎样连接，在何位置、何时发生转换的呢？基于此，我们将毛细血管理论与周围组织进行物质交换的概念相整合，引入了血液自然分布单位的概念（图 1）。血液自然分布单位是血液通过分布与收纳脉管，将组织自然划分出的血液分布及对应的血液收纳范围，并以此为单位通过血液及脉管来实现该单位组织结构的生长发育、新陈代谢、生理或病理等生命活动。血液通过分布脉管分布于一定的组织范围，必定会有相对应的收纳脉管负责该范围分布血液的收纳。每支下行、上行脉管都直接或间接地负责一定区域的组织器官血液的自然分布与自然收纳，该区域被称为血液的自然分布、收纳单位，简称血液自然分布单位。

血液自然分布（收纳）单位是整体中一种相对独立的自然组织结构，在一定程度上是整体的再现和缩影，含有整体的功能与信息，人们可以通过认识部分来认识整体。血液自然分布（收纳）单位实际上是在活体中，介于器官和细胞研究之间存在的一种自然组织结构。

整体水平→器官水平→血液自然分布（收纳）单位水平→细胞水平。

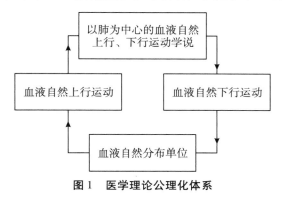

图1　医学理论公理化体系

5　医学理论公理化命题的演绎推理举例

根据人体内存在以肺为中心的血液自然上行、下行运动这一公理，以及人体内存在血液自然分布单位的概念，我们可以从逻辑上推导、预见出医学理论的若干个具体理论命题（定理）：①无论上行静脉血液还是下行动脉血液，均起源于血液自然分布单位的收纳端，终结于分布端。②上行静脉血液起源处存在血液成分的自然分类。③上行静脉血液的上行运动过程是下行动脉血液的发育过程。④上行静脉血液的上行运动过程是一个自组织过程。⑤上行静脉血液在右心汇合、混合、混均；下行动脉血液在左心汇合、混合、混均。⑥以肺为中心的血液自然上行、下行运动公理体系是一个开放的系统，开放于肺脏、胃肠道和皮肤。⑦血液自然分布（收纳）单位是活体的功能单位。⑧采集血液自然分布单位的上行静脉血液、下行动脉血液具有特异性的诊断、治疗、预防意义。⑨起源于不同血液自然分布单位的淋巴液成分也存在自然分类。⑩各种激素分泌入上行静脉血液的过程。由此可以看出，在整合医学理论基础上建立起公理化医学理论体系后，还可以推导、预见出 N 个医学理论的各个具体理论命题（定理）（图2）。

总之，以肺为中心的血液自然上行、下行运动体系是一种整合医学理论，是一个通过整合医学理论后显现出来的完整的医学公理化理论体系，是在认真分析、整合血液循环等理论基础上提出的。结合人体内存在血液自然分布单位的基本概念，以此为逻辑基础，可以推演出医学理论的若干基本理论命题，使我们在医学理论的研究中对逻辑原则、逻辑思维方式、方法和步骤有了进一步的认识。

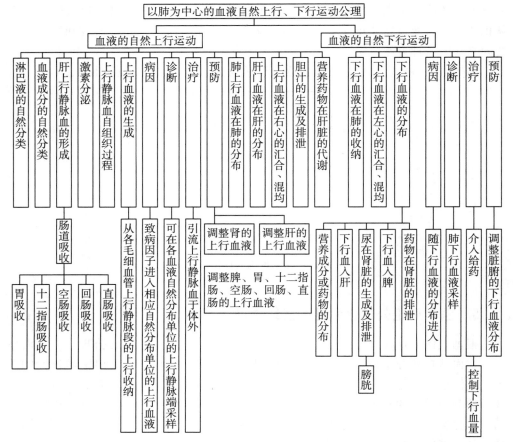

图2 血液自然上行、下行说的整合医学理论图

参考文献

[1] 樊代明. 整合医学初探 [J]. 医学争鸣, 2012, 3 (2): 3-12.

[2] 张培林, 王学彦, 张雅春, 等. 自然辩证法概论 [M]. 北京: 科学出版社, 2000: 188-189.

[3] 湖南医学院. 生理学 [M]. 北京: 人民卫生出版社, 1979: 94.

[4] 蒋宏岩, 蒋术一. 肺与血液的自然运动 [M]. 长春: 吉林大学出版社, 2012: 62-63.